Uwe Andreas Ulrich (Hrsg.)
Gynäkologische Onkologie

Uwe Andreas Ulrich (Hrsg.)

Gynäkologische Onkologie

für Klinik und Praxis

2. Auflage

DE GRUYTER

Herausgeber
Prof. Dr. med. Uwe Andreas Ulrich
Johannesstift Diakonie
Martin Luther Krankenhaus
Klinik für Gynäkologie und Geburtshilfe
Caspar-Theyß-Str. 27–31
14193 Berlin
E-Mail: gyn.martin-luther@jsd.de

ISBN: 978-3-11-061261-5
e-ISBN (PDF): 978-3-11-061318-6
e-ISBN (EPUB): 978-3-11-061277-6

Library of Congress Control Number: 2021941755

Bibliografische Information der Deutschen Nationalbibliothek
Die Deutsche Nationalbibliothek verzeichnet diese Publikation in der Deutschen Nationalbibliographie; detaillierte bibliografische Daten sind im Internet über http://dnb.d-nb.de abrufbar.

© 2022 Walter de Gruyter GmbH, Berlin/Boston
Einbandabbildung: Magnetresonanztomographie eines uterinen Karzinosarkoms FIGO IIIB bei einer 89-jährigen Patientin (Dank an Herrn Priv.-Doz. Dr. Enrique Lopez Hänninen, Klinik für Radiologie und Nuklearmedizin, Martin Luther Krankenhaus, Johannesstift Diakonie, Berlin, für die Überlassung der Aufnahme).
Satz/Datenkonvertierung: L42 AG, Berlin
Druck und Bindung: CPI books GmbH, Leck

www.degruyter.com

Unseren Patientinnen

„Ich sehe einen solchen Lauf der Welt:
Das Übel tritt einher aus allen Klüften,
Im Innern eines jeden Menschen hält
Es haus und schwingt sich nieder aus den Lüften:
Auf jeden lauert eigene Gefahr,
Und nicht die Bäume mit den starken Düften
Und nicht die Luft der Berge, kühl und klar,
Verscheuchen das, auch nicht der Rand der See.
Denn eingeboren ist ihr eignes Weh
Den Menschen: ja, indem ich es so nenne,
Verschleir ich schon die volle Zwillingsnäh,
Mit ders dem Sein verwachsen ist, und trenne,
Was nur ein Ding: denn lebend sterben wir.
Für Leib und Seele, wie ich sie erkenne,
Gilt dieses Wort, für Baum und Mensch und Tier.
Und hier ..."

„Der Arzt" in „Das Kleine Welttheater oder die Glücklichen", 1897
aus: Hugo v. Hofmannsthal, Die Gedichte und kleinen Dramen.
Leipzig: Insel, 1923

Geleitwort

Die gynäkologische Onkologie – eine wesentliche Säule unseres Faches Frauenheilkunde – fordert vor allem von mit diesem Thema befassten Kollegen ein umfassendes medizinisches und menschliches Können. Die auf breitem Einverständnis von Fachexperten beruhenden Leitlinien, die in den letzten Jahren entwickelt wurden, werden zunehmend Grundlage für das ärztliche Handeln. Die Individualisierung der Diagnostik und Therapie rückt in den Vordergrund. Der Patient oder die Patientin ist im Arzt-Patienten-Dialog gleichwertiger Partner bei der Planung und Entscheidung über Therapieoptionen.

Das vorliegende gelungene Buch richtet sich an alle Gynäkologinnen und Gynäkologen in der Klinik, an niedergelassene Frauenärzte sowie Allgemeinmediziner und Pflegepersonen. Die Autoren haben praxisnah die modernen Entwicklungen in der gynäkologischen Onkologie umfassend dargestellt. Gerade die gute Lesbarkeit komplexer Zusammenhänge und Entwicklungen in der gynäkologischen Onkologie liegt ihnen am Herzen.

Gleichzeitig finden wir in diesem Buchprojekt durch Beispiele aus der Weltliteratur den Schnittpunkt zum persönlichen Erleben einer Krebserkrankung von berühmten Schriftstellern. Neben der exzellenten Darstellung des medizinischen Wissens ist gerade dieser doppelte Blickwinkel lesenswert.

Ich wünsche allen Leserinnen und Lesern der „Gynäkologischen Onkologie", dass dieses Werk als praktischer Ratgeber im klinischen Alltag für den behandelnden Arzt zum Begleiter wird.

Kiel, im Juli 2013   W. Jonat

https://doi.org/10.1515/9783110613186-201

Vorwort zur zweiten Auflage

Für die zweite Auflage galt es einiges an Neuem zu berücksichtigen, z. B. den Verzicht auf die systematische Lymphadenektomie und den Einsatz der PARP-Inhibitoren beim fortgeschrittenen Ovarialkarzinom, die Diskussion um die laparoskopische radikale Hysterektomie beim Zervixkarzinom oder die aktuelle genomische Klassifikation des Endometriumkarzinoms. Die Kapitel „Vulvakarzinom", „Endometriumkarzinom" und „Maligne Ovarialtumoren, Tubenkarzinom und primär peritoneales Karzinom" wurden völlig neu geschrieben. Das Mammakarzinom ist nicht mehr enthalten; Herausgeber und Verlag haben damit einer Entwicklung in den Frauenkliniken im deutschsprachigen Raum Rechnung getragen, in deren Folge die Behandlung des Mammakarzinoms und jene der Genitalmalignome getrennte Wege gehen – man mag es gutheißen oder nicht.

Die Geschwindigkeit und der Umfang des Wissenszuwachses in der Medizin lassen einen an die Grenzen des durch das gedruckte Lehrbuch Möglichen stoßen. Die Deutsche Gesellschaft für Gynäkologie und Geburtshilfe hat seit vielen Jahren für alle gynäkologischen Malignome Leitlinien vorgelegt (im Buch „LL" abgekürzt), die einen umfassenden Literaturüberblick bieten, zudem kontinuierlich aktualisiert werden und im Netz einzusehen sind: Damit können und wollen wir nicht konkurrieren. Das gilt auch für andere Wissensspeicher im Internet, Literatur- und Datenbanken wie Medline/PubMed, verschiedene Apps u. a., die eine rasche, aktuelle Information ermöglichen und inzwischen wohl von den meisten Ärzten – nicht nur den jüngeren – bevorzugt genutzt werden. Dessen ungeachtet haben wir die Fahne für das klassische Buch hochgehalten. Sicherlich sind uns Fehler unterlaufen; für diesbezügliche Hinweise sei im Voraus gedankt. Trotz intensiver Suche nach belletristischen Hinführungen zu den Kapiteln 1, 2 und 5 bin ich nicht fündig geworden und deshalb auf Zitate aus alten Lehrbüchern ausgewichen.

Frau Dr. Constanze Harms aus Berlin gilt mein herzlicher Dank für wertvolle Hinweise nach kritischer Durchsicht der ersten Auflage. Neue Abbildungen haben Herr Priv.-Doz. Dr. Frank Noack (Institut für Pathologie des MLK), Herr Priv.-Doz. Dr. Enrique Lopez Hänninen und Herr Dr. Michael Werk (Klinik für Radiologie des MLK) zur Verfügung gestellt; dafür, vor allem aber für die inzwischen über zwölf Jahre währende großartige kollegiale Zusammenarbeit, danke ich ihnen sehr. Großen Dank schulde ich weiterhin meinen Kolleginnen Frau Dr. Nora Frick, Frau Dr. Ricarda Isermann und Frau Dr. Laura Rostock für ihre unermüdliche Hilfe beim Korrekturlesen und Einrichten der Abkürzungs- und Stichwortverzeichnisse. Nicht zuletzt bin ich Frau Simone Pfitzner und Frau Dr. Bettina Noto vom De Gruyter-Verlag für die wieder sehr angenehme und professionelle Betreuung dieses Buchprojektes zu Dank verpflichtet.

Berlin-Grunewald, im Frühjahr 2021   U. A. Ulrich

https://doi.org/10.1515/9783110613186-202

Vorwort zur ersten Auflage

Eine bösartige Erkrankung stellt von einem Tag zum anderen Wünsche, Pläne, Träume und Hoffnungen in Frage. Sich als Arzt Menschen in einer solchen Situation widmen zu dürfen, ist Verpflichtung und Privileg zugleich.

Für uns Ärzte ist die genaue Kenntnis der entsprechenden malignen Erkrankung die selbstverständliche Voraussetzung, um dieser Verpflichtung so gut wie möglich gerecht zu werden. Mit dem vorliegenden Buch möchten die Autoren einen kleinen Beitrag dazu leisten. Wir wenden uns vor allem an die Kolleginnen und Kollegen in der Facharztausbildung aber auch an die jungen Fachärzte für Gynäkologie und Geburtshilfe in der Weiterbildung zum Gynäkologischen Onkologen sowie interessierte Kollegen anderer Disziplinen. Zuvorderst sollte das gesicherte Wissen aus der Sicht praktizierender Kliniker zusammengefasst werden; hier galt es auszuwählen. Gleichwohl war die Darstellung der ganz persönlichen Erfahrung erwünscht. Insofern konnte jeder Autor seinen Beitrag frei gestalten, weshalb die einzelnen Kapitel nicht zwangsläufig einem einheitlichen Aufbau folgen.

Die klinischen und histologischen Abbildungen im Buch – sofern nicht anders gekennzeichnet – stammen aus unserer täglichen Arbeit. Kurze Ausflüge in die nichtmedizinische Literatur gehen einigen Kapiteln voran. Ich verdanke diese Idee meinem früheren Chef an der Universitäts-Frauenklinik Ulm, Professor Christian Lauritzen (1923–2007), der sich in mehreren Büchern mit gynäkologischen Problemen im Spiegel der Belletristik beschäftigte.

Mein großer Dank gilt zunächst den Mitautoren. Frau Dr. Petra Kowalski, Frau Simone Pfitzner und Frau Dr. Britta Nagl vom De Gruyter-Verlag haben dieses Projekt mit Verständnis und Ausdauer begleitet: ihnen sei herzlich gedankt. Daneben habe ich viel Unterstützung durch Kolleginnen und Kollegen aus dem Martin-Luther-Krankenhaus Berlin erfahren – aus der Frauenklinik, der Radiologie und der Pathologie, wie nach den jeweiligen Kapiteln noch einmal hervorgehoben wird.

Abschließend möchte ich eine Patientin zu Wort kommen lassen. Die zum Zeitpunkt der Diagnose 41-jährige Mutter einer halbwüchsigen Tochter litt an einem klarzelligen, Endometriose-assoziierten Ovarialkarzinom. Nach gut überstandener Operation und Chemotherapie hat sie in ihr Leben zurückgefunden: „Man verliert in solch einer Situation das letzte bisschen Unschuld, Herr Dr. ... nannte es, den Tod einmal über den Flur huschen sehen‘, aber man wird auch demütig dem Leben gegenüber und dankbar, dass man es haben darf ... Ich genieße alles viel intensiver und habe angefangen, meine Prioritäten zu überdenken ... Auch haben sich Freundschaften gefestigt, manche sind mit der Diagnose ‚Krebs‘ aber auch kaputtgegangen. Ich denke, das wird Vielen so gehen, da bin ich bestimmt kein Einzelfall. Alles in allem fühle ich mich befreiter, vor allem von unnützen Dingen ...“.

Nicht immer gehen Krankengeschichten so gut aus, wie bei dieser tapferen Patientin. Dass es oft so sein möge, dafür steht unser Bemühen als Ärzte.

Berlin-Grunewald, im Juli 2013   U. A. Ulrich

https://doi.org/10.1515/9783110613186-203

Inhalt

Autorenverzeichnis

Priv.-Doz. Dr. med. Christine Brambs
Luzerner Kantonsspital
Frauenklinik
Spitalstrasse
6000 Luzern 16
E-Mail: christine.brambs@luks.ch

Prof. Dr. med. Dr. phil. Dr. h. c. mult.
Andreas D. Ebert
Praxis für Frauengesundheit, Gynäkologie
und Geburtshilfe
Nürnberger Str. 67
10787 Berlin
E-Mail: info@prof-ebert.de

Dr. med. Peer Hantschmann
Innklinikum Altötting und Mühldorf
Klinik für Frauenheilkunde und Geburtshilfe
Vinzenz-von-Paul-Straße 10
84503 Altötting
E-Mail: perr.hantschmann@innklinikum.de

Prof. Dr. med. Lars-Christian Horn
Universitätsklinikum Leipzig
Institut für Pathologie
Liebigstr. 26
04103 Leipzig
E-Mail: hornl@medizin.uni-leipzig.de

Priv.-Doz. Dr. med. Christian Kurbacher
Gynäkologisches Zentrum Bonn-Friedensplatz
Friedensplatz 16
53111 Bonn
E-Mail: info@praxis-kurbacher.de

Prof. Dr. med. Simone Marnitz
Uniklinik Köln
Klinik und Poliklinik für Radioonkologie,
Cyberknife- und Strahlentherapie
Kerpener Straße 62
50937 Köln
E-Mail: simone.marnitz@uk-koeln.de

Prof. Dr. med. Uwe Andreas Ulrich
Johannesstift Diakonie
Martin Luther Krankenhaus
Klinik für Gynäkologie und Geburtshilfe
Caspar-Theyß-Str. 27–31
14193 Berlin
E-Mail: gyn.martin-luther@jsd.de

Abkürzungsverzeichnis

ACIS (AIS)	Adenocarcinoma in situ
ACOG	American College of Obstetricians and Gynecologists
ACTH	adrenokortikotropes Hormon
ADC	Antibody Drug Conjugate
AEH	atypische Endometriumhyperplasie
AFP	α-Fetoprotein
AGCT	adulter Granulosazelltumor
AGO	Arbeitsgemeinschaft Gynäkologische Onkologie
AIN	anale intraepitheliale Neoplasie
AIS	s. ACIS
AMH	Anti-Müller-Hormon
APC	antigenpräsentierende Zellen
APMT	atypischer proliferierender muzinöser Tumor
APST	atypischer proliferierender seröser Tumor
ARID1a	AT-rich Interactive Domain-containing Protein 1A
AS	Adenosarkom
ASCO	American Society of Clinical Oncology
ASC-US	Atypical Squamous Cells of Undetermined Significance
ASORS	Arbeitsgemeinschaft Supportive Maßnahmen in der Onkologie, Rehabilitation und Sozialmedizin der Deutschen Krebsgesellschaft
Bcl-2	B-Cell Lymphoma 2
BEP	Bleomycin, Etoposid, Carboplatin
BM	Blasenmole
BOT	Borderline Ovarialtumor (Borderline Ovarian Tumor)
BRAF	Familie von Proteinkinasen (von: Rat Fibrosarcoma, auch: Rapidly Accelerated Fibrosarcoma)
BRCA	Breast Cancer Gene
CA 125	Cancer Antigen 125
CCA	Chorionkarzinom
CCC	klarzelliges Karzinom (Clear Cell Cancer)
CDH	Cadherin
CDK	Cyclin-dependent Kinase
CDKN2A	Cyclin-dependent Kinase Inhibitor 2A
CDX2	Caudal Type Homeobox Protein 2
c-fms	Macrophage Colony-Stimulating Factor
CHM	Complete Hydatidiform Mole, komplette Blasenmole
CIN	zervikale intraepitheliale Neoplasie
CINE	Chemotherapie-induzierte Nausea und Emesis
CK	Cytokeratin
CK-MB	Creatine Kinase Muscle Brain Type
c-myc	humane Version des Myelocytomatose-Onkogens
CT	Computertomographie
CTC	Circulating Tumor Cells
CTCAE	NCI Common Terminology Criteria for Adverse Events (USA)
CTIBL	Cancer Treatment-induced Bone Loss
CTLA-4	Cytotoxic T-Lymphocyte-associated Protein 4
CTNNB1	Catenin Beta 1
CYP2D6	Cytochrom P450 2D6

https://doi.org/10.1515/9783110613186-204

CYP3A4	Cytochrom P450 3A4
CZ	Chorionzotte
DC	Dendritic Cells
DGGG	Deutsche Gesellschaft für Gynäkologie und Geburtshilfe
DHFR	Dihydrofolsäure-Reduktase
DICER	Endoribonuklease (dicer: englisch = Würfelschneider)
DKG	Deutsche Krebsgesellschaft e. V.
dMMR	DNA Mismatch Repair Enzyme
DNA	Deoxyribonucleic Acid
DMSO	Dimethylsulfoxid
DPD	Dihydropyrimidin-Dehydrogenase
EAM	Endometriosis-associated Malignancy
EAOC	Endometriosis-associated Ovarian Cancer
EBRT	External Beam Radiation Therapy
EC	Endometriumkarzinom (Endometrial Cancer)
EGFR	Epidermal Growth Factor Receptor
EM	Endometrium
EMA	European Medicines Agency (Europäische Union)
EMA-CO	Etoposid, Methotrexat, Actinomycin D, Cyclophosphamid, Vincristin
EMA-EP	Etoposid, Methotrexat, Actinomycin D, Carboplatin
EOTTD	European Organization for Treatment of Trophoblastic Disease
EpCAM	Epithelial Cell Adhesion Molecule
EPS	Exaggerated Placental Site
EPO	Erythropoietin
ER	Östrogenrezeptor (Estrogen Receptor)
ERAS	Enhanced Recovery after Surgery
ERBB2 (v-erb-b2)	Erythroblastic Leukemia Viral Oncogene Homolog 2 (s. a. HER2)
ERK	Extracellular-signal Regulated Kinases
ESMO	European Society for Medical Oncology
ESS	endometriales Stromasarkom
ETT	epitheloider Trophoblasttumor
FATWO	Female Adnexal Tumor of Probable Wolffian Origin
FBXW7	F-Box and WD-40 Repeat Domain Containing Protein 7
FDA	Food and Drug Administration (USA)
FDG	^{18}F-Fluordesoxyglucose
FFS	Failure-Free Survival
FIGO	Fédération Internationale de Gynécologie et d'Obstétrique
FN	febrile Neutropenie
FOXL2	Forkhead Box Protein L2
FR	Folatrezeptor
5-FU	5-Fluorouracil
GABA	Gamma-Aminobuttersäure
G-CSF	Granulocyte Colony-Stimulating Factor
GenDG	Gendiagnostikgesetz
GI	gastrointestinal
GM-CSF	Granulocyte-Macrophage Colony-Stimulating Factor
GnRH	Gonadotropin-Releasing Hormone
GOG	Gynecologic Oncology Group (USA)
GTD	Gestational Trophoblastic Disease
GTN	Gestational Trophoblastic Neoplasia

GU	urogenital (genitourinary)
Gy	Maßeinheit der durch ionisierende Strahlung erzeugten Energiedosis (nach dem englischen Physiker L. H. Gray)
HCG (β-hCG)	humanes Choriongonadotropin
HE-4	humanes Epididymis-Protein 4
HER2-neu	Human Epidermal Growth Factor Receptor 2
HGPSC	High-Grade Peritoneal Serous Carcinoma
HGSC	High-grade Serous Cancer
HGSIL/HSIL	High-Grade Squamous Intraepithelial Lesion
HGSOC	High-grade Serous Ovarian Cancer
HIC-1	Tumorsuppressorgen (von: Hypermethylated in Cancer)
HIPAC	hypertherme intraperitoneale Chemotherapie
HLA-G	humanes Leukozytenantigen-G
HNPCC	Hereditary Non-Polyposis Colorectal Cancer
HPF	High-Power Field
HPV	humanes Papillomvirus
HR-	Hochrisiko- (high-risk)
HRD	Homologous Recombination Deficiency
HSP-27	Heat Shock Protein 27
HSR	Hypersensitivity Reaction
5-HT	5-Hydroxytryptamin
IC	immunologischer Checkpoint
ICI	immunologischer Checkpoint-Inhibitor
ICG	Indocyaningrün
IGFR	Insulin-Like Growth Factor Receptor
IGRT	Imaging-Guided Radiation Therapy
ILD	Interstitial Lung Disease
IM	Invasive Mole
IMRT	Intensity-Modulated Radiation Therapy
IOTA	The International Ovarian Tumor Analysis (Group)
irAE	Immune-Related Adverse Event
ITT	intermediärer Trophoblasttumor
iTZ	intervillöse Trophoblastzellinseln
IUD	Intrauterine Device
IUP	Intrauterinpessar
JGCT	juveniler Granulosazelltumor
Ki-67	ein Protein, das als Proliferationsmarker dient (in Kiel zuerst dargestellt)
KRAS	Kirsten Rat Sarcoma Viral Oncogene Homolog
LASH	laparoskopische suprazervikale Hysterektomie
L1CAM	Neural Cell Adhesion Molecule L1
LDH	Laktatdehydrogenase
LEER	lateral erweiterte endopelvine Resektion
LGPSC	Low-Grade Peritoneal Serous Carcinoma
LGSIL/LSIL	Low-Grade Squamous Intraepithelial Lesion
LGSOC	Low-Grade Serous Ovarian Cancer
LH	luteinisierendes Hormon
LL	Leitlinie
LM	Leiomyom
LMP	Low Malignant Potential
LMS	Leiomyosarkom

LNG	Levonorgestrel
LUS	Lower Uterine Segment
LVEF	linksventrikuläre Ejektionsfraktion
MASCC	Multinational Association of Supportive Care in Cancer
MEK	mitogenaktivierte Proteinkinase-Kinase
MIB-1	Mindbomb Homolog-1
MLH	MutL Homolog
MMMT	maligner Müller'scher Mischtumor
MMP	Matrixmetalloproteinase
MPA	Medroxyprogesteronazetat
MRT	Magnetresonanztomographie
MSH	MutS Homolog
MSI	Mikrosatelliteninstabilität
MSS	Mikrosatellitenstabilität
mTOR	Mammalian Target of Rapamycin
MUC	Mucin
NACT	neoadjuvante Chemotherapie
NCCN	National Comprehensive Cancer Network (USA)
NCI	National Cancer Institute (USA)
NECC1	Suppressorgen (von: Not Expressed in Choriocarcinoma Clone 1)
NGS	Next Generation Sequencing
Nl.	Nodus lymphaticus
Nll.	Nodi lymphatici
NLRP7	NACHT, Leucine-rich Repeat and PYD Containing 7
NSABP	National Surgical Adjuvant Breast and Bowel Project (USA)
NSMP	No Specific Molecular Profile
NSCLC	Non-Small Cell Lung Cancer
NTRK	Neurotrophic Tyrosine Receptor Kinase
OC	Ovarialkarzinom (Ovarian Cancer)
OEGGG	Österreichische Gesellschaft für Gynäkologie und Geburtshilfe
OPG	Osteoprotegerin
O-RADS	Ovarian-Adnexal Reporting and Data System
OS	Overall Survival
PALN	Paraaortic Lymph Nodes
PARP	Poly-ADP-Ribose-Polymerase
PAX-8	ein Protein/Transkriptionsfaktor (von: Paired Box Protein 8)
PCO	polyzystisches Ovar
PDGFA	Platelet-Derived Growth Factor α
PDL1	Programmed Cell Death Receptor Ligand 1
PECom	perivaskuläre Epitheloidzell-Tumoren
PEG	Paul-Ehrlich-Gesellschaft für Chemotherapie e. V.
PET	Positronen-Emissions-Tomographie
PET-CT	Positronen-Emissions-Tomographie-Computertomographie
PHM	partial hydatidiform mole, Partialmole
PI3K	Phosphoinositid-3-Kinasen
PLD	pegyliertes liposomales Doxorubicin
PM	Partialmole
PMB	Postmenopauseblutung
PMS	Mismatch Repair System Component (von: Postmeiotic Segregation Increased)
POLE	DNA Polymerase ε Exonuclease

PORTEC	Post-Operative Radiation Therapy in Endometrial Carcinoma
PPE	palmo-plantare Erythrodysästhesie
PR	Progesteronrezeptor
ProMisE	Proactive Molecular Risk Classifier for Endometrial Cancer
p16	Protein 16 (syn.: CDK-Inhibitor 2A)
PSN	Placental Site Nodule
PSTT	Placental Site Trophoblastic Tumor
PTEN	Phosphatase and Tensin Homolog
PZG	Platten-Zylinderepithel-Grenze
RAD51	DNA Repair Protein RAD51 Homolog
RANK (L)	Receptor Activator of Nuclear Factor κB (Ligand)
RCT, RCTX	Radiochemotherapie
RKI	Robert Koch-Institut
RMS	Rhabdomyosarkom
RNA	Ribonucleic Acid
RTK	Rezeptor-Tyrosinkinase
SCOUT	Secretory Cell Outgrowth
SEIC	seröses intraepitheliales Karzinom
SEOC	synchrones Endometrium- und Ovarialkarzinom
SGGG	Schweizerische Gesellschaft für Gynäkologie und Geburtshilfe
Sn	Sentinel
SSW	Schwangerschaftswoche
STIC	Serous Tubal Intraepithelial Cancer
STIKO	Ständige Impfkommission (am Robert Koch-Institut)
STUMP	Smooth Muscle Tumor of Uncertain Malignant Potenzial
TCC	Transitionalzellkarzinom
TCGA	The Cancer Genome Atlas Program
TIMP3	Tissue Inhibitor of Metalloproteinases 3
TKI	Tyrosinkinase-Inhibitor
TP-53	Tumorsuppressor-Protein
TPJ	tubo-peritoneale Junktionalzone
TRK	Tropomyosin-Rezeptor-Kinase
Trop-2	Trophoblastäres Zelloberflächen-Antigen 2
TSH	Thyreoidea-stimulierendes Hormon
UICC	The Union for International Cancer Control
UES	undifferenziertes endometriales Sarkom
UUS	undifferenziertes uterines Sarkom
V. a.	Verdacht auf
VAIN	vaginale intraepitheliale Neoplasie
VBT	vaginale Brachytherapie
VEGFR	Vascular Endothelial Growth Factor Receptor
VIN	vulväre intraepitheliale Neoplasie
vs.	versus
WEE	eine Serin-Threonin-Kinase (wee: schottisch = klein)
WGS	Whole Genome Sequencing
WHO	World Health Organization
YWHAE-NUTM2 (alias: -FAM22)	Fusion der Onkogene YWHAE und NUTM2 (Code für ein Fusionsonkoprotein)
ZC3H7B-BCOR	Fusion der Gene ZC3H7B und BCOR (letztere Abk. steht für Interacting Corepressor of BCL-6)

„d. Cancroide und krebsige Affectionen der äusseren Geschlechtstheile

Diese treten an den äusseren Geschlechtstheilen zuweilen primär auf und haben dann ihren Sitz gewöhnlich an den kleinen Schamlippen, an der Clitoris und deren Umgebung, zuweilen gesellen sie sich als secundäre Leiden zu den analogen Affectionen des Uterus und der Vagina. Häufiger beobachtet man das Cancroid, welches hier dieselben Eigenthümlichkeiten darbietet, wie an der Vagina und am Uterus, seltener kömmt es an den äusseren Geschlechtstheilen zur Ablagerung medullarer oder fibrös-krebsiger Massen. Dem Cancroide sowohl, als dem Krebse sind zeitweilig wiederkehrende Blutungen und zwischen diesen profuse Secretionen einer fleischwasserähnlichen oder eitrigen Flüssigkeit eigenthümlich; die Cancroide sind meist unschmerzhaft , während der Krebs gewöhnlich der Sitz intensiver, brennender oder lancinirender Schmerzen ist, welche von der Vulva in das Innere des Beckens nach den Inguinalgegenden und selbst in die Oberschenkel ausstrahlen. Bezüglich der Prognose und Therapie dieser Uebel verweisen wir auf das, was wir über die Cancroide und krebsigen Affectionen des Uterus und der Vagina anzuführen Gelegenheit hatten."

aus: Friedrich Wilhelm Scanzoni,
Lehrbuch der Krankheiten der weiblichen Sexualorgane.
Wien: Wilhelm Braumüller, 1857.

1 Vulvakarzinom

Uwe Andreas Ulrich

Der auf der gegenüberliegenden Seite stehende Absatz „Cancroide und krebsige Affectionen der äusseren Geschlechtstheile" aus dem 1857 erschienenen „Lehrbuch der Krankheiten der weiblichen Sexualorgane" von Friedrich Wilhelm Scanzoni, damals „Professor der Medicin an der Königlichen Universität zu Würzburg", wird hier in voller Länge wiedergegeben; mehr zum Vulvakarzinom findet sich in dem 570 Seiten langen Buch nicht. In jenen Jahren war die operative Frauenheilkunde gerade im Begriff, sich von der Mutterdisziplin Chirurgie zu lösen, um zusammen mit der Geburtshilfe zu dem Doppelfach zu werden, das es bis heute ist. Die Unterscheidung in „Cancroide" und „Krebse" erfolgte in der Mitte des 19. Jahrhunderts nicht selten rein klinisch und war eher unscharf. Insofern ist es kaum möglich, mit letzter Sicherheit wiedergeben zu wollen, welcher heutigen Entität die von Scanzoni und seinen Zeitgenossen beschriebenen Befunde entsprächen. Die meisten als „Cancroide" bezeichneten Geschwülste waren gleichwohl Plattenepithelkarzinome, später wurden die Begriffe synonym verwendet, und in der heutigen Gynäkopathologie gibt es den Terminus „Cancroid" nicht mehr. Mit den „Cancroiden" wird Scanzoni insofern wohl die häufigste Form des Vulvamalignoms – das Plattenepithelkarzinom – gemeint haben (Scanzoni 1857, Schottlaender u. Kermauner 1912, Wilkinson u. Rush 2019, Ulrich 2009).

Das Vulvakarzinom galt lange Zeit als eine Erkrankung ausschließlich älterer Frauen. Zwar scheint das durchschnittliche Diagnosealter von 73 Jahren diese Annahme zu belegen, aber in den letzten Jahren haben viele Publikationen einen Trend zu jüngeren Patientinnen gezeigt, und die Vorstufen, die vulvären intraepithelialen Neoplasien (VIN), betreffen überwiegend junge Frauen (RKI 2016, Dellinger et al. 2017, Rogers u. Cuello 2018, Buchanan u. Mutch 2019, Weinberg u. Gomez-Martinez 2019).

Anatomisch gesehen, ist die Vulva Teil des Integuments, und so kümmern sich auch die Dermatologen um vulväre Läsionen, nicht zuletzt bei Erkrankungen, die sich ebenso an der übrigen Haut manifestieren, wie dem Lichen sclerosus, dem Basaliom und dem Melanom. Gehören die VIN und das Vulvakarzinom unstrittig in die Hand des gynäkologischen Onkologen, ist es ebenso klar, dass ein Vulvamelanom in das Fachgebiet der Dermatoonkologie fällt.

1.1 Epidemiologie

Neben der Tendenz zu einem niedrigeren Erkrankungsalter zeigt sich in den letzten Jahrzehnten weltweit eine Inzidenzzunahme der VIN und invasiven Vulvakarzinome. Auch die Lokalisation der Läsionen unterlag einer Verschiebung zugunsten der vor-

https://doi.org/10.1515/9783110613186-001

deren Kommissur zwischen Klitoris und Urethra (in der Literatur findet sich dafür die Bezeichnung „Mittellinienkarzinom"). In einer 2008 publizierten deutschen Studie wurden die in einer großen Frauenklinik einmal zwischen 1980 und 1989 und dann zwischen 1998 bis 2007 diagnostizierten Vulvakarzinome verglichen. Im früheren Untersuchungszeitraum fanden sich 53 Vulvakarzinome, davon waren 11,3 % der Patientinnen jünger als 50 Jahre und 18,9 % der Befunde waren an der vorderen Kommissur manifestiert. Im späteren Untersuchungszeitraum waren es bereits doppelt so viele Patientinnen aber 41,2 % der Betroffenen jünger als 50 Jahre – und in 36,4 % fand sich das Karzinom vorn (Hampl et al. 2008a). Fünfundsiebzig Prozent der Patientinnen mit einer VIN sind jünger als 50 Jahre. Im Jahr 2016 wurden in Deutschland etwa 3.300 Vulvakarzinome diagnostiziert (Reuschenbach et al. 2013, RKI 2016).

In den letzten Jahrzehnten wurde eine Zunahme der Inzidenz des Vulvakarzinoms bei gleichzeitiger Abnahme des Alters der betroffenen Frauen beobachtet.

1.2 Ätiologie und Histologie

Bei etwa 90 % der VIN – den sog. undifferenzierten VIN – geht man analog zu den CIN von einer HPV-Infektion als einer notwendigen Voraussetzung für die Zellveränderungen aus. Vor allem die Typen 16 und 18 spielen eine Rolle bei den VIN, bei den invasiven Vulvakarzinomen dominiert Typ 16, seltener wird Typ 33 gesehen.

Es werden zwei Typen der vulvären, intraepithelialen Neoplasie unterschieden: die klassischen, usual type (uVIN) und die differenzierten (dVIN). Bezüglich des Schweregrades erfolgt international zunehmend nur noch die Einteilung in hoch- (= high-grade, HGSIL oder HSIL) und niedriggradige VIN (= low-grade, LGSIL oder LSIL) – wie bei den CIN (s. Kapitel 3), aber viele Kliniker und Pathologen im deutschsprachigen Raum mögen sich noch nicht von der Abstufung VIN 1 bis 3 trennen (Tab. 1.1, Abb. 1.1). Die deutlich häufigeren klassischen VIN (uVIN) sind in aller Regel HSIL und entsprechen damit VIN 2–3. LSIL (VIN1) haben ihre klinische Entsprechung z. B. in Vulvakondylomen. Die dVIN der älteren Frauen sind meistens ebenfalls hochgradige Läsionen, die vor allem mit invasiven Vulvakarzinomen assoziiert sind; die meisten hiervon Betroffenen weisen einen Lichen sclerosus auf. Differenzierte VIN neigen häufiger – und wohl auch schneller – zur Krebstransition als die uVIN (Cohen et al. 2019). Alte klinisch-pathologische Bezeichnungen wie Queyrat'sche Erythroplasie, Bowenoide Papulose und Carcinoma in situ vulvae sind nicht mehr Bestandteil der Terminologie (Horn u. Schierle 2009, Wilkinson u. Rush 2019, ACOG 2020).

Bei den invasiven Karzinomen der Vulva geht es im Prinzip um Plattenepithelkarzinome (95 %), die sich als verhornend oder nicht verhornend präsentieren

(Tab. 1.2, Abb. 1.1). Die verhornenden Karzinome überwiegen deutlich mit 65–80 %, sind selten assoziiert mit HPV – dafür häufig mit einem Lichen sclerosus – und betreffen die älteren Frauen. Umgekehrt sind die selteneren nicht verhornenden Plattenepithelkarzinome eher HPV-assoziiert, die betroffenen Patientinnen sind deutlich jünger; im Mittel etwas über 50 Jahre. Daneben gibt es als Sonderformen verruköse und äußerst selten klarzellige Karzinome; letztere können sich auf dem Boden einer Endometriose in einer Episiotomie- oder Dammrissnarbe bilden. In weniger als 5 %

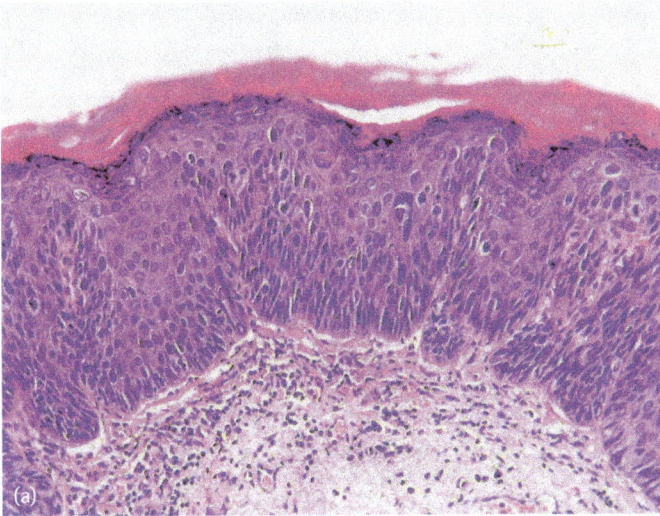

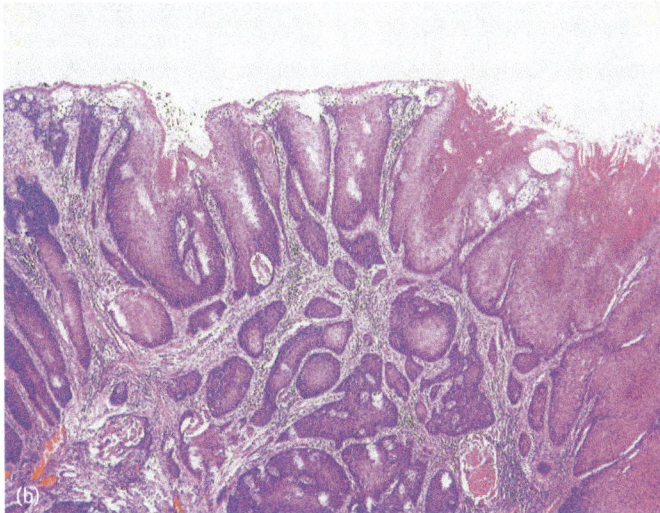

Abb. 1.1: Histologisches Bild (a) einer hochgradigen intraepithelialen Neoplasie der Vulva (VIN 3, HSIL); (b) eines gut differenzierten Plattenepithelkarzinoms der Vulva (Quelle: U. A. Ulrich und H. Neudeck, MLK Berlin).

findet sich histologisch ein Basalzellkarzinom, noch seltener sind Malignome der vulvären Hautadnexstrukturen oder der Bartholin'schen Drüse, die damit keine Vulvakarzinome im eigentlichen Sinne sind. Auch ein Melanom (etwa 5 % der Vulvamalignome) kann primär an der Vulva auftreten (Del Pino et al. 2013, Boer et al. 2019, Kojima et al. 2019, Renati et al. 2019, Zhang et al. 2019).

Tab. 1.1: Typen der VIN (modifiziert nach Del Pino et al. 2013, Wilkinson u. Rush 2019).

Usual-type, klassische VIN (uVIN) (syn.: normaler Typ, undifferenziert, common type)	differenzierte VIN (dVIN)
etwa 90 % der VIN (i. d. R. HSIL) jüngere Patientinnen	etwa 2–10 % der VIN (i. d. R. HSIL) ältere Patientinnen, häufig assoziiert mit einem Lichen sclerosus
HPV-positiv (Typen 16, 18) in 90 %	nicht HPV-assoziiert, p53-Mutationen
nicht selten multifokal	eher unifokal
häufig basaloide Karzinome	meist im Zusammenhang mit einem verhornenden Plattenepithelkarzinom

Morbus Paget

Gelegentlich manifestiert sich ein M. Paget an der Vulva, definiert als eine intraepitheliale Läsion der interfollikulären Epidermis bzw. der follikulo-apokrinen Einheit der vulvären Schweißdrüsen. Die Entität tritt in der Regel als primäre Manifestation auf, kann aber auch als sekundäre intraepidermale Läsion eines anderen Primarius erscheinen: der Cervix uteri, des Rektums oder der Harnblase. Es wird auch das parallele Auftreten entfernter Adenokarzinome mit einem vulvären M. Paget diskutiert. Per definitionem ist der Morbus Paget der Vulva eine Präkanzerose wie die HSIL. Wenn eine Invasion vorliegt, spricht man vom Paget-Karzinom, das zu den invasiven, glandulären Vulvakarzinomen zu zählen ist. Die histologische Beurteilung der Invasion hat hier in Bezug zu den Hautanhangsgebilden zu erfolgen (van der Linden et al. 2016, Wilkinson u. Rush 2019).

Tab. 1.2: Histologische Typen der Vulvakarzinome (modifiziert nach Wilkinson u. Rush 2019, WHO 2020).

Typ	Besonderheiten
Plattenepithelkarzinome (90–95 % aller malignen Vulvatumoren)	
verhornend/nicht verhornend (früher: „usual type")	Mehrzahl aller Plattenepithelkarzinome der Vulva
basaloides Karzinom	jüngere Frauen (im Mittel 54 Jahre), zu 70 % HPV16-assoziiert, im Einzelfall histologisch nicht leicht von einem Basalzellkarzinom zu unterscheiden
kondylomatöses (syn.: „warty") Karzinom	ebenfalls jüngere Frauen (im Mittel 55 Jahre), HPV16-assoziiert
verruköses Karzinom	lokal wachsend, hochdifferenziert, kaum inguinale Lymphknotenmetastasen, weshalb eine Lymphadenektomie nicht angezeigt ist, exzellente Prognose quoad vitam, gleichwohl lokal rezidivierend
Basalzellkarzinom	nicht HPV-assoziiert, keine systematische Lymphadenektomie, neigt zu lokalem Rezidiv, gleichwohl exzellente onkologische Prognose
glanduläre Tumoren (Adenokarzinome)	
Morbus Paget und Pagetkarzinom	s. o.
intestinaler Typ	sehr selten
Karzinom der Bartholin'schen Drüse	Adeno- und Plattenepithelkarzinome (auch gemischt adenosquamös), Prognose in der Literatur häufig als schlechter verglichen mit den Plattenepithelkarzinomen beschrieben, zu 20 % inguinale Lymphknotenmetastasen, 5-Jahres-Überleben bei N0 trotzdem nur 50 %, gelegentlich kommen Merkelzell-Tumoren in einer Bartholin'schen Drüse vor
brustdrüsenähnliche Tumoren	nicht – wie früher angenommen – ektopes Brustdrüsengewebe, sondern autochthon, gleichwohl immunhistochemische Gemeinsamkeiten mit Mammakarzinomen, wie HER2-neu, ER, PR etc.: Einschätzung insofern als Luminal A oder B und Therapie an die Behandlung des Mammakarzinoms angelehnt (Resektion, ggf. Chemotherapie, ggf. Trastuzumab, ggf. endokrine Therapie); auch Phylloides-Tumoren wurden beschrieben
Schweißdrüsenkarzinome	sehr selten
Dottersacktumoren der Vulva	Therapie wie beim Gegenstück im Ovar (s. Kapitel 6)
Karzinosarkome	weltweit nur einige Fälle beschrieben
Melanom der Vulva	s. Dermatoonkologie
primäre maligne Lymphome	s. Hämatoonkologie

Tab. 1.2: (fortgesetzt)

Typ	Besonderheiten
primärer Merkelzell-Tumor	sehr selten, Prognose deutlich schlechter als bei den Platten-epithelkarzinomen
Metastasen anderer primärer Malignome	

1.3 Früherkennung und Prävention

Nach aktueller Auffassung sollte die Impfung gegen HPV auch unter dem Gesichts-punkt der Prävention von VIN und Vulvakarzinomen gesehen werden; man schätzt, dass 25 bis 40 % der Vulvakarzinome HPV-bedingt sind, wobei der Typ 16 dominiert. Während die Impfung wohl vor der Entstehung einer VIN (HSIL) schützen kann, gibt es noch keine belastbaren populationsbezogenen Daten zum invasiven Karzinom. Da die meisten Vulvakarzinome eben nicht HPV-assoziiert sind, ist die Erwartung eines überzeugenden Effektes hier deutlich geringer als z. B. beim Zervixkarzinom. Ins-gesamt ist die Faktenlage aber dünn. Es existiert weiterhin keine sinnvolle Früh-erkennungs- bzw. Reihenuntersuchung bzgl. eines Vulvakarzinoms. Gleichwohl wird man als Gynäkologe bei jeder Vorsorgeuntersuchung eine sorgfältige Inspektion der Vulva durchführen. Unbehandelt entwickeln sich etwa 10 % der VIN zu einem inva-siven Vulvakarzinom (van Seters et al. 2005); für die konkrete Läsion ist das natür-lich nicht vorhersagbar. Spontanremissionen der VIN betreffen eher jüngere Patien-tinnen, die genaue Zahl ist nicht bekannt. Höheres Alter ist ein Risikofaktor für die Entwicklung einer Invasion (Hampl et al. 2006, Joura et al. 2007, Bryan et al. 2019, Hillemanns et al. 2019, LL HPV Impfprävention 2020).

1.4 Symptome und klinische Präsentation

Im Gegensatz zu den intraepithelialen Neoplasien der Cervix uteri können VIN un-spezifische klinische Symptome wie „Brennen" und Pruritus verursachen. Beim inva-siven, klinischen Vulvakarzinom berichten die Betroffenen über solche Beschwerden in immerhin der Hälfte der Fälle. Eine Dysurie wird, je nach Sitz, ebenfalls gelegent-lich angegeben.

Anamnestisch geht nicht selten eine längere erfolglose „Salbenbehandlung" voraus, wobei oft mehrere Ärzte – eben wegen des ausbleibenden Effektes – konsultiert wurden; man sollte nicht zu lange mit der Biopsie warten!

Die VIN sind oft nur vulvoskopisch gut zu erkennen. Makrokarzinome an der Vul-va präsentieren sich als unterschiedlich große, ulzeröse Geschwülste, die sich, auch wenn sie noch klein sind, in der Regel hart anfühlen. Bei großen Vulvatumoren beste-hen häufig Schmerzen und Dysurie (Rajaram u. Gupta 2015, Tan et al. 2019, Weinberg

u. Gomez-Martinez 2019). Differentialdiagnostisch sind bei Vulvapruritus/-brennen zu berücksichtigen:

- VIN (spricht nicht auf topische Glukokortikoide an)
- invasives Vulvakarzinom
- Lichen sclerosus (spricht auf topische Glukokortikoide an)
- Vulvamanifestation einer Psoriasis
- M. Paget der Vulva
- Herpes genitalis
- Vestibulitissyndrom

1.5 Diagnostik

Aus dem bisher Gesagten wird klar, dass sich der Verdacht auf eine VIN oder ein invasives Vulvakarzinom zunächst durch die ärztliche Inspektion ergibt: durch den diagnostischen Blick.

Klinische Inspektion, Vulvoskopie und Biopsie

Vor allem bei der VIN hilft die Vulvoskopie. Man benutzt dazu das Kolposkop (in der klassischen Form oder als Exoskop mit digitaler Bildverarbeitung/Monitor). Es finden sich nach Essigprobe ähnliche Läsionen, wie wir sie von den CIN kennen (z. B. essigweißes Epithel, Punktierungen, Mosaike etc., s. Kapitel 3). Da aber im Gegensatz zu jenen eine zytologische Diagnostik an der Vulva nicht standardisiert ist (auch wenn viele Gynäkologen bei auffälligen Vulvabefunden gern eine Zytologie veranlassen), müssen unklare und erst recht suspekte vulväre Läsionen bioptisch entfernt und der histologischen Aufarbeitung zugeführt werden – das ist der entscheidende Schritt, und es braucht auch keine monatelangen frustranen Therapieversuche mit verschiedenen Externa, um zu dieser Entscheidung zu kommen. Zugespitzt darf hier gelten: lieber einmal zu viel als zu wenig histologisch abklären. Bei V. a. VIN sollten immer auch die Cervix uteri auf CIN und die Analregion auf AIN angeschaut werden (ACOG 2020).

> Eine unklare oder suspekte vulväre Läsion ist bioptisch abzuklären.

Die Entscheidung beim klinisch eindeutigen Makrokarzinom ist eher einfach. Gleichwohl muss es – ob bei der VIN oder beim Karzinom – darum gehen, dem Pathologen ein Gewebestück zu liefern, mit dem er uns alle wichtigen Fragen bezüglich der weiteren Behandlung beantworten kann. Insofern setzt die Durchführung einer Vulvabiopsie durchaus onkologische Erfahrung voraus und ist kein Anfängereingriff. Die Probe muss ausreichend groß sein und ausreichend tief erfolgen. Prinzipiell

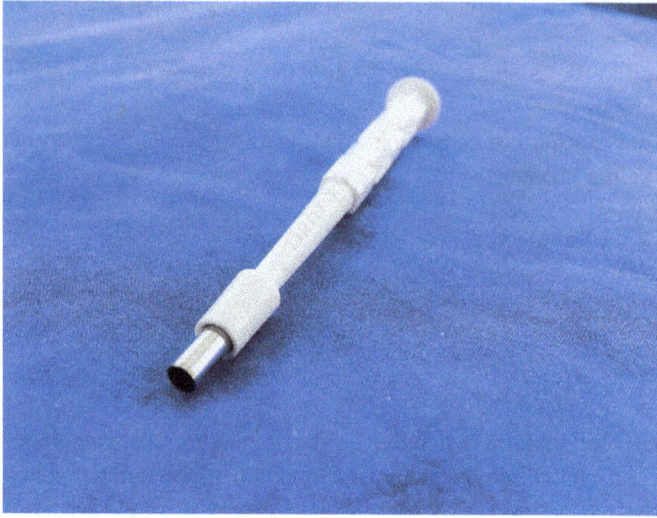

kann das (nach suffizienter Lokalanästhesie) mit dem Skalpell oder mit einer speziellen runden Stanze erfolgen (Abb. 1.2).

Nimmt man mehrere Biopsien bei vermutet multifokalem Befund, muss eine genaue topographische Zuordnung erfolgen (Kartographie, „Mapping"). Hierfür kann idealerweise eine Vulvafigur auf eine Styropor- oder Korkplatte aufgezeichnet und die Bioptate mit feinen Nadeln darauf so fixiert werden, wie sie sich in situ befanden. Damit wird eine reproduzierbare topographische Zuordnung nach Erhalt der histologischen Ergebnisse ermöglicht. uVIN treten gern multifokal auf.

Nur mit einer suffizienten Biopsie ist dem Pathologen eine Aussage zur Invasionstiefe und damit eine genaue Stadienzuordnung möglich (Wilkinson u. Rush 2019). Die therapeutische Konsequenz zwischen pT1a und 1b ist für die Patientin immens. Besteht bereits klinisch der Verdacht auf ein Melanom, sollte man die Patientin unbedingt einem Dermatoonkologen vorstellen, da hier bei der Exzisionsbiopsie einige uns nicht geläufige Besonderheiten zu berücksichtigen sind.

Folgende Informationen sind im Ergebnis der Biopsie und histologischen Aufarbeitung idealerweise zu erhalten (die Aufarbeitung in Stufenschnitten ist dabei ein zu fordernder Standard):

– histologischer Typ (Plattenepithel? Verhornend oder nicht?)
– Invasionstiefe und oberflächliche Ausdehnung (entscheidend!)
– Tumorgröße (bei *kleinen* Befunden kann eine komplette Exzision erfolgen, sodass tatsächlich bereits ein pT-Stadium resultiert, andernfalls liegt ein pT-, pN-Stadium natürlich erst nach der definitiven operativen Therapie vor)
– Lymphgefäßinvasion (L)
– Veneninvasion (V)

- Perineuralscheideninfiltration (Pn)
- Grading (G)

Auch wenn diese histologischen Parameter regelmäßig vom Pathologen bestimmt werden, ist bei den meisten bisher weder eine prognostische noch eine therapeutische Konsequenz definiert: So ändert sich z. B. nichts am Vorgehen, ob ein Vulvakarzinom nun die Faktoren Pn0 oder 1, G1 oder 3, V0 oder 1 aufweist.

Prognostisch und/oder therapeutisch sind gleichwohl folgende Charakteristika, die vollständig erst nach der Resektion des Karzinoms und der Lymphadenektomie vorliegen, relevant:
- Invasionstiefe (entscheidend für die Frage der Lymphadenektomie: bis 1 mm nicht erforderlich)
- Tumorstadium
- Resektionsränder, Residualtumorstatus (R0?)
- multifokales Wachstum des Tumors (R0?)
- peritumorale VIN (R0?)
- Lymphknotenstatus (N0 oder N1?), hierbei weiterhin:
  - Größe der inguinalen Lymphknotenmetastasen?
  - Anzahl der befallenen Lymphknoten?
  - extrakapsuläre Ausbreitung?
  - bilaterales Auftreten von inguinalen Lymphknotenmetastasen?

Ausbreitung des Tumors und bildgebende Diagnostik

Steht die Diagnose eines invasiven Vulvakarzinoms fest, geht – je nach Größe des Befundes – der primären operativen Therapie eine Ausbreitungsdiagnostik voraus. Bei ausgedehnten Befunden waren die betroffenen Patientinnen häufig längere Zeit nicht beim Gynäkologen, sodass natürlich die klassische gynäkologische Untersuchung – inklusive aktueller Zervixzytologie – der erste Schritt zu sein hat. Dazu gehört immer auch die palpatorische Beurteilung der Inguinalregion. Bei Tumoren, die vielleicht im Rahmen der Biopsie komplett entfernt werden konnten und sich bisher als pT1a oder kleine pT1b, R0 erweisen, und die klinisch eindeutig zu beurteilen sind, wird man auf eine Schnittbildgebung zur lokalen Ausbreitung und zur Suche nach Fernmetastasen verzichten können. Andernfalls sind für die Einschätzung der lokalen Ausbreitung eine MRT (auch inguinal und femoral) und für potenzielle Fernabsiedelungen (pelvine Lymphknotenstationen, Leber, Lunge) eine CT zu empfehlen.

Bei lokal fortgeschrittenem Befund (cT2 und größer) wird man zusätzlich eine Zystoskopie und Rektoskopie zur lokalen Beurteilung durchführen. Gelegentlich sind diese Maßnahmen – gerade die Zystoskopie, aber auch eine gründliche gynäkologische Exploration mit Spekulumeinstellung etc. – für die Patientin so schmerzhaft, dass eine Narkoseuntersuchung, die all diese Maßnahmen einschließt, das Gebot sein kann. Bei der Beantwortung der Frage, ob bei frühem Vulvakarzinom eine Sentinellymphknotenbiopsie ausreichend sein könnte, ist die sonographische Beurteilung der Lymphknoten hilfreich.

Stadieneinteilung

Die Darstellung des Lymphknotenstatus ist beim Vulvakarzinom ausgesprochen komplex (Tan et al. 2012, Wilkinson u. Rush 2019, Tab. 1.3).

Tab. 1.3: TNM- und FIGO-Klassifikation des Vulvakarzinoms (nach Wilkinson u. Rush 2019).

TNM	FIGO	Definition
Tis		VIN3, HSIL, Carcinoma in situ
TX		Tumor kann nicht beurteilt werden
T1	I	Tumor begrenzt auf Vulva oder Vulva und Perineum
T1a	IA	Tumoren ≤ 2 cm und Stromainvasionstiefe ≤ 1 mm
T1b	IB	Tumoren > 2 cm oder Stromainvasionstiefe > 1 mm
T2	II	Tumor – unabhängig von der Größe – mit Ausdehnung auf das distale Drittel der Urethra, das distale Drittel der Vagina oder den Anus
N0		keine regionären Lymphknotenmetastasen
N0(i+)		isolierte Tumorzellen in regionalen Lymphknoten, nicht > 0,2 mm
NX		Lymphknoten können nicht beurteilt werden
N1[a]	IIIA	regionale Lymphknotenmetastasen mit 1 od. 2 Metastasen < 5 mm oder 1 Lymphknotenmetastase ≥ 5 mm
N1a[b]	IIIA(ii)	1–2 Lymphknotenmetastasen, jede < 5 mm
N1b	IIIA(i)	1 Lymphknotenmetastase ≥ 5 mm
N2	IIIB	3 oder mehr Lymphknotenmetastasen jede < 5 mm oder 2 oder mehr Lymphknotenmetastasen ≥ 5 mm oder Lymphknoten mit extrakapsulärer Ausbreitung
N2a	IIIB(ii)	≥ 3 Lymphknotenmetastasen, jede < 5 mm
N2b	IIIB(i)	≥ 2 Lymphknotenmetastasen ≥ 5 mm
N2c	IIIC	Lymphknotenmetastasen mit Kapseldurchbruch
N3	IVA(ii)	Fixierte oder ulzerierte regionäre Lymphknotenmetastasen
T3	IVA	Invasion der proximalen 2 Drittel der Urethra und/oder Vagina, Blasenmukosa, Rektummukosa oder Knochenfixation
M0		keine Fernmetastasen
M1	IVB	Fernmetastasen (einschließlich pelviner Lymphknotenmetastasen)

[a] Die Lokalisation, Größe und Seite (re./li.) der befallenen Lymphknoten soll ebenfalls angegeben werden.
[b] Schließt Mikrometastasen ein.

1.6 Therapie

1.6.1 Therapie der VIN

Eine niedriggradige Vulvadysplasie (LSIL) bedarf nach histologischer Sicherung bei asymptomatischer Situation nicht zwingend einer Therapie. Gleichwohl werden sich viele Patientinnen z. B. durch ein Kondylom – je nach Sitz und Größe – gestört fühlen und die Entfernung wünschen, die in der Regel problemlos in Lokalanästhesie mit dem kalten oder monopolaren Skalpell oder mit dem CO_2-Laser erfolgen kann.

HSIL (uVIN und dVIN) sind wegen ihres Vermögens, zu einem invasiven Karzinom fortschreiten zu können, eine klare Anzeige zur Entfernung durch Exzision oder Laservaporisation – dann immer nach Ausschluss einer Invasion. Letztlich ist unklar, welcher Modalität dabei der Vorzug zu geben ist, aber bei den jungen Frauen mit HPV-assoziierter uVIN wird man eher vaporisieren, bei den älteren mit dVIN eher exzidieren. Die Vor- und Nachteile liegen jeweils auf der Hand: Bei der Exzision erhält man eine histologische Beurteilung der kompletten Läsion, für die Vaporisation gilt das nicht, weshalb, wie erwähnt, der Ausschluss einer Invasion die notwendige Voraussetzung dafür ist. Die Exzision geht andererseits mit dem Verlust des Areals einher – je nach Ausdehnung u. U. mit der Notwendigkeit der plastischen Deckung. Zwar zieht man nach der Vaporisation die Haut nicht mit einer Naht zusammen, dafür benötigt die Wunde hier aber doch einige Wochen, bis die Re-Epithelisierung abgeschlossen ist.

Bei größerem VIN-Areal ist für eine adäquate, postoperative anatomische Integrität Sorge zu tragen, sowohl aus funktionellen als auch kosmetischen Erwägungen heraus – unabhängig davon, ob nun vaporisiert oder exzidiert wird. Bei sehr ausgedehntem, multifokalem Befund kann es im Einzelfall erforderlich sein, große Hautareale entfernen zu müssen (in der Literatur auch als *skinning* Vulvektomie bezeichnet). Wichtig ist, bei den rein epithelialen Affektionen einer VIN nicht zu ehrgeizig in die Tiefe zu operieren, auf der anderen Seite aber im Bereich der behaarten Haut die Anhangsgebilde zu berücksichtigen. Insofern gilt es, bei der behaarten Haut etwa 4 mm, bei der unbehaarten etwa 2 mm Resektionstiefe zu erreichen. Eine Empfehlung, wie breit der gesunde Gewebesaum bei der operativen Therapie der VIN (HSIL) idealerweise sein sollte, muss man schuldig bleiben. Rezidive treten nach operativer Therapie einer HSIL der Vulva recht häufig auf, in etwa 25–30 %, und die Progressionsrate zum invasiven Karzinom beträgt immerhin bis zu 6 % (Küppers et al. 1997, van Seters et al. 2005, Goje et al. 2016, Lawrie et al. 2016).

Vor der Laservaporisation einer VIN muss eine Invasion histologisch ausgeschlossen werden.

Maßnahmen wie die topische Applikation des Immunmodulators Imiquimod (oder auch die photo-dynamische Therapie) sind Optionen, die eine Überlegung wert sind, wenn bereits ausgedehnte ablative Eingriffe vorausgehen und man eine erneute operative Maßnahme umgehen möchte, allerdings erfolgt die Behandlung dann außerhalb der aktuellen Zulassung (Richter et al. 2003, ACOG 2016, Lawrie et al. 2016).

M. Paget

Beim primären M. Paget der Vulva gilt die weite Exzision im Gesunden als Maßnahme der Wahl. Entsprechend der Neigung des Paget ist die Ausbreitung in die Tiefe entlang der Hautanhangsgebilde dabei in besonderem Maße zu berücksichtigen. Daneben ist die Lokalrezidivrate mit ca. 30 % beachtlich, weshalb ein breiter erkrankungsfreier Saum angestrebt werden muss (van der Linden et al. 2016).

1.6.2 Therapie des invasiven Vulvakarzinoms

Chirurgische Therapie

Die chirurgische Therapie des Vulvakarzinoms muss die komplette Entfernung im Gesunden zum Ziel haben. Als Richtgröße gilt derzeit ein histologisch freier Rand von mindestens 3 mm, nachdem über viele Jahre um den „richtigen" tumorfreien Saum gerungen wurde (Raimond et al. 2019). Um diesen Rand gewährleisten zu können, wird aber beim Eingriff ein Resektionsrand von etwa 0,5 bis 1 cm zu wählen sein, denn die Haut zieht sich zusammen, und die Fixierung des Präparates tut das übrige, sodass der Unerfahrene zunächst überrascht ist, wenn er im Befund einen deutlich geringeren Sicherheitsabstand liest, als er glaubte, eingehalten zu haben. Gleichwohl basiert diese Vorgabe von 3 mm nicht auf belastbaren vergleichenden Studien, und im Einzelfall – z. B. an der Klitoris – wird man einen Kompromiss eingehen und sie unterschreiten. Dennoch sollten die Schnittränder immer frei sein (R0). Die Rezidivwahrscheinlichkeit scheint übrigens eher mit einer dVIN im Schnittrand als mit dem Abstand des invasiven Anteils vom Schnittrand zu korrelieren (Te Grootenhuis et al. 2019).

Zum Glück für die meisten betroffenen Frauen hat man gelernt, dass die Zurücknahme der lokalen Operationsradikalität keine Einbuße an Überlebenszeit bedeutet. Man hat früher – ähnlich wie bei der Brust – geglaubt, bei praktisch jedem Vulvakarzinom die Scham komplett entfernen zu müssen, also immer auch mit der Klitoris. Die Vulvektomie, ein Eingriff, den niemand gern durchführt, ist sehr selten notwendig und hat ihren Platz nur noch dort, wo es aufgrund der Ausdehnung des Tumors eben nicht anders geht (Abb. 1.3). Ansonsten ist die weite Exzision das Maß der Dinge (Abb. 1.4). Für die inguino-femorale Lymphadenektomie – auch im Rahmen einer Vulvektomie – werden prinzipiell zusätzliche inguinale Inzisionen benutzt.

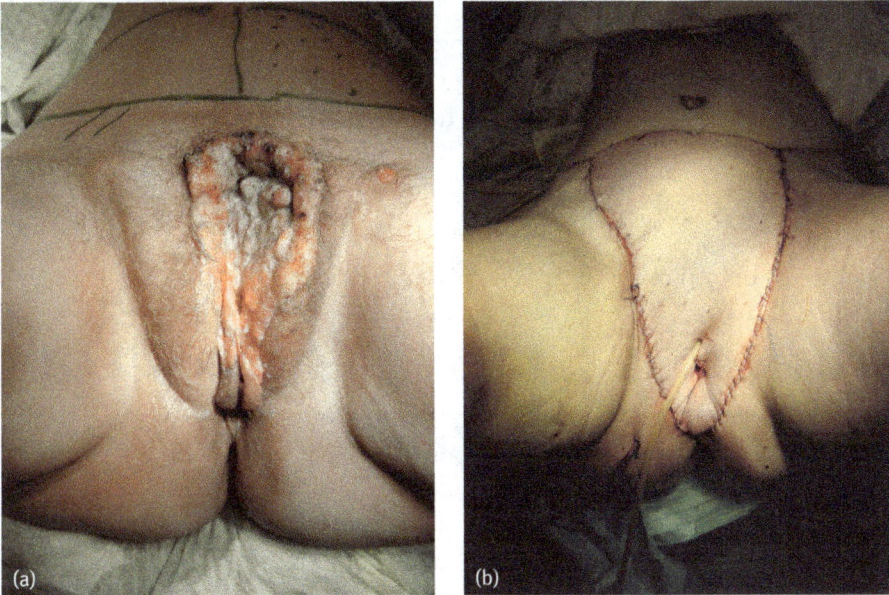

Abb. 1.3: Weit fortgeschrittenes Vulvakarzinom FIGO IVA(ii). Die 54-jährige Patientin hatte den Befund über Jahre beobachtet und sich nach eingehender Beratung – unter Einschluss unserer plastischen Chirurgen – für das primär operative Vorgehen entschieden. (a) Befund; (b) abschließender Aspekt nach radikaler Resektion (Vulvektomie) und Defektdeckung durch einen eingeschwenkten TRAM-Lappen (Quelle: U. A. Ulrich, MLK Berlin).

Was hier so nüchtern beschrieben wird, ist für die betroffenen Frauen – nicht nur für die jungen – eine kaum nachvollziehbare körperliche und seelische Belastung. Insofern muss man versuchen, die onkologischen Forderungen mit einem guten funktionellen und akzeptablen ästhetischen Ergebnis zu versöhnen. Diese Entscheidungen sind nur im vertrauensvollen Gespräch mit der Patientin zu treffen.

Kleinere Befunde bereiten dabei in der Regel keine Schwierigkeiten, aber größere Defekte müssen gedeckt werden. Es leuchtet ein, dass eine Primärnaht nur bis zu einer gewissen Defektgröße zum Ziel führt, nicht selten müssen lokale Verschiebe- und Rotationslappen (z. B. Limberg-Lappen) oder auch größere myokutane Lappenplastiken zum Einsatz kommen. Hier hat unser Fachgebiet viel von der plastischen und rekonstruktiven Chirurgie profitiert (Abb. 1.3). In einer amerikanischen Übersicht wurde ausgeführt, dass bei bis zu 30 % der Vulvakarzinome zum Diagnosezeitpunkt bereits ein Stadium vorliege, das eine primäre Resektion nicht mehr zulasse (Ansink u. van der Velden 2000, Höckel u. Dornhöfer 2004, Soderini et al. 2016, Koh et al. 2017, Rogers u. Cuello 2018, Raimond et al. 2019, Weinberg u. Gomez-Martinez 2019).

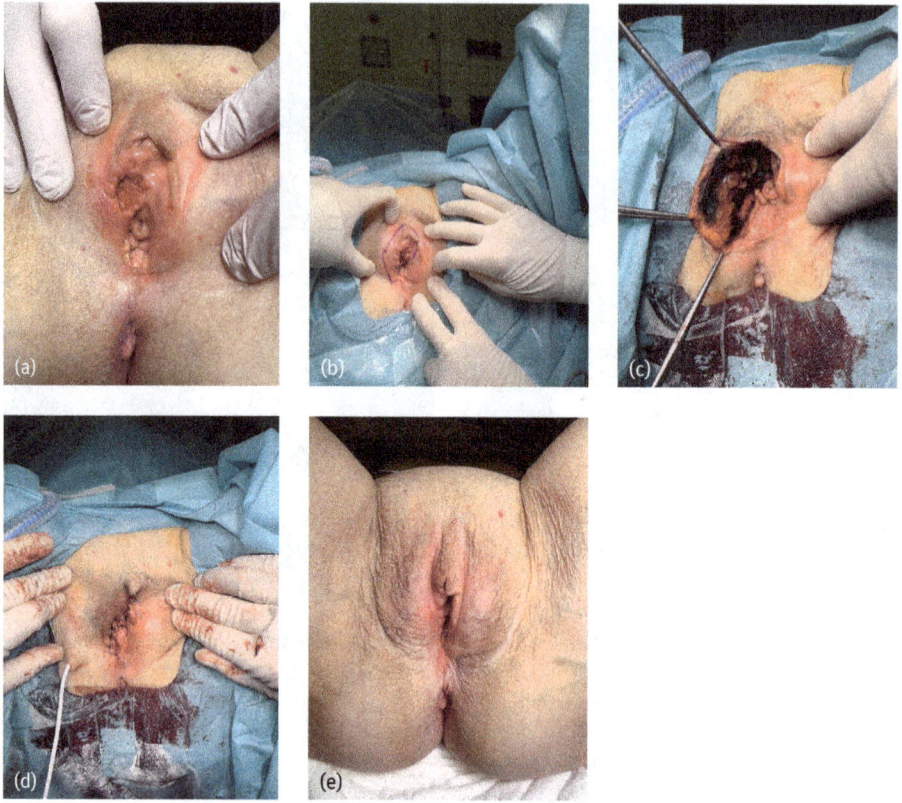

Abb. 1.4: Weite Exzision eines Vulvakarzinoms. (a) Befund; (b) angezeichnete Schnittfigur; (c) nach Resektion; (d) abschließender Aspekt nach Resektion und Rekonstruktion; (e) 4 Wochen postoperativ in der Ambulanz; 78-jährige Patientin mit Plattenepithelkarzinom der Vulva pT1b N1b M0, L0, V0, Pn0, R0, G2, FIGO IIIA(i), postoperativ wurde eine adjuvante cisplatinbasierte Radiochemotherapie durchgeführt (Quelle: U. A. Ulrich, MLK Berlin).

Therapie des Vulvakarzinoms FIGO IA

In diesem Stadium ist die operative Therapie selten problematisch, wenn nicht gerade die Klitoris primär befallen ist. Ansonsten wird die weite Exzision wie beschrieben durchgeführt und die Wunde primär verschlossen. Eine inguino-femorale Lymphadenektomie ist nicht angezeigt, da es so gut wie nie positive Leistenlymphknoten bei einer Invasionstiefe von 1 mm und weniger gibt.

Therapie des Vulvakarzinoms FIGO IB

Auch hier erfolgt die weite Exzision, allerdings gehört ab diesem Stadium die inguino-femorale Lymphadenektomie dazu (Oonk et al. 2017, Koh et al. 2017, Francis et al. 2019).

Therapie des Vulvakarzinoms FIGO II

In diesem Stadium ist ein sehr komplexer Befall der Vulva mit den angrenzenden anatomischen Strukturen möglich. Je nach Ausdehnung wird man eine weite Exzision unter Einschluss der durch das Karzinom erreichten vaginalen, urethralen und analen Bezirke durchführen. Wenn möglich, wird eine Vulvektomie dennoch vermieden; sie ist gleichwohl angemessen, wenn eine weite lokale Exzision nicht mehr sinnvoll oder unmöglich ist. Von der distalen Urethra kann man dabei bis zu einem Zentimeter resezieren, ohne dass eine Inkontinenz befürchtet werden muss. Steht die anale Kontinenz bei Befall des Sphinkterapparates jedoch zur Diskussion, ist die primäre Radiochemotherapie zu erwägen. Eine Radiochemotherapie ist bei großen Karzinomen auch neoadjuvant denkbar, um eine Operation anschließend doch noch zu ermöglichen. Hier ist die Patientin in besonderem Maße mit einzubeziehen (Rajaram u. Gupta 2015, Soderini et al. 2016, Koh et al. 2017, Oonk et al. 2017, Francis et al. 2019, Gadducci u. Aletti 2020).

Therapie des Vulvakarzinoms FIGO IVA

In diesem äußerst fortgeschrittenen Stadium ist die primäre Radiochemotherapie oft die beste Entscheidung. Bestehen aber ausgedehnte Fisteln oder eine Kloakenbildung, wird man eine Exenteration zu erwägen haben, wenn der Zustand der Patientin dies zulässt. Liegt bereits eine Infiltration der knöchernen Strukturen vor, wird eine Heilung kaum möglich sein. Insgesamt muss in einer derartigen Situation eine erfahrene, interdisziplinäre Mannschaft mit der Behandlung betraut werden.

Ein weiteres Problem bei den sehr großen, fortgeschrittenen Vulvakarzinomen sind okkulte Fernmetastasen. Natürlich führt man vor einer radikalen Operation einen Metastasenausschluss durch Schnittbildgebung durch. Im Einzelfall stellt sich beim lokal fortgeschrittenen Vulvakarzinom die Frage nach einer neoadjuvanten Verkleinerung des Tumors durch Radio- oder Radiochemotherapie. Zwar ist bei der folgenden Operation der Befund dann kleiner, aber die Operation wird durch die radiogen bedingten Gewebeschädigungen auf andere Weise erschwert und stellt für Patientin und Arzt gleichermaßen eine Herausforderung dar. Gegebenenfalls resultiert, wie erwähnt, eine (kombiniert abdomino-vulvär-perineal durchgeführte) Exenteration (Rajaram u. Gupta 2015, Koh et al. 2017, Oonk et al. 2017, Francis et al. 2019, Gadducci u. Aletti 2020).

Analog zum Zervixkarzinom (s. Kapitel 3) wurde die Theorie des ontogenetischen Krebsfeldes auch bei der operativen Therapie des Vulvakarzinoms berücksichtigt. Bei diesem Konzept werden adjuvante radiotherapeutische Maßnahmen selten angewandt (Höckel et al. 2018).

Inguino-femorale Lymphadenektomie

Wie bereits erläutert, ist nur bei Tumoren im Stadium FIGO IA mit einer Invasionstiefe von max. 1 mm die Lymphadenektomie verzichtbar, in allen anderen Fällen im FIGO-Stadium I und II ist sie obligat. Eine Ausnahme bilden die verrukösen Karzinome, hier darf auch bei größeren Tumoren auf die Lymphadenektomie verzichtet werden (Zhang et al. 2019).

Dabei werden nicht nur die oberflächlichen inguinalen Lymphknoten, sondern auch die tieferen femoralen Nll. unterhalb der Lamina cribrosa entfernt. Dort halte man sich medial der großen Gefäße, denn lateral der Arteria femoralis verläuft der Nervus femoralis. Die Rezidivrate ist höher, wenn nur die oberflächlichen inguinalen Nll. entfernt werden, man nimmt darüber hinaus an, dass die inguinalen und die femoralen Stationen funktionell-anatomisch nicht aufeinander folgen, sondern über jeweils eigene Wege die Lymphdrainage aus der Vulva gewährleisten.

Angestrebt werden bei einer systematischen inguino-femoralen Lymphadenektomie etwa sechs entfernte Nll. pro Seite; bei dieser intraoperativen Einschätzung wird uns der Pathologe helfen, da sowohl die Sentinelknoten als auch systematisch entfernte Lymphknoten zum Schnellschnitt gehen. Ist der Vulvatumor klar auf einer Seite lokalisiert, d. h. mindestens einen cm von der Mittellinie entfernt, nicht größer als zwei cm, und sind die auf dieser Seite entfernten Lymphknoten frei, gilt die unilaterale Lymphadenektomie als ausreichend. Die Exstirpation der inguinalen Lymphknoten erfolgt von separaten Inzisionen aus (Abb. 1.5).

Die inguino-femorale Lymphadenektomie ist komplikationsträchtig; in aktuellen Übersichten finden wir Zahlen von bis zu 85 % aller Operierten, und nicht selten erweisen sich die Probleme auch noch als ausgesprochen hartnäckig. Das betrifft zunächst Wundheilungsstörungen, Serome bzw. Lymphozelen, die man z. T. über Wochen punktieren muss, was für die geplagten Frauen zusätzlich lästig und manchmal regelrecht entmutigend ist, sowie Lymphödeme des betroffenen Beines. Viel ist the-

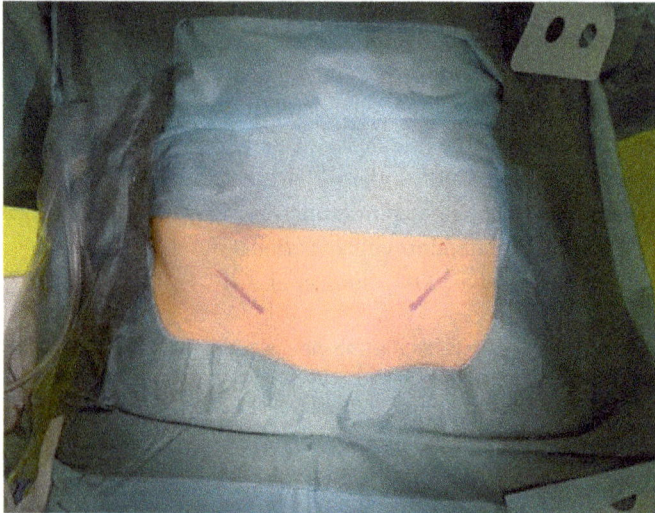

Abb. 1.5: Separate Inzisionen für die inguino-femorale Lymphadenektomie (Quelle: U. A. Ulrich, MLK Berlin).

rapeutisch versucht worden, um dieser Dinge Herr zu werden, aber es gibt leider nicht die eine, gute Lösung (Pouwer et al. 2017).

Bei Lymphödemen ist zunächst eine manuelle Lymphdrainage zu versuchen. Für hartnäckige Lymphozelen wurden Fibrinkleber, die Installation von verschiedenen Substanzen wie Bleomycin, Tetrazykline, Lösungen auf alkoholischer Basis u. a. versucht, wobei es dann immer noch viele Versager gibt. In den letzten Jahren haben rekonstruktive Chirurgen mikrovaskuläre Operationstechniken (lympho-venöse Anastomosen) für therapierefraktäre Lymphozelen und Lymphödeme entwickelt.

Sentinel-Lymphadenektomie

Um die Morbidität der systematischen Lymphadenektomie zu reduzieren, kann auch beim Vulvakarzinom das Wächterlymphknotenkonzept eingesetzt werden, wenn eine Reihe von Voraussetzungen dafür erfüllt sind: Es sollte ein unifokaler Vulvatumor mit einem maximalen Durchmesser von weniger als 4 cm vorliegen, die Leistenlymphknoten müssen klinisch unauffällig sein, was idealerweise durch Leistensonographie bestätigt wird, und die Wächterlymphknoten werden anschließend einem Ultrastaging (Ultraschnitte mit Immunhistochemie) unterzogen. Letzteres erscheint besonders wichtig, da offenbar ein relevanter Prozentsatz der Lymphknotenmetastasen nur im Ultrastaging zu Tage tritt. Zwar ist die Wächterlymphknotenprozedur inzwischen der Phase eines experimentellen Vorgehens entwachsen und die klinische Sicherheit mit der konventionellen, systematischen inguino-femoralen Lymphadenektomie vergleichbar, aber noch liegen keine abschließenden Empfehlungen vor, die systematische Lymphknotenentfernung beim Vulvakarzinom prinzipiell durch die Sentinel-Technik zu ersetzen. Insofern gilt es auch hier, der Patientin das Für und Wider zu erklären und dann das Vorgehen gemeinsam mit ihr zu entscheiden. Die Sentinel-Markierung erfolgt am Vortag mit Technetium und unmittelbar vor der OP mit Patentblau, analog zum Zervixkarzinom. Wahrscheinlich ist die Technik mit der Nahinfrarot-Fluoreszenz über Indozyaningrün gleichwertig (Vidal-Sicart et al. 2007, Hampl et al. 2008b, van der Zee et al. 2008, Soergel et al. 2017, Oonk et al. 2017).

Bestehen klinisch suspekte, große Leistenlymphknoten, scheidet das Wächterlymphknotenkonzept aus. Es kann sich umgekehrt die Frage nach einer Erweiterung der Operation stellen, indem die Schnittfigur ausnahmsweise, wie es Generationen zuvor gepflegt wurde, die Hautregion zwischen Vulva und Leiste einbezieht (die „Brücke"), um somit die sog. „Brückenmetastasen", die sich in solchen Fällen häufiger finden, sicher zu erwischen. Das Präparat schließt dann den Vulvatumor und die Leistenregionen mit den verbindenden Hautbrücken ein. Ansonsten, wie oben erwähnt, wird die Lymphadenektomie von separaten Hautschnitten in der Leiste aus durchgeführt.

Pelvine Lymphadenektomie

Die nächsten Lymphknotenstationen nach der inguino-femoralen Gruppe sind das Becken und dann die Paraaortalregion. Insofern stellt sich bei positiven inguinalen Nll. die Frage nach einer Exstirpation der pelvinen Knoten. Es gibt aber keine Studien, die ein solches Vorgehen überzeugend begründeten oder sogar einen Überlebensvorteil belegten, denn letztlich definiert ein pelviner/paraaortaler Lymphknotenbefall eine metastasierte und damit eine palliative Situation (M1 bzw. FIGO IVB).

Bestehen bereits große, verdächtige pelvine Lymphknoten in der Schnittbildgebung (*bulky nodes*) wäre deren Entfernung vor einer geplanten pelvinen Radiotherapie zu erwägen. Das gälte auch für große und/oder exulzerierte inguinale Lymphknotenpakete, wenn im Sinne einer multimodalen Therapie zunächst eine Tumormassenreduktion (debulking) vor der folgenden Strahlentherapie durchgeführt wird, da große, befallene Lymphknoten der alleinigen Radiatio gern trotzen. Klinisch und prognostisch ist das in jedem Falle eine kritische Situation für die betroffene Patientin. Manche Autoren empfehlen prinzipiell eine pelvine (laparoskopische oder extraperitoneale) Lymphadenektomie, wenn zwei oder mehr inguinale Lymphknoten positiv sind, wenn bereits ein positiver Lymphknoten mit einer Metastase von ≥ 5 mm vorliegt, ein Lymphknoten mit Kapseldurchbruch (FIGO IIIC) oder fixierte und/oder exulzerierte Lymphknoten vorhanden sind (N3 bzw. FIGO IVAii). Im Falle positiver pelviner Lymphknoten wäre dann eine pelvine postoperative Radiatio angezeigt (Klemm et al. 2005, Hyde et al. 2007, Stecklein et al. 2018, Woelber et al. 2020).

Radiotherapie/Radiochemotherapie

Da ein eigenes Kapitel zur Radiotherapie gynäkologischer Tumoren folgt (Kapitel 8), wird hier nur kurz auf die Indikationen eingegangen.

Adjuvante Radiotherapie oder Radiochemotherapie

Tumorregion. Nicht immer ist die alleinige operative Therapie des Vulvakarzinoms als ausreichend zu betrachten; letztlich erhält man alle verfügbaren Informationen über die Erkrankung auch erst mit dem definitiven pathologischen Bericht. Fraglos ist die nicht im Gesunden erfolgte Resektion (R1 oder R2) eine solche Situation. Zunächst sollte man sich aber fragen, ob nicht eine suffiziente Nachresektion möglich ist. Muss diese Frage verneint werden, ist eine postoperative Radiotherapie angezeigt.

Auch bei knappen Schnitträndern (< 3 mm) ist die Radiotherapie der Tumorregion zu besprechen, wenn eine Nachresektion nicht möglich ist oder vielleicht auch nicht gewünscht wird (z. B. bei klitorisnaher Lokalisation).

Leistenregion. Bei einem N0-Status gibt es keine Begründung für eine adjuvante Radiotherapie der Leistenregion. Liegen positive inguinale Lymphknoten vor, ist die durchschnittliche Prognose deutlich schlechter, weswegen dann die adjuvante Radiotherapie bzw. Radiochemotherapie für folgende Konstellationen empfohlen wird: bei ≥ 2 positiven Lymphknoten – unabhängig von der Größe der Metastasen, bereits bei einem befallenen Lymphknoten, wenn die Manifestation größer als 5 mm ist, bei allen FIGO IIIC und IVAii. Wir sehen, dass es genau die Situationen sind, bei denen eine pelvine Lymphadenektomie zu erwägen ist (Woelber et al. 2012).

Pelvine Lymphknotenstationen

Eine Teletherapie der pelvinen Lymphknotenstationen sollte nur erfolgen, wenn ein histologischer Nachweis befallener Beckenlymphknoten vorliegt, der wiederum eine pelvine Lymphadenektomie zur Voraussetzung hat (Klemm et al. 2005).

Primäre Radiotherapie oder Radiochemotherapie

Die primäre Bestrahlung bzw. simultane Radiochemotherapie ist reserviert für inoperable Tumoren oder wenn eine operative Therapie eine Mutilation der Patientin, der sie nicht zustimmen kann, bedeutete (z. B. Unmöglichkeit einer Kontinenzerhaltung mit dauerhafter Ableitung). Die Ergebnisse sind durchaus mit dem operativen Vorgehen vergleichbar; die Ausgangssituation ist bei fortgeschrittener Erkrankung ohnehin gleichermaßen problematisch (Landrum et al. 2007, Landrum et al. 2008).

Um den Effekt der Radiatio zu verstärken („Radiosensibilisierung") hat sich bei Plattenepitelkarzinomen die simultane Gabe eines Chemotherapeutikums bewährt, wie wir es vor allem von der Strahlentherapie des Zervixkarzinoms kennen. In den meisten Zentren im deutschsprachigen Raum kommt dabei Cisplatin zum Einsatz, ebenfalls geeignet sind 5-FU und Mitomycin C – allein oder in Kombination. Die Radiochemotherapie hat beim Vulvakarzinom einen weiteren Platz in der neoadjuvanten Strategie, um also einen zunächst inoperabel erscheinenden Tumor doch noch der chirurgischen Therapie zugänglich zu machen. Das mag vor allem für Befunde gelten, die sonst nur mit einem mutilierenden Eingriff zu bezwingen wären (ausgedehnter Befall von Urethra, Blase, Anus/Sphinkter, Rektum etc.) (Shylasree et al. 2011).

Chemotherapie

Die Chemotherapie des Vulvakarzinoms ist, ehrlich gestanden, letztlich immer eine klinische Verzweiflungstat in der palliativen Situation, bei inoperablen Rezidiven, bei Metastasen. Eine alleinige adjuvante Chemotherapie ist nicht definiert, auch wenn es in Studien mit kleinen Fallzahlen ermutigende Ergebnisse gab, das Gleiche gilt für die Gabe monoklonaler Antikörper (Mantovani et al. 2020).

1.7 Rezidiv und Metastasen

Insgesamt erleiden etwa ein Drittel aller Patientinnen mit einem Vulvakarzinom einen Rückfall der Erkrankung. Die Hälfte davon betrifft die ersten beiden Jahre nach der Primärbehandlung, wobei die inguinalen Rückfälle dabei früher als die lokalen auftreten. Bis zu 70 % finden sich lokal im Tumorbereich, um die 30 % in der Leiste, dabei birgt eine primäre N1-Situation ein besonders hohes Risiko eines Rezidivs in sich, hier sind es 30 bis 50 %. Bei primären N0-Fällen findet sich das Rezidiv häufiger lokal als distant oder inguinal, bei bereits initialem pelvinen Lymphknotenbefall ist es – nicht unerwartet – umgekehrt. Ist einmal ein Rezidiv aufgetreten, besteht leider ein hohes Risiko, im weiteren Verlauf erneut einen Rückfall zu erleiden. Wenn eine Unterteilung in HPV-positive und -negative Tumoren vorgenommen wird, schneiden die HPV-positiven prognostisch günstiger als die negativen ab (Maggino et al. 2000, Rasmussen et al. 2018).

Diagnostik

Wie in der primären Situation gilt es beim Rezidiv die vermutete maligne Manifestation durch Biopsie und histologische Untersuchung zu sichern. Die weitere Abklärung schließt die lokale MRT und die Abdomen/Thorax-CT zum Ausschluss von Fernmetastasen – vor allem in Lunge und Leber – ein.

Therapie des lokalen vulvären Rezidivs

Wenn möglich, sollte auch beim Rückfall der Erkrankung in loco die Exzision im Gesunden angestrebt werden. Häufig ist dabei die plastische Deckung des Exzisionsdefekts vonnöten. Der Befall der Urethra und/oder des Anus, Sphinkters und/oder Rektums kann eine radikale Operation (Exenteration) erfordern. Ist die operative Entfernung unmöglich oder wird sie nicht gewünscht, besteht die Anzeige für eine Radio- oder Radiochemotherapie. Um in einem solchen Fall sicher zu gehen, dass keine Fernmetastasen übersehen werden, bevorzugen manche Autoren die präoperative Durchführung einer PET-CT. Wenn im Rahmen der Erstbehandlung bereits eine adjuvante Radio- oder Radiochemotherapie erfolgte und jetzt nicht mehr operiert werden kann, liegt eine palliative Situation vor. Vorher gilt es, alle nur denkbaren Optionen trotz einer Vorbestrahlung (potenzielle „Strahlenreserve") mit den radioonkologischen Kollegen zu diskutieren, wie z. B. interstitielle Bestrahlungskonzepte oder den Versuch mit dem Cyberknife (Kunos et al. 2008).

Therapie der inguinalen und pelvinen Rezidive

Die Chancen stehen für die betroffene Patientin immer schlecht, wenn inguinale oder pelvine Lymphknoten befallen sind, das gilt erst recht im Rezidivfall. Hat die Patientin keine adjuvante Radiatio erhalten, wird man jetzt das inguinale Rezidiv so gut wie möglich exzidieren und anschließend die Leiste radio- bzw. radiochemotherapieren. Ist die Patientin inguinal vorbestrahlt, liegt auf einer operativen Entfernung allerdings kein Segen, denn eine R0-Resektion ist Illusion.

Bei pelvinen Rezidiven (Abb. 1.6) ist äußerste Zurückhaltung mit operativen Maßnahmen zu empfehlen. Ohne Vorbestrahlung ist hier die Radio- oder Radiochemotherapie die Behandlung der Wahl. Die Prognose ist deprimierend (< 10 % 5-Jahres-Überleben).

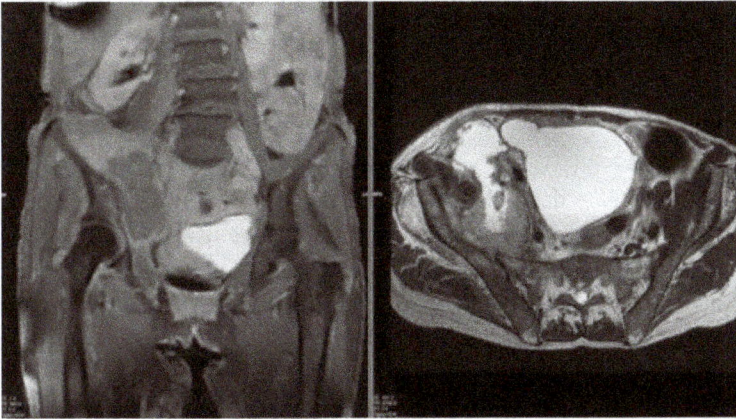

Abb. 1.6: Ausgedehntes pelvines Rezidiv (rechte Beckenwand) bei Vulvakarzinom (MRT, 69-jährige Patientin, Quelle: U. A. Ulrich und E. Lopez Hänninen, MLK Berlin).

Falldarstellung
Eine 68-jährige Patientin stellte sich mit einer 4 cm großen Läsion der Vulva vor. Nach bioptischer Sicherung als Plattenepithelkarzinom erfolgte die primäre Operation. Bei recht großem Tumor und klinisch auffälligen, sonographisch bis zu 2,5 cm großen inguinalen Lymphknoten kam eine Sentinellymphknotenentfernung nicht in Frage. Die weite Exzision mit konventioneller inguino-femoraler Lymphadenektomie ergab ein Stadium pT1b N0 (0/16) M0, L0, V0, R0, G1. In der Folge wurde die Patientin von nur schwer zu beherrschenden Lymphozelen geplagt. Bereits nach einem Jahr kam es zum pelvinen Rezidiv, das sich entlang des M. psoas rechts bis zum Leistenband erstreckte und mit einer ausgeprägten Allgemeinsymptomatik einherging (Müdigkeit, Gewichtsverlust, Nachtschweiß, Schmerzen). Die Sicherung des Befundes erfolgte durch Laparoskopie. Eine pelvine, cisplatinbasierte Radiochemotherapie vermochte das Geschehen nicht aufzuhalten (Patientin in Abb. 1.6).

Fernmetastasen
Versucht wurden Chemotherapien mit Cisplatin, Bleomycin, 5-FU, Mitomycin C, Paclitaxel und MTX sowie verschiedene Chemotherapie-Kombinationen. Die meisten Kliniker bevorzugen in Analogie zu anderen gynäkologischen Plattenepithelkarzinomen Cisplatin und Paclitaxel – jeweils als Monotherapie. Der Verzicht auf eine Chemotherapie sollte bei metastasiertem Vulvakarzinom im Übrigen mit dem gleichen Ernst diskutiert werden wie deren Durchführung, denn die Ansprechraten sind bescheiden und die Prognose der Fernmetastasen beim Vulvakarzinom infaust. Partielle, kurzeitige Remissionen ließen sich mit dem Inhibitor der Tyrosinkinase-Domäne des EGF-Rezeptors Erlotinib erreichen (Horowitz et al. 2012).

Sollte eine singuläre Fernmetastase, z. B. in der Lunge, ohne jede weitere Manifestation vorliegen (Ausschluss durch CT bzw. PET-CT), kann die thoraxchirurgische

Entfernung gleichwohl die richtige Einzelfallentscheidung sein. Insgesamt ist die Literatur zu diesem Thema spärlich.

1.8 Nachsorge

Ein großer Teil – etwa 65 % – der Vulvakarzinomrezidive wird klinisch im Rahmen der Nachsorge festgestellt. Da ein frühzeitig erkanntes lokales Rezidiv eines Vulvakarzinoms oder einer VIN wieder erfolgreich behandelt werden kann, ist zu einer engmaschigen Nachsorge zu raten, die für den Rest des Lebens beibehalten werden sollte. Neben der Erfassung der durch die Patientin gemachten Eigenbeobachtungen erfolgen eine detaillierte Inspektion der Vulva – unter Zuhilfenahme der Vulvoskopie – und die Palpation der inguinalen Lymphknotenstation. Wie bereits in der Primärsituation kann man jeden Kliniker nur ermutigen, bei unklaren Befunden sehr liberal von der Biopsie Gebrauch zu machen. Von der regelmäßigen Durchführung bildgebender Untersuchungen wird im Rahmen der Nachsorge abgeraten, diese kommen erst bei Beschwerden bzw. klinischem Verdacht zum Einsatz. Die sonographische Kontrolle der Leistenregion nach erfolgter Primärbehandlung – auch bei unauffälligem Palpationsbefund – ist dagegen insbesondere bei durch die Sentineltechnik operierten Patientinnen überlegenswert (Oonk et al. 2003, Oonk et al. 2017, Koh et al. 2017, Francis et al. 2019), Tab. 1.4.

Tab. 1.4: Nachsorge beim Vulvakarzinom.

Untersuchung	Aussage
gründliche Zwischenanamnese (Eigenbeobachtungen der Patientin)	oft wegweisend für das weitere Vorgehen
Inspektion, Vulvoskopie	frühes Erkennen eines Rezidivs, Beobachten einer begleitenden VIN oder eines begleitenden Lichen, bei Unklarheit großzügig Biopsie durchführen
Palpation und ggf. Sonographie der Leistenregion	Leistenrezidiv, möglicherweise von besonderem Wert nach Sentinellymphknotenentfernung

Die Untersuchungen erfolgen in den ersten 3 Jahren nach der Primärtherapie alle 3 Monate, in den darauffolgenden 2 Jahren alle 6 Monate, danach jährlich – und werden lebenslang empfohlen.

Bei den VIN entfallen natürlich regelmäßige palpatorische und sonographische Untersuchungen der Leistenregion. Hier stehen die Inspektion und die Vulvoskopie im Vordergrund. Es geht dann vor allem darum, einer Invasion zuvorzukommen und das Rezidiv idealerweise wieder im präinvasiven Stadium zu erkennen. Das gilt auch für den oft begleitenden, residualen Lichen sclerosus älterer Frauen nach primärer Operation ihres Vulvakarzinoms, der ein Boden für potenzielle Rezidive sein kann.

Die Kontrollen erfolgen hier ebenfalls am besten lebenslang (Regauer 2011, Rauh-Hain et al. 2014, ACOG 2020), Tab. 1.5.

Tab. 1.5: Synopsis Vulvakarzinom.

Inzidenz	ca. 3.300 Frauen/Jahr in Deutschland
Prävention/Früherkennung	ggf. HPV-Impfung (Stellenwert gleichwohl nicht mit CIN und Zervixkarzinom vergleichbar), keine Früherkennung etabliert
Vorstufen	VIN (uVIN, dVIN), bei älteren Frauen Risiko für Vulvakarzinom mit Lichen sclerosus assoziiert
Frühsymptome	keine
Symptome	Missempfindungen und Brennen, Pruritus vulvae, Dysurie und Brennen bei der Miktion bei urethranahem Sitz
Diagnose	histologisch durch Vulvabiopsie
Ausbreitungsdiagnostik	zunächst klinisch, Leistensonographie, ggf. Becken-MRT, Abdomen- und Thorax-CT
Therapie	VIN 2–3: Exzision oder Laservaporisation invasives Karzinom: weite Exzision mit Sentinel- oder systematischer inguino-femoraler Lymphadenektomie, je nach Lymphknotenstatus adjuvante Radio- oder Radiochemotherapie fortgeschrittenes Karzinom: primäre Operation oder neoadjuvante Radiochemotherapie gefolgt von sekundärer Operation oder primäre Radiochemotherapie
Prognose (5-Jahres-Überleben)	Stadium I: fast 90 % Stadium IV: 20 % alle Stadien zusammen: 70 %
Östrogen-/Gestagen-Substitution	möglich

Literatur

ACOG: Committee. Opinion No. 675. Summary: Management of Vulvar Intraepithelial Neoplasia. Obstet Gynecol 2016;128(4):937–8.

ACOG Committee. Diagnosis and Management of Vulvar Skin Disorders: ACOG Practice Bulletin, Number 224. Obstet Gynecol 2020;136(1):e1–e14.

Ansink AC, Sie-Go DM, van der Velden J, et al. Identification of sentinel lymph nodes in vulvar carcinoma patients with the aid of a patent blue V injection: a multicenter study. Cancer 1999;86:652–6.

Ansink A, van der Velden J. Surgical interventions for early squamous cell carcinoma of the vulva. Cochrane Database Syst Rev 2000;(2):CD002036. doi: 10.1002/14651858.CD002036.

Boer FL, Ten Eikelder MLG, Kapiteijn EH, et al. Vulvar malignant melanoma: Pathogenesis, clinical behaviour and management: Review of the literature. Cancer Treat Rev 2019;73:91–103.

Bryan S, Barbara C, Thomas J, Olaitan A. HPV vaccine in the treatment of usual type vulval and vaginal intraepithelial neoplasia: a systematic review. BMC Womens Health 2019;19(1):3. doi: 10.1186/s12905-018-0707-9.

Buchanan T, Mutch D. Squamous cell carcinoma of the vulva: a review of present management and future considerations. Expert Rev Anticancer Ther 2019;19(1):43–50.

Burke TW, Levenback C, Coleman RL, et al. Surgical therapy of T1 and T2 vulvar carcinoma; further experience with radical wide excision and selective inguinal lymphadenectomy. Gynecol Oncol 1995;57:215–20.

Cohen PA, Anderson L, Eva L, Scurry J. Clinical and molecular classification of vulvar squamous precancers. Int J Gynecol Cancer 2019;29(4):821–8.

Dellinger TH, Hakim AA, Lee SJ, et al. Surgical Management of Vulvar Cancer. J Natl Compr Canc Netw 2017;15(1):121–8.

Del Pino M, Rodriguez-Carunchio L, Ordi J. Pathways of vulvar intraepithelial neoplasia and squamous cell carcinoma. Histopathology 2013;62(1):161–75.

Francis JA, Eiriksson L, Dean E, et al. No. 370-Management of Squamous Cell Cancer of the Vulva. J Obstet Gynaecol Can 2019;41(1):89–101.

Gadducci A, Aletti GD. Locally advanced squamous cell carcinoma of the vulva: A challenging question for gynecologic oncologists. Gynecol Oncol 2020;158:208–17.

Goje O, Reutter J, Lawson H, Stockdale C, American College of Obstetricians and Gynecologists' Committee on Gynecologic Practice; American Society for Colposcopy and Cervical Pathology (ASCCP). Committee Opinion No.675: Management of Vulvar Intraepithelial Neoplasia. Obstet Gynecol 2016;128(4):e178–82.

Hampl M, Sarajuuri H, Wentzensen N, Bender HG, Küppers V. Effect of human papillomavirus vaccines on vulvar, vaginal, and anal intraepithelial lesions and vulvar cancer. Obstet Gynecol 2006;108:1361–8.

Hampl M, Deckers-Figiel S, Hampl JA, Rein D, Bender HG. New aspects of vulvar cancer: Changes in localisation and age of onset. Gynecol Oncol 2008a;109:340–5.

Hampl M, Hantschmann P, Michels W, Hillemanns P. Validation of the accuracy of the sentinal lymph node procedure in patients with vulvar cancer: results of a multicenter study in Germany. Gynecol Oncol 2008b;11:282–8.

Hillemanns P, Friese K, Dannecker C, et al. Prevention of Cervical Cancer: Guideline of the DGGG and the DKG (S3 Level, AWMF Register Number 015/027OL, December 2017) – Part 2 on Triage, Treatment and Follow-up. Geburtsh Frauenheilkd 2019;79:160–76.

Höckel M, Dornhöfer N. Anatomical reconstruction after vulvectomy. Obstet Gynecol 2004;103:1125–8.

Höckel M, Trott S, Dornhöfer N, et al. Vulvar field resection based on ontogenetic cancer field theory for surgical treatment of vulvar carcinoma: a single-centre, single-group, prospective trial. Lancet Oncol 2018;19(4):537–48.

Horn LC, Schierle K. Pathologie der Präkanzerosen und der Karzinome von Vulva, Vagina sowie morphologische Prognosefaktoren. Onkologe 2009;15:15–27.

Horowitz NS, Olawaiye AB, Borger DR, et al. Phase II trial of erlotinib in women with squamous cell
carcinoma of the vulva. Gynecol Oncol 2012;127(1):141–6.

Hyde SE, Valmadre S, Hacker NF, et al. Squamous cell carcinoma of the vulva with bulky positive
groin nodes-nodal debulking versus full groin dissection prior to radiation therapy. Int J Gynecol
Cancer 2007;17(1):154–8.

Joura EA, Leodolter S, Hernandez-Avila M, et al. Efficacy of a quadrivalent prophylactic human papillomavirus (types 6, 11, 16, and 18) L1 virus-like-particle vaccine against high-grade vulval and
vaginal lesions: a combined analysis of three randomised clinical trials. Lancet 2007;369
(9574):1693–702.

Klemm P, Marnitz S, Köhler C, Braig U, Schneider A. Clinical implication of laparoscopic pelvic lymphadenectomy in patients with vulvar cancer and positive groin nodes. Gynecol Oncol 2005;99
(1):101–5.

Koh WJ, Greer BE, Abu-Rustum NR, et al. Vulvar Cancer, Version 1.2017, NCCN Clinical Practice Guidelines in Oncology. J Natl Compr Canc Netw 2017;15(1):92–120.

Kojima N, Yoshida H, Uehara T, et al. Primary Clear Cell Adenocarcinoma of the Vulva: A Case Study
with Mutation Analysis and Literature Review. Int J Surg Pathol. 2019 May
20:1066896919848823. doi: 10.1177/1066896919848823.

Küppers V, Stiller M, Somville T, Bender HG. Risk factors for recurrent VIN. J Reprod Med
1997;42:140–4.

Landrum LM, Lanneau GS, Skaggs VJ, et al. Gynecologic Oncology Group risk groups for vulvar carcinoma: improvement in survival in the modern era. Gynecol Oncol 2007;106(3):521–5.

Landrum LM, Skaggs V, Gould N, Walker JL, McMeekin DS. Comparison of outcome measures in patients with advanced squamous cell carcinoma of the vulva treated with surgery or primary chemoradiation. Gynecol Oncol 2008;108(3):584–90.

Lawrie TA, Nordin A, Chakrabarti M, et al. Medical and surgical interventions for the treatment of
usual-type vulval intraepithelial neoplasia. Cochrane Database Syst Rev 2016;2016(1):
CD011837. doi: 10.1002/14651858.CD011837.pub2

Leitlinie Impfprävention. https://www.awmf.org/uploads/tx_szleitlinien/082-002l_S3_Impfpraeven-
tion-HPV-assoziierter-Neoplasien_2020-07_01.pdf (Zugriff 7.3.2021)

Maggino T, Landoni F, Sartori E, et al. Patterns of recurrence in patients with squamous cell carcinoma of the vulva. A multicenter CTF Study. Cancer 2000;89(1):116–22.

Mantovani G, Fragomeni SM, Inzani F, et al. Molecular pathways in vulvar squamous cell carcinoma:
implications for target therapeutic strategies. J Cancer Res Clin Oncol 2020;146(7):1647–58.

Oonk MH, de Hullu JA, Hollema H, et al. The value of routine follow-up in patients treated for carcinoma of the vulva. Cancer 2003;98(12):2624–9.

Oonk MHM, Planchamp F, Baldwin P, et al. European Society of Gynaecological Oncology Guidelines
for the Management of Patients With Vulvar Cancer. Int J Gynecol Cancer 2017;27(4):832–7.

Pouwer AW, Arts HJ, van der Velden J, de Hullu JA. Limiting the morbidity of inguinofemoral lymphadenectomy in vulvar cancer patients; a review. Expert Rev Anticancer Ther 2017;17(7):615–24.

Raimond E, Delorme C, Ouldamer L, et al.; Research group FRANCOGYN. Surgical treatment of vulvar
cancer: Impact of tumor-free margin distance on recurrence and survival. A multicentre cohort
analysis from the francogyn study group. Eur J Surg Oncol 2019;45(11):2109–14.

Rajaram S, Gupta B. Management of Vulvar Cancer. Rev Recent Clin Trials 2015;10(4):282–8.

Rasmussen CL, Sand FL, Hoffmann Frederiksen M, Kaae Andersen K, Kjaer SK. Does HPV status influence survival after vulvar cancer? Int J Cancer 2018;142(6):1158–65.

Rauh-Hain JA, Clemmer J, Clark RM, et al. Management and outcomes for elderly women with vulvar
cancer over time. BJOG 2014;121(6):719–27.

Regauer S. Residual anogenital lichen sclerosus after cancer surgery has a high risk for recurrence: a clinicopathological study of 75 women. Gynecol Oncol 2011;123(2):289–94.

Renati S, Henderson C, Aluko A, Burgin S. Basal cell carcinoma of the vulva: a case report and systematic review of the literature. Int J Dermatol 2019;58(8):892–902.

Reuschenbach M, Roos J, Panayotopoulos D, et al.; German Study Group for Colposcopy. Characterization of squamous cell cancers of the vulvar anterior fourchette by human papillomavirus, p16INK4a, and p53. J Low Genit Tract Dis 2013;17(3):289–97.

Richter ON, Petrow W, Wardelmann E, et al. Bowenoid papulosis of the vulva – immunotherapeutical approach with topical imiquimod. Arch Gynecol Obstet 2003;268:333–6.

RKI. https://www.krebsdaten.de/Krebs/DE/Content/Krebsarten/Vulvakrebs/vulvakrebs_node.html, RKI 2016 (Zugriff 12.3.2021)

Rogers LJ, Cuello MA. Cancer of the vulva. Int J Gynaecol Obstet. 2018 Oct;143 Suppl 2:4–13.

Scanzoni FW. Lehrbuch der Krankheiten der weiblichen Sexualorgane. Wien: Wilhelm Braumüller, 1857.

Schottlaender J, Kermauner F. Zur Kenntnis des Uteruskarzinoms. Monographische Studie über Morphologie, Entwicklung, Wachstum, nebst Beiträgen zur Klinik der Erkrankung. Berlin: S. Karger, 1912.

Seters M, Beurden M, de Craen AJM. Is the assumed natural history of vulvar intraepithelial neoplasia III based on enough evidence? A systematic review of 3322 published patients. Gynecol Oncol 2005;97: 645–51.

Shylasree TS, Bryant A, Howells RE. Chemoradiation for advanced primary vulval cancer. Cochrane Database Syst Rev 2011;2011(4):CD003752. doi: 10.1002/14651858.CD003752.pub3.

Soderini A, Aragona A, Reed N. Advanced Vulvar Cancers: What are the Best Options for Treatment? Curr Oncol Rep 2016;18(10):64. doi: 10.1007/s11912-016-0545-6.

Soergel P, Hertel H, Nacke AK, et al. Sentinel lymphadenectomy in vulvar cancer using near-infrared fluorescence from indocyanine green compared with technetium 99m nanocolloid. Int J Gynecol Cancer 2017;27:805–12.

Stecklein SR, Frumovitz M, Klopp AH, Gunther JR, Eifel PJ. Effectiveness of definitive radiotherapy for squamous cell carcinoma of the vulva with gross inguinal lymphadenopathy. Gynecol Oncol 2018;148(3):474–9.

Tan J, Chetty N, Kondalsamy-Chennakesavan S, et al. Validation of the FIGO 2009 staging system for carcinoma of the vulva. Int J Gynecol Cancer 2012;22(3):498–502.

Tan A, Bieber AK, Stein JA, Pomeranz MK. Diagnosis and management of vulvar cancer: A review. J Am Acad Dermatol 2019;81(6):1387–96.

Te Grootenhuis NC, Pouwer AW, de Bock GH, et al. Margin status revisited in vulvar squamous cell carcinoma. Gynecol Oncol 2019;154(2):266–75.

Ulrich U. Theodor Billroth und die operative Gynäkologie. Gynäkologe 2009;42:309–14.

van der Linden M, Meeuwis KA, Bulten J, et al. Paget disease of the vulva. Crit Rev Oncol Hematol 2016;101:60–74.

van der Zee ATE, Oonk MH, De Hullu JA, Ansink AC, Vergote I. Sentinel node dissection is safe in the treatment of early-stage vulvar cancer. J Clin Oncol 2008;26: 884–9.

Vidal-Sicart S, Puig-Tintoré LM, Lejárcegui JA. Validation and application of the sentinel lymph node concept in malignant vulvar tumors. Eur J Nucl Med Imaging 2007;34:384–91.

Weinberg D, Gomez-Martinez RA. Vulvar Cancer. Obstet Gynecol Clin North Am 2019;46(1):125–35.

WHO Classification of Tumours Editorial Board (Hrsg). Female Genital Tumours: WHO Classification of Tumours, 5. Auflage. Lyon: IARC, 2020.

Wilkinson EJ, Rush DS. Precursor Lesions and Malignant Tumors of the Vulva. In: Kurman RJ, Hedrick Ellenson L, Ronnett BM (Hrsg). Blaustein's Pathology of the Female Genital Tract, 7th Edition. Cham: Springer, 2019.

Woelber L, Eulenburg C, Choschzick M, et al. Prognostic role of lymph node metastases in vulvar cancer and implications for adjuvant treatment. Int J Gynecol Cancer 2012;22: 503–8.

Woelber L, Bommert M, Prieske K, et al. Pelvic Lymphadenectomy in Vulvar Cancer – Does it make sense? Geburtshilfe Frauenheilkd 2020;80(12):1221–8.

Zhang W, Wang Y, Chen W, et al. Verrucous Carcinoma of the Vulva: A Case Report and Literature Review. Am J Case Rep 2019;20:551–6.

„II.
Krankheiten der Mutterscheide.
§. 511.
Die Mutterscheide, inwiefern sie eigentlich wahre Fortsetzung des Uterus und von letzterem nur durch die geringere Entwicklung ihrer Wände verschieden ist, zeigt auch ganz ähnliche Krankheitszustände, wie die im Uterus bemerkten, obwohl gewöhnlich von geringerer Heftigkeit und minderer Ausdehnung auf das allgemeine Befinden. Mehrere Krankheitszustände der Vagina sind daher mit gleichnamigen des Uterus genau verbunden, und werden durch dieselbe Behandlung, wie jene, gehoben; dahin gehört der weiße Fluß, die Entzündung, die Eiterung, der krebshafte Zustand; andere sind der Mutterscheide und der Gebärmutter gemein und fordern nur hier eine etwas andere Behandlung ...“

aus: Carl Gustav Carus,
Lehrbuch der Gynäkologie.
Leipzig: Gerhard Fleischer, 1828.

„... So selten die Vagina der Sitz einer primitiven [*gemeint ist: primären*] Krebsablagerung ist, ebenso häufig werden ihre Wände in das Bereich krebsiger Affectionen des Uterus hineingezogen [...]. Der Vaginalkrebs, möge er primitiv oder secundär aufgetreten sein, gehört gewöhnlich der medullaren Varietät an und erscheint als eine die sämmtlichen Schichten der Vagina durchdringende, mehr oder weniger weit verbreitete Infiltration. [...] Die Behandlung kann begreiflicher Weise immer nur eine symptomatische sein, und verweisen wir in dieser Beziehung auf das über die Therapie der krebsigen Affektionen des Uterus Gesagte.“

aus: Friedrich Wilhelm Scanzoni,
Lehrbuch der Krankheiten der weiblichen Sexualorgane.
Wien: Wilhelm Braumüller, 1857.

„... Die Prognose ist ganz schlecht. Die Operation, rechtzeitig ausgeführt, vermag das Leben wohl etwas zu verlängern, allein Recidive scheinen rasch aufzutreten. [...] Während man früher sich auf eine palliative und symptomatische Behandlung beschränkte, ist man in neuerer Zeit auch dem Scheidenkarzinom operativ zu Leibe gegangen.“

aus: Max Runge,
Lehrbuch der Gynäkologie.
Berlin: Springer, 1902.

2 Vaginalkarzinom

Peer Hantschmann

Bereits den Alten war sowohl die Seltenheit primärer Tumoren der Vagina im Vergleich zu solchen des Uterus als auch die morphologische Ähnlichkeit beider bekannt. Carl Gustav Carus (1789–1869), Professor der Geburtshilfe in Dresden, Autor eines seinerzeit viel beachteten zweibändigen Lehrbuchs der Gynäkologie, Naturphilosoph, romantischer Maler und Leibarzt des sächsischen Königs Johann, musste in den 1820er Jahren vor dem Karzinom der „Mutterscheide", wie der bis in die Mitte des 19. Jahrhunderts gängige Begriff lautete, therapeutisch gleichwohl noch kapitulieren (Carus 1828, Ulrich 2009). Die Situation war auch 30 Jahre später die nämliche (Scanzoni 1857) und sollte sich erst mit dem Beginn des neuen Centenniums ändern (Runge 1902).

2.1 Epidemiologie

Primäre Vaginalkarzinome sind sehr seltene gynäkologische Malignome (in Deutschland etwa 450 Fälle pro Jahr). Bei einem malignen Tumor in der Vagina sollte deshalb zunächst an Sekundärabsiedlungen anderer maligner Erkrankungen, insbesondere von Zervix-, Vulva-, Endometrium-, Ovarial- und Rektum-Karzinomen gedacht werden, die erheblich häufiger vorkommen. Die Seltenheit der primären Vaginalkarzinome wird zusätzlich durch die Definition der WHO-Klassifikation, dass nämlich nach vorangegangener Therapie eines Zervix- bzw. Vulvakarzinoms ein krankheitsfreies Intervall von 10 Jahren Voraussetzung für die Einordnung als primäres Vaginalkarzinom ist und ein synchrones Vulva- oder Zervixkarzinom ausgeschlossen werden müssen, verstärkt. Unter diesen Voraussetzungen ist das primäre Vaginalkarzinom nur für 0,3 % aller malignen gynäkologischen Tumoren verantwortlich (Jemal et al. 2009). Die Inzidenz des plattenepithelialen Vaginalkarzinoms liegt bei 0,4 bis 1,2 pro 100.000 Frauen, nach Angaben in der Literatur kann man allerdings in den letzten 25 Jahren eine Zunahme erkennen (Strander et al. 2007, Jemal et al. 2009, RKI: Buttmann u. Schweiger 2019).

> Die Inzidenz des Vaginalkarzinoms beträgt in Deutschland nur etwa 450 Fälle/Jahr bei einem Durchschnittsalter der Erkrankten von 73 Jahren. Die 5-Jahres-Überlebensrate über alle Stadien liegt bei 43 %.

https://doi.org/10.1515/9783110613186-002

Medizinhistorisch ist eine Sonderform des Vaginalkarzinoms von besonderer Bedeutung. Im Massachusetts General Hospital registrierten die Wissenschaftler Arthur L. Herbst und Robert E. Scully zwischen 1966 und 1969 sechs weibliche Jugendliche und junge Frauen im Alter von 15 bis 22 Jahren (geboren 1946 bis 1951) mit einem primären Adenokarzinom der Scheide. Sowohl das Alter der Patientinnen als auch die histologische Tumorentität waren extrem überraschend. Ein 16-jähriges Mädchen verstarb. Wohl aufgrund des Hinweises einer Mutter der Betroffenen erkannte man schließlich den Zusammenhang zwischen diesen Krebsen und dem im guten Glauben auf eine positive Wirkung für den Erhalt von Risikoschwangerschaften applizierten Diethylstilbestrol (DES), das in Tagesdosen von 5 mg eingesetzt wurde. Es bedurfte eines langen Weges, das DES aus der Schwangerenbehandlung endgültig zu verbannen und auch die Anwendung in der Masttierhaltung zu unterbinden. Aufgrund des Verzichts auf Diethylstilbestrol seit nunmehr 40 Jahren hat diese induzierte Tumorvariante aktuell keine Bedeutung mehr. Ob sich bei den Betroffenen auch die klassischen Varianten des Vaginalkarzinoms vermehrt entwickeln werden, ist nicht bekannt, da sie erst jetzt in das Risikoalter kommen (Herbst u. Scully 1970, Herbst et al. 1971, Goodman et al. 2011).

2.2 Ätiologie und Risikofaktoren

Die Vorstufe des Vaginalkarzinoms ist die vaginale intraepitheliale Neoplasie (VAIN). Zum Teil kommt es zu einer Entwicklungssequenz über die leichte, mittelgradige und schwere Dysplasie zum Vaginalkarzinom. Dabei lässt sich das Progressionsrisiko nach retrospektiven Studien mit unterschiedlichen Resultaten nur abschätzen und dürfte bei 2–5 % liegen.

Die Prävalenz einer zugrundeliegenden HPV-Infektion liegt bei der VAIN 1 (nach der WHO-Nomenklatur von 2014 als LSIL [low-grade squamous intraepithelial lesion] bezeichnet) bei annähernd 100 %, bei der VAIN 2/3 (HSIL – high-grade intraepithelial lesion) bei über 90 % und beim Vaginalkarzinom bei über 70 %, wobei bei der VAIN 1 die Niedrigrisiko-Typen dominieren und bei der VAIN 2/3 sowie dem Vaginalkarzinom die Hochrisiko-Typen (DeVuyst et al. 2009, Alemany et al. 2014, Zhang et al. 2016). Entsprechend beginnt aufgrund der sexuellen Übertragung der HP-Viren die Entwicklungssequenz frühestens mit der Kohabitarche, das Infektionsrisiko steigt entsprechend mit der Zahl der ungeschützten Sexualkontakte. Konsequenterweise stimmen die wesentlichen Risikofaktoren mit denen des Zervixkarzinoms überein. Neben dem Infektionsrisiko ist eine verschlechterte virale Immunabwehr von Bedeutung, die iatrogen oder krankheitsbedingt vorhanden sein kann, aber auch durch Rauchen hervorgerufen wird. Zudem konnten eine vorausgegangene CIN- und Zervixkarzinomerkrankung, eine Radiotherapie des Beckens in der Anamnese sowie ein niedriger sozioökonomischer Faktor als prädisponierende Faktoren identifiziert werden.

In Introitusnähe kommen darüber hinaus ähnliche morphologische differente Entitäten wie an der Vulva mit einer differenzierten Form der intraepithelialen Neoplasie als Vorstufe und meist keratinisierenden Plattenepithelkarzinomen vor.

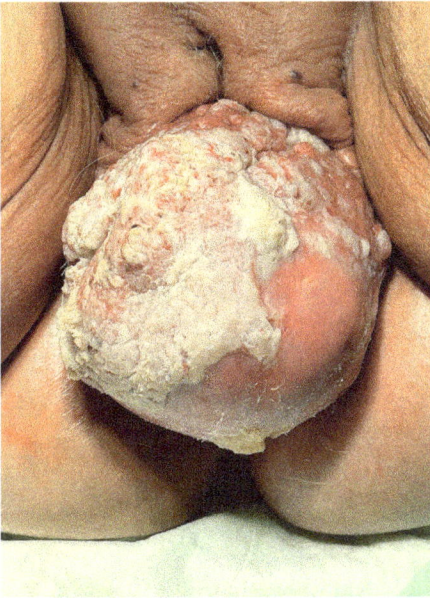

Abb. 2.1: Scheidenprolaps mit ausgedehntem Vaginalkarzinom (maximale Tiefeninfiltration von 4 mm) bei einer 71-jährigen Patientin; R0-Resektion durch radikale Kolpektomie.

Ein in der Literatur ebenfalls immer wieder diskutierter Risikofaktor für die Entstehung eines Vaginalkarzinoms ist der Prolaps des Genitales mit chronischer mechanischer Reizung des Vaginalepithels (Abb. 2.1).

2.3 Klinik und Diagnostik

2.3.1 Klinisches Erscheinungsbild und Erstdiagnostik

Typische Symptome fehlen häufig, insbesondere bei frühen Vaginalkarzinomen und den intraepithelialen Vorstufen. Es können vor allem in fortgeschritteneren Tumorstadien Symptome entsprechend denen des Zervixkarzinoms und des Vulvakarzinoms in Form blutigen Fluors, irregulärer Blutungen, insbesondere Kontaktblutungen sowie einer neu aufgetretenen Dyspareunie oder eines getasteten Tumors zur Diagnosestellung führen (LL Vaginalkarzinom, Schnürch et al. 2019).

Das Erkennen asymptomatischer früher Vaginalkarzinome bei der gynäkologischen Vorsorgeuntersuchung ist häufig besonders problematisch. Einerseits steht ein sehr seltenes Malignom nun einmal nicht im Fokus, andererseits ist die gesamte Vaginaloberfläche selten optimal einsehbar. Bei der Inspektion können sowohl flächenhafte Infiltrationen der Scheidenhaut, aber auch ein exophytisch wachsender Tumor oder ein kraterförmiges Ulkus zu erkennen sein (Abb. 2.2). In allen Verdachtsfällen ist unbedingt eine Kolposkopie durchzuführen, da die Läsionen oft erst nach Essigsäureapplikation deutlich hervortreten.

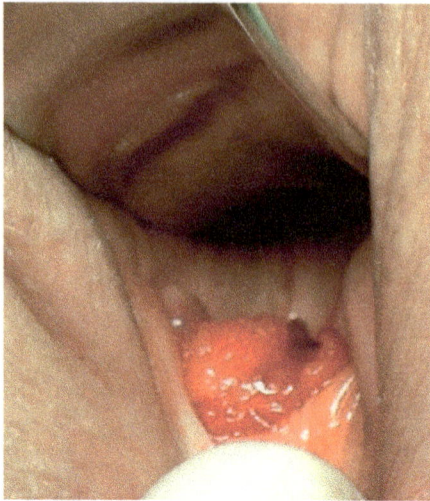

Abb. 2.2: Exophytisch wachsendes Karzinom der hinteren Vaginalwand.

Besondere Beachtung ist der Situation zu schenken, wenn eine auffällige Abstrichzytologie vorliegt, ohne dass ein Korrelat an der Zervix klinisch und histologisch zu erkennen ist. Hochsuspekt ist naturgemäß eine auffällige Zytologie nach Hysterektomie. Hier ist eine komplette Differentialkolposkopie der Vagina notwendig. Dabei kann für eine optimale kolposkopische Diagnostik bei postmenopausalen Patientinnen eine lokale Vorbehandlung mit Östriol und eventuell zur kompletten Darstellung der Vagina eine Narkoseuntersuchung notwendig sein.

Falldarstellung

Eine entsprechende Situation lässt sich anhand einer 62-jährigen Patientin exemplarisch illustrieren, die zur gynäkologischen Vorsorgeuntersuchung asymptomatisch in die Ambulanz kam. Die primäre Untersuchung war unauffällig, Vorerkrankungen lagen nicht vor. Beim zytologischen Abstrich ergab sich ein Befund der Gruppe IVb. In der daraufhin durchgeführten Kolposkopie wurde kein auffälliger Befund an der Zervix erhoben, die Vagina war bei der nicht hormonal vortherapierten Patientin aufgrund der Atrophie schwer einstellbar. Bei der Tastuntersuchung ließ sich aber an der linken Hinterwand ca. 2 cm von der Portio entfernt ein harter gut stecknadelkopfgroßer Herd palpieren, der sich in der nun gezielt durchgeführten erneuten gynäkologischen Spekulumeinstellung als ein rötlicher erhabener Bezirk mit einem Durchmesser von 2 mm unter Ventralisieren der Portio darstellen ließ. (Der Herd war bei der klassischen Spekulumeinstellung vom dorsalen Spekulumblatt komplett verdeckt und erst bei sorgfältiger Ventralverlagerung der Portio mit dem ventralen Blatt und Zurückziehen des dorsalen Blattes einstellbar.) Es erfolgte die diagnostische Exzision des Herdes, histologisch ergab sich ein nicht verhornendes Plattenepithelkarzinom mit einer Infiltrationstiefe von 1 mm, welches schließlich durch eine alleinige lokale Exzision therapiert werden konnte.

Ein spezielles Problem stellt die Diagnostik bei Patientinnen nach Radiotherapie dar. Der zytologische Abstrich ist aufgrund der radiogenen Veränderungen häufig schwer beurteilbar und damit von geringer Aussagekraft, die Inspektion der gesamten Vagina bedingt durch die therapiebedingte Kolpitis und Stenosierung schwierig durchzuführen. Wird bei der gynäkologischen Untersuchung eine auffällige oder unklare Vaginalläsion erkannt, ist immer eine Biopsie ggf. unter kolposkopischer Sicht durchzuführen, da eine definitive Diagnosestellung ausschließlich histologisch erfolgen kann. Die Entnahme der Biopsie und die genaue Beurteilung der gesamten Vagina erfordert dabei häufig eine Narkose, um nicht gefährliche Kompromisse aufgrund der Untersuchungsbelastung zu akzeptieren.

Grundsätzlich ist bei kleineren Läsionen die Entnahme einer Exzisionsbiopsie sinnvoll, bei größeren Läsionen ist eine Inzisionsbiopsie aus dem kolposkopisch auffälligsten Areal durchzuführen, die ausreichend tief für die Abgrenzung einer VAIN von einem Karzinom erfolgen muss. Alle Exzidate, bei denen aufgrund ihrer Größe eine formalinbedingte Retraktion zu befürchten ist, sollten zu deren Vermeidung aufgespannt werden.

2.3.2 Reihenuntersuchung („Screening")

Der Sinn einer Screeninguntersuchung ist wesentlich von der Prävalenz einer Erkrankung abhängig. Es verwundert daher nicht, dass eine eigene Früherkennungsuntersuchung für primäre Vaginalkarzinome nicht etabliert und aufgrund der extremen Seltenheit der Erkrankung auch nicht als sinnvoll anzusehen ist. Darüber hinaus sind zwar bereits kleine präinvasive Epithelatypien durch Kolposkopie diagnostizierbar, die Falsch-Negativrate jedoch wegen der schlechten Überschaubarkeit der Vagina hoch.

Da die HPV-Infektion die wesentliche ätiologische Grundlage für das Vaginalkarzinom darstellt, wäre es auch denkbar, ein Screening ausschließlich bei HPV-positiven Patientinnen durchzuführen. Zu dieser Fragestellung liegen keine ausreichenden Untersuchungen vor, allerdings ist zu erwarten, dass in der Routinesituation das Erkrankungsrisiko zu niedrig bleibt, um ein eigenes Screening durchzuführen. Aufgrund der regelmäßigen zytologischen Untersuchungen bei diesem Patientenkollektiv kommt aber gerade in dieser Situation häufiger ein auffälliger zytologischer Abstrich ohne eindeutiges Korrelat an der Cervix uteri in Betracht, sodass, wie oben ausgeführt, eine Differentialkolposkopie durchgeführt werden muss (Lamos et al. 2016).

Eine besondere klinische Situation stellt der auffällige zytologische Abstrich bzw. der Nachweis von Hochrisiko-HPV in der Überwachung nach Hysterektomie wegen CIN dar (Schockaert et al. 2008). In einer Studie zeigte sich neben einer hohen Prävalenz von Hochrisiko-HPV bei Patientinnen mit VAIN, dass bei zwei Dritteln von ihnen eine Hysterektomie – meist wegen einer hochgradigen CIN – vorausging (Jentschke et al. 2016). Insofern ist das Risiko für eine VAIN-Entwicklung in dieser Gruppe offenbar besonders hoch. Da die Zervix nach Hysterektomie als Ursprung für die Erkrankung nicht mehr in Betracht kommt, darf hier von einer primär vaginalen Entwicklung ausgegangen werden kann.

Eine Reihenuntersuchung zur Früherkennung des Vaginalkarzinoms ist nicht etabliert.

Falldarstellung
Ein typisches Beispiel hierfür ist eine 47-jährige Frau mit einem T-Zelllymphom und einer vorausgegangenen Polychemotherapie, die zu einem persistierenden zellulären Immundefekt geführt haben. Bei der Patientin wurde zunächst bei einem zytologischen Abstrich der Gruppe IVb eine zervikale Schlingenkonisation vorgenommen, bei der die Erkrankung histologisch im Gesunden entfernt wurde. Ein Jahr später entwickelte die Patientin ein Rezidiv in der Zervix, das durch vaginale Hysterektomie mit Vaginalmanschettenresektion bei auf die an die Portio angrenzende Vagina übergehenden jodnegativen Arealen in der Schiller'schen Jodprobe therapiert wurde. Erneut war die Erkrankung histologisch im Gesunden entfernt. Nach zwei weiteren Jahren zeigten sich wiederum zytologische Abstriche der Gruppe IVa. Kolposkopisch war der Vaginalabschluss in der Essigsäureprobe auffällig, in der Schiller'schen Jodprobe jodnegativ. Bei der Exstirpation des Vaginalabschlusses fand sich eine VAIN 3, die in sano entfernt wurde. Dieses reale Beispiel verdeutlicht nicht nur die häufigste klinische Situation, in der sich eine VAIN entwickelt, sondern auch die Bedeutung des Immundefekts für die rezidivierende Entwicklung der HP-Virus-bedingten Läsionen.

Der Vorteil einer zytologischen Diagnostik nach Hysterektomie ohne vorherige zytologische oder histologische Diagnose einer intraepithelialen Neoplasie der Cervix uteri ist bisher nicht nachgewiesen und aufgrund der extremen Seltenheit der Entwicklung von Vaginalneoplasien in dieser Situation wohl auch nicht zu erwarten. Dennoch sollte man den Frauen meines Erachtens nicht empfehlen, keine Vorsorgeuntersuchungen mehr durchführen zu lassen, da der jährliche Frauenarztkontakt auch aus anderen Aspekten als der onkologischen Früherkennung als sinnvoll anzusehen ist. Durch die HPV-Impfung gibt es eine primäre Präventionsstrategie, die nach Schätzungen etwa 60 % der Vaginalkarzinome verhindern könnte (Adams u. Cuello 2018).

2.3.3 Diagnostik

Wenn durch Biopsie ein invasives Vaginalkarzinom nachgewiesen wird, ist mindestens ab dem Tumorstadium FIGO II ein komplettes apparatives Staging vor der definitiven Therapieplanung durchzuführen. Dieses ist von besonderer Bedeutung, da für die Therapie des Vaginalkarzinoms mit der primären Radio- bzw. Radiochemotherapie und der Operation zwei alternative Behandlungsmodalitäten zur Verfügung stehen, die unterschiedliche Nebenwirkungen zur Folge haben und stadien- aber auch patientinnenabhängig zu indizieren sind. Grundsätzlich ist auch eine Diagnostik im Hinblick auf Fernmetastasen (Leber und Lunge) prätherapeutisch durchzuführen, um die lokoregionäre Therapie als potenziell kurativ oder palliativ intendiert festzulegen. Die Stadieneinteilung erfolgt dabei nach den aktuellen Definitionen der FIGO und der UICC (Sobin et al. 2009, Wittekind 2017, Tab. 2.1). Aufgrund der schwierig und interdisziplinär zu treffenden Therapieentscheidung ist eine gemeinsame klinische Beurteilung durch den Radiotherapeuten und den gynäkologischen Onkologen wünschenswert.

Tab. 2.1: Aktuelle TNM-/FIGO-Klassifikation für das Vaginalkarzinom (Wittekind 2017, Adams 2018).

Tis		Carcinoma in situ, vaginale intraepitheliale Neoplasie (VAIN) Grad 3
T1a	I	Tumor begrenzt auf die Vagina und nicht größer als 2 cm, keine Streuung (N0, M0)
T1b	I	Tumor begrenzt auf die Vagina und größer als 2 cm, keine Streuung (N0, M0)
T2a	II	Tumor infiltriert paravaginales Gewebe (Parakolpium), ist nicht größer als 2 cm, erreicht aber nicht die Beckenwand, keine Streuung (N0, M0)
T2b	II	Tumor infiltriert paravaginales Gewebe (Parakolpium), ist größer als 2 cm, erreicht aber nicht die Beckenwand, keine Streuung (N0, M0)
T3 N0 M0	III	Tumor wächst in die Beckenwand und/oder das untere Vaginaldrittel und/oder blockiert den Harnabfluss, keine Streuung (N0, M0)
T1 bis T3 N1	III	Tumor wächst in die Beckenwand ein und/oder das untere Vaginaldrittel und/oder blockiert den Harnabfluss und verursacht Nierenprobleme Streuung in die regionären LK pelvin oder Leiste, keine Fernmetastasen
T4 jedes N	IVA	Tumor infiltriert die Mukosa der Blase und/oder des Rektums und/oder überschreitet die Grenzen des kleinen Beckens (Anmerkung: Ein bullöses Öden genügt nicht, um einen Tumor als T4 zu klassifizieren)
jedes T/N M1	IVB	Tumor streut Fernmetastasen (einschl. pelvine LK-Metastasen), kann Nachbarstrukturen infiltrieren oder nicht, Streuung in die regionären LK oder nicht

Bei der gynäkologischen Untersuchung sind unterschiedliche Aspekte zu berücksichtigen. Bei der Inspektion sind die gesamte Vagina, die Vulva und bei nicht zuvor hysterektomierten Patientinnen die Cervix uteri unter Einschluss einer kolposkopischen Diagnostik zu untersuchen, um neben der lokalen Tumorausbreitung multifokale Läsionen (Beschränkung auf das gleiche Organ, also mehrere VAIN-Herde oder Vaginalkarzinome) und eine multizentrische Erkrankung (insbesondere CIN, VIN und anale intraepitheliale Neoplasie [AIN] sowie zugehörige Karzinome) auszuschließen (Abb. 2.3). Dabei ist der Anus, wenn erforderlich unter Verwendung eines Analspreizers, auf eine AIN abzuklären.

Die lokale Ausbreitung von Vaginalkarzinomen führt aufgrund der besonderen anatomischen Nähe zu den Nachbarorganen Urethra, Blase und Darm frühzeitig zu deren Infiltration. Nach lateral entwickelt sich über das Parakolpium ein Befall der Beckenwand. Dieser ist der rektovaginalen Palpation besonders gut zugänglich. Bei der apparativen Diagnostik hat die Magnetresonanztomographie den höchsten Stel-

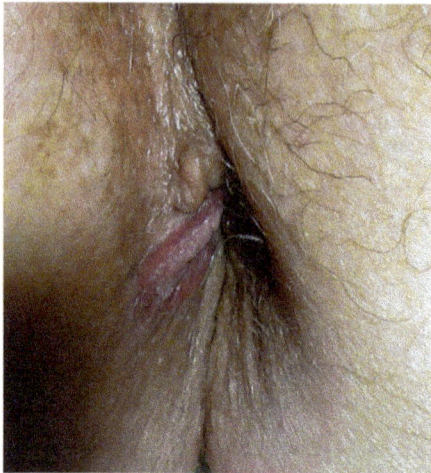

Abb. 2.3: Perianales Carcinoma in situ bei einer Patientin, die wegen einer VAIN 3 eingewiesen wurde.

lenwert und ist von der Sensitivität der Palpation eher überlegen, führt aber dafür zu einer höheren Anzahl falsch positiver Befunde. Damit bleibt die Palpation der Goldstandard für die Beurteilung der parakolpischen Infiltration; für den parametranen Befall beim Zervixkarzinom z. B. konnte in fast 90 % das Palpationsergebnis am Operationspräparat bestätigt werden. Bei der klinischen Diagnostik zu beachten sind häufige peritumorale entzündliche Veränderungen, die schwer von einer Tumorinfiltration abzugrenzen sind.

Neben der lokalen Ausbreitung neigen Vaginalkarzinome aufgrund der unmittelbar unter dem Epithel lokalisierten Lymphgefäße frühzeitig zu einer lymphogenen Metastasierung. Lymphknotenmetastasen treten dabei korrespondierend zum Lymphabfluss bei einem Tumorsitz in den oberen zwei Dritteln der Vagina präferentiell pelvin, im unteren Drittel vorwiegend inguinal auf. Allerdings findet sich ein ausgedehntes anastomosierendes lymphatisches Gefäßgeflecht subepithelial in der Vagina, das atypische Metastasierungswege ermöglicht. Sechs bis 14 % der Patientinnen im Stadium I und 26–32 % im Stadium II weisen bereits pelvine Lymphknotenmetastasen auf (Davis et al. 1991).

Durch die vaginale Sonographie ist der Tumor oft gut zu erkennen (Abb. 2.4). Zusätzlich ist insbesondere bei größeren Tumoren eine Farbdoppleruntersuchung hilfreich, weil die Geschwülste häufig besonders durchblutet sind und sich damit im Doppler gut darstellen lassen. Insbesondere für tief lokalisierte Vaginalkarzinome sollte zusätzlich eine Inguinalsonographie wegen einer möglichen inguinalen Lymphknotenmetastasierung durchgeführt werden. Für den Leistenultraschall konnte dabei gezeigt werden, dass er beim Vulvakarzinom eine relativ gute Prädiktion des Inguinalstatus insbesondere für architektonische Charakteristika ermöglicht (Sohaib u. Moskovic 2003). Bei einer darüber hinausgehenden apparativen Lymphknotendiagnostik nimmt die Aussagekraft vom CT über das native MRT zum funktionellen

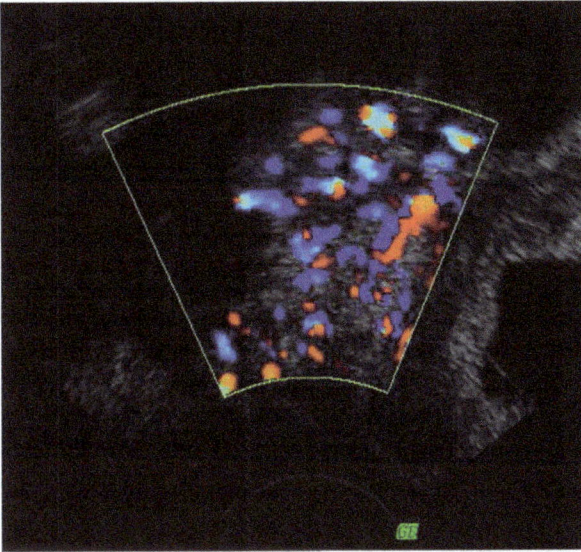

Abb. 2.4: Farbdopplersonographische Darstellung eines primären Vaginalkarzinoms.

MRT bis hin zum PET/CT zu (Gong et al. 2016). Daneben ist eine Sonographie der ableitenden Harnwege erforderlich.

Aufgrund der bereits erwähnten Nähe der Nachbarorgane ist im Rahmen der prätherapeutischen Diagnostik gegebenenfalls eine endoskopische Untersuchung in Abhängigkeit von der Lokalisation und Ausdehnung des Primarius großzügig zu indizieren. Ist das Karzinom an der ventralen Vagina lokalisiert, ist eine Urethrozystoskopie durchzuführen, bei Tumoren der hinteren Vaginalwand eine Rektoskopie. Bei den apparativen bildgebende Diagnostikverfahren hat das funktionelle MRT des Beckens die größte Aussagekraft zur lokalen Tumorausdehnung, sodass ein MRT großzügig durchgeführt werden sollte, wenn für die Auswahl der Therapiemodalitäten ein Informationsgewinn zu erwarten ist (Gardner et al. 2015).

2.4 Pathologie

2.4.1 Präkanzerosen

Präkanzerosen des Plattenepithelkarzinoms der Vagina sind die vaginalen intraepithelialen Neoplasien (VAIN). Diese werden entsprechend dem Dysplasie-Konzept an der Cervix uteri (s. Kapitel 3) durch die Ausdehnung zellulärer Atypien im Plattenepithel definiert und nach der WHO-Klassifikation in zwei Schweregrade eingeteilt:

WHO 2014	Synonym	Beschreibung
LSIL	VAIN 1	geringgradige Dysplasie
HSIL	VAIN 2/3	mäßiggradige Dysplasie, hochgradige Dysplasie, Carcinoma in situ

2.4.2 Karzinome

Der weit überwiegende Anteil der Vaginalkarzinome weist eine plattenepitheliale Differenzierung auf. Selten sind Adenokarzinome (zum klarzelligen Adenokarzinom nach Diethylstilbestrolexposition in der Schwangerschaft siehe oben) und andere Tumorentitäten, wie z. B. Vaginalmelanome oder Sarkome (Ghezelayagh et al. 2015, Nucci et al. 2019).

Aufgrund der quantitativ wenig bedeutsamen Erkrankung gibt es nur spärliche Daten zu prognostisch relevanten Parametern für das Vaginalkarzinom. Als Prognosefaktor etabliert sind das Tumorstadium (Tran et al. 2007) und die Tumorgröße (Tjalma et al. 2001, Hellmann et al. 2006) sowie insbesondere der Nachweis einer Lymphknotenmetastasierung (Ghezelayagh et al. 2015).

Wesentlich für die Qualität der histologischen Diagnostik ist die Aufbereitung des Gewebes durch den Operateur: Um dem Pathologen die Beurteilung des Präparates zu ermöglichen, ist es sinnvoll, sowohl diagnostische Exzisionsbiopsien als auch größere Operationspräparate auf einer Korkplatte topographisch orientiert aufzuspannen. Bei großen Operationspräparaten, insbesondere nach radikaler (Hystero-)Kolpektomie, ist die morphologische Aufarbeitung so vorzunehmen, dass die Resektionsabstände in alle relevanten Richtungen angegeben werden können. Nur so kann der Pathologe in seinem Befundbericht neben den oben genannten etablierten Prognoseparametern und dem Staging, wobei pathologisch die Angaben immer nach der pTNM-Klassifikation (Sobin et al. 2010) ggf. mit zusätzlicher Angabe des FIGO-Stadiums erfolgen, metrische Angaben für die Invasionstiefe und die dreidimensionale Tumorgröße sowie die Resektionsränder einschließlich des Weichgewebsresektionsrandes (basaler Rand) detailliert beschreiben. Sollten daneben auch präinvasive Veränderungen vorhanden sein, muss auch für diese nochmals getrennt der metrische Abstand zum Resektionsrand angegeben werden (Horn et al. 2021).

Wird bei der operativen Abklärung des Lymphknotenbefalls eine Sentinel-Lymphadenektomie durchgeführt, ist dieser im Sinne eines Ultrastagings aufzuarbeiten (Stufenschnitte und bei negativem Befund zusätzlich immunhistochemische Zusatzuntersuchungen).

2.5 Therapie

2.5.1 Vaginale intraepitheliale Neoplasie (VAIN)

Die Festlegung der Therapie kann nur in Kenntnis des Schweregrades und der Verteilung der Läsionen erfolgen. Eine LSIL (VAIN 1) stellt dabei eine Läsion dar, die in der Regel keiner Therapie bedarf. Die spontane Rückbildungsrate ist hoch, das Risiko zur Karzinomentwicklung nicht besonders groß und wahrscheinlich ein jahrelanger Prozess. Entsprechend ist meist eine weitere klinische und kolposkopische Überwachung ausreichend. Dagegen ist die Rückbildungschance bei einer HSIL (VAIN 2/3) deutlich geringer und das Progressionsrisiko größer, sodass eine Behandlung indiziert ist. VAIN-Läsionen, die nicht multifokal vorhanden sind und eine Ausdehnung aufweisen, die einer lokalen Exzision gut zugänglich ist, sollten chirurgisch entfernt werden. Dieses bietet den Vorteil, die Läsion komplett histopathologisch untersuchen sowie die Resektionsränder exakt beurteilen zu können. Bei ausgedehnten oder multifokalen VAIN-2/3-Erkrankungen wäre dagegen die alleinige chirurgische Therapie in der Regel zu sehr mit Nebenwirkungen belastet und hätte häufig eine komplette Kolpektomie zur Folge. Auf der anderen Seite sind okkulte invasive Erkrankungen in bis zu 10 % der vermuteten VAIN-Herde nachzuweisen. Deshalb ist in jedem Fall eine detaillierte histologische Diagnostik durch multiple Probebiopsien vor Festlegung der Therapie erforderlich. Bestätigt sich die VAIN ohne Nachweis einer Invasion kann eine Destruktion der Läsionen, in der Regel mit dem Laser, vorgenommen werden. Alternativ kommt insbesondere bei einer sehr ausgedehnten Erkrankung auch eine Kolpektomie, gegebenenfalls mit Anlage einer Neovagina, in Betracht – oder eine Brachytherapie. Nachdem die genannten Therapieverfahren eine vergleichbare Effektivität bei unterschiedlichem Nebenwirkungsprofil aufweisen, muss die Auswahl unter Berücksichtigung der Ausdehnung der Erkrankung gemeinsam mit der Patientin getroffen werden. Dabei sind insbesondere das Alter und die Lebensumstände von zentraler Bedeutung.

Eine Alternative stellt unter Umständen eine medikamentöse Therapie dar, die aber ausschließlich in einer Off-Label-Anwendung erfolgen kann. In Studien sind diesbezüglich der Immunmodulator Imiquimod und topisch appliziertes 5-FU untersucht worden (Frega et al. 2013, de Witte et al. 2015).

> Die derzeitigen Therapieverfahren für eine VAIN – Operation und Radiatio – weisen eine vergleichbare Effektivität bei unterschiedlichem Komplikations- und Nebenwirkungsprofil auf.

Falldarstellung

Exemplarisch sei eine 32-jährige Patientin erwähnt, die sich mit einer ausgedehnten multifokalen VAIN vorstellte. Bei der Patientin wurde im Alter von 27 Jahren nach zwei Spontangeburten eine CIN 3 diagnostiziert und durch Konisation behandelt. Histologisch erfolgte die Entfernung endozervikal trotz eines großen Konus nicht im Gesunden. Bei abgeschlossener Familienplanung wurde die vaginale Hysterektomie vorgenommen. Nach einem mehrjährigen rezidivfreien Verlauf (die Überwachung fand noch vor der Ära der postoperativen HPV-Diagnostik statt) entwickelte sich zytologisch ein Abstrich der Gruppe IIID. Nach wiederholten Abstrichen der Gruppe IIID verschlechterte sich nach 15 Monaten der Befund zu einem IVa. Kolposkopisch zeigten sich nach Essigsäureanfärbung zahlreiche zum Teil sehr ausgedehnte Bezirke einer VAIN. In multiplen Biopsien wurde diese klinische Verdachtsdiagnose histologisch bestätigt. In einem langen Gespräch gemeinsam mit dem Partner wurde ausführlich über die verschiedenen Therapiemodalitäten diskutiert und schließlich von der Patientin – einer sexuell aktiven jungen Frau – die Afterloadingtherapie gewünscht. Diese wurde anschließend durch vier Einlagen mit 10 Gy Oberflächendosis appliziert. Die anschließenden klinischen und kolposkopischen Kontrollen ergaben eine vollkommene Rückbildung der Läsionen. Durch eine Behandlung mit Salbentampons konnte die Vagina dabei elastisch und weich erhalten werden, die Patientin gab nach 6 Monaten ein wieder erfülltes Sexualleben an.

Grundsätzlich ist das Vorgehen bei Patientinnen nach Hysterektomie besonders sorgsam abzuwägen. Bei einem isolierten Auftreten der VAIN im Vaginalabschluss ist die obere Kolpektomie meist das beste Therapieverfahren, da die Operationsrisiken gering sind und eine wesentliche sexuelle Beeinträchtigung später in der Regel nicht auftritt. Eher mit Vorsicht sind an dieser Stelle aber destruierende Therapieverfahren anzuwenden, da sich die VAIN am Vaginalabschluss im Verborgenen entwickeln und der Kolposkopie somit entziehen kann. Eine zuvor noch unentdeckte Dysplasie in der oberen vaginalen Manschettenfalte (sog. vaginal cuff scar) lässt sich dann postoperativ kaum noch feststellen (Diakomanolis et al. 2002, Schockaert et al. 2008). Es ist dabei bislang nicht untersucht worden – aus den Erfahrungen mit der Therapie der CIN aber anzunehmen, dass bei der Nachsorge postoperativ eine persistierende HPV-Infektion ein nützlicher Indikator für eine erneute VAIN-Entwicklung sein könnte. In diesen klinischen Situationen ist die HPV-Diagnostik daher sinnvoll (Lamos et al. 2016). Außerdem wurde bei VAIN-3-Läsionen am oberen Ende des Vaginalkanals eine höhere Rezidivrate beobachtet. In den Einziehungsfalten im Bereich des „vaginal vault", die nach der Hysterektomie entstehen, ist das Rezidiv nicht sichtbar und daher sowohl nach erfolgter Laserung, nach Exzision als auch nach Vaporisation ein höheres Risiko für die Patientin festzuhalten.

2.5.2 Invasives Vaginalkarzinom

Grundsätzlich stehen zur Primärtherapie des Vaginalkarzinoms die Operation und die Radiotherapie, ggf. in Kombination mit einer Chemotherapie, zur Verfügung. Es gibt für keines der beiden Therapieverfahren den Nachweis der Überlegenheit. Das ist bei der Seltenheit der Erkrankung auch nicht zu erwarten. Insbesondere in fortgeschrittenen Stadien wird der Radio- bzw. Radiochemotherapie der Vorzug gegeben, nachdem die operative Therapie in diesen Situationen aufgrund der Anatomie der Vagina mit einer erheblichen Morbidität verbunden ist. Zudem ergibt sich nach der Operation in einem hohen Prozentsatz die Notwendigkeit einer adjuvanten Radiotherapie mitbedingt durch eine gerade im Vaginalbereich problematische prätherapeutische Einschätzung der Ausdehnung der Primärgeschwulst ins Parakolpium und aufgrund der anatomischen Nähe in die Nachbarorgane, sodass inadäquates Operieren gerade beim Vaginalkarzinom häufig vorkommt. Analog zur Behandlung des Zervixkarzinoms gilt aber, dass die Kombination einer Operation mit einer adjuvanten Radiotherapie zu einer signifikanten Erhöhung der therapiebedingten Morbidität ohne reproduzierbare Steigerung der Therapieeffizienz führt. Die alleinige operative Behandlung bietet dagegen gerade bei jüngeren Patientinnen den Vorteil, langfristige Strahlentherapiefolgen, insbesondere eine radiogene Kastration, zu vermeiden.

Beim Vaginalkarzinom ist die prätherapeutische interdisziplinäre Entscheidungsfindung gemeinsam mit den Radioonkologen wünschenswert.

2.5.2.1 Operative Therapie

In Abhängigkeit von der Tumorausdehnung reicht das Spektrum der operativen Therapieverfahren von der lokalen Exzision über die radikale Kolpektomie, unter Umständen in Kombination mit radikaler Hysterektomie oder Vulvektomie zur partiellen sowie kompletten Exenteration.

Stadium I

Grundsätzlich ist das Stadium I nach FIGO besonders gut einer operativen Therapie zugänglich. Der Tumor ist dabei beschränkt auf die Vagina, und es haben sich keine Anzeichen einer lymphogenen oder hämatogenen Filialisierung ergeben.

Bei lokal begrenzten Tumoren ohne zusätzlichen Nachweis einer Lymphangiosis carcinomatosa ist die alleinige lokale Exzision bzw. bei oberflächlich ausgedehnten oder multifokalen Läsionen eine einfache Kolpektomie ausreichend. Allerdings sind in der Literatur auch Rezidive dieser frühen Karzinome beschrieben worden. Daher sind die Aufklärung und gemeinsame Entscheidung mit der Patientin anzustreben. Meistens werden diese frühinvasiven Plattenepithelkarzinome der Vagina als Zufallsbefund in einer exzidierten vaginalen intraepithelialen Neoplasie entdeckt.

Die fortgeschrittenen Fälle des Stadium I müssen durch eine radikale Exzision des betroffenen Vaginalanteils gemeinsam mit dem Parakolpium behandelt werden. Dabei umfasst die Operation bei Karzinomen in den oberen zwei Dritteln der Vagina neben der radikalen Kolpektomie gleichzeitig die radikale Hysterektomie bei vorhandenem Uterus. Besondere Bedeutung hat bei der Indikationsstellung die Lokalisation in der Vagina. Die Schonung der Blaseninnervation ist insbesondere bei tief infiltrierenden Karzinomen nicht gut möglich; bei Patientinnen nach radikaler Hysterektomie wegen eines Zervixkarzinoms hat sich gezeigt, dass die Länge der entfernten Vaginalmanschette entscheidend für die postoperativen Blasenentleerungsstörungen ist. Entsprechend sollte diese postoperative, für die Patientinnen extrem belastende Funktionsstörung bei der Festlegung des Therapieverfahrens beachtet werden (LL Vaginalkarzinom, Schnürch et al. 2019).

Falldarstellung

Beispielhaft lässt sich das an einer Patientin erläutern, die mit 35 Jahren wegen eines Zervixkarzinoms operiert wurde. Sie entwickelte eine persistierende schwere Blasenentleerungsstörung. Abgesehen von der Notwendigkeit zum intermittierenden Einmalkatheterismus belastete die Patientin bei der Kohabitation ein unwillkürlicher Urinabgang bei nicht unmittelbar zuvor durchgeführtem Einmalkatheterismus. Die Störung wog so schwer, dass die Ehe zerbrach und die Patientin psychologisch kaum in der Lage war, diese Belastung zu tragen.

Bei portionahen Tumoren oder Karzinomen im Stadium FIGO I am Vaginalabschluss ist dagegen ein Vorgehen analog zum Zervixkarzinom unter Resektion einer ausreichenden Vaginalmanschette häufig sinnvoll. Zusammen mit der radikalen Kolpektomie und ggf. Hysterektomie ist die pelvine Lymphadenektomie bei Tumoren der oberen zwei Drittel der Vagina erforderlich.

Ist dagegen der Tumor im unteren Vaginaldrittel lokalisiert, muss die operative Therapie noch ausgedehnter erfolgen. Zusätzlich zu den bereits genannten Eingriffen wäre die modifiziert radikale Vulvektomie und neben der systematischen pelvinen auch die inguinale Lymphadenektomie angezeigt. Dabei weisen 38 % der Tumoren des unteren Vaginaldrittels inguinale Metastasen auf, 23 % der Patientinnen haben inguinal tumorfreie Lymphknoten und dennoch pelvine Lymphknotenmetastasen, sodass auch bei tumorfreien inguinalen Lymphknoten eine pelvine Lymphadenektomie durchzuführen ist, zum Vorgehen bei den inguinofemoralen Lymphknoten werden die Überlegungen weiter unten detailliert dargestellt.

Bei Vaginalkarzinomen, die im unteren Scheidendrittel lokalisiert sind, ist auch bei negativen inguinalen Lymphknoten eine Abklärung der pelvinen Lymphknoten angezeigt.

Stadium II

Bei jungen Patientinnen mit nur geringer parakolpischer Infiltration stellt die radikale Operation analog zum Stadium I eine mögliche Therapieoption dar. Sollte die Operation ohne adjuvante Radiotherapie nicht ausreichend sein, können durch letztere eine radiogene Kastration und eine starke Einschränkung des Sexuallebens resultieren. Analog zum Zervixkarzinom wurde auch beim primären Vaginalkarzinom der

Versuch unternommen, bei ausgedehntem Befund die Operabilität durch eine vorgeschaltete, neoadjuvante Chemotherapie zu verbessern; die Erfahrungen damit beschränken sich jedoch auf wenige Fälle (Benedetti Panici et al. 2008). Dehnt sich das Karzinom bis unmittelbar an Blase oder Rektum aus, muss unter Umständen auch der angrenzende Teil dieser Organe in die Resektion mit einbezogen werden. Dabei ist allerdings meist eine Rekonstruktion operativ gut möglich, sodass auf eine Stomaanlage in der Regel verzichtet werden kann. Mit der Entscheidung für eine definitive Stomaanlage sollte man ohnehin sehr zurückhaltend sein, solange die Radio- bzw. Radiochemotherapie alternativ in Frage kommen. In allen anderen Fällen des Stadium FIGO II stellt die primäre Radio-(chemo-)therapie ohnehin die bessere Therapiealternative dar (Jang et al. 2012, Schnürch et al. 2019).

Stadium III

Definitionsgemäß dehnen sich diese Karzinome bis zur Beckenwand aus. Daher kommt als Therapie nur die primäre Radio- bzw. Radiochemotherapie in Frage (LL Vaginalkarzinom, Schnürch et al. 2019, Westerveld et al. 2020).

Stadium IV

Bei einem Tumordurchbruch in die Blase bzw. in das Rektum ist eine interdisziplinäre Entscheidungsfindung von zentraler Bedeutung. Bei einer operativen Therapie ist eine vordere oder hintere Exenteration mit Entfernung der Blase oder des Rektums erforderlich. Häufig ist die Anlage eines Stomas in diesen Situationen unumgänglich. Allerdings kann sowohl bei einer Rekonstruktion der entfernten Organe als auch der Anlage von Stomata die therapiebedingte Morbidität geringer sein als bei einer primären Radiotherapie, wenn eine Fistelbildung zu befürchten ist. Es kann aber auch von Vorteil sein, zunächst die primäre Radio-(chemo-)therapie zu beginnen und bei tatsächlichem Auftreten einer Fistel sekundär durch eine Operation zu ergänzen (Greenwalt et al. 2015, Adam u. Cuello 2018, Schnürch et al. 2019).

Besondere Aspekte der operativen Therapie

Rekonstruktion der Vagina. Der Verlust der Vagina bedeutet für jede Frau einen erheblichen Eingriff in die körperliche Integrität und einen großen Verlust an Lebensqualität. Dieser kann unter Umständen vermindert werden, wenn operativ eine Rekonstruktion der Vagina vorgenommen wird (Höckel u. Dornhöfer 2008). Insbesondere bei jungen Patientinnen sollte diese Möglichkeit besprochen werden. Als Rekonstruktionsverfahren bieten sich verschieden Optionen an. Dabei werden die Sigmaneovagina durch Verwendung eines ausgeschalteten Sigmasegmentes oder die Vollhauttranspositionslappen am häufigsten durchgeführt.

Operative Lymphknotendiagnostik und -therapie. Zur Therapieplanung kann der Lymphknotenstatus von großer Bedeutung sein. Patientinnen mit Lymphknotenmetastasen werden standardmäßig unabhängig von der vorausgegangenen Operation bestrahlt. Leider ist präoperativ die Vorhersage des Nodalstatus nicht mit ausreichender Präzision möglich, Sensitivität und Spezifität in der apparativen Diagnostik sind nicht genügend hoch, um eine Therapieentscheidung auf dieser Basis treffen zu können. Deshalb ist weiterhin die histologische Untersuchung der Lymphknoten der Goldstandard. Da die therapiebedingte Morbidität einer laparoskopischen pelvinen Lymphadenektomie gering ist, kann diese durchaus sinnvoll sein, um einerseits Patientinnen mit Lymphknotenmetastasen die Kombination aus Operation und adjuvanter Radiotherapie zu ersparen, lymphknotennegative Frauen aber dennoch einer primären Operation zuzuführen.

Eine Sondersituation stellen vergrößerte metastasierte pelvine Lymphknoten dar. Für das Zervixkarzinom konnte gezeigt werden, dass die selektive Entfernung der makroskopisch suspekten und vergrößerten Lymphknoten zu einer Verbesserung der Prognose führt (Hacker et al. 1995). Für das Vaginalkarzinom liegen dazu keine gesonderten Erfahrungen vor, allerdings scheint ein Analogieschluss durchaus möglich, sodass diese operative Möglichkeit in die interdisziplinäre Entscheidungsfindung einfließen sollte.

In den letzten Jahren wurde sowohl beim Zervix- als auch beim Vulvakarzinom das Verfahren der Sentinel-Lymphadenektomie intensiv untersucht (s. Kapitel 1 und 3). Dabei wird eine Substanz, die in den Lymphknoten gespeichert wird und zur Darstellung der Lymphknoten geeignet ist, um die Tumorregion appliziert, um so den bzw. die Lymphknoten zu identifizieren, die primär die Tumorregion drainieren. Als Markersubstanzen sind eine Farbmarkierung durch Patentblau oder Lymphazurin sowie eine radioaktive Darstellung mittels 99m-Technetium-markiertem Nanokolloid und in den letzten Jahren Fluoreszenzmarkierungen mit Indocyaningrün in die Routine eingeführt worden. Beim Vulvakarzinom ist seit Jahren eine alleinige Sentinellymphknotenresektion unter Einhaltung sehr strenger Qualitätskriterien bei kleinen unizentrischen Tumoren in den Händen des Erfahrenen Standard (van der Zee et al. 2008), beim Zervixkarzinom gibt es inzwischen ebenfalls gute Ergebnisse mit diesem Verfahren. Für das Vaginalkarzinom liegen keine eigenen Daten vor. Die alleinige Sentinellymphonodektomie kann daher nur im Analogieschluss zum Zervix- und Vulvakarzinom mit der Patientin besprochen werden. Einen Vorteil kann man für Patientinnen erwarten, die eine Metastasierung aufweisen, da man in dieser Situation die Kombination aus Operation und Radio-(chemo-)therapie mit hoher therapieassoziierter Morbidität vermeiden kann. Exakte Angaben zur Qualität der Prädiktion nicht metastatisch befallener Sentinellymphknoten für einen tatsächlich negativen Nodalstatus inguinofemoral und pelvin liegen für das Vaginalkarzinom nicht vor. Auf alle Fälle kann die Sentinellymphknotenmarkierung jedoch hilfreich sein, den individuellen Lymphabfluss der Tumorregion zu identifizieren (Abb. 2.5). Dabei haben Untersuchungen zur Sentinellymphadenektomie die Ansicht, dass proximale Vaginalkar-

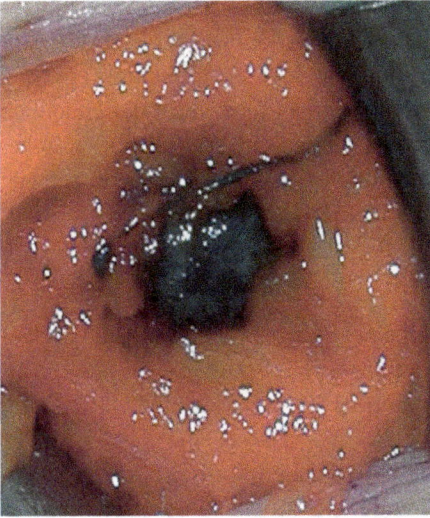

Abb. 2.5: Inguinale Sentinellymph-knotendarstellung nach Patentblauumspritzung eines Vaginalkarzinoms.

zinome präferentiell in die pelvinen und distale in die inguinofemoralen Lymphkno-ten metastasieren, nicht bestätigen können (Frumowitz et al. 2013, Hertel et al. 2018).

2.5.2.2 Radio- und Radiochemotherapie des Vaginalkarzinoms

Bereits mehrfach wurde in den vorangehenden Abschnitten betont, dass aufgrund der engen anatomischen Verbindung der Vagina mit den Nachbarorganen Urethra, Blase und Rektum und der entsprechend hohen Nebenwirkungen der operativen Therapie der Radio- bzw. Radiochemotherapie bei diesen Karzinomen besondere Be-deutung zukommt.

Technisch wird dabei meist eine Kombination aus einer vaginalen Brachythera-pie (Afterloading) und einer perkutanen Therapie durchgeführt. Moderne Bestrah-lungstechniken unter Einschluss einer computergestützten Therapieplanung sowie adaptierte Afterloadingmethoden ermöglichen eine auf den Tumor abgestimmte spe-zifische Bestrahlungsdosisverteilung bei recht gutem Schutz von Blase und Rektum. Der zusätzliche Einsatz einer Chemotherapie kann im Analogieschluss zu Zervix- und Vulvakarzinomen die Effektivität der Radiotherapie möglicherweise erhöhen, ein klarer Nachweis für das Vaginalkarzinom existiert allerdings nicht.

Adjuvante Radio- und Radiochemotherapie

Sollte die Notwendigkeit einer adjuvanten Bestrahlung bereits vor der operativen Therapie durch die klinische Situation oder das im Staging erhobene Tumorstadium festgestellt werden, ist die Operationsindikation bis auf Sondersituationen nicht ge-geben. Grundsätzlich ist eine adjuvante Radiatio erforderlich, wenn ein hohes Risiko für ein Rezidiv besteht. Damit muss insbesondere bei metastasierten Lymphknoten oder einer R1- bzw. knappen R0-Resektion gerechnet werden. Auch bei einer Lymph-bzw. Hämangiosis carcinomatosa und schlechter Differenzierung kann eine adjuvan-te Radiotherapie unter Umständen in Kombination mit einer Chemotherapie erwogen werden. Die simultane Radiochemotherapie beruht dabei allerdings ausschließlich auf der Analogie zum Zervixkarzinom, bei dem sich eine Kombination der Radiothe-rapie mit einer wöchentlichen Cisplatinapplikation als überlegen herausgestellt hat (Peters et al. 2000, Westerveld et al. 2020, s. Kapitel 8).

Primäre Radio- und Radiochemotherapie

Die primäre Strahlentherapie führt beim Vaginalkarzinom zu einer sehr guten loka-len Kontrolle, in Abhängigkeit vom Tumorstadium wird diese in 85–95 % im FIGO-Stadium I, in 70–80 % im FIGO-Stadium II und in 50–70 % in den Stadien FIGO III–IVA erzielt (Jang et al. 2012, Greenwalt et al. 2015).

Ein wesentlicher Faktor bei der Erzielung einer lokalen Kontrolle ist die Radio-therapiedosis. Diese sollte im Primärtumor mindestens 70 bis 85 Gy erreichen. Das ist in Abhängigkeit von der individuellen klinischen Situation durch eine alleinige Brachytherapie, eine perkutane Strahlentherapie oder eine Kombination der beiden Verfahren möglich.

Das Bestrahlungsfeld wird in der Literatur nicht einheitlich nach systematischen Kriterien festgelegt. Es erfolgt häufig in Abhängigkeit von der Lokalisation des Karzi-noms. Bei einer Lokalisation im unteren Vaginaldrittel werden dann Introitus, Vulva und inguinofemorale Lymphknoten in das Feld integriert, bei Karzinomen der oberen zwei Drittel der Vagina werden die pelvinen Lymphabflussregionen komplett in das Bestrahlungsfeld einbezogen. Die oben dargestellten Ergebnisse zum Lymphabfluss bei Untersuchungen zur Sentinel-Lymphadenektomie stellen dieses Vorgehen gleich-wohl infrage. Um die Größe des Bestrahlungsfeldes zu reduzieren, kann unter Um-ständen eine vorangestellte Sentinellymphknotenmarkierung und -exstirpation oder aber eine laparoskopische pelvine Lymphadenektomie mit der Patientin diskutiert werden (Jang et al. 2012, Greenwalt et al. 2015, Westerveld et al. 2020).

> Zur Primärtherapie des Vaginalkarzinoms stehen die Operation und die Radiotherapie – ggf. in Kombination mit einer Chemotherapie – zur Verfügung. Es gibt für keines der beiden Therapie-verfahren den Nachweis der Überlegenheit.

Palliative Radiotherapie

Unter Umständen stellt die palliative Radiotherapie zur Linderung tumorbedingter Beschwerden für die Lebensqualität der Patientin eine große Hilfe dar. Neben Schmerzen sind insbesondere der übelriechende Ausfluss und eine Blutung häufig durch die Bestrahlung zu bessern.

2.6 Rezidiv und Metastasen

Häufig ist es problematisch, die Symptome eines Rezidivs von den therapieassoziier-
ten Folgen abzugrenzen. Im Wesentlichen entsprechen die Beschwerden den möglichen Symptomen des primären Vaginalkarzinoms. Neben einer vaginalen Blutung
oder abnormem Fluor stehen besonders Miktions- und Defäkationsstörungen im Mittelpunkt. Für die Diagnostik des Rezidivs gelten die gleichen Überlegungen und Un-
tersuchungsverfahren wie bereits für die Primärdiagnostik beschrieben. Allerdings
lehrt die klinische Erfahrung, dass das Ausbreitungsverhalten von Rezidiven unter
Umständen durch eine Zerstörung der embryonalen Kompartimentgrenzen häufig
anders ist als bei Primärtumoren.

Die Therapie eines Rezidivs ist neben der Lokalisation insbesondere von der Vorbehandlung abhängig. Bei einem zentralen lokalen bzw. loko-regionären Rezidiv
nach Radiatio ist meist die Operation die einzige verbleibende Therapiemöglichkeit.
Wurde dagegen primär nur operiert, kann eine erneute Operation, aber auch eine Ra-
dio-(chemo-)therapie durchgeführt werden. Grundsätzlich ist die Operation von Rezidiven im vorbehandelten Gewebe schwerer und erfahrungsgemäß die Tumorgrenzen
des Rezidivs weniger klar als bei einem Primärtumor.

Inoperable Rezidive im bestrahlten Bereich sind im Wesentlichen nicht mehr
therapeutisch zu beeinflussen, sodass ebenso wie beim Auftreten von Fernmetastasen eine bestmögliche palliative Supportivtherapie eingesetzt werden sollte. Bezüglich einer palliativen Chemotherapie liegen für das Vaginalkarzinom keine guten Daten vor. Es gibt Versuche mit Cisplatin, zum Teil als Kombinationstherapie, wobei es
sich jedoch eher um Rückschlüsse aus Studien mit neoadjuvantem Konzept handelt
(Benedetti Panici et al. 2008). Behutsam kann mit der Patientin die Möglichkeit einer
Systemtherapie mit unklarem, insgesamt in der Regel nicht befriedigendem und an-
haltenden Effekt diskutiert werden. Sicher ist in dieser Situation aber aufgrund des
fraglichen Nutzens auch der Verzicht auf jede spezifische antineoplastische Therapie
gerechtfertigt.

2.7 Palliativmedizinische Begleitung

Das am meisten belastende lokale Finalstadium stellt für die Patientinnen die Kloakenbildung mit unwillkürlichem Abgang eines fötiden Gemisches aus zerfallendem
Tumor vermengt mit Urin und Kot dar. Eine konsequente Reinigung gemeinsam mit
einer antibiotischen Therapie der zum Tumorzerfall beitragenden Bakterien kann zumindest zu einer gewissen Besserung führen. In dieser Situation ist eine geschulte
psychologische Betreuung sowohl der Patientin als auch der Angehörigen notwendig.

Inzwischen habe ich in den Jahren verschiedene Patientinnen bei diesem sehr belastenden Krankheitsverlauf begleitet. Besonders in Erinnerung ist mir eine 62-jährige Dame mit kompletter Kloakenbildung und nekrotischem ausgedehnten Tumorzerfall, die ich als junger Stationsarzt mitbetreut habe. Die olfaktorische Belastung war unvorstellbar, das Personal konnte stets nur sehr kurze Zeit in dem Zimmer verbringen, Besuch kam praktisch keiner mehr, da niemand aus dem familiären Umfeld mit dieser Situation zurechtkam. Die Patientin selbst war von der Situation so mitgenommen, dass sie sich zu einem letztendlich gescheiterten Suizidversuch mit Insulin durchgerungen hatte. Sie durfte erst Wochen danach versterben.

2.8 Nachsorge

Nach der Therapie eines Vaginalkarzinoms kommt der Nachsorge besondere Bedeutung zu. Dabei steht nicht nur die Erkennung eines möglichen Rezidivs bzw. einer Metastasierung im Zentrum der Nachsorgeuntersuchungen, sondern mindestens gleichwertig die Erkennung und Behandlung oder zumindest Besprechung der therapiebedingten Einschränkungen. Besondere Beachtung sollte der Sexualität und dem Körperbild gewidmet werden, da beides erfahrungsgemäß bei Patientinnen mit Vaginalkarzinom besonders stark eingeschränkt sein kann. Bei den Therapiefolgen sollten insbesondere eine mögliche Fistelbildung, eine Ausbildung von Stenosen im Vaginalbereich und im Rektum sowie eine Strahlenzystitis bzw.-proktitis beachtet werden (LL Vaginalkarzinom, Schnürch et al. 2019). Da die Therapiefolgen bei den Patientinnen häufig neben den körperlichen Belastungen auch zu Ängsten vor möglichen Anzeichen einer Rezidiventwicklung führen, ist es auch aus psychologischen Erwägungen heraus besonders wichtig, diese zu erkennen und anzusprechen. Es bestätigt sich in der Nachbetreuung der Patientinnen der Grundsatz, dass es manchmal bereits etwas hilft, die Probleme vertrauensvoll besprechen zu können. Häufig fühlen sich die Betroffenen danach erleichtert. Bei jungen Frauen ist zusätzlich die vorzeitige Menopause durch die radiogen bedingte Ovarialinsuffizienz entsprechend zu substituieren (Tab. 2.2).

Tab. 2.2: Synopsis Vaginalkarzinom.

Inzidenz	ca. 450 Neuerkrankungen/Jahr in Deutschland
Prävention	keine
Vorstufen	vaginale intraepitheliale Neoplasie (VAIN, VaIN; analog zu den CIN)
Frühsymptome	keine
Symptome	blutiger Fluor, irreguläre Blutungen – insbesondere Kontaktblutungen, spät: Schmerzen
Diagnose	histologisch durch Biopsie (vor allem bei den VAIN: kolposkopiegestützt)
Ausbreitungsdiagnostik	klinisch durch bimanuelle rektovaginale Palpation, vaginale Sonographie, Becken-MRT, Abdomen- und Thorax-CT
Therapie	falls lokal gut beherrschbar (FIGO I): weite Exzision, partielle oder auch totale Kolpektomie (ggf. radikal mit Parakolpium/Parametrektomie), weit überwiegend aber Radio- bzw. Radiochemotherapie
Prognose (5-Jahres-Überleben)	über alle Stadien: 43 %, Stadium I: ca. 90 %
Östrogen-/Gestagensubstitution	möglich; bei jungen Patientinnen angezeigt

Literatur

Adams TS, Cuello MA. Cancer of the vagina. Int J Gynaecol Obstet 2018;143 Suppl 2:14–21.

Alemany L, Saunier M, Tinoco L, et al. HPV VVAP study group. Large contribution of human papillomavirus in vaginal neoplastic lesions: a worldwide study in 597 samples. Eur J Cancer 2014; 50:2846–54.

Benedetti Panici P, Bellati F, Plotti F, et al. Neoadjuvant chemotherapy followed by radical surgery in patients affected by vaginal carcinoma. Gynecol Oncol 2008;111(2):307–11.

Carus CG. Lehrbuch der Gynäkologie, Bd. I. Leipzig: Gerhard Fleischer, 1828.

Davis KP, Stanhope CR, Garton GR, Atkinson EJ, O'Brien PC. Invasive vaginal carcinoma: analysis of early-stage disease. Gynecol Oncol 1991;42(2):131–6.

DeVuyst H, Clifford GM, Nascimento MC, Madeleine MM, Franceschi S. Prevalence and type distribution of human papillomavirus in carcinoma and intraepithelial neoplasia of the vulva, vagina and anus: a meta-analysis. Int J Cancer 2009;124(7):1626–36.

de Witte CJ, van de Sande AJ, van Beekhuizen HJ, et al. Imiquimod in cervical, vaginal and vulvar intraepithelial neoplasia: a review. Gynecol Oncol 2015;139(2):377–84.

Diakomanolis E, Rodolakis A, Boulgaris Z, Blachos G, Michalas S. Treatment of vaginal intraepithelial neoplasia with laser ablation and upper vaginectomy. Gynecol Obstet Invest 2002; 54:17–20.

Frega A, Sopracordevole F, Assorgi C, et al. Vaginal intraepithelial neoplasia: a therapeutical dilemma. Anticancer Res 2013; 33:29–38.

Frumovitz M, Gayed IW, Jhingran A, et al. Lymphatic mapping and sentinel lymph node detection in women with vaginal cancer. Gynecol Oncol 2008;108:478–81.

Gardner CS, Sunil J, Klopp AH, et al. Primary vaginal cancer: role of MRI in diagnosis, staging and treatment. Br J Radiol 2015;88:20150033.

Ghezelayagh T, Rauh-Hain JA, Growdon WB. Comparing mortality of vaginal sarcoma, squamous cell carcinoma, and adenocarcinoma in the surveillance, epidemiology, and end results database. Obstet Gynecol 2015;125:1353–61.

Gong Y, Wang Q, Dong L, et al. Different imaging techniques for the detection of pelvic lymph nodes metastasis from gynecological malignancies: a systematic review and meta-analysis. Oncotarget 2016;8:14107–25.

Goodman A, Schorge J, Greene MF. The long-term effects of in utero exposures–the DES story. N Engl J Med 2011;364(22):2083–4.

Greenwalt JC, Amdur RJ, Morris CG, et al. Outcomes of Definitive Radiation Therapy for Primary Vaginal Carcinoma. Am J Clin Oncol 2015;38:583–7.

Hacker NF, Wain GV, Nicklin JL. Resection of bulky positive lymph nodes in patients with cervical carcinoma. Int J Gynecol Cancer 1995;5(4):250–6.

Hellman K, Lundell M, Silfverswärd C, et al. Clinical and histopathologic factors related to prognosis in primary squamous cell carcinoma of the vagina. Int J Gynecol Cancer 2006;16(3):1201–11.

Herbst AL, Scully RE. Adenocarcinoma of the vagina in adolescence. A report of 7 cases including 6 clear-cell carcinomas (so-called mesonephromas). Cancer 1970;25(4):745–57.

Herbst AL, Ulfelder H, Poskanzer DC. Adenocarcinoma of the vagina. Association of maternal stilbestrol therapy with tumor appearance in young women. N Engl J Med 1971;284(15):878–81.

Hertel H, Soergel P, Muecke J, et al. Is There a Place for Sentinel Technique in Treatment of Vaginal Cancer? Feasibility, Clinical Experience, and Results. Int J Gynecol Cancer 2013; 23:1692–8.

Höckel M, Dornhöfer N. Vulvovaginal reconstruction for neoplastic disease. Lancet Oncol 2008,9 (6):559–68.

Horn LC, Höhn AK, Hampl M, et al. Kommission zur Erstellung der S2k-Leitlinie Vaginalkarzinom. [Interdisciplinary S2k guidelines on the diagnosis and treatment of vaginal carcinoma and its precursors-recommendations on surgical pathology for histopathological workup, diagnostics, and reporting]. Pathologe 2021;42(1):116–24.

Jang WI, Wu HG, Ha SW, et al. Definitive radiotherapy for treatment of primary vaginal cancer: effectiveness and prognostic factors. Int J Gynecol Cancer 2012;22:521–7.

Jemal A, Siegel R, Ward E, et al. Cancer statistics, 2009. CA Cancer J Clin 2009;59(4):225–49.

Jentschke M, Hoffmeister V, Soergel P, Hillemanns P. Clinical presentation, treatment and outcome of vaginal intraepithelial neoplasia. Arch Gynecol Obstet 2016;293(2):415–9.

Lamos C, Mihaljevic C, Aulmann S, et al. Detection of Human Papillomavirus Infection in Patients with Vaginal Intraepithelial Neoplasia. PLoS One 2016;11:e0167386.

Leitlinie Vaginalkarzinom. https://www.awmf.org/uploads/tx_szleitlinien/032-042l_S2k_Vaginal-karzinom-Vorstufen-Diagnostik-Therapie-Nachsorge_2018-11.pdf (Zugriff 17.4.2021)

Nucci MR, Zaino RJ, Kurman RJ. Diseases of the Vagina. In: Kurman RJ, Hedrick Ellenson L, Ronnett BM (Hrsg). Blaustein's Pathology of the Female Genital Tract, 7th Edition. Cham: Springer, 2019.

Peters WA 3rd, Liu PY, Barrett RJ 2nd, et al. Concurrent chemotherapy and pelvic radiation therapy compared with pelvic radiation therapy alone as adjuvant therapy after radical surgery in high-risk early-stage cancer of the cervix. J Clin Oncol 2000;18(8):1606–13.

RKI. https://edoc.rki.de/bitstream/handle/176904/6081/Buttmann-Schweiger_PREPRINT%20v2019-03-12%20Epidemiologie%20der%20Vulva-%20und%20Vaginalkarzinome.pdf?sequence=1&isAllowed=y (Zugriff: 26.4.2021)

Runge M. Lehrbuch der Gynäkologie. Berlin: Springer, 1902.

Scanzoni FW. Lehrbuch der Krankheiten der weiblichen Sexualorgane. Wien: Wilhelm Braumüller, 1857.

Schnürch HG, Ackermann S, Alt-Radtke CD, et al. Diagnosis, Therapy and Follow-up of Vaginal Cancer and Its Precursors. Guideline of the DGGG and the DKG (S2k-Level, AWMF Registry No. 032/042, October 2018). Geburtshilfe Frauenheilkd 2019;79(10):1060–78.

Schockaert S, Poppe W, Arbyn M, Verguts T, Verguts J. Incidence of vaginal intraepithelial neoplasia after hysterectomy for cervical intraepithelial neoplasia: a retrospective study. Am J Obstet Gynecol 2008;199:113e1–113e5.

Sobin LH, Gospodarowicz MK, Wittekind C. TNM Classification of Malignant Tumors, 7th Edition. Oxford: Wiley-Blackwell, 2009.

Sohaib SA, Moskovic EC. Imaging in vulval cancer. Best Pract Res Clin Obstet Gynaecol 2003;17 (4):543–56.

Strander B, Andersson-Ellström A, Milsom I, Sparén P. Long term risk of invasive cancer after treatment for cervical intraepithelial neoplasia grade 3: population-based cohort study. BMJ 2007;335(7629):1077.

Tjalma WA, Monaghan JM, de Barros Lopes A, et al. The role of surgery in invasive squamous carcinoma of the vagina. Gynecol Oncol 2001;81(3):360–5.

Tran PT, Su Z, Lee P, Lavori P, Husain A, Teng N, Kapp DS. Prognostic factors for outcomes and complications for primary squamous cell carcinoma of the vagina treated with radiation. Gynecol Oncol 2007;105(3):641–9.

Ulrich U. Carl Gustav Carus (1789–1869). Gynäkologe, Maler, Königlich-sächsischer Leibarzt, Naturforscher, Naturphilosoph und Goethekenner. Frauenarzt 2009;50:1075–80.

Van der Zee AG, Oonk MH, De Hullu JA, et al. Sentinel node dissection is safe in the treatment of early-stage vulvar cancer. J Clin Oncol 2008;26(6):884–9.

Westerveld H, Nesvacil N, Fokdal L, et al. Definitive radiotherapy with image-guided adaptive brachytherapy for primary vaginal cancer. Lancet Oncol 2020;21(3):e157-e67.

Wittekind C. TNM-Klassifikation maligner Tumoren, 8. Aufl. Weinheim: Wiley-VHC, 2017.

Zhang J, Chang X, Qi Y, Zhang Y, Zhang S. A retrospective study of 152 women with vaginal intraepithelial neoplasia. Int J Gynaecol Obstet 2016;133:80–3.

„... Sie haßte die Krankheit. Sie versuchte, sie zu ignorieren. Sie fühlte sich beschmutzt, als ob Würmer in ihr herumkröchen. Sie hatte das Gefühl, dass die Krankheit ein qualliges Tier sei, das in ihr lebte und wüchse. Sie glaubte, ich würde mich vor ihr ekeln, wenn ich es wüßte. Vielleicht hoffte sie auch immer noch, sie könne die Krankheit ersticken, indem sie keine Kenntnis davon nähme ...“

„... Nachts erwachte ich. [...] ,Riechst du es auch?‘ fragte sie. [...] Ich starrte sie an. ,Niemand riecht hier, Helen, du hast geträumt‘. [...] ,Du glaubst, ich rieche. [...] Lüg nicht! Ich sehe es an deinen Blicken, ich sehe es schon lange! Meinst du, ich spüre nicht, wie du mich ansiehst, wenn du glaubst, ich sähe es nicht! Ich weiß, daß du dich vor mir ekelst, ich weiß es, ich sehe es, ich fühle es jeden Tag. Ich weiß, was du glaubst! Du glaubst nicht an das, was die Ärzte sagen! Du glaubst an etwas anderes, und du denkst, du kannst es riechen, und du ekelst dich vor mir! Warum bist du nicht ehrlich und sagst es?‘“

aus: Erich Maria Remarque,
Die Nacht von Lissabon.
Köln: Kiepenheuer & Witsch, 1962.

3 Zervixkarzinom

Uwe Andreas Ulrich

Gebärmutterhalskrebs im Spätstadium steht für Schmerzen und Siechtum, für das Ende eines Kampfes, den man nicht mehr gewinnen kann. In der schönen Literatur finden sich Darstellungen von Frauen in dieser Situation – z. B. bei Erich Maria Remarque in „Die Nacht von Lissabon" und in Theodor Storms Novelle „Ein Bekenntnis".

Helen, die weibliche Hauptperson in Remarques Roman „Die Nacht von Lissabon", litt wahrscheinlich an einem fortgeschrittenen Zervixkarzinom. Zwar wird im Buch die Diagnose nicht explizit erwähnt, aber der Arzt als aufmerksamer Leser findet recht eindeutige Hinweise darauf (Blachos 2002).

Eindringlich beschreibt Remarque Helens Schmerzen und den Geruch, der von dem zerfallenden Karzinom ausgeht – ein Symptom, das die junge, attraktive Frau, die um die unheilbare Situation längst weiß, zusätzlich tief verletzt. Remarque lässt offen, ob der Ehemann, Joseph, wirklich nichts davon bemerkt. Die Schilderung des sich gegenseitigen Belauerns der beiden weist Remarque als jemanden aus, der tief in die Seelen verzweifelter Menschen zu blicken vermochte.

Solche Spätsymptome fortgeschrittener Zervixkarzinome sind in den letzten Jahrzehnten durch die Früherkennung glücklicherweise seltener geworden. Dennoch sollte jeder chronische, fötide Fluor ernst genommen und eine therapierefraktäre „Entzündung" nicht zu lange für ursächlich gehalten werde (Gusserow 1878).

3.1 Epidemiologie

2016 erkrankten in Deutschland etwa 4.400 Frauen an einem Zervixkarzinom. Weltweit rechnet man mit einer halben Million neuer Fälle pro Jahr, und nach Schätzungen erliegen etwa 300.000 Frauen in diesem Zeitraum der Erkrankung, wobei Entwicklungsländer mit ca. 90 % der Fälle dominieren. Nach dem Mammakarzinom, dem kolorektalen Karzinom, Endometrium- und Bronchialkarzinom, Eierstock- sowie Magenkrebs ist das Zervixkarzinom in Deutschland derzeit das siebthäufigste Malignom bei Frauen; global steht es an vierter Stelle. Eine Zunahme der Erkrankung sehen wir in Regionen Afrikas, wogegen westeuropäische und amerikanische Statistiken einen beeindruckenden Rückgang der invasiven Zervixkarzinome in der westlichen Welt um mehr als 50 Prozent seit der Mitte des letzten Jahrhunderts zeigen. Das ist zweifellos der Früherkennung und rechtzeitigen Behandlung der Präkanzerosen zuzuschreiben. Im Vergleich zum invasiven Karzinom sind die präinvasiven intraepithelialen Veränderungen der Zervix fast 100-mal so häufig.

Frauen mit Zervixkarzinom sind relativ jung. Das mittlere Erkrankungsalter lag 2016 in Deutschland bei etwa 55 Jahren. Zervikale intraepitheliale Neoplasien Grad 3

https://doi.org/10.1515/9783110613186-003

werden am häufigsten mit ca. 35 Jahren diagnostiziert. Läsionen niedrigen Grades betreffen noch jüngere Frauen, nämlich die 20- bis 25-jährigen. Das spricht für eine sehr langsame Entwicklung von den Vorstufen bis zum invasiven Karzinom von 10–30 Jahren, und darin liegt die Chance der frühen Diagnose (Monk u. Tewari 2007, RKI, Cohen et al. 2019, Stelzle et al. 2020, Wright et al. 2019).

3.2 Ätiologie und Histologie

3.2.1 Die Infektion mit humanen Papillomviren

Es wird davon ausgegangen, dass die meisten Zervixkarzinome auf dem Boden einer persistierenden Infektion mit humanen Papillomviren (HPV) entstehen (zur Hausen 1991, zur Hausen 2009, Iftner 2009). Als entscheidender Übertragungsmodus gilt dabei der Geschlechtsverkehr.

Das scheint zunächst mit alten Mitteilungen zu korrespondieren, wonach Nonnen so gut wie nie und Frauen mit vielen Sexualpartnern häufiger an einem Zervixkarzinom erkranken; darauf hatte der Italiener Domenico Antonio Rigoni-Stern bereits 1842 hingewiesen. In einer späteren Analyse wurde dieser Beobachtung widersprochen, und auch Gusserow hatte sie 1878 nach Analyse der damals verfügbaren Studien nicht bestätigt. In einer Untersuchung aus Wien lesen wir, dass bei Mädchen einer nicht selektierten Population zwischen 4 und 15 Jahren (vor der Kohabitarche) zu fast 14 % Hochrisiko-HPV in der anogenitalen Region nachweisbar waren (Griffiths 1991, Gusserow 1878, Dörfler et al. 2009). Schließlich sei auf histologische Varianten des Zervixkarzinoms hingewiesen, die nicht HPV-assoziiert sind.

Noch ist die Kaskade der Kanzerisierung nicht völlig geklärt. Nach der Infektion mit dem viralen Onkogen und der Integration in die Wirtszelle kommt es zu Mutationen und in deren Folge zur fatalen Entwicklung von invasiven Tumorzellverbänden und der Neoangiogenese. Wir wissen aber nicht, warum die allermeisten HPV-infizierten Frauen eben keine Dysplasien und kein Zervixkarzinom entwickeln.

Erwähnenswerte Kofaktoren bzw. Risikofaktoren sind Rauchen, Infektionen mit HIV, Herpes-simplex-Virus Typ 2 und Chlamydien, wohl auch die langjährige Einnahme oraler Antikonzeptiva, viele Sexualpartner (s. o.), frühes Kohabitarchealter und Multiparität mit mehr als fünf Geburten (Levenback u. Morris 2000, Tab. 3.1).

Ein besonders hohes Risiko bergen die HPV-Typen 16 und 18, aber auch andere sind als wichtige Kanzerogene anzusehen: z. B. die Typen 31, 33, 35, 39, 45, 51, 52, 56, 58, 59 und 66. Etwa 60–70 % aller Zervixkarzinome sind positiv für die HPV-Typen 16 oder 18 (allein 60 % aller Zervixkarzinome waren in einer großen Datenbank HPV-16-positiv). Die überwiegende Zahl der Zervixkarzinome (ca. 96 %) weist offenbar eine Infektion mit jeweils nur einem HPV-Typ auf. Zwar werden HPV wohl überwiegend durch Geschlechtsverkehr übertragen, aber es gilt auch orale, digitale und möglicherweise perinatale Infektionswege zu bedenken.

Tab. 3.1: Risiko- und Prognosefaktoren für das Zervixkarzinom.

Faktor	Bemerkungen
Risikofaktoren:	
Infektion mit Hochrisiko-HPV	HPV-Infektion Voraussetzung für die Entwicklung der Mehrheit der Zervixkarzinome
Krebsvorstufen	HSIL und AIS bergen Risiko für Karzinomentstehung
Alter der Patientin	Alter < 35 Jahre prognostisch ungünstiges Kriterium
frühe Kohabitarche	< 14. Lebensjahr: höheres Risiko
häufig wechselnde Partner	> 4 in 10 Jahren: höheres Risiko
Immunsuppression	höheres Risiko
HIV-Infektion (und AIDS)	bei HIV-Infektion sechsfach erhöhtes Risiko, an einem Zervixkarzinom zu erkranken; Zervixkarzinom häufigstes Malignom bei HIV-infizierten Frauen
Rauchen	Nikotinabusus (> 15 Zigaretten/Tag) mit schlechterer Prognose verbunden
Prognosefaktoren:	
Symptome durch den Tumor	symptomatische Patientin verglichen mit asymptomatischer Patientin weist schlechtere Prognose (Überleben) auf
Hämoglobin	niedriger Hb-Wert mit schlechterer Prognose assoziiert
Diabetes mellitus	bei Vorliegen eines Diabetes mellitus schlechtere Prognose als ohne
ethnische Herkunft	widersprüchliche Daten: manche amerikanische Autoren wiesen eine afroamerikanische Zugehörigkeit als Risikofaktor und negativen Prognosefaktor aus, andere bestätigten das nicht
Tumorstadium	Gesamtüberleben nimmt mit zunehmendem FIGO-Stadium ab
Tumorgröße bzw. -volumen	direktes Verhältnis zwischen Tumorgröße und Rezidivwahrscheinlichkeit
Lymphknotenbefall	positive pelvine und paraaortale Lymphknoten sind ein vom Stadium unabhängiger negativer Prognosefaktor
Invasionstiefe	direkte Beziehung zwischen Tiefe der Invasion und Rezidivhäufigkeit sowie negative Assoziation zum Überleben
lymph- und hämangisches Wachstum	bei L1- und V1-Tumoren höhere Rate an Lymphknotenmetastasen, erhöhtes Rezidivrisiko sowie kürzeres Gesamtüberleben
geringer chirurgischer Sicherheitsabstand	ungünstiger prognostischer Faktor
parametraner Befall	ungünstiger prognostischer Faktor

Tab. 3.1: (fortgesetzt)

Faktor	Bemerkungen
histologischer Typ	kleinzellige und großzellig-neuroendokrine, klarzellige, seröse und adenoid-zystische Karzinome sind mit z. T. extrem schlechter Prognose assoziiert
Tumormarker	Squamous Cell Carcinoma Antigen (SCC) ist beim Plattenepithelkarzinom mit der Prognose assoziiert
EGFR	erhöhte Epithelial-Growth-Factor-Receptor-Spiegel im Tumorgewebe sind mit einem erhöhten Rezidivrisiko verknüpft

Zusammenfassung verschiedener Original- und Übersichtsarbeiten (z. B. Creasman et al. 1998, Levenback u. Morris 2000, Pirog et al. 2019, Randall et al. 2007, Schneider 2015, Stelzle et al. 2021, LL 2021).

In einer bemerkenswerten aktuellen Mitteilung von zwei Fällen aus Japan wird die vaginale Transmission von mütterlichen Karzinomen auf die Kinder, die mit 23 Monaten bzw. 6 Jahren an Lungenkarzinomen erkrankten, beschrieben. Die kindlichen pulmonalen Tumoren erwiesen sich nach Sequenzierung als identisch mit den Zervixkarzinomen der Mütter (Arakawa et al. 2021). Schätzungen gehen von bis zu 30–50 % HPV-positiven Amerikanerinnen in der Altersgruppe unter 25 Jahren aus, von denen glücklicherweise aber nur etwa ein Fünftel an einer CIN und nur ca. zwei Prozent an einem HPV-assoziierten, invasiven Malignom erkranken werden. In Deutschland lag diese Zahl in einer Studie bei Frauen zwischen 20 und 27 Jahren um 23 %. Glücklicherweise verschwinden wahrscheinlich 80 % aller genitalen HPV-Infektionen innerhalb von 3 Jahren spontan. Die Aufklärung des Zusammenhangs zwischen HPV-Infektion und Zervixkarzinom hat praktische Bedeutung: Erstens verbessert der Nachweis von HPV die Qualität der Krebsfrüherkennungsuntersuchungen, und zweitens war die Identifizierung der Hochrisiko-HPV-Typen Grundlage für die Entwicklung von Impfstoffen. Die entscheidende Frage ist nicht mehr, ob bestimmte HPV-Typen für die Entstehung der meisten Zervixkarzinome unabdingbar sind, sondern warum die HPV-Infektion bei einigen Betroffenen, von denen wiederum nur ein kleiner Prozentsatz ein Karzinom entwickelt, persistiert (zur Hausen 2009, Iftner 2009, Lagheden et al. 2018, Wright et al. 2019).

3.2.2 Histologie und pathologische Anatomie

Vorstufen: die zervikale intraepitheliale Neoplasie

Für die Entstehung der zervikalen intraepithelialen Neoplasien (CIN) und später des invasiven Zervixkarzinoms ist die Grenze zwischen dem Zylinderepithel der Endozervix und dem Plattenepithel der Portiooberfläche, der Ektozervix, wichtig (sog. Platten-Zylinderepithel-Grenze, PZG). In unterschiedlichem Ausmaß ist bei jungen Mäd-

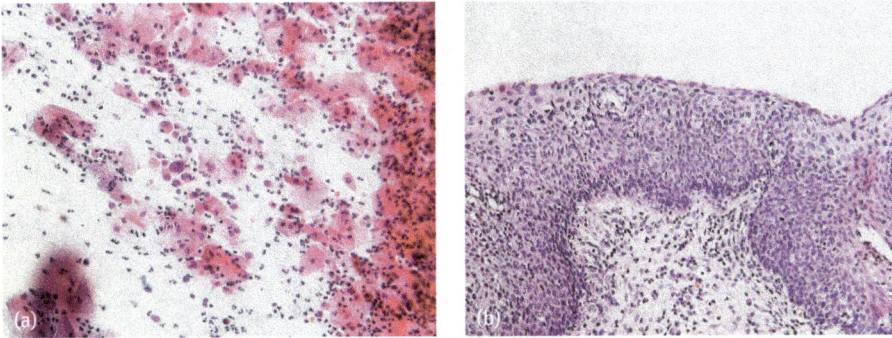

Abb. 3.1: (a) Zytologie Gruppe IVa-p, dazu korrespondierend (b) der histologische Befund einer CIN 3 (Quelle: H. Neudeck, MLK Berlin).

chen und Frauen auch die Ektozervix von Zylinderepithel bedeckt. Dieses ektozervikale Zylinderepithel wird mit der Zeit in Plattenepithel umgewandelt, was bedeutet, dass die Grenzzone zwischen Platten- und Zylinderepithel in Richtung Zervikalkanal, also in die Endozervix, verschoben wird und damit der Kolposkopie nicht mehr zugänglich ist (Schneider 2015, Wright et al. 2019). Für die kolposkopische Beurteilung hat die Einteilung in 3 PZG-Typen Konsequenzen (s. u.).

Bei den CIN kommt es je nach Schweregrad zu einem Verlust der Schichtung des Epithels: kaum bzw. wenig bei den leichten und mittelgradigen Dysplasien (CIN 1 und 2) und ausgeprägt bei der schweren Dysplasie (CIN 3). Daneben nehmen die Mitoserate und der Anteil atypischer Zellen zu. Die Basalmembran wird von den CIN respektiert (Abb. 3.1).

Im deutschsprachigen Raum bestimmt noch immer die CIN-Nomenklatur den klinischen Alltag. International sind dagegen fast alle Autoren dem Bethesda-System gefolgt, in dem sowohl zytologisch als auch histologisch zwei Gruppen unterschieden werden: *low-grade squamous intraepithelial lesions* (LSIL) und *high-grade squamous intraepithelial lesions* (HSIL). LSIL entsprechen der CIN 1, HSIL fassen CIN 2 und 3 zusammen. Die historische Unterscheidung zwischen plattenepithelialer „schwerer Dysplasie" und „Carcinoma in situ" wird schon länger nicht mehr aufrechterhalten – wenngleich viele Pathologen das noch tun. Das Adenocarcinoma in situ der Zervix (ACIS, AIS) dagegen ist nach wie vor eine eigenständige Diagnose (Hillemanns et al. 2019a u. 2019b, Wright et al. 2019).

Mikroinvasive und invasive Zervixkarzinome

Haben die Tumorzellen die Basalmembran durchbrochen, ist das Kriterium der Invasivität erfüllt (Abb. 3.2). Wenn das nur wenige Millimeter tief geschehen ist, spricht man von mikroinvasiven Karzinomen (Stadium IA1: Tiefeninvasion von maximal

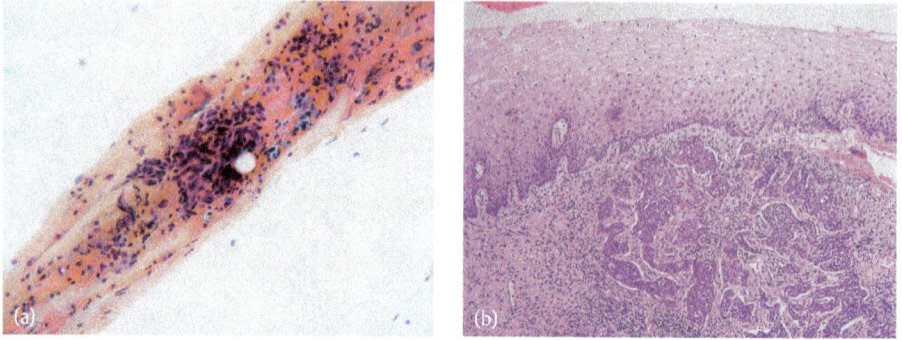

Abb. 3.2: (a) Zytologie Gruppe V-p, (b) histologisch fand sich ein invasives Plattenepithelkarzinom der Cervix uteri (Quelle: H. Neudeck, MLK Berlin).

3 Millimetern und IA2: Tiefeninvasion von maximal 5 Millimetern). Die Unterscheidung zwischen diesen beiden mikroinvasiven Stadien, wobei es um gerade 2 Millimeter Tiefeninvasion als Diskriminante geht, mag künstlich erscheinen. Aber ab 3 bis 5 Millimeter Tiefeninvasion ist eine höhere Rate an Lymphknotenmetastasen zu erwarten, nämlich in ca. 5 bis 8 % – einige Autoren geben sogar Zahlen bis 15 % an; insofern sind die 2 Millimeter klinisch tatsächlich bedeutsam (Creasman et al. 1998, Randall et al. 2007). Mikroinvasive Karzinome können multifokal, d. h. in voneinander separierten Foci, auftreten.

Der Terminus „mikroinvasives Karzinom" (MICA), an dem die FIGO bisher festgehalten hat (Stadien IA1 und IA2), wird neuerdings von vielen amerikanischen Pathologen durch „oberflächlich-invasives Plattenepithelkarzinom" ersetzt (*Superficially Invasive Squamous Cell Carcinoma*, SISCC; s. Lower Anogenital Squamous Terminology [LAST] Project for HPV-Associated Lesions). Allerdings fallen hierunter nur Läsionen bis max. 3 mm Tiefeninvasion und 7 mm in der horizontalen Ausbreitung, wobei die FIGO nun eben gerade letztere als Kriterium hat fallen lassen. Die deutschsprachige Literatur ist bisher weder der einen noch der anderen Änderung gefolgt (s. Abschnitt 3.5.3). Eine detaillierte Darstellung dazu findet sich bei Pirog et al. 2019.

Der zeitliche Verlauf von der primären HPV-Infektion über die CIN bis zum invasiven Karzinom wird in der Literatur unterschiedlich angegeben, weshalb die folgenden Zahlen als Größenordnung zu verstehen sind; Einigkeit besteht über die lange Dauer – geschätzt bis zu 20 Jahren. HPV-bedingte, leichte Dysplasien verschwinden in mehr als der Hälfte der Fälle spontan, gleichwohl schreiten etwa 10 % der CIN 1 innerhalb von 5 bis 7 Jahren zur CIN 3 fort. Auch eine CIN 2 bildet sich in etwa 40 % innerhalb von 2 Jahren zurück, aber immerhin 20 % sind in Richtung CIN 3 unterwegs. Mit Anfang 20 haben die Frauen, die später an einem Zervixkarzinom erkranken werden, ihre HPV-Infektion meistens bereits akquiriert. Aufmerksamkeit ist bei persistierenden Hochrisiko-HPV-Infektionen bei Frauen über 30–35 Jahren geboten. Wahrscheinlich durchlaufen die meisten der invasiven Zervixkarzinome eine mehr oder weniger kontinuierliche Entwicklung über die Dysplasien. Die Progressionsrate der CIN 3 zum invasiven Krebs wird auf etwa 12 % innerhalb von 10 bis 15 Jahren geschätzt. Es gibt definitiv schnellere Verläufe, bei denen dann häufiger Adenokarzinome oder andere histologische Varianten gefunden werden. Diese raschen Verläufe betreffen wohl vor allem jüngere Patientinnen – eine Beobachtung, die schon Ende des 19. Jahrhunderts gemacht wurde (Schauta 1897). Ein sog. sich „schnell entwickelndes" Zervixkarzinom ist festzuhalten, wenn eine junge Frau innerhalb der ersten 10 Jahre nach der Kohabitarche erkrankt (Castle et al. 2009, Hillemanns et al. 2019a u. 2019b, Schneider 2015, Wright et al. 2019).

Das Karzinom bleibt lange auf die Zervix beschränkt. Die weitere Ausbreitung erfolgt in die Parametrien, die Scheide sowie in die pelvinen und paraaortalen Lymphknoten. In den meisten Fällen infiltriert der Tumor das benachbarte parametrane Gewebe wohl kontinuierlich, gelegentlich aber auch diskontinuierlich, was uns bei der Therapie noch einmal beschäftigen wird. Im lokal weit fortgeschrittenen Stadium kann das Karzinom in Blase und Rektum einbrechen. Viszerale Fernmetastasen treten spät und dann überwiegend in der Lunge, in der Leber, aber auch im Skelett auf. Seltener sieht man Manifestationen im Peritoneum, Omentum majus, in den Nieren oder als Rarität sogar der Haut, aber das bleibt meistens besonderen histologischen Typen vorbehalten, z. B. kleinzelligen Karzinomen. Die Wahrscheinlichkeit einer Streuung in die regionären pelvinen und später in die paraaortalen Lymphknoten ist zunächst abhängig vom Stadium, aber auch von der Tumorbiologie: Bei IA1-Karzinomen kommt sie – von seltenen Ausnahmen abgesehen – praktisch nicht vor, im Stadium IV sprechen wir aber sowohl pelvin als auch paraaortal von mehr als der Hälfte der Betroffenen. In abnehmender Häufigkeit finden sich die befallenen pelvinen Lymphknoten in der Fossa obturatoria, entlang der externen iliakalen Gefäße, parametran, entlang der A. iliaca communis und präsakral. Auch die supraklavikulären Lymphknoten kommen in fortgeschrittenen Fällen oder bei ungünstiger Histologie als Metastasenort in Frage. Mikrometastasen sind definiert als das Vorkommen von Tumorzellen in Lymphknoten in einer Dimension von 0,2 mm bis max. 0,2 cm (Randall et al. 2007, Rhiem et al. 2007, Pirog et al. 2019).

Zervixkarzinome sind ganz überwiegend – je nach Studie 70–95 % – Plattenepithelkarzinome. Klinisch bedeutend sind daneben die Adenokarzinome, die 4 bis 25 % stellen und deren Subtypen einige Besonderheiten aufweisen, gefolgt von den adenosquamösen Karzinomen (etwa 3 %). Die unterschiedlichen Angaben zur Ratio zwischen Plattenepithel- und Adenokarzinomen reflektieren die Zeit, aus der die Studie stammt: In den 1950er und 60er Jahren betrug jene 95 zu 5 %, wobei nicht so viele Subtypen definiert waren; insgesamt wird in der westlichen Welt eine Verschiebung dieser Ratio mit Zunahme der Adeno- bei gleichzeitiger Abnahme der Plattenepithelkarzinome beobachtet. Als Erklärung dafür wurde die früher schlechtere Sensitivität der zytologischen Detektion glandulärer Läsionen, die sich oft auch höher in der Zervix entwickeln, bemüht (Pirog et al. 2019). Adenokarzinome der Zervix gehören vor allem dem endozervikalen „usual" Typ sowie seltener dem intestinalen oder endometrioiden Typ an. Der Rest entfällt auf seltene histologische Varianten, die oft eine schlechte Prognose aufweisen, wie z. B. das klarzellige und das seröse Karzinom, die nicht HPV-abhängig sind (Tab. 3.2).

Tab. 3.2: Histologische Typen des Zervixkarzinoms (modifiziert nach Randall et al. 2007 und Pirog et al. 2019).

Histologischer Typ	Besonderheiten
Plattenepithelkarzinome (verhornend oder nichtverhornend)	häufigste Form (ca. 80 %), entwickelt sich aus einer CIN 3 im Verlaufe von etwa 10–12 Jahren, zu 99 % mit HPV assoziiert, meistens mittelgradig differenziert (G2), selten G1, etwas häufiger G3, wobei keine klare Abhängigkeit der Prognose vom Differenzierungsgrad nachgewiesen ist
Subtypen des Plattenepithelkarzinoms der Zervix	
– verruköses Karzinom	nicht HR-HPV-assoziiert, exophytisch, selten, gute Prognose
– papilläres und squamotransitionales Karzinom	HPV-16-assoziiert, klinisch verhalten sie sich wohl wie die konventionellen Plattenepithelkarzinome
– sogenanntes warziges Karzinom („warty carcinoma", syn.: kondylomatöses Karzinom)	weniger aggressiv als das reguläre Plattenepithelkarzinom
– lymphoepitheliomähnliches Karzinom	möglicherweise HPV- und Epstein-Barr-Virus-assoziiert (vor allem bei Asiatinnen), bessere Prognose als das typische Plattenepithelkarzinom
– basaloides Karzinom	HPV-assoziiert; unklar, ob tatsächlich eine Entität
Adenokarzinome	etwa 10–20 % der Zervixkarzinome, Inzidenz in den letzten Jahren zunehmend, meistens HPV 18-assoziiert, seltener HPV 16, entziehen sich gelegentlich der zytologischen Diagnose (Cave: Gruppe III), Befall der Ovarien wohl häufiger als beim Plattenepithelkarzinom
Subtypen des Adenokarzinoms der Zervix	
– endozervikales „usual type"-Adenokarzinom	mit 75 % die bei weitem häufigste Form der Adenokarzinome, die Differenzierung (Grading) scheint – im Gegensatz zum Plattenepithelkarzinom – mit der Prognose zu korrelieren
– intestinales Adenokarzinom	meistens HPV-assoziiert, die Zellen erinnern an ein Kolonkarzinom, was bei der differentialdiagnostischen Abgrenzung zur Metastase eines solchen zu beachten ist, die Pat. sind jung: im Durchschnitt 47 J.
– Siegelringzelltyp-Adenokarzinom	Rarität, kann rein oder gemischt mit dem intestinalen, gastrischen oder endozervikalen Typ vorkommen
– gastrisches/„minimal deviation"-Adenokarzinom	8 % der zervikalen Adenokarzinome (der besondere Typ „minimal deviation carcinoma" [historisch: sog. „Adenoma malignum", Gusserow 1870] stellt 1–3 % der Adenokarzinome und ist nicht selten mit dem Peutz-Jeghers-Syndrom vergesellschaftet); die gastrischen Adenokarzinome sind nicht HPV-assoziiert, gut differenziert; Cave: Zytologie – und auch Histologie nach Biopsie – nicht selten negativ, HPV spielt in der Diagnostik keine Rolle – insofern präsentieren sich viele Pat. mit fortgeschrittenem Befund, metastasiert gern in die Ovarien und die Bauchhöhle, als Besonderheit: massiver wässriger oder schleimiger Fluor als Symptom, Prognose in den meisten Studien insgesamt schlechter als beim usual type

Tab. 3.2: (fortgesetzt)

Histologischer Typ	Besonderheiten
– villoglanduläres Adenokarzinom	gut differenziert, Pat. meistens jünger als 40 Jahre, exzellente Prognose, HPV-assoziiert
– endometrioides Adenokarzinom	im Einzelfall schwierige Abgrenzung von einem primären Endometriumkarzinom (vor allem bei „lower uterine segment carcinoma" = LUS) aber auch vom „usual type"-Adenokarzinom, primäre endometrioide Adenokarzinome der Zervix sind im Unterschied zum Endometriumkarzinom meistens östrogen- und vimentinnegativ, aber HPV-positiv
– klarzelliges Adenokarzinom	mit wenigen Ausnahmen HPV-negativ, etwa 2–7 % aller Adenokarzinome der Zervix, früher mit intrauteriner Exposition gegenüber Diethylstilbestrol in Zusammenhang gebracht; mitunter schwierige Abgrenzung von einem klarzelligen Endometriumkarzinom
– seröses Adenokarzinom	nicht HPV-assoziiert, äußerst selten, aggressives Verhalten; die Diagnose sollte nur bei reinem Zervixbefall in Abwesenheit anderer gynäkologischer Manifestationen (Endometrium, Ovar) gestellt werden
– mesonephrisches Adenokarzinom	Rarität, entwickelt sich aus mesonephrischen Gangrudimenten, sarkomatoide Komponenten beschrieben
andere epitheliale Tumoren	
– adenosquamöses Karzinom	HPV-assoziiert, 2–3 % der Zervixkarzinome, prognostisch in einigen Studien ungünstiger als Plattenepithel- und Adenokarzinome; Unterform: sog. klarzelliges adenosquamöses Karzinom
– „Glassy cell"-Karzinom	Sonderform des adenosquamösen Karzinoms, schlecht differenziert, insgesamt 1 % aller Zervixkarzinome, klinisch sehr aggressives Verhalten
– mukoepidermoides Karzinom (MEC)	lt. WHO keine eigene Entität, dort unter den adenosquamösen Tumoren eingeordnet, morphologischer Bau wie MEC der Speicheldrüsen
– adenoid-zystisches Karzinom	extrem selten, nicht HPV-assoziiert, der histologische Bau erinnert an Karzinome der Speicheldrüsen, klinisch äußerst aggressiv mit schlechter Prognose
– Adenoid-Basal-Tumoren (Epitheliom [= low-grade Variante] und Karzinom)	ebenfalls weniger als 1 % aller Adenokarzinome der Zervix, histologisch ähnlich dem adenoid-zystischen Karzinom, die low-grade Variante zeigt klinisch einen benignen Verlauf
– undifferenzierte Karzinome	von der WHO – aber nicht im Blaustein – aufgeführt
Neuroendokrine Tumoren der Zervix	
– typisches Karzinoid	Rarität, biologisches Verhalten unklar, Karzinoid-Syndrom wie bei den intestinalen Formen bisher nicht beschrieben
– atypisches Karzinoid	Rarität, können metastasieren, Karzinoid-Syndrom wie bei den intestinalen Formen bisher nicht beschrieben

Tab. 3.2: (fortgesetzt)

Histologischer Typ	Besonderheiten
– großzelliges neuro-endokrines Karzinom	über die Hälfte der Fälle HPV-assoziiert, schlecht differenziert, klinisch äußerst aggressiv
– kleinzelliges Zervixkarzinom	HPV-assoziiert, 1–2 % aller Zervixkarzinome, morphologisch identisch zum kleinzelligen Bronchialkarzinom, extrem maligne, nicht selten als z. T. zunächst okkulte Komponente in anderen Zervixkarzinomen, dann für den fatalen Verlauf verantwortlich (eigene Beobachtung), primäre Chemotherapie kann die Prognose etwas verbessern

Mesenchymale und gemischte epithelial-mesenchymale Tumoren (Raritäten)

– Karzinosarkome der Zervix	oft HPV-assoziiert, die karzinomatöse Komponente erinnert oft an basaloide Tumoren, nach manchen Untersuchungen hat der MMMT der Zervix eine etwas bessere Prognose als sein endometriales Pendant (s. Kapitel 4)
– Adenosarkom der Zervix	nur wenige Fälle bekannt geworden (s. Kapitel 5)
– Leiomyosarkom	häufigstes primäres Sarkom der Zervix (s. Kapitel 5)
– endometriales Stromasarkom	s. Kapitel 5
– embryonales Rhabdomyosarkom	Kinder und Adoleszentinnen (s. Kapitel 5)
– malignes Schwannom	extreme Rarität
– Osteosarkom	extreme Rarität

sonstige maligne Tumoren der Zervix

– primäres Chorionkarzinom	Rarität (s. Kapitel 7)
– Keimzelltumoren	wenige Fälle bekannt geworden (z. B. mature Teratome, Dottersack-tumoren, s. Kapitel 6)
– primäres Melanom der Zervix	sehr selten beschrieben
– **sekundäre Zervixtumoren** als Metastasen oder durch direkte Invasion anderer maligner Tumoren	z. B. Rektum-, Blasen-, Ovarial-, Chorion-, Kolon-, Magen-, Gallen-blasen-, Pankreas-, Nieren-, Lungen-, Schilddrüsen- und Mammakar-zinom, daneben Uterussarkome, malignes Melanom, Lymphome (zwei eigene Beobachtungen); gelegentlich kommt man auf die Diagnose der genannten Malignome möglicherweise über zuerst bemerkte Mani-festation in der Zervix – insofern ist die differentialdiagnostische Abgrenzung zwischen primärem und sekundärem Zervixtumor dann relevant

Wie eben gestreift, sind Adenokarzinome gelegentlich deshalb tückisch, weil sich die entsprechenden Dysplasien bzw. das Adenocarcinoma in situ sowohl der zytologischen als auch der kolposkopischen Früherkennung entziehen können und erst als invasive, symptomatische Läsionen diagnostiziert werden. Manche Untersucher hielten bei Adenokarzinomen häufiger paraaortale Lymphknotenmetastasen und Fernabsiedlungen sowie eine geringere Strahlensensibilität fest. Daneben waren in einigen Statistiken auch die Ovarien häufiger befallen, weshalb sich beim Adeno- im Gegensatz zum Plattenepithelkarzinom der Zervix anlässlich der Operation ab Stadium IB2 die Frage nach Entfernung jener stellt (s. Abschnitt 3.6.2). Ovarielle Metastasen sind insgesamt sowohl bei Plattenepithel- als auch bei Adenokarzinomen selten und wenn, dann kommen sie eher in der Postmenopause, bei positiven Lymphknoten und Korpusbeteiligung vor. Möglicherweise entwickeln sich Adeno- und adenosquamöse Karzinome schneller als Plattenepithelkarzinome. In den frühen Stadien gibt es prognostisch zwischen Plattenepithel- und Adenokarzinomen wahrscheinlich keinen Unterschied, dennoch fanden einige Untersucher bei einer Betrachtung über alle Stadien ein etwas schlechteres Abschneiden beim Adenokarzinom, wenngleich das nicht unwidersprochen ist. In den letzten Jahren hat sich eine Subklassifikation der Usual type-Adenokarzinome nach ihrem Wachstumsmuster durchgesetzt (Klassifikation nach Silva). Tumoren mit gut demarkierten Drüsen ohne destruierende Stroma- und Lymphangioinvasion werden als Muster A, solche mit früher destruierender Stromainvasion bei gleichwohl gut demarkierten Drüsen als Muster B und schließlich jene mit diffuser destruierender Stromainfiltration als Muster C definiert. Die klinische Korrelation ist insofern bemerkenswert, als in den zugrundeliegenden Studien A-Tumoren nie, B-Tumoren selten (< 5 %) und C-Befunde häufig (20–25 %) lymphogen metastasierten bzw. rezidivierten – unabhängig davon, ob ein Stadium IA1, IA2 oder IB vorlag. Als Konsequenz daraus kann bei Tumoren mit dem Muster A auf die Lymphadenektomie verzichtet werden, während beim Muster B eine Sentinellymphknotenentfernung und bei Muster-C-Tumoren eine systematische Lymphadenektomie empfohlen wird (Diaz De Vivar et al. 2013, Roma et al. 2016, Pirog et al. 2019).

Großzellige neuroendokrine und kleinzellige Tumoren weisen eine äußerst deprimierende Prognose mit einem 5-Jahres-Überleben von 10 bis 30 % auf. Ist nur eine neuroendokrine Komponente innerhalb eines sonst anders strukturierten Zervixkarzinoms zu verzeichnen, sollte der Pathologe jene in Prozent des Gesamttumors angeben. Schon eine diskrete neuroendokrine Komponente in einem Plattenepithelkarzinom kann einen ungewöhnlichen, raschen Verlauf bedingen. Die histologische Unterscheidung zwischen den einzelnen Typen ist im Einzelfall anspruchsvoll und erfordert aufwändige immunhistochemische Techniken, so z. B. bei der Diagnostik klar- und kleinzelliger Läsionen oder der Abgrenzung vom primären Endometriumkarzinom (Levenback u. Morris 2000, Randall et al. 2007, Pirog et al. 2019, Tab. 3.2). Wie bei anderen Malignomen wurden für das Zervixkarzinom zahlreiche Prognosefaktoren identifiziert. Das histologische Grading wird als Prognosefaktor hierbei nicht von allen Pathologen und Klinikern akzeptiert; in der aktuellen S3-Leitlinie wird das Grading zum Zünglein an der Waage, wenn bereits zwei weitere Risikofaktoren identifiziert wurden (Pirog et al. 2019, Tab. 3.1). Gelegentlich manifestiert sich ein malignes Lymphom in der Zervix; der histologische Befund ist dann für alle Beteiligten überraschend, da die symptomfreien Patientinnen eine Konisation bei auffälliger Zytologie in Erwartung einer CIN erhielten (eigene Beobachtungen). Primäre Sarkome der Cervix uteri sind eine ausgesprochene Rarität (Agarval et al. 2011, Monk u. Tewari 2007, Pirog et al. 2019).

3.3 Symptome und klinische Präsentation

Die Vorstufen des Zervixkarzinoms verursachen keine Symptome. Das gilt auch für die meisten mikroinvasiven und frühen FIGO-IB1-Karzinome. Im Übrigen macht sich aber die Mehrzahl der klinisch erkennbaren Zervixkarzinome durch z. T. typische, wenngleich unspezifische Erscheinungen bemerkbar.

Misstrauen ist bei therapierefraktärem, übelriechendem Fluor geboten (s. o.). Manchmal liegt ein Zervixkarzinom vor, wenn die üblichen Behandlungen bei Fluor und Foetor vaginalis wegen einer „Entzündung" versagen. Dieser Fluor ist meist blutig-wässrig (in alten Lehrbüchern findet man dafür die Beschreibung „fleischwasserfarben") – und in schleimiger Form geradezu pathognomonisch für die seltenen, HPV-unabhängigen gastrischen („minimal deviation-") Adenokarzinome (Tab. 3.2). Blutungsanomalien sind beim Zervixkarzinom ein klassisches Symptom. Sie werden als azyklische, oft starke Blutungen („Metrorrhagie") oder als postkoitale Blutungen („Kontaktblutungen") beschrieben. Fast alle anderen klinischen Zeichen deuten schon auf ein fortgeschrittenes Stadium hin: Flankenschmerz kann durch eine Harnstauungsniere bedingt sein, wobei diese wegen der langsamen Entwicklung viel häufiger „stumm" ist. Schmerzen, die als „Ischias" imponieren und in das Gesäß und die Oberschenkel ausstrahlen, sind verdächtig auf eine Infiltration des Plexus lumbalis resp. sacralis. Diese Schmerzen können erheblich sein. Beinvenenthrombosen und Schwellung der Beine sind Zeichen einer tumorbedingten pelvinen Stauung, Blut in Urin und Stuhl solche des Tumoreinbruchs in die benachbarten Hohlorgane (Abb. 3.3). Nicht selten berichtet die Patientin über ganz unspezifische abdominale Beschwerden, die Neigung zu „Blaseninfektionen" oder – als Zeichen einer manifesten Tumorerkrankung – Gewichtsverlust (Gusserow 1878, Schauta 1897, Stoeckel 1955, Levenback u. Morris 2000).

> Wenn ein Zervixkarzinom Symptome – insbesondere Schmerzen – verursacht, liegt in der Regel kein Frühbefund mehr vor.

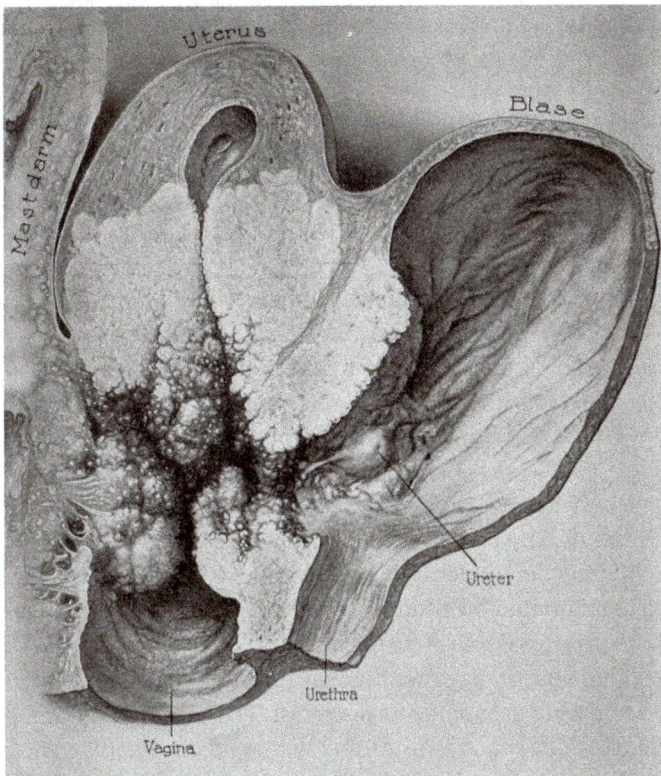

Abb. 3.3: Ein ausgedehntes, in die Blase und das Septum rectovaginale eingebrochenes Zervixkarzinom (FIGO IVA). Die Abbildung stammt aus dem in der ersten Hälfte des 20. Jahrhunderts verbreiteten Buch „Cancer of the Uterus" (1. Auflage 1900) von Thomas Stephen Cullen (Johns Hopkins University, Baltimore, Maryland) – sie wurde später auch von Walter Stoeckel in sein „Lehrbuch der Gynäkologie" aufgenommen.

3.4 Prävention und Früherkennung

3.4.1 Primäre Prävention: Impfung gegen HPV

Ausgehend von der Theorie, dass ohne onkogene Papillomviren die überwiegende Zahl der Zervixkarzinome nicht entstehen dürfte, wurden in den letzten 20 Jahren entsprechende Impfstoffe entwickelt (Michels u. zur Hausen 2009). Neben dem Zervixkarzinom sind auch andere HPV-assoziierte Malignome wie Vulva-, Vaginal-, Penis-, Anal- und Oropharynxkarzinome zu berücksichtigen (STIKO, LL Impfprävention HPV 2020, PEG).

Natürliche HPV-Infektionen bewirken eine überwiegend lokale, epitheliale und praktisch zu vernachlässigende systemische Immunabwehr. Reinfektionen scheinen im Vergleich zu anderen Viren

(z. B. Masern) möglich. Neben der spezifischen DNA sind für das HPV vor allem die Strukturproteine L1 und L2 kennzeichnend. Um im Tierexperiment wirksame Antikörper gegen HPV zu erzeugen, fungierten L1 und L2 als Impfantigene, sodass der Weg zum humanen Impfstoff über die Entwicklung virusähnlicher Partikel (virus-like particles, VLP) aus den viralen Hauptstrukturproteinen und nicht über z. B. inaktivierte Viren führte. Deshalb – manche junge Patientin und Eltern fragen verständlicherweise danach – können die verfügbaren, zugelassenen HPV-Impfstoffe keine Infektion auslösen. In Studien mit mehreren Tausend Teilnehmerinnen wurden die hohe Immunogenität, gute Verträglichkeit und Sicherheit der verfügbaren Impfstoffe gezeigt. Durch die Impfung gegen die HPV-Typen 16/18 können wenigstens 80 % aller hochgradigen CIN verhindert werden. Das wird in ähnlicher Größenordnung für die invasiven Karzinome erwartet.

Derzeit sind in Deutschland zwei Präparate zur Impfung gegen HPV verfügbar: Gardasil 9® (Sanofi Pasteur MSD) und Cervarix® (GlaxoSmithKline). Der bivalente Impfstoff Cervarix® richtet sich gegen die beiden entscheidenden Typen 16 und 18. Gardasil 9® – das Nachfolgepräparat für den Vierfachimpfstoff Gardasil® (HPV-Typen 6, 11, 16 und 18) – erfasst darüber hinaus weitere potenziell onkogene Typen (31, 33, 45, 52, 58) und die condylomassoziierten HPV-Typen 6 und 11. Empfohlen wird die HPV-Impfung bei Mädchen – und konsequenterweise seit 2018 auch bei Jungen – im Alter von 9 bis 14 Jahren mit zwei Einzelgaben im Abstand von 5 bis 13 Monaten. Erfolgt die Impfung der Kinder bzw. Adoleszenten erst danach (bis zum Alter von 17 Jahren) sind drei Einzeldosen erforderlich (0, 1 und 6–12 Monate bei Cervarix bzw. 0, 2 und 6–12 Monate bei Gardasil 9). Nach der aktuellen Studienlage darf von einem Schutz für 12 Jahre ausgegangen werden; noch gibt es keine Empfehlungen, ob und wann eine Auffrischungsimpfung angezeigt ist (FUTURE II Study Group 2007, Wheeler et al. 2012, Lazcano-Ponce et al. 2019). Auch wenn die Ständige Impfkommission beim Robert Koch-Institut und die LL-Gruppe Impfprävention das o. g. Lebensalter (9–14 Jahre) als idealen Zeitpunkt für die Impfung definieren, ist es in der Realität nun einmal so, dass nicht alle Kinder geimpft werden. Junge Erwachsene können sich daher im Rahmen der vorliegenden Zulassung auch danach impfen lassen; eine ausdrückliche Empfehlung gilt aktuell bis zum vollendeten 26. Lebensjahr (STIKO, LL Impfprävention HPV 2020).

Zwar ist von einer besseren Immunantwort auszugehen, wenn der Impfling HPV-naiv ist, aber eine HPV-Testung vor Impfung sollte ausdrücklich unterbleiben, weil sie keine Konsequenz hätte (LL Impfprävention 2020). Hat es jemand gut gemeint und eine Testung dennoch vorher durchgeführt, wäre ein positiver Befund kein Grund, von der Impfung abzusehen, denn aller Wahrscheinlichkeit nach dürfte kein positives Ergebnis für alle Typen in den Impfstoffen vorliegen. Auch geimpften Frauen wird nach derzeitigem Wissenstand die Teilnahme an der Früherkennung noch empfohlen. Nicht zuletzt: ein 100%-iger Schutz ist – wie bei allen Impfungen – Illusion. Man sollte insofern geimpften Frauen nicht suggerieren, dass für sie ein Zervixkarzinom ausgeschlossen ist.

Wie Metaanalysen zeigten, gehen bei jungen Mädchen HR-HPV-Infektionen durch die Impfung um etwa 80 % zurück, bei Frauen bis 24 Jahre um 66 %, und auch die Rate an CIN 2+ verringerte sich um 30 % (Arbyn et al. 2018, Drolet et al. 2019). Aus einer schwedischen Registerstudie ergab sich nun für Mädchen und junge Frauen im Alter zwischen 10 und 30 Jahren erstmals, dass die HPV-Impfung auch mit einem reduzierten Risiko, an einem invasiven Zervixkarzinom zu erkranken, assoziiert war (Lei et al. 2020). Bei einer Durchimpfung von etwa 85 % einer Population wird nach 15 bis

20 Jahren mit einer gesunkenen Inzidenz des Zervixkarzinoms gerechnet. Für Australien wurde bereits anhand einer optimistischen Modellhochrechnung das „Zervixkarzinom als Gesundheitsproblem" – eine hohe Impfbeteiligung der Mädchen und Jungen gleichermaßen vorausgesetzt – innerhalb der nächsten 20 Jahre für „eliminiert" erklärt (Hall et al. 2019). Eine konsequente Pflege der zervikalen Zytologie zur Früherkennung würde dieses Ziel weltweit unterstützen (Simms et al. 2019). Die Einsparung diagnostischer und therapeutischer Maßnahmen wie Biopsien und Konisationen (in Deutschland etwa 140.000 im Jahr) durch die Impfung ist schon jetzt zu belegen. Einige Autoren gehen weiterhin von weniger Zervixinsuffizienzen und Frühgeburten durch die Reduktion der konisationsbedingten Folgen an der Zervix aus (Kyrgiou et al. 2017). Erweiterte Anwendungen der HPV-Vakzinierung wie die Sekundärprophylaxe nach Konisation wegen CIN 3 (adjuvante HPV-Impfung, Übersicht bei Lichter et al. 2020) oder die Primärprophylaxe bei älteren sowohl HPV-naiven als auch -positiven, sexuell aktiven Frauen werden untersucht; hierzu gibt es noch gegensätzliche Positionen (s. LL Impfprävention HPV 2020). Diese Fragen beschäftigen auch andere Fachgebiete, so wird z. B. eine HPV-Impfung nach primär behandeltem, HPV-assoziiertem Oropharynxkarzinom diskutiert.

Nebenwirkungen beziehen sich wie bei vielen Impfstoffen auf lokale Reaktionen an der Injektionsstelle wie Rötungen und schmerzhafte Schwellungen, fieberhafte Verläufe mit Nausea, Kopfschmerzen und auch passagerem Guillain-Barré-Syndrom (etwa 10 % der Geimpften). Seltener sind schwerere Allgemeinreaktionen, die allergischen Manifestationen ähneln, Pruritus, Kreislaufzusammenbrüche und Synkopen.

Der Stand der HPV-Vakzinierung wird in einer Cochrane-Analyse wie folgt zusammengefasst (Arbyn et al. 2018):
– Der Effekt ist größer bei Typ-16/18-assoziierten Läsionen.
– Der Effekt ist größer, wenn das Mädchen bzw. die Adoleszentin HPV-naiv war.
– Wahrscheinlich schützt die Impfung auch ältere, HPV-16/18-naive Frauen.
– Es fand sich kein relevantes Nebenwirkungsrisiko.
– Es gab wenige Todesfälle in den Studien mit Langzeitbeobachtung; die Rate war höher bei den über 25-jährigen, eine kausale Verknüpfung zur Impfung konnte im Übrigen nicht hergestellt werden.
– Ein negativer Effekt auf folgende Schwangerschaften kann nicht ausgeschlossen werden, aber es fand sich z. B. kein erhöhtes Fehlgeburtsrisiko. (Anm.: Dieser Punkt wurde wahrscheinlich eher aus prinzipiellen, von Vorsicht getragenen Erwägungen aufgenommen, da zu möglichen Fehlbildungen und Totgeburten keine Daten existieren).
– Noch gibt es keinen Beleg dafür, ob und in welchem Umfang die Inzidenz an Zervixkarzinomen in der geimpften Population reduziert wird (Arbyn et al. 2018) – inzwischen liegt jedoch die oben zitierte schwedische Studie vor (Lei et al. 2020).

Auch gegen HPV geimpften Frauen wird die Teilnahme an den Reihenuntersuchungen zur Früherkennung des Zervixkarzinoms ausdrücklich empfohlen.

3.4.2 Sekundäre Prävention: Zervixzytologie

„Der größte Risikofaktor für ein Zervixkarzinom ist, niemals einen Pap-Test zu haben ...".
Monk u. Tewari (2007)

Die asymptomatische Patientin mit CIN oder Mikrokarzinom wird an einem auffälligen zytologischen Befund erkannt – bzw. an einem positiven HR-HPV-Test. Seit fast 80 Jahren ist die zytologische Diagnose auf dem Boden eines Portioabstriches etabliert (Papanicolaou 1943). Die in den letzten Jahren oft hervorgehobene Dünnschichtzytologie ist der konventionellen zytologischen Standardtechnik bei der Detektion von CIN 2+ nicht überlegen. Im deutschsprachigen Raum erfolgt die Angabe der Befunde nach der Münchner Klassifikation III (Griesser et al. 2013), international nach dem Bethesda-System (Tab. 3.3).

Die zytologische Untersuchung basiert auf der Beschreibung und Beurteilung von dyskariotischen Veränderungen abgeschilferter endo- und ektozervikaler Zellen, wobei eine reproduzierbare Korrelation zwischen dem zytologischen Abstrich und dem tatsächlich zugrunde liegenden histologischen Befund in der Literatur zwischen 40 und 95 % angegeben wird. Unklar ist nach wie vor, ob eine Reihenuntersuchung mit Zytologie und/oder HPV-Test aus der Scheide nach totaler Hysterektomie für die betreffende Frau von Nutzen ist, bisher gibt es dafür jedenfalls keine Belege. Gleichwohl wird empfohlen, die Früherkennung als Ko-Testung nach totaler Hysterektomie HR-HPV-positiver Frauen (nach 12 und 24 Monaten) beizubehalten; nach suprazervikaler Hysterektomie ist das ohnehin selbstverständlich (Hillemanns et al. 2020).

Zusätzlich sind in den letzten Jahren eine Reihe von Biomarkern bezüglich ihrer Eignung für die weitere Abklärung von suspekten zytologischen Befunden unter die Lupe genommen worden. Der gemeinsame Nachweis der Expression von Ki-67 und der Überexpression des p16-Proteins zeigte die onkogene Transformation einer Zelle durch Hochrisiko-HPV an und ist insofern z. B. für die Triage von ASC-US und ASC-H geeignet.

Tab. 3.3: Zytologische Befunde und resultierendes Vorgehen (modifiziert nach Griesser et al. 2013, Hillemanns et al. 2019a u. 2019b, Wright et al. 2019).

zytologischer Befund München III *Entsprechung im Bethesda-System*	Konsequenz/Maßnahmen
Gruppe 0 (unzureichendes Material) *unsatisfactory for evaluation*	Wiederholung des Abstriches
Gruppe I (unauffällige Befunde) *negative for intraepithelial lesion or malignancy (NILM)*	Wiederholung inkl. HPV nach 3 Jahren
Gruppe II-a (unauffällige Befunde bei auffälligem Vorbefund) *NILM*	Wiederholung je nach Vorbefund, in der Regel nach 12 Mon.
Gruppe II (grenzwertige Befunde mit eingeschränkt prädiktivem Wert) **II-p** (geringere Veränderungen als CIN 1) *atypical squamous cells of undetermined significance (ASC-US)* **II-g** (zervikale Drüsenzellen mit Anomalien, mehr als reaktiv) *atypical glandular endocervical cells not otherwise specified (AGC-NOS)* **II-e** (Endometriumzellen, Frauen > 40, zweite Zyklushälfte) *endometrial cells*	HR-HPV-Triage: falls neg. Zyt. und HPV in 12 Monaten. Falls pos. Kolposkopie innerhalb 3 Mon., p16/Ki-67 innerhalb 6 Mon. zur weiteren Abklärung ebenfalls mgl. Falls pos. Kolposkopie innerhalb 3 Mon.
Gruppe III (unklare und zweifelhafte Befunde) **III-p** (CIN 2+ und Plattenepithelkarzinom nicht auszuschließen) *atypical squamous cells of undetermined significance, cannot exclude HSIL (ASC-H)* **III-g** (Atypien des Drüsenepithels, ACIS und Adenokarzinom nicht auszuschließen) *AGC endocervical favor neoplastic* **III-e** (abnorme endometriale Zellen, postmenopausal) *AGC endometrial* **III-x** (zweifelhafte Drüsen ungewissen Ursprungs) *AGC favor neoplastic*	HR-HPV-Triage od. p16/Ki-67: falls neg. Zyt. und HPV in 6 Mon. Falls pos. Kolposkopie innerhalb 3 Mon., bei III-g, -e und -x: zusätzlich vaginale Sonographie, HSK und Abrasio, bei V. a. Invasion oder CIN 3 oder ACIS bei III-p und -g immer Kolposkopie.

Tab. 3.3: (fortgesetzt)

zytologischer Befund München III Entsprechung im Bethesda-System	Konsequenz/Maßnahmen
Gruppe IIID (Dysplasie mit Regressionsneigung)	
IIID-1 (Zellen einer CIN 1 entsprechend) *low-grade squamous intraepithelial lesion (LSIL)*	HR-HPV-Triage: falls neg. Zyt. und HPV in 6 Mon. Falls pos. Kolposkopie innerhalb 3 Mon., p16/Ki-67 innerhalb 6 Mon. zur weiteren Abklärung ebenfalls mgl. Falls pos. Kolposkopie innerhalb 3 Mon.
IIID-2 (Zellen einer CIN 2 entsprechend) *high-grade squamous intraepithelial lesion (HSIL)*	Kolposkopie, ggf. Biopsie
Gruppe IV (Vorstadien des Zervixkarzinoms) **IVa-p** (Zellbild einer CIN 3 entsprechend) *HSIL* **IVa-g** (Zellbild einem ACIS entsprechend) *AIS* **IVb-p** (CIN 3, Invasion nicht auszuschließen) *HSIL with features suspicious for invasion* **IVb-g** (ACIS, Invasion nicht auszuschließen) *AIS with features suspicious for invasion*	Gruppe IV und V: Kolposkopie mit entsprechender Biopsie, endometriale Pathologie jeweils berücksichtigen, d. h. HSK und Abrasio (bei Suffixen g, e und x)
Gruppe V (invasive Malignome) **V-p** (Plattenepithelkarzinom) *squamous cell carcinoma* **V-g** (Adenokarzinom) *endocervical adenocarcinoma* **V-e** (Endometriumkarzinom) *endometrial cancer* **V-x** (andere, auch unklare Malignome) *other malignant neoplasms*	

Abk.: HSK = Hysteroskopie; AIS, ACIS = Adenocarcinoma in situ

3.4.3 Sekundäre Prävention: Nachweis von HPV

Der Nachweis von Hochrisiko-HPV erhöht die Sicherheit im Rahmen der Krebsfrüh-erkennung und ermöglicht die Sichtung (franz.: triage) von kontrollbedürftigen, un-klaren zytologischen Befunden. Lassen sich Hochrisiko-HPV nicht nachweisen, ist ei-ne CIN 3 unwahrscheinlich. In vielen Studien sagte ein positiver HPV-Test das Vor-liegen einer hochgradigen Präkanzerose im Vergleich zur Zytologie zwar mit hoher Sensitivität, aber relativ geringer Spezifität voraus: Bei etwa 80 % der HPV-positiven jungen Frauen mit zytologischem Befund Gruppe III (Bethesda: ASC-H) liegen his-tologisch eben *keine* CIN-2+-Läsionen vor. Allerdings nimmt die Spezifität mit dem Alter zu, sodass ein Vorgehen, nach dem die HPV-Testung bei Frauen ab 30–35 Jah-ren zusätzlich zum zytologischen Abstrich erfolgt, konsequent ist. Bei HPV-positivem Befund sollte zunächst, wenn nicht im Rahmen der Ko-Testung ohnehin erfolgt, eine Zytologie erhoben werden. Eine weiterführende Eingrenzung des Befundes ist alter-nativ mit der p16/Ki-67-Testung möglich. In jedem Falle sollte die Typisierung vorlie-gen: Bei Typ-16- bzw. -18-positivem Ergebnis – auch ohne auffällige Zytologie – ist eine Kolposkopie zu empfehlen. In Deutschland wird seit 2020 zur Früherkennung des Zervixkarzinoms (organisiertes Programm nach Beschluss des Gemeinsamen Bundesausschusses) eine Ko-Testung aus HPV und Zytologie bei Frauen zwischen 35 und 65 Jahren alle 3 Jahre angeboten. Für die jüngeren Frauen (20 bis 35) gilt weiter-hin die Empfehlung zur jährlichen (alleinigen) Zytologie, denn hier wäre mit einer HPV-basierten Früherkennung eine potenziell unnötige Behandlung bei positiven Frauen zu befürchten, das gleiche gilt für zu kurze Untersuchungsintervalle (Hille-manns et al. 2019a u. 2019b). Im Ergebnis einer vor kurzem publizierten Studie könn-ten durch die Kombination von HPV-Test und Zytologie (inkl. Kolposkopie bei positi-vem Befund) um die 90 % aller CIN 3 und invasiven Zervixkarzinome im ersten Durchgang der Reihenuntersuchung bereits erkannt werden (Horn J. et al. 2019).

> Die HPV-Testung im Rahmen der Früherkennung des Zervixkarzinoms wird in Deutschland derzeit für Frauen im Alter von 35–65 Jahren empfohlen.

3.4.4 Kolposkopie

Unter Kolposkopie versteht man die lupenoptische Betrachtung und Beschreibung der Portio vaginalis uteri (κολπος bedeutet im Griechischen u. a. „Mutterschoß"; in der Gynäkologie steht kolpos eigentlich für „Scheide").

Das Verfahren wurde in den 1920er Jahren entwickelt. Mit der Kolposkopie steht dem Frauenarzt eine exzellente Ergänzung zur Zytologie und HPV-Detektion zur Verfügung; es ist bedauerlich, dass sich diese Methode in der breiten täglichen Praxis nie hat durchsetzen können. Inzwischen ist sie fast nur noch eine Angelegenheit für Spezialisten geworden. Das Kolposkopieren lernt man (nach dem Erwerb der Grundlagen durch Literaturstudium und einen Kurs oder eine Hospitation) nur durch ständiges Durchführen dieser Untersuchung – anfangs unter Aufsicht eines Erfahrenen. Nach unserer Überzeugung gehört die Kolposkopie in jedes Gynäkologen Hand und nicht nur in das „zertifizierte Zentrum".

Durch die 6- bis 40-fache Vergrößerung können ektozervikale Veränderungen präzise lokalisiert und Biopsien gezielt durchgeführt werden. Zunächst erfolgt die Kolposkopie nativ und anschließend nach Betupfen der Portio mit 3- bis 5%iger Essigsäure („Essigprobe"). Die Portio wird für die Kolposkopie am besten mit „Entenschnabelspekula" eingestellt. Zur Dokumentation und zum späteren Vergleich bei Kontrolluntersuchungen ist sehr zu empfehlen, den Befund in einer Zeichnung oder durch Foto festzuhalten. Zunächst erfolgt eine generelle Einschätzung, ob die kolposkopische Beurteilung bei der Patientin „adäquat" oder nur „inadäquat" erfolgen kann (z. B., ob die Portio überhaupt einsehbar ist). Dazu gehört auch die Beurteilung des Übergangs zwischen Platten- und Zylinderepithel (PZG, s. o.) und die Kategorisierung der Transformationszone:

Typ 1: PZG vollständig einsehbar,

Typ 2: PZG teilweise einsehbar und

Typ 3: PZG nicht einsehbar.

Die verschiedenen kolposkopischen Befunde sind in Tab. 3.4 dargestellt. Findet sich eine einsehbare Läsion, kann eine Biopsie exakt unter kolposkopischer Sicht erfolgen (Abb. 3.4). Eine Abklärungskolposkopie ist angezeigt:

- wenn ein unklarer oder abnormer zytologischer Abstrich
- oder bei Frauen über 30–35 Jahren ein HPV-16 bzw. -18-positiver Befund erhoben wird.

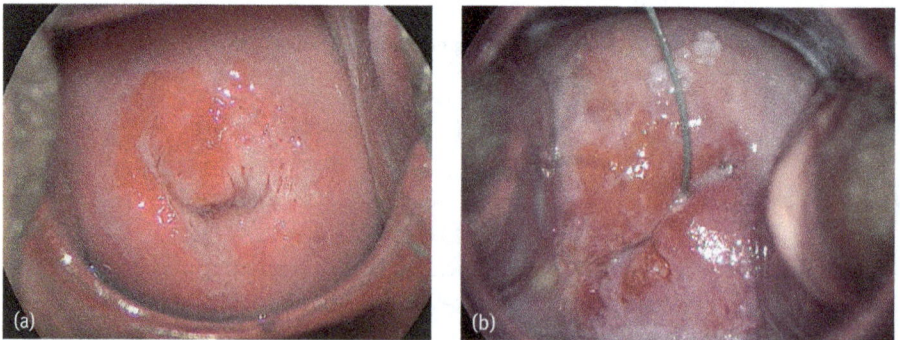

Abb. 3.4: (a) 35-jährige Patientin, Zytologie Gruppe IVa-p, HPV Typ 33 positiv. Kolposkopisch major changes (grobes Mosaik), histologisch ergab sich die erwartete CIN 3. (b) 38-jährige Patientin, bioptisch gesichertes Adenokarzinom der Zervix. Kolposkopisch major changes (ridge sign) und Invasionszeichen (fragile Gefäße), letztlich resultierte nach Durchführung einer radikalen Hysterektomie Piver 2 ein pT1b1 pN0 M0, L0, V0, Pn0, R0, G2 (Quelle: R. Isermann, MLK Berlin).

Zwar ist die Domäne der Kolposkopie die Abklärung bei V. a. CIN, aber auch für die Beurteilung der makroskopisch unklaren Portio bei V. a. Invasion ist sie die Methode der Wahl.

Tab. 3.4: Kolposkopische Befunde.

Einschätzung	kolposkopisches Korrelat bzw. Zeichen	möglicher histologischer Befund
Einteilung der PZG in Typen: Typ 1: vollständig einsehbar Typ 2: teilweise einsehbar Typ 3: nicht einsehbar		
normal	originäres Plattenepithel: reif oder atroph	unverhorntes Plattenepithel
	Ektopie	Zylinderepithel
	Drüsenöffnungen in Krypten	
	Ovula Nabothi	
	Schwangerschaftsdeziduose	
unspezifisch	Leukoplakie	Hyperkeratose
	Erosion	entzündliche Veränderungen
abnorm **Grad 1 (Minorläsionen)**	essigweißes Epithel in irregulären „geographischen" Grenzen	variabel
	feine Punktierung	LSIL
	feines Mosaik	LSIL
Grad 2 (Majorläsionen)	grobe Punktierung	HSIL
	grobes Mosaik	HSIL
	scharfe Begrenzung	
	– inneres Grenzzeichen (inner border sign)	HSIL
	– Bergkammphänomen (ridge sign)	HSIL
	– „Fetzen"-Zeichen (rag sign)	HSIL
Verdacht auf Invasion	atypische und fragile Gefäße	Cave Malignom, aber auch in der Schwangerschaft mgl.
	exophytische Läsionen	Karzinom
	Nekrosen, Ulzerationen	Karzinom
	makroskopische Tumorformationen	Karzinom
zusätzliche Befunde	Kondylome, Polypen, Zervixendometriose postoperative Veränderungen (Stenosen, Z. n. Konisation)	s. links

Weitere Phänomene von kolposkopischer Relevanz sind die Farbe des Gewebes, die Dynamik der Essigreaktion, die Jodaufnahme. Die kolposkopische Diagnose eines ACIS ist oft auch für den Erfahrenen eine Herausforderung, da es keine spezifischen Zeichen gibt.
Abk.: PZG = Platten-Zylinderepithel-Grenze

3.4.5 Histologischer Nachweis

Durch den zytologischen Befund und die Kolposkopie ergibt sich der Verdacht auf eine Präkanzerose oder ein bereits invasives Malignom – gleichwohl ist der Nachweis histologisch zu erbringen. Bei Verdacht auf CIN 2+ ist die kolposkopiegestützte Biopsie zunächst das Mittel der Wahl.

3.5 Diagnostisches Vorgehen beim invasiven Zervixkarzinom

3.5.1 Klinische Untersuchung und Biopsie

Während die mikroinvasiven Karzinome T1a und auch die kleinen T1b1-Tumoren regelmäßig im Konisat festgestellt werden, ergibt sich der Verdacht auf ein invasives Makrokarzinom meist klinisch-inspektorisch bei ektozervikalem Sitz bzw. über einen entsprechenden zytologischen Befund (oft Gruppe V) bei rein endozervikaler Manifestation. Unsere klinische Beurteilung des Zervixkarzinoms fußt seit etwa 200 Jahren auf der Spiegeleinstellung und Palpation. Bei der Spekulum-Einstellung bietet sich die ulzerös veränderte, blutende oder wenigstens äußerst blutungsbereite Portio mit zerfallenden Strukturen und dem typischen Fluor, manchmal ein Exophyt oder – seltener – das Bild des sogenannten „Tonnenkarzinoms". Bei letzterem drängt der primär endozervikale Tumor (z. T. ohne jede ulzeröse Portioaffektion) nach außen und treibt die Zervix dabei tonnenförmig auf. In diesen Fällen würde der histologische Nachweis eher durch Zervixabrasio und ausnahmsweise auch durch Konisation in Abwesenheit jeglichen ektozervikalen Korrelats geführt werden. Eine Biopsie der Ektozervix kann meist problemlos und für die Patientin schmerzarm in der Sprechstunde erfolgen. Gelegentlich macht sich wegen einer stärkeren Blutung aus der Biopsiestelle eine vorübergehende Tamponade erforderlich. Im Einzelfall wird die Biopsie in der Klinik durchgeführt.

Im Gegensatz zur Kolposkopie, bei der sich die sogenannten Entenschnabelspekula bewährt haben, weil man damit die Portio einstellen kann und dennoch die Hände frei hat, sind für die klinische Untersuchung des Makrokarzinoms die zweiblättrigen Spekula zu empfehlen, die eine bessere, in alle Richtungen erforderliche Beurteilung der Fornices vaginae erlauben (Abb. 3.5). Zur rektovaginalen Palpation geht man mit dem Mittelfinger in das Rektum und gleichzeitig mit dem Zeigefinger in die Scheide und lädt sich damit das Parametrium nach lateral gewissermaßen auf. Das ist für die Patientin unangenehm, und es hat die Regel zu gelten, dabei so wenig Schmerzen wie nur irgend möglich zu bereiten. Gelegentlich ist eine solche Untersuchung wegen der Beschwerden nicht zumutbar, und man wird sich auf eine Narkoseuntersuchung verlegen, bei der dann auch die Zysto- und Rektoskopie erfolgen können.

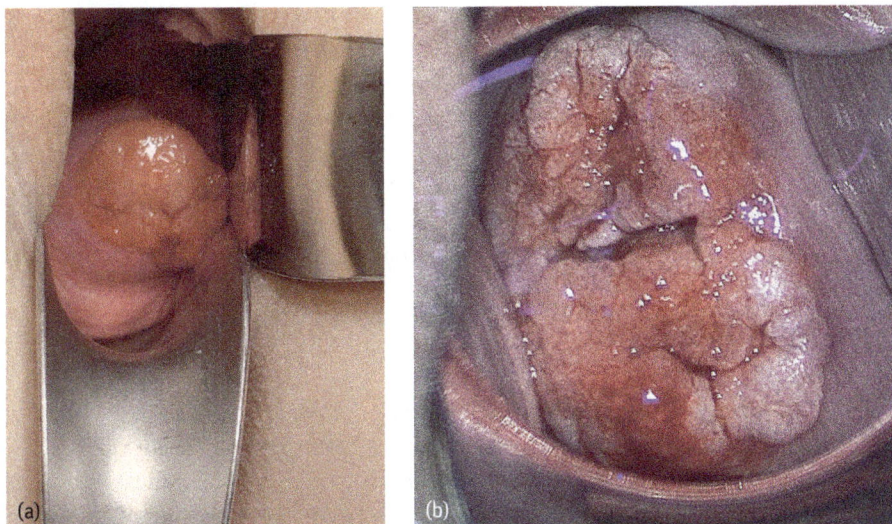

Abb. 3.5: Klinische Untersuchung durch Spiegeleinstellung. (a) Fast 3 cm großes, exophytisch gewachsenes Zervixkarzinom (Adenokarzinom vom villoglandulären Typ) bei einer 34-jährigen Patientin; nach radikaler Hysterektomie ergab sich ein pT1b1 N0 M0, L0, V0, Pn0, R0, G1, FIGO (2018) IB2 (Quelle: U. A. Ulrich, MLK Berlin). (b) 2 cm messendes Plattenepithelkarzinom cT1b1, L1, V1, G2; 30-jährige Patientin (Quelle: N. Frick, MLK Berlin).

Für die Einschätzung der Operabilität, vor allem zur Beantwortung der Frage, ob die Parametrien befallen sind, ist in erster Linie die untersuchende Hand gefragt. In älteren Studien wurde eine Übereinstimmung zwischen Palpationsbefund und histologischem Präparat in immerhin etwa 60 % genannt. Eine Genauigkeit von 80 % bei der Einschätzung des lokalen Befundes wird bisher mit keinem Verfahren überschritten (MRT, CT, klinische Untersuchung). Alle Methoden haben bei der Festlegung des klinischen Stadiums ihre Grenzen im Hinblick auf Genauigkeit, Sensitivität und Spezifität – ein Grund mehr, die Fähigkeiten und die Erfahrung mit der eigenen Hand zu kultivieren und die derzeitigen bildgebenden Verfahren nicht an falscher Stelle zu überschätzen (Baltzer et al. 1984). Die klinische Untersuchung, das gilt vor allem für die fortgeschrittene Erkrankung, sollte immer durch die Beurteilung der supraklavikulären Lymphknotenstationen komplettiert werden, im Einzelfall ist bei auffälligem klinischem Befund eine Skaleneuslymphknotenbiopsie sinnvoll. Man schätzt, dass bei 10 % bis 30 % der paraaortal positiven Patientinnen auch die Skalenusknoten befallen sind, die mittlere Lebenserwartung beträgt dann noch etwa ein Jahr.

3.5.2 Bildgebende Diagnostik des Lokalbefunds und von Metastasen

Steht die histologische Diagnose eines invasiven Zervixkarzinoms fest, und haben wir zunächst durch Spekulumuntersuchung und Palpation ein klinisches Stadium festgelegt, geht es um die Einschätzung der weiteren Ausbreitung, u. U. verbunden mit einer Korrektur des mutmaßlichen FIGO-Stadiums. Zur genauen Beschreibung des Lokalbefunds und zum Ausschluss von Metastasen sind bildgebende Verfahren angezeigt. Unklare distante Befunde erfordern dann gegebenenfalls eine CT- oder sonographiegesteuerte Biopsie.

Sonographie

Durch die transvaginale Sonographie gelingt dem erfahrenen Untersucher die Größenbestimmung des zervikalen Tumors praktisch so gut wie durch MRT. Für die Beurteilung einer möglichen parametranen Infiltration sowie der Lymphknoten ist jene allerdings ungeeignet. Die abdominale Nierensonographie orientiert rasch darüber, ob ein Harnstau (= FIGO IIIB) vorliegt. Beide Untersuchungen sind Standard im Rahmen der Primärdiagnostik eines Zervixkarzinoms.

Computertomographie

Die CT leistet gute Dienste bei der Beurteilung der Leber und der Lunge als mögliche Orte für distante Parenchymmetastasen. Sie lässt uns aber oft im Stich bei der Frage, ob Lymphknoten nur reaktiv vergrößert oder tatsächlich tumorös befallen sind. Mit der zusätzlichen CT-gesteuerten Feinnadelpunktion vergrößerter pelviner und paraaortaler Lymphknoten erhöht sich die diagnostische Sicherheit. Ab einer Tumorgröße > 4 cm sollte im Rahmen der Initialdiagnostik eine CT-Abdomen und -Thorax erfolgen. Bei der Beurteilung der Ausbreitung in die Parametrien sowie in Richtung Blase und Rektum ist die MRT überlegen.

Magnetresonanztomographie

Das Karzinom lässt sich durch MRT gut innerhalb der Zervix abgrenzen und seine Größe damit bestimmen. Die parametrane Infiltration ist mit einer hohen Sensitivität (bis 94 %), aber einer nur unzureichenden Spezifität zu bestimmen, was sich bei entzündlicher Komponente – wie typisch nach vorausgegangener Konisation – nicht selten ergibt. Dieses Problem betrifft die Palpation übrigens in gleichem Maße. Ab Tumoren > 4 cm gilt die MRT derzeit als Standard zur Beschreibung des Lokalbefunds (Abb. 3.6 und 3.7). Die Füllung der Vagina, ggf. auch des Rektums, mit einem Gel verbessert dabei die Darstellung.

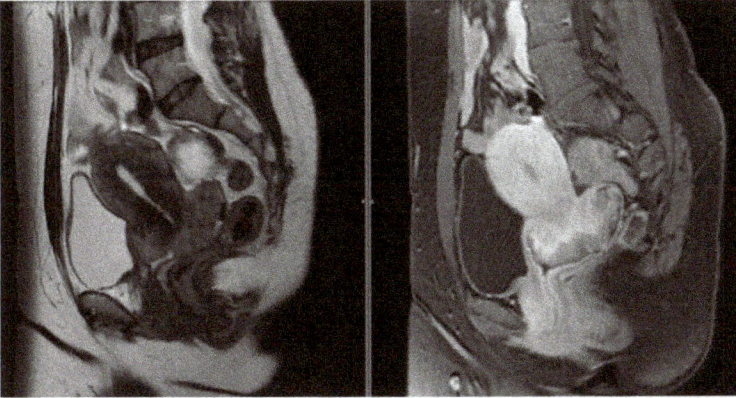

Abb. 3.6: Becken-MRT einer 40-jährigen Patientin mit großem, kleinzelligen neuroendokrinen Zervixkarzinom klinisch FIGO IB3. Nach apparativem Staging inkl. kranialer Computertomographie zum Hirnmetastasenausschluss erfolgte die neoadjuvante Chemotherapie mit Etoposid und Cisplatin (Einzelfallentscheid) und nach gutem Ansprechen die radikale Hysterektomie mit systematischer pelviner Lymphadenektomie. Die Tumorformel lautete daraufhin ypT1b1 pN0 cM0, L0, V0, Pn0, R0, G3 (Quelle: U. A. Ulrich und E. Lopez Hänninen, MLK Berlin).

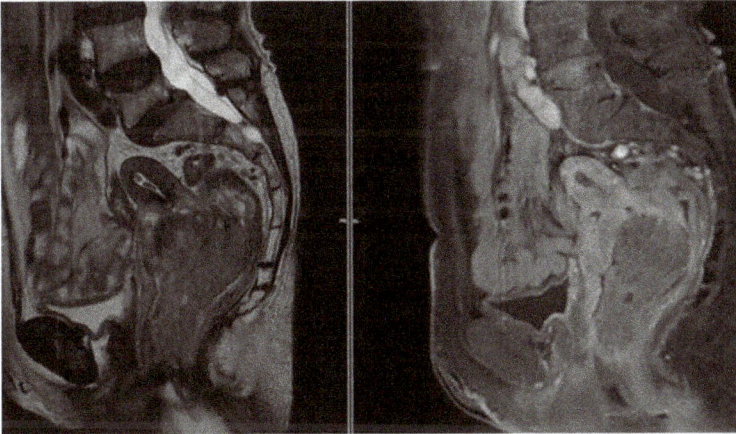

Abb. 3.7: Schlecht differenziertes Plattenepithelkarzinom der Zervix mit Rektumeinbruch (FIGO IVA). Das kleine Korpus reitet auf dem riesigen Tumor. Die 78-jährige Patientin kam wegen vaginaler Blutungen und war sonst praktisch beschwerdefrei (Quelle: U. A. Ulrich und E. Lopez Hänninen, MLK Berlin).

Fluor-Desoxy-Glukose-Positronen-Emissions-Tomographie/Computertomographie

Von der 18-Fluor-Desoxy-Glukose(FDG)-Positronen-Emissions-Computertomographie (PET-CT) versprach man sich viel für die Darstellung der Lymphknoten. Tatsächlich kommt die PET-CT beim Zervixkarzinom auf eine Sensitivität von über 70 % und eine Spezifität von über 90 % bei der Beurteilung des Lymphknotenstatus und ist hier sowohl der CT als auch der MRT überlegen. Gleichwohl wird sie nicht als zu fordernde Routinemethode für die Basisdiagnostik und Therapieplanung beim Zervixkarzinom angesehen und bleibt für besondere Situationen bei Rezidiven bzw. Metastasen reserviert.

3.5.3 FIGO- und TNM-Stadieneinteilung/Klassifikation

Die FIGO-Stadien beim Zervixkarzinom basierten traditionell auf einem klinischen, nicht-operativen Staging unter Zuhilfenahme bildgebender Verfahren. In der aktuellen FIGO-Klassifikation (letzte Revision: 2018) ist allerdings die histologische Untersuchung bei den Mikrokarzinomen Voraussetzung. Das TNM-System beruht auf einer klinischen und/oder pathologischen Einschätzung (entsprechend cT oder pT). Zum Zeitpunkt der Drucklegung dieses Buches lag noch keine aktualisierte, mit der neuen FIGO-Stadieneinteilung abgestimmte TNM-Klassifikation des Zervixkarzinoms vor; man befindet sich insofern in der ungünstigen Situation, dass beide Systeme im Einzelfall diskordant sind. Da alle aktuellen Therapieempfehlungen – nicht zuletzt auch in der gültigen S3-Leitlinie – auf den bis 2018 gültigen FIGO-Stadien beruhen (Tab. 3.5), hat sich die Deutsche Gesellschaft für Gynäkologie und Geburtshilfe entschlossen, die neue Version in der klinischen Praxis vorerst nicht umzusetzen. Gleichwohl haben wir die neue FIGO-Einteilung aufgeführt (Tab. 3.6).

Tab. 3.5: Die bisherigen (noch gültigen) TNM-Stadien sowie die ehemalige, bis 2018 gültige FIGO-Klassifikation für das Zervixkarzinom.

TNM-Kategorie	FIGO-Stadium	Bemerkungen
TX		Primärtumor kann nicht beurteilt werden
T0	*	kein Anhalt für Primärtumor
Tis		Carcinoma in situ (präinvasives Karzinom)
T1	I	Tumor begrenzt auf die Zervix[1]
T1a**	IA	invasives Karzinom ausschließlich durch Mikroskopie diagnostiziert; Stromainvasion bis maximal 5 mm Tiefe gemessen von der Basis des Epithels, horizontale Ausdehnung von max. 7 mm
T1a1***	IA1	gemessene Stromainvasion von 3 mm oder weniger in die Tiefe und max. 7 mm in der horizontalen Ausbreitung
T1a2	IA2	gemessene Stromainvasion von mehr als 3 mm aber nicht mehr als 5 mm mit einer max. horizontalen Ausbreitung von 7 mm
T1b	IB	klinisch (makroskopisch) sichtbare Läsion, auf die Zervix beschränkt, oder mikroskopische Läsion > T1a2/IA2
T1b1	IB1	invasives Karzinom bis max. 4 cm in größter Ausdehnung
T1b2	IB2	invasives Karzinom > 4 cm in größter Ausdehnung
T2	II	Tumor infiltriert jenseits des Uterus, aber nicht bis zur Beckenwand und nicht bis zum unteren Drittel der Vagina
T2a	IIA	Tumor mit Ausdehnung in die Scheide (proximales und/oder mittleres Drittel), aber ohne Infiltration der Parametrien
T2a1	IIA1	klinisch (makroskopisch) sichtbare Läsion von max. 4 cm in größter Ausdehnung
T2a2	IIA2	klinisch (makroskopisch) sichtbare Läsion > 4 cm in größter Ausdehnung
T2b	IIB	Tumor breitet sich in die Parametrien aus
T3	III	Tumor breitet sich bis zur Beckenwand aus und/oder befällt das untere Drittel der Vagina und/oder verursacht eine Hydronephrose oder eine stumme Niere und/oder befällt die pelvinen und/oder paraaortalen Lymphknoten
T3a	IIIA	Tumor infiltriert das untere Drittel der Vagina; keine Ausbreitung bis zur Beckenwand
T3b	IIIB	Tumor breitet sich bis zur Beckenwand aus und/oder verursacht eine Hydronephrose oder eine stumme Niere
NX		regionäre Lymphknoten können nicht beurteilt werden.
N0		keine regionären Lymphknotenmetastasen
N1		regionäre Lymphknoten befallen

Tab. 3.5: (fortgesetzt)

TNM-Kategorie	FIGO-Stadium	Bemerkungen
T4	IVA	Tumor infiltriert die Schleimhaut von Blase und/oder Rektum oder überschreitet die Grenzen des kleinen Beckens[2,3]
M0		keine Fernmetastasen
M1	IVB	Fernmetastasen (inkl. paraaortaler Lymphknotenmetastasen)

Anmerkungen:

*FIGO definiert kein Stadium 0.

**Alle makroskopisch sichtbaren Läsionen sogar mit nur oberflächlicher Infiltration sind als T1b/IB zu klassifizieren.

***Gefäßinfiltration (Blutgefäße oder Lymphgefäße) beeinflusst die Klassifikation nicht.

1) Die Ausdehnung auf das Corpus uteri sollte dabei unberücksichtigt bleiben.

2) Das Vorhandensein eines bullösen Ödems genügt nicht, um einen Tumor als T4 zu klassifizieren.

3) Eine Invasion der Schleimhaut von Blase und/oder Rektum bedarf der Sicherung durch eine Biopsie (Horn et al. 2011).

Tab. 3.6: Die aktuelle FIGO-Klassifikation (Bhatla et al. 2018, Horn et al. 2019).

FIGO-Stadium	Bemerkungen
I	Tumor begrenzt auf die Zervix[1]
IA	invasives Karzinom ausschließlich durch Mikroskopie diagnostiziert. Stromainvasion bis maximal 5 mm Tiefe gemessen von der Basis des Epithels[a]
mikroinvasives Zervixkarzinom	
IA1	gemessene Stromainvasion von 3 mm oder weniger in die Tiefe
IA2	gemessene Stromainvasion von mehr als 3 mm aber nicht mehr als 5 mm[b]
makroinvasives Karzinom	
IB	klinisch (makroskopisch) sichtbare Läsion, auf die Zervix beschränkt, oder mikroskopische Läsion IA2
IB1	invasives Karzinom mit Stromainvasion > 5 mm und max. 2 cm in größter Ausdehnung
IB2	invasives Karzinom > 2 cm und < 4 cm in größter Ausdehnung
IB3	Tumor > 4 cm in größter Ausdehnung
extrauterine Ausbreitung	
II	Tumor infiltriert jenseits des Uterus aber nicht bis zur Beckenwand und nicht bis zum unteren Drittel der Vagina
IIA	Tumor mit Ausdehnung in die Scheide (proximales und/oder mittleres Drittel) aber ohne Infiltration des Parametriums
IIA1	Tumor von max. 4 cm in größter Ausdehnung
IIA2	Tumor > 4 cm in größter Ausdehnung
IIB	Tumor breitet sich in die Parametrien aus – mit oder ohne Infiltration der Vagina
III	Tumor breitet sich bis zur Beckenwand aus und/oder befällt das untere Drittel der Vagina und/oder verursacht eine Hydronephrose oder eine stumme Niere und/oder befällt die pelvinen und/oder paraaortalen Lymphknoten[c]
IIIA	Tumor infiltriert das untere Drittel der Vagina; keine Ausbreitung bis zur Beckenwand
IIIB	Tumor breitet sich bis zur Beckenwand aus und/oder verursacht eine Hydronephrose oder eine stumme (funktionslose) Niere
IIIC	Befall der pelvinen und/oder paraaortalen Lymphknoten, unabhängig von Tumorgröße und -ausdehnung[c,d]
IIIC1	nur pelvine Lymphknotenmetastasen
IIIC2	paraaortale Lymphknotenmetastasen (unabhängig von pelvinem Lymphknotenbefall)
IVA	Tumor infiltriert die Schleimhaut von Blase und/oder Rektum oder überschreitet die Grenzen des kleinen Beckens[2,3]
IVB	Fernmetastasen

Tab. 3.6: (fortgesetzt)

FIGO-Stadium	Bemerkungen

Anmerkungen:

FIGO definiert kein Stadium 0.

1) Die Ausdehnung auf das Corpus uteri bleibt dabei unberücksichtigt (das gilt übrigens auch für den möglichen Befall der Ovarien, man sollte ihn gleichwohl im Befund in einem Kommentar erwähnen).

2) Das Vorhandensein eines bullösen Ödems genügt nicht, um einen Tumor als T4 zu klassifizieren.

3) Eine Invasion der Schleimhaut von Blase und/oder Rektum bedarf der Sicherung durch eine Biopsie (Horn et al. 2019).

Im Zweifel sollte auf das nächste niedrigere Stadium erkannt werden.

a) Bildgebende Verfahren und pathologische Beurteilung können, soweit verfügbar, in allen Stadien benutzt werden, um die klinische Einschätzung in Bezug auf Tumorgröße und -ausdehnung zu unterstützen.

b) Eine Lymph- und Blutgefäßinvasion (L und V) ändert die Stadieneinteilung nicht. **Die horizontale Ausbreitung wird nicht mehr berücksichtigt.**

c) Zusätzliche Bezeichnung als r (bildgebende Verfahren) und p (pathologische Untersuchung) um die Verfahren anzugeben, die zur Zuteilung eines Falles als Stadium IIIC zur Anwendung kamen. Beispiel: Falls bildgebende Verfahren benutzt wurden, um pelvine Lymphknotenmetastasen zu beschreiben, würde das Stadium als IIIC1r angegeben werden – falls pathologisch gesichert als Stadium IIIC1p. Das jeweilige bildgebende Verfahren bzw. die pathologische Untersuchungsmethode sollten dabei dokumentiert werden.

d) Mikrometastasen/isolierte Tumorzellen (ITC) in pelvinen und/oder paraaortalen Lymphknoten werden nach der FIGO-Klassifikation 2018 als „low volume metastasis" eingeordnet, die klinische Bedeutung ist dabei noch nicht abschließend geklärt; in aktuellen Studien war die Prognose nicht schlechter als bei nodal-negativen Patientinnen.

Als entscheidende Neuerung gelten positive paraaortale Lymphknoten nicht mehr als Fernmetastasen, sondern als lokoregionäre Lymphknoten (analog zum Endometrium- und Ovarialkarzinom); ein FIGO-IIIC2-Zervixkarzinom wäre damit gleichzeitig jedoch noch als M1 zu beurteilen. Bei den Mikrokarzinomen entfiel die horizontale Ausbreitung als Kriterium: Ein Tumor von 3 mm Tiefeninvasion aber 12 mm Oberflächenausdehnung wäre als FIGO IA1 aber T1b1 einzuteilen. Daneben wurden 3 Untergruppen für die IB-Tumoren gebildet: bis 2 cm FIGO IB1, zwischen 2 und max. 4 cm IB2 und darüber IB3. Weitere Einzelheiten finden sich in Tab. 3.6 (Bhatla et al. 2018, Horn et al. 2019, Matsuo et al. 2019b).

Das chirurgische Staging

Für die frühen Stadien des Zervixkarzinoms sind die erforderlichen diagnostischen Maßnahmen überschaubar. Die Histologie steht fest (nach Konisation oder Biopsie), der klinische Befund ergibt lokale Operabilität, Leber und Lungenmetastasen sind durch bildgebende Verfahren ausgeschlossen, eine Becken-MRT wurde durchgeführt. Die letzteren Untersuchungen sind bis zu kleinen T1b1-Befunden in Abwesenheit von Risikofaktoren verzichtbar, wenn das Karzinom durch Konisation schon entfernt war, also bereits ein pT-Stadium vorliegt. Beim fortgeschrittenen Zervixkarzinom ist die Sache nicht so einfach. Man erlebt hier häufiger Überraschungen. Erweist sich die präoperative Einschätzung der Erkrankung während des Eingriffes als nicht korrekt, muss das Stadium nach oben oder unten korrigiert werden. Deshalb hat man sich gefragt, ob nicht durch invasive, chirurgische Diagnostik zu Beginn der Operation oder in einer ersten Sitzung die Therapieplanung verbessert und die Patientin im Einzelfall vor einer Operation bewahrt wird, von der sie möglicherweise nicht profitiert. Dieses Konzept hat in den letzten 20 Jahren weltweit Einzug in die klinische Routine gehalten.

Die palpatorische Beurteilung der Parametrien beim Zervixkarzinom ist nicht selten schwierig bei nur wenige Wochen zurückliegender Konisation oder zusätzlich bestehender tief infiltrierender Endometriose des Septum rectovaginale und der Ligg. sacrouterina; so wird leicht ein Stadium IIB angenommen. Laut FIGO wird ein Stadium IVA bei Mukosabefall des Rektums oder der Blase festgelegt. Nun findet sich in einer Reihe von Fällen zwar kein transmuraler Befall, also mit Erreichen der Mukosa, wohl aber eine tumoröse Infiltration z. B. des Septum vesicocervicale bzw. rectovaginale bis in die Blasen- oder Rektummuscularis. Zysto- und rektoskopisch bliebe diese Infiltration, die endoluminal nicht zwingend sichtbar ist, vielleicht unentdeckt; mithin ginge ein Befund unter, der aber wie ein Stadium IVA zu behandeln wäre.

Durch CT und MRT – und auch PET-CT – kann der histologische Befall der Lymphknoten nicht verlässlich genug vorausgesagt werden; Sensitivität und Spezifität sind zwischen 60 % bis 85 % resp. um die 90 % anzusiedeln (s. o.). Bei der chirurgischen Stadiendiagnostik des fortgeschrittenen Zervixkarzinoms wird eine pelvine und paraaortale Lymphadenektomie empfohlen (Abb. 3.8). Positive pelvine und/oder paraaortale Lymphknoten sind trotz lokaler Operabilität eine Anzeige für eine primäre Radiochemotherapie, wobei in Anwesenheit positiver paraaortaler Lymphknoten ein entsprechendes Bestrahlungsfeld einzubeziehen wäre. Auch bei pelvin

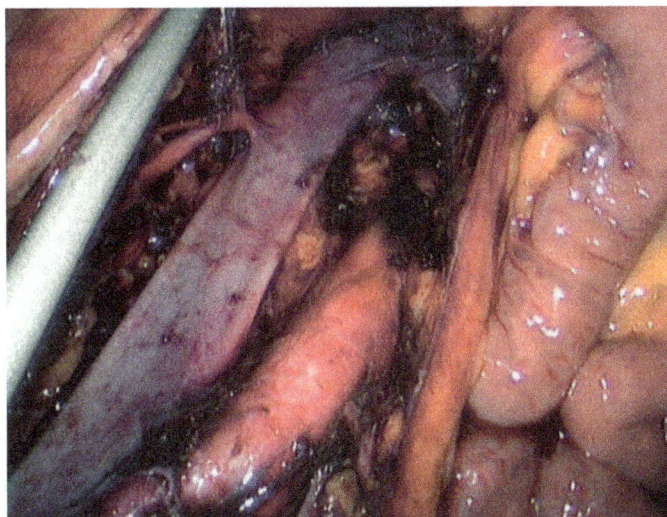

Abb. 3.8: Staginglaparoskopie: Situs nach paraaortaler Lymphadenektomie, dargestellt sind die V. cava, die Einmündung der V. ovarica dextra, die V. renalis sinistra und die Aorta (Quelle: U. A. Ulrich, MLK Berlin).

primär inoperablen Fällen (z. B. Stadium IIIB), ist die Kenntnis des paraaortalen Status wichtig, da man bei negativem Befund der Patientin ein paraaortales Feld und damit eine nicht unerhebliche gastrointestinale Morbidität ersparen könnte. Die Resektion großer pelviner und paraaortaler Lymphknoten (in der angelsächsischen Literatur: „bulky nodes") vermag darüber hinaus möglicherweise die Ergebnisse der kurativ beabsichtigten Radiochemotherapie zu verbessern (Abb. 3.9 und 3.10).

Eine intraabdominale Dissemination ist beim Plattenepithelkarzinom der Zervix eher selten (sie ist z. B. häufiger beim gastrischen Typ der Adenokarzinome). Sollte eine feinknotige peritoneale Aussaat bestehen, entzieht sich diese aber leicht der bildgebenden Diagnostik. Laparoskopisch wird man diese Herde entdecken, histologisch sichern und den Eingriff wegen der generalisierten Erkrankung beenden. Steht intraoperativ fest, dass eine radikale Hysterektomie nicht folgen wird, sollten die

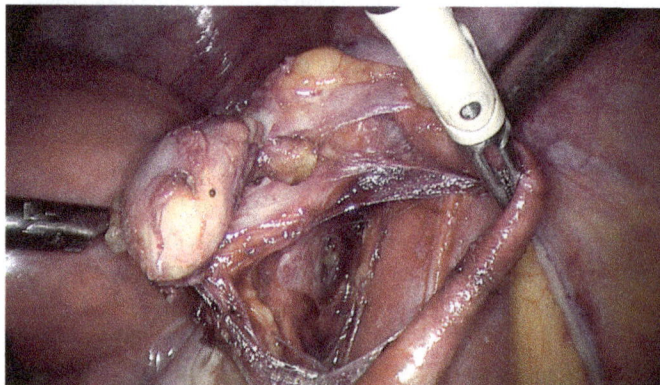

Abb. 3.9: Staginglaparoskopie: Große, tumorbefallene Lymphknoten rechts iliakal, FIGO IIIC (Quelle: U. A. Ulrich, MLK Berlin).

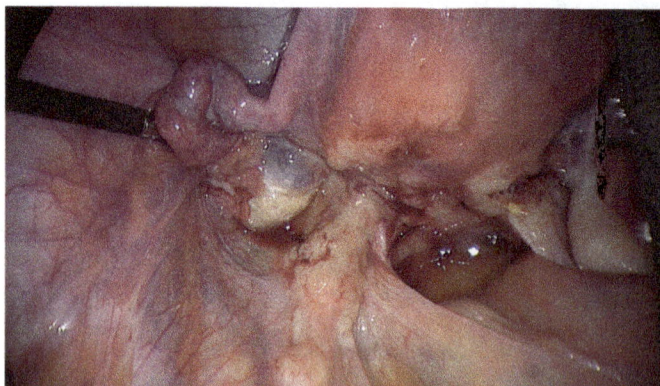

Abb. 3.10: Staginglaparoskopie: Ausgedehnte Infiltration der linken Beckenwand und Tumordurchbruch parametran bds. in den Intraperitonealraum – damit FIGO IVB (Quelle: U. A. Ulrich, MLK Berlin).

Ovarien junger Patientinnen nach kranial-lateral gestielt werden, um sie aus dem Strahlenfeld herauszubekommen (Oophoropexie). Zusammengefasst: Durch das laparoskopische Staging erhält man eine korrekte Stadieneinteilung und vermeidet eine potenzielle Über- oder Untertherapie. Aktuelle Daten zeigen darüber hinaus erstmals einen Vorteil für Betroffene im Stadium FIGO IIB hinsichtlich des krankheitsfreien Überlebens im Vergleich zum alleinigen CT-gestützten Staging (Ulrich 2005, Marnitz et al. 2020).

3.6 Therapie

3.6.1 Vorgehen bei CIN

Bei zytologischem Verdacht auf CIN 2+ oder unklaren Befunden ist zunächst die Kolposkopie durchzuführen. Wird eine ektozervikal auffällige Läsion gesehen bzw. eine höhergradige Läsion angenommen, erfolgt die kolposkopiegestützte Biopsie (s. Abschnitt 3.4.4). Das weitere Vorgehen richtet sich dann nach dem histologischen Befund. Bei CIN 1 (LSIL) darf in bis zu 90 % der Fälle – abhängig von den zugrunde liegenden HPV-Typen – von einer Spontanregression ausgegangen werden, deshalb wird zytologisch – zunächst nach 6 Monaten – kontrolliert. Ist eine CIN 2 ektozervikal gut einsehbar, wird ebenfalls zunächst in 6 Monaten kontrolliert, bei rein endozervikalem Sitz ist zusätzlich eine endozervikale Histologie zu fordern. Eine sofortige Schlingenexzision ist nicht angezeigt, und gerade bei jungen Patientinnen mit potenziellem Kinderwunsch gilt es, eine Übertherapie zu vermeiden und die funktionelle Integrität der Zervix zu bewahren.

Bei CIN 3 (HSIL) ist die operative Therapie durch kolposkopiegestützte Elektroschlingen- oder Laserexzision angezeigt. Mit der Schlingenexzision wird man die Läsion in den meisten Fällen im Gesunden entfernen – und überwiegend Rezidivfreiheit erreichen. Zytologische und HPV-Kontrollen schließen sich 6, 12 und 24 Monate nach Exzision an, anschließend kann das empfohlene Früherkennungsprogramm wieder aufgenommen werden. Zwar wird die R0-Resektion einer CIN 3 anzustreben sein, aber bei R1-Situation muss nicht reflexartig re-konisiert werden, auch hier kann zunächst nach 6 Monaten die zytologische Kontrolle erfolgen. Für viele ältere Patientinnen, insbesondere bei abgeschlossener Familienplanung und wenn die anatomischen Verhältnisse eine Überwachung erschweren, mag die Hysterektomie allerdings die richtige und glücklichere Entscheidung sein. Daneben zeigten einige Studien, dass eine CIN 3 – auch bei R0-Resektion – durchaus ein Risikofaktor für die spätere Entwicklung eines invasiven Karzinoms ist. Eine Laservaporisation bei CIN 2+ ist möglich, hat aber eine gute Einsehbarkeit der Läsion und den Ausschluss einer Invasion zur Voraussetzung. Nach Hysterektomie wegen einer CIN 3 sind zytologische- und HPV-Kontrollen vom Scheidenende nach 6, 12 und 24 Monaten sinnvoll (Hillemanns et al. 2020).

Beim ACIS sollte in jedem Falle eine R0-Resektion vorliegen. Bei abgeschlossener Familienplanung ist anschließend die Hysterektomie – auch bei R0-Entfernung in der Schlinge – die angemessene Konsequenz, da über die Drüsenkrypten eine diskontinuierliche Ausbreitung im Gegensatz zu den plattenepithelialen CIN nicht selten ist (Tab. 3.7).

Die klassische Messerkonisation ist Ausnahmen vorbehalten und bei jungen Frauen mit Kinderwunsch nicht angemessen.

Tab. 3.7: Vorgehen bei CIN.

Histologischer Befund	Konsequenz/Maßnahmen
CIN 1	Kontrolle in 6 Monaten, ggf. inkl. Kolposkopie
CIN 1, Pap IVa und höher	endozervikale Histologie
CIN 2	Kontrolle in 6 Monaten, wenn die Läsion rein ektozervikal komplett einsehbar ist.
CIN 2, Pap IVa und höher und/oder ektozervikal nicht komplett einsehbare Läsion	endozervikale Histologie
CIN 2 bei jungen Frauen < 24 J.	konservatives Vorgehen
CIN 3	Resektion in sano (i. d. R. kolposkopiegestützte Schlingenexzision)
CIN 3 bei jungen Frauen < 24 J.	konservatives Vorgehen mgl.
ACIS	Resektion in sano (i. d. R. Schlingenexzision), bei abgeschlossener Familienplanung: Hysterektomie Falls noch Kinderwunsch: R0-Resektion Voraussetzung; Kontrollen inkl. HPV, Zytologie, Kolposkopie

3.6.2 Stadienadaptierte Therapie der Zervixkarzinome

Das invasive Zervixkarzinom wird operiert oder bestrahlt – und das seit über 100 Jahren. Natürlich wurden seitdem die Techniken der Operation und der Strahlentherapie verfeinert. Vor allem die chirurgische Letalität konnte dramatisch gesenkt werden: Während die Pioniere Ende des 19. und Anfang des 20. Jahrhunderts bei der abdominalen Operation bis zu 30 % und bei der vaginal-radikalen bis zu 12 % akzeptieren mussten, lag die Zahl 30 bis 50 Jahre später schon zwischen 2 % bis 15 % beim abdominalen und zwischen 1 % und 6 % beim vaginalen Vorgehen und befindet sich jetzt weit unter 1 % für alle Verfahren; in den meisten Publikationen wird heute eine Operationsletalität nicht mehr erwähnt. Das verdanken wir der besseren Beherrschung von Komplikationen, den Antibiotika und der modernen peri- und postoperativen anästhesiologischen und intensivmedizinischen Betreuung. Operation und Radiotherapie bzw. Radiochemotherapie sind beim Zervixkarzinom prinzipiell gleichwertig, dabei versucht man stadienabhängig für jede betroffene Frau die „richtige" Therapie zu finden (Halban 1923, Stoeckel 1955).

> Das frühe Zervixkarzinom wird operiert. Wenn jedoch aufgrund des onkologischen Gesamtrisikos bereits vor geplanter radikaler Hysterektomie feststeht, dass eine adjuvante Radiochemotherapie angezeigt ist, bedeutet das wahrscheinlich nur eine erhöhte (additive) therapiebedingte Morbidität – aber kein längeres Überleben. Also: Operation oder primäre Radiochemotherapie; wenn möglich nicht beides.

Liegen positive pelvine Lymphknoten im Schnellschnitt vor, sollte daraufhin die paraaortale Lymphknotenentfernung zum Staging erfolgen und die Patientin unter Verzicht auf die Hysterektomie einer primären Radiochemotherapie zugeführt werden. Fährt man bei intraoperativer pelviner N1-Situation mit der radikalen Hysterektomie fort und schließt eine postoperative adjuvante Radiochemotherapie – eben wegen der positiven pelvinen Lymphknoten – an, sind die Ergebnisse nicht besser (Cibula et al. 2021). Wichtig sind darüber hinaus natürlich der Wunsch der Patientin und ihr Allgemeinzustand. Nicht zuletzt spielen lokale historische Entwicklungen in der Medizin eine Rolle. So wird im deutschsprachigen Raum traditionell die chirurgische Therapie bevorzugt, in anderen Ländern dagegen eher radiotherapiert und die chirurgische Behandlung gern auf die frühen Stadien bis FIGO IB1 beschränkt. Im Folgenden rücken wir die chirurgische Therapie in den Mittelpunkt, da ein eigenes Kapitel zur Radioonkologie folgt (Kapitel 8).

Therapie des Zervixkarzinoms FIGO IA1

Die Diagnose eines mikroinvasiven Zervixkarzinoms erfolgt praktisch immer am Konisat bzw. Elektroschlingenexzidat. Die Behandlung der Wahl bei abgeschlossener Familienplanung bei T1a1-Tumoren ohne Risikofaktoren ist die einfache Hysterektomie. Liegen jedoch ein lymphangisches Wachstum (L1) oder zwei weitere Risikofaktoren vor, ist ein Lymphknotenstaging als Sentinellymphknotenentfernung angezeigt. Allerdings ist es für den Pathologen nicht immer einfach, eine Lymphangioinvasion bei sehr kleinen Tumoren zu diagnostizieren.

Bei Kinderwunsch wird man es bei der Konisation belassen – mit kolposkopischen, zytologischen und HPV-Kontrollen sowie vielleicht endozervikaler Re-Abrasio nach 6 Monaten. Entschließt man sich zum Uteruserhalt, sind eine Entfernung im Gesunden und ein negatives endozervikales Abradat Voraussetzung. Sind die Konisatränder nicht frei bzw. das endozervikale Abradat positiv, ist die Rekonisation – oder Trachelektomie – angezeigt (Randall et al. 2007, LL 2021). Die Heilungsrate im Stadium FIGO IA1 erreicht insgesamt nahezu 100 % (Tab. 3.8).

Tab. 3.8: Stadienabhängige Prognose für das Zervixkarzinom*.

Stadium	5-Jahres-Überleben
Zervixkarzinom alle Stadien	ca. 70 %
alle Stadien ohne Behandlung	ca. 8–10 %
alle I	95 %
alle IA	99–100 %
IA1	97–99 %
alle IB	85–90 %
IB1	90 %
IB2	77–87 %
alle II	60–80 (Durchschnitt: 75) %
IIA	76–78 %
IIB	70–73 %
alle III	37–50 (Durchschnitt: 58) %
IIIA	51 %
IIIB	46 %
alle IV	21 %
IVA	29 %
IVB	22 %

*FIGO-Stadien in der Version bis 2018 (Zusammenfassung verschiedener Statistiken, u. a. FIGO 26th Annual Report 2006, Pirog et al. 2019).

Therapie des Zervixkarzinoms FIGO IA2

Auch die metrisch korrekte präoperative Diagnose dieses Stadiums erhalten wir in der Regel nach der histologischen Aufarbeitung eines Konus bzw. Schlingenexzidats. Darüber, wie therapeutisch vorzugehen ist, besteht international eine erstaunliche Uneinigkeit. Ein pelviner Lymphknotenbefall ist im Stadium IA2 nach Angaben einiger Untersucher schon zwischen 5 und 15 % festzuhalten, andere konnten das nicht bestätigen und halten die Zahlen für zu hoch. Gleichwohl besteht Übereinstimmung, im Stadium IA2 eine pelvine Lymphadenektomie oder pelvine Sentinellymphknotenentfernung durchzuführen. Weniger Konsens lässt sich allerdings bei der Frage nach der notwendigen Radikalität der Hysterektomie erreichen. In den meisten Fällen dürfte die einfache Hysterektomie genügen, sicherlich bei L0-, V0-Tumoren. Viele teilen diese Auffassung und halten konsequenterweise in dieser Situation bei Kinderwunsch eine Konisation im Gesunden mit pelviner Lymphadenektomie bzw. Sentinellymphknotenbiopsie für adäquat. Gleichwohl berichtete eine Arbeitsgruppe, dass im Stadium FIGO IA2 im radikalen Hysterektomiepräparat trotz negativer Konusränder in 24 % diskontinuierliche Residualbefunde vorhanden waren.

In der aktuellen deutschen Leitlinie gilt in Abwesenheit von Risikofaktoren (oder bei nur einem Risikofaktor) die einfache totale Hysterektomie bei negativem pelvinem Lymphknotenbefund (in der Regel durch Sentineltechnik) als ausreichend. Liegen mindestens zwei Risikofaktoren vor, sollte die radikale Hysterektomie Piver 2 – negative Lymphknoten vorausgesetzt – erfolgen. Es gilt jedoch, zu dieser Frage die Ergebnisse einer laufenden internationalen Multicenterstudie abzuwarten (A Randomized Phase III Trial Comparing Radical Hysterectomy and Pelvic Node Dissection vs. Simple Hysterectomy and Pelvic Node Dissection in Patients with Low-Risk Early Stage Cervical Cancer, SHAPE, https://clinicaltrials.gov/ct2/show/ NCT01658930). Soll der Uterus bei Kinderwunsch erhalten werden, führen einige Kliniker die Konisation mit pelviner Lymphadenektomie bzw. Sentinel durch, nach Auffassung anderer ist das onkologisch adäquate Verfahren hierfür die radikale Trachelektomie mit pelviner Lymphadenektomie (Monk u. Tewari 2007, Randall et al. 2007, Brucker u. Ulrich 2016, LL 2021).

Therapie des Zervixkarzinoms FIGO IB1

FIGO-IB1-Tumoren (bisher: bis 4 cm) werden klassischerweise durch radikale Hysterektomie Piver 2 mit pelviner Lymphadenektomie bzw. Sentinellymphknotenbiopsie behandelt. In der eben genannten Studie (SHAPE) wird untersucht, inwieweit eine einfache Hysterektomie auch für Zervixkarzinome bis 2 cm ausreichend ist (Ramirez et al. 2014, van der Velden u. Mom 2019). Möglicherweise gilt das insbesondere für die Niedrigrisiko-Tumoren, die folgende Kriterien erfüllen: Plattenepithel-, Adeno- und adenosquamöse Karzinome < 2 cm (= neues FIGO-Stadium IB1), Stromainvasion < 10 mm, L0, V0. Besteht Kinderwunsch, kann entsprechend die radikale Trachelektomie erfolgen – oder in Abwesenheit von Risikofaktoren die Konisation. Auch hierzu werden Studienergebnisse erwartet. Für Tumoren > 2 cm gilt in jedem Falle die radikale Hysterektomie (Brucker u. Ulrich 2016, van der Velden u. Mom 2019).

Therapie des Zervixkarzinoms FIGO IB2

Für diese Tumoren wird eine radikale Hysterektomie Piver Typ 3 als angemessen erachtet. Aber bis zu welcher Tumorgröße operiert man primär? Das ist nicht ganz klar, vielleicht bis 5 oder 6 Zentimeter (in der angelsächsischen Literatur sog. *„bulky* IB"); ab dieser Größe sind allerdings eine neoadjuvante Chemotherapie zur Tumorverkleinerung oder die primäre Radiochemotherapie zu diskutieren, letztere vor allem, wenn mehr als zwei zusätzliche Risikofaktoren vorliegen (L, V). Wird operiert, wofür negative pelvine Lymphknoten und die Abwesenheit von zusätzlichen Risikofaktoren die Voraussetzungen wären (umgekehrt hätte man bereits eine Indikation für eine Radiochemotherapie), sollten bei Adenokarzinomen dieser Größe die Ovarien auch bei Patientinnen in der Prämenopause entfernt werden. Oft ist man jedoch bei Tumoren über 4 cm mit einer primären Radiochemotherapie nach Staginglaparoskopie gut beraten (LL 2021).

Ist eine Radikaloperation bei großen IB2-Tumoren (> 4 cm: FIGO 2018 IB3) beabsichtigt, könnte in einigen Studien ein Vorteil nach Gabe einer neoadjuvanten Chemotherapie gezeigt werden. Kam es zu einem guten Ansprechen, wurde die radikale Hysterektomie durchgeführt und bei entsprechenden Risikofaktoren (L1, V1, pN1) anschließend ggf. die zusätzliche postoperative, adjuvante Radiochemotherapie. Das bedeutet allerdings einen für die Patientin sehr langen und kräftezehrenden Weg. Letztlich hat eine aktuelle randomisierte Studie für große Zervixkarzinome IB2 bis IIB einen Vorteil der primären Radiochemotherapie bzgl. des krankheitsfreien Überlebens gezeigt; die Debatte wird weitergehen (Gupta et al. 2018).

> Das „fortgeschrittene" Zervixkarzinom wird in der Literatur sehr unterschiedlich definiert: oft ab FIGO IIA2 bzw. IIB bis FIGO IV; aber auch kleinere Tumoren bei N1 gelten als „fortgeschrittene" Zervixkarzinome.
>
> In der aktuellen deutschen Leitlinie wird der Begriff gleichwohl nicht an einem Stadium festgemacht: Als fortgeschritten charakterisiert man dort ein Zervixkarzinom dann, wenn es nicht mehr durch eine Operation allein behandelt werden kann, sondern aufgrund der onkologischen Risikosituation eine multimodale Therapie benötigt.

Therapie des Zervixkarzinoms FIGO IIA

Ist die Scheide im oberen Drittel befallen (FIGO IIA), der Tumor aber insgesamt nicht ausgedehnt (< 4 cm, FIGO IIA1) und damit prinzipiell gut operabel, ist auch hier die primäre radikale Operation mit dann entsprechender Scheidenmanschette eine gute Option. Bei zusätzlichen Risikofaktoren (L1, V1) oder größerem Befund (> 4 cm = FIGO IIA2) – erst recht in der Kombination – ist die primäre Radiochemotherapie (wiederum mit vorgeschaltetem chirurgischen Staging) die sicherlich glücklichere Entscheidung. Aber auch hier – ganz ähnlich wie bei den großen IB-Tumoren – gibt es unterschiedliche Auffassungen über das richtige Vorgehen. In der Leitlinie wird der Radiochemotherapie bei mehr als zwei Risikofaktoren der Vorzug gegeben. Entschließt man sich zur OP, gilt für die Ovarien beim Vorliegen eines Adenokarzinoms das eben Gesagte.

Therapie des Zervixkarzinoms FIGO IIB

Im Stadium FIGO IIB ist nach Meinung vieler gynäkologischer Onkologen zunächst ein chirurgisches Staging zu empfehlen (Abb. 3.8–3.10). Der Befall der Parametrien – unabhängig von einem Lymphknotenbefall – ist ein prognostisch ungünstiger Faktor, und die operativen Erfolge ohne adjuvante Radiochemotherapie nehmen sich eher bescheiden aus. Die primäre cisplatinbasierte Radiochemotherapie wird daher am häufigsten als Empfehlung für die Patientin mit Zervixkarzinom FIGO IIB ausgesprochen (Abb. 3.11). Für eine Operation in dieser Situation wird man als Kliniker selten gute Argumente haben.

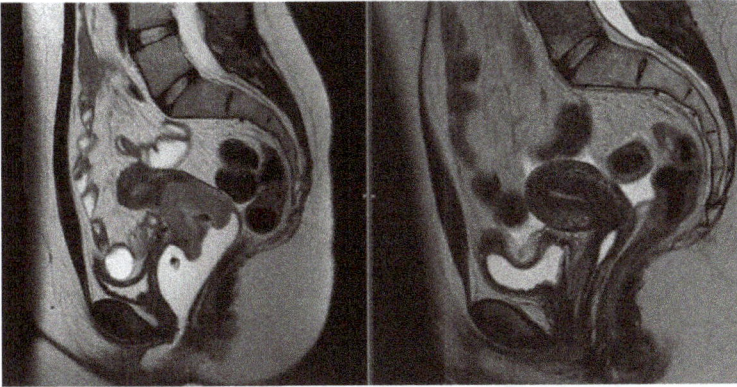

Abb. 3.11: Komplette Remission eines Zervixkarzinoms FIGO IIB bei einer 27-jährigen Patientin durch simultane, cisplatinbasierte Radiochemotherapie. MRT vor (links) und 11 Monate nach (rechts) der Behandlung (Quelle: U. A. Ulrich und E. Lopez Hänninen, MLK Berlin).

Therapie des Zervixkarzinoms FIGO III

Prinzipiell liegt eine Anzeige zur primären Radiochemotherapie vor. Durch ein chirurgisches Staging können paraaortale Lymphknotenmetastasen nachgewiesen bzw. ausgeschlossen und damit das Strahlenfeld angepasst werden. Daneben wird der Effekt der Radiochemotherapie durch die Entfernung großer befallener Lymphknoten vielleicht verbessert.

Nur ganz ausnahmsweise wird im Stadium FIGO IIIA eine Operation favorisiert; hierbei müsste eine komplette Kolpektomie erfolgen. Ein wirkliches Stadium FIGO IIIA ohne Infiltration des Parametriums, ohne Hydronephrose etc. ist übrigens eine ausgesprochene Seltenheit (ca. 2 % aller Zervixkarzinome). Ansonsten sollte bei IIIA- und -B-Tumoren ein operatives Vorgehen außerhalb klinischer Studien nicht erfolgen.

Eine besondere Situation repräsentieren die N1-Befunde, hier kann ein lokal sehr wohl operabler Befund (z. B. T1b1) mit positiven pelvinen (neu: FIGO IIIC1) und/oder positiven paraaortalen Lymphknoten (neu: FIGO IIIC2) vorliegen. Auch hier operieren einige Kliniker, die meisten sprechen sich bei dieser Konstellation allerdings klar für die primäre Radiochemotherapie aus.

Therapie des Zervixkarzinoms FIGO IV

Behandlung der Wahl im Stadium IVA ist die primäre Radiochemotherapie. Eine primäre operative Therapie hieße: Exenteration. Sie kommt nur für geeignete Patientinnen in Frage, denen diese Strapaze körperlich und seelisch zugemutet werden kann, aber vor dem Hintergrund der schlechten Prognose im Stadium IVA ist sie im Einzelfall eine gute Entscheidung.

Liegen primär Fernmetastasen vor (FIGO IVB), müssen wir von einer nicht mehr heilbaren Erkrankung, d. h einer palliativen Situation, ausgehen. Zwar sind im Einzelfall durchaus Langzeiterfolge mit der Resektion isolierter Metastasen in Leber und Lunge beschrieben worden (s. u.), aber das gilt vielleicht eher für die sekundäre Situation nach länger zurückliegender Primärtherapie. In der primär metastasierten Situation bleibt eine palliative Chemotherapie mit enttäuschenden Ansprechraten (s. Kapitel 9).

Großen, lokal fortgeschrittenen Zervixkarzinomen (große IIB- bis IVA-Tumoren) versuchte man auch durch Kombination von Radiotherapie und kontrollierter Hyperthermie beizukommen, allerdings ohne damit etwas Besseres als die platinbasierte Radiochemotherapie in der Hand zu haben.

Falldarstellung

Zu uns kommt eine 27-jährige Patientin mit einem ausgedehnten Plattenepithelkarzinom der Zervix. Bei einem klinischen Befund FIGO IIB erfolgt zunächst die Staging-Laparoskopie mit pelviner und paraaortaler Lymphadenektomie sowie hoher Oophoropexie; resultierende Tumorformel: cT2b pN0 cM0, L0, V0, Pn0, G2. In der Tumorkonferenz wird die primäre simultane, cisplatinbasierte Radiochemotherapie empfohlen. Sechs Monate nach Abschluss der radioonkologischen Behandlung führen wir eine endozervikale Curettage und Zervixbiopsien mit negativem Ergebnis durch. Nicht immer gelingt der Gonadenschutz durch Oophoropexie – auch das (corporale) Endometrium ist oft nachhaltig durch die Radiochemotherapie geschädigt, aber die junge Patientin menstruiert regelmäßig. Vier Jahre nach der Primärbehandlung stellt sie sich mit Kinderwunsch in einem reproduktionsmedizinischen Zentrum vor. Dort schätzt man ihre Chancen auf eine Schwangerschaft als gering ein, gleichwohl soll es einen Versuch mit assistierter Reproduktion geben. Voraussetzung dafür ist u. a. die Repositionierung der Ovarien. So führen wir viereinhalb Jahre nach der Primärdiagnose eine operative Laparoskopie zur Rückverlagerung der Ovarien mit gutem anatomischem Resultat durch.

3.6.3 Die radikale Hysterektomie

Die operative Radikalität hat ihre anatomischen Grenzen, und ab einer gewissen Ausdehnung ist die Erkrankung nicht mehr nur ein rein chirurgisches Problem. Jeder Kliniker tut gut daran, das zu akzeptieren. Auch ein begabter Operateur kann nicht alles mit dem Messer wenden. Auf der anderen Seite: Wenn die Indikation stimmt, dann sollte man angemessen operieren. Die radikale Hysterektomie, traditionell häufig noch „der Wertheim" genannt, galt lange Zeit als die Königsoperation unseres Fachgebietes, und tatsächlich ist sie nicht ganz einfach zu erlernen (Te Linde 1947).

Aus der Wiener Schule gingen vor nunmehr 100 Jahren sowohl die vaginal-radikale (Schauta 1908) als auch die abdominal-radikale (Wertheim 1911) Operation hervor. Auf vaginalem Wege war eine systematische pelvine Lymphadenektomie allerdings nicht möglich, und so hielten letztlich viele Operateure die abdominale radikale Hysterektomie für überlegen, obwohl es bereits seit den 1920er Jahren Hinweise für die Gleichwertigkeit beider Methoden in Bezug auf die Heilungswahrscheinlichkeit gibt (Halban 1923).

> „Fassen wir zusammen, so müssen wir feststellen, dass die abdominale und vaginale Operationsmethode des Collumkarzinoms einander völlig gleichwertig sind. Es wird dementsprechend der persönlichen Veranlagung und Ausbildung des Operateurs im Allgemeinen überlassen bleiben können, für welchen Weg er sich entscheidet."
> *Josef von Halban (1870–1937)*

Wir wollen kurz die Grundzüge der radikalen Hysterektomie – unabhängig vom Zugangsweg und von den zahlreichen beschriebenen Modifikationen – darstellen. Im Gegensatz zur einfachen Hysterektomie befindet man sich bei der radikalen „uterusfern", denn es soll ja umgebenes Gewebe mit entfernt werden. Aus funktionell-anatomischer Sicht wäre übrigens der Begriff „Parazervix" glücklicher als „Parametrium".

Die Operation beginnt mit der pelvinen Lymphadenektomie. Viele Operateure eröffnen dafür zunächst das parietale Peritoneum oberhalb des Musculus psoas nach lateral, kaudal und kranial. Die Lymphknotenketten werden entlang der externen iliakalen Gefäße entfernt, desgleichen in der Fossa obturatoria entlang des gleichnamigen Nervens und von dort nach lateral bis zum Musculus obturatorius internus. Nach medial begrenzt sich die pelvine Lymphadenektomie durch eine bindegewebige Lamelle im Verlauf des Lig. umbilicale laterale (Abb. 3.12). Im Lig. latum selbst – damit parazervikal bzw. parametran – befinden sich nicht selten befallene Lymphknoten, die auch konsequent entfernt werden sollten; hierfür bevorzugen Einige den Begriff „parametrane Lymphadenektomie". Damit solche Lymphknoten nicht übersehen werden, wird derzeit diskutiert, hierfür eine Sentinelmarkierung vorzunehmen, auch wenn eine systematische Lymphadenektomie geplant ist. Bei Tumoren > FIGO IB2 (alt) ist die prinzipielle Ausdehnung der pelvinen Lymphadenektomie bis zu den inframesenterischen, d. h. bereits den unteren paraaortalen Lymphknoten zu überlegen. Die Lymphknoten gehen jetzt in die Pathologie zur Schnellschnittuntersuchung. Sind sie befallen, schließt sich

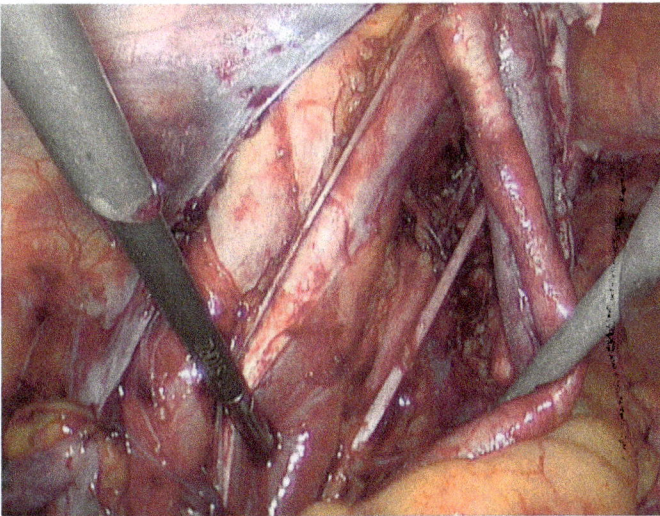

Abb. 3.12: Linksseitige, laparoskopische pelvine Lymphadenektomie: Die externen iliakalen Gefäße werden nach medial gehalten, in der Tiefe ist der N. obturatorius zu sehen, links der M. psoas (Quelle: U. A. Ulrich, MLK Berlin).

die paraaortale Lymphadenektomie zum weiteren Staging an (s. o., Abb. 3.8). Die Operation würde dann an dieser Stelle beendet und die Patientin einer Radiochemotherapie zugeführt.

Bei negativen pelvinen Lymphknoten folgt die eigentliche radikale Hysterektomie. Es werden die Ligg. rotunda (teretia) weit lateral durchtrennt und das Lig. latum damit breit eröffnet. Bleiben die Adnexe erhalten, werden sie vom Uterus abgesetzt, d. h. Tube und Lig. ovarii proprium durchtrennt. An dieser Stelle präparieren die meisten Operateure die pararektale und die paravesikale Grube, weil es sich jetzt besonders angenehm in diesen Bindegewebsräumen durchführen lässt. Um die Parametrien („Parazervix") zu resezieren, kann man nicht einfach Klemmen möglichst weit lateral vom Uterus platzieren und das Gewebe bergen – dabei würde der Ureter unweigerlich verletzt werden, denn er läuft eine recht lange Strecke mitten durch das potenzielle Resektat. Das bedeutet, den Ureter auf beiden Seiten aus dem parametranen Bindegewebe bis zum Eintritt in die Blase zu lösen, um ihn dann bei der Resektion der Parametrien aus dem Weg zu haben. Genau dieser Teil der Operation ist für den Anfänger oft entmutigend; hier blutet es gern stärker, und man weiß bei seinen ersten radikalen Hysterektomien oft nicht genau, ob man schon an der Blase angelangt ist oder nicht. Diese langstreckige Ureterolyse birgt die Gefahr, den Ureter dabei über Gebühr zu denudieren und damit trophisch zu stören, auch wenn man sich Mühe gibt, ihn durch Bewahren seiner bindegewebigen Begleitung von Fettgewebe und Gefäßen eben nicht zu sehr in Bedrängnis zu bringen. Nach dorsal wird das Septum rectovaginale eröffnet, um das Rektum von der Scheidenhinterwand distanzieren zu können, vorn muss das analog mit der Blase geschehen. Je nach beabsichtigter Radikalität kann die Breite des parametranen Saumes gewählt werden. Dazu wird die A. uterina unmittelbar am Abgang von der A. iliaca interna oder medial davon abgesetzt. Die paravesikale Grube begrenzt das Resektat praktisch nach vorn, die pararektale Grube nach hinten. Nach unten wird die Länge der Scheidenmanschette wiederum durch die Ausbreitung des Tumors bestimmt, die unteren Anteile des „Parametriums" sind somit bereits dem Parakolpium zuzuordnen (Abb. 3.13). Neben den bei allen abdominalen bzw. pelvinen Eingriffen zu beachtenden intra- und postoperativen Komplikationen wie Verlet-

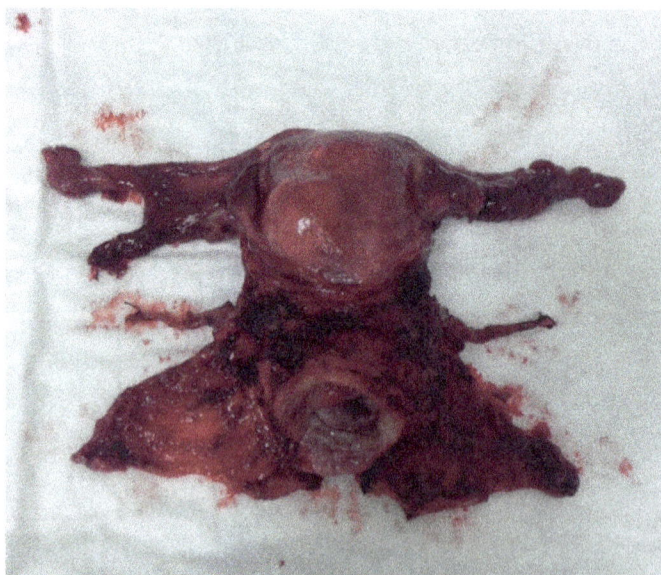

Abb. 3.13: OP-Präparat nach radikaler Hysterektomie mit breitem parametranem Saum (Quelle: U. A. Ulrich, MLK Berlin).

zungen der Nachbarorgane (Blase und Darm), Blutungen und Nachblutungen, Thrombosen, Ileus etc. (Angaben insgesamt zwischen 1 und 5 %) sind bei der radikalen Hysterektomie eben die Ureterverletzungen mit späterer Fistelbildung (bis zu 3 %) zu beachten. Eine adjuvante, postoperative Radio- oder Radiochemotherapie erhöht dieses Fistelrisiko. Blasenentleerungsstörungen bis zur völligen Blasenatonie sind das Resultat der chirurgisch bedingten Traumatisierung der pelvinen hypogastrischen und splanchnischen Nerven. Früher in bis zu 50 % beschrieben (sog. „Wertheimblase"), hat sich dieses Problem durch die nervenschonenden Operationstechniken deutlich verkleinern lassen. Symptomatische Lymphozelen (in der Literatur in bis zu 50 % erwähnt) machen gelegentlich noch nach Monaten oder sogar Jahren eine Intervention notwendig. Aktuell wird vom Legen von Drainage abgeraten, da sie das Risiko für die Entstehung von Lymphzysten erhöhen (Tab. 3.9).

Tab. 3.9: Komplikationen der erweiterten/radikalen Hysterektomie (Zusammenfassung verschiedener Statistiken).

Komplikation	Häufigkeit
primäre Mortalität	< 1 %
transfusionspflichtiger Blutverlust	> 80 %
intraoperative Blasenläsion	3–5 %
intraoperative Ureterläsion	1–2 %
Nachblutung	1–2 %
Subileus/Ileus	1,5–5 %
Thrombose/Lungenembolie	1,8 %
postoperative Ureterstenose mit Harnstau	2–10 %
Ureter-Scheidenfistel	3 %
Blasen-Scheidenfistel	0,5–3 %
Rektum-Scheidenfistel	1 %
Blasenentleerungsstörungen/Blasenatonie	30–50 %
Lymphozelenbildung	bis 50 %

Piver et al. haben in den 1970er Jahren fünf Typen der Hysterektomie nach ihrer Radikalität definiert, wobei diese Einteilung in der Praxis nie einer Überprüfung durch randomisierte, vergleichende Studien zur stadienadaptierten Therapie unterzogen wurde. Die Autoren bemerkten dazu, dass sie mit ihrer Beschreibung der Hysterektomieklassen „die Kommunikation innerhalb der Mannschaft verbessert" hätten. Seither haben sich weltweit viele Autoren und Fachgesellschaften dieser Einteilung angeschlossen und ihr in Publikationen und Leitlinien praktisch den Rang einer Referenz zugesprochen (Tab. 3.10). Auch die aktuelle Leitlinie unserer Fachgesellschaft bezieht sich auf diese Einteilung. Querleu u. Morrow haben 2008 eine neue Klassifikation (Typen A bis D) vorgeschlagen, die aber keine grundsätzlich andere Sicht bietet (Piver et al. 1974, Querleu u. Morrow 2008).

Tab. 3.10: Typen der erweiterten Hysterektomie nach Piver, Rutledge und Smith.

Typ/Klasse	Beschreibung/Charakteristika
Klasse I (TeLinde-Modifikation)	sog. extrafasziale Hysterektomie, die Zervix muss komplett entfernt sein, keine erweiterte Hysterektomie im eigentlichen Sinne, diskreter parazervikaler Parametriumsaum
Klasse II	größerer parametraner Saum angestrebt, die Ureteren werden parazervikal freigelegt aber nicht bis in die Blase verfolgt, die Pfeiler bleiben stehen, die A. uterina wird medial vom Ureter durchtrennt, die Ligg. sacrouterina werden etwa auf der Hälfte zwischen Uterus und der sakralen Befestigung durchtrennt, etwa die Hälfte des Lig. cardinale befindet sich im Präparat, ebenso das obere Scheidendrittel; pelvine Lymphadenektomie fakultativ
Klasse III (Meigs-Operation)	radikale Resektion der Parametrien und Parakolpien, Dissektion und Absetzen der uterinen Gefäße am Abgang von der A. iliaca interna, Ureterolyse bis zum Eintritt in die Blase, Schonung der A. vesicalis superior, etwa die Hälfte der Vagina wird geopfert, eine pelvine Lymphadenektomie komplettiert den Eingriff
Klasse IV	umfangreicher als bei Typ III: die Ureteren sind bis zum Eintritt in die Blase komplett denudiert, es werden umfangreichere Parakolpien entfernt, die A. vesicalis superior geopfert, die Scheide zu drei Viertel exzidiert
Klasse V	bei Befall des distalen Ureters oder von Teilen der Blase: sie werden zusätzlich zur Typ-IV-Operation entsprechend reseziert, die Urinableitung erfolgt in der Regel als Implantation in die Blase (ggf. unter Zuhilfenahme eines Ileumsegmentes: Ureteroileoneozystostomie)

Nach Piver et al. 1974. Letztlich bedeutet diese Einteilung nicht die Beschreibung neuer OP-Verfahren, sondern den Versuch einer Standardisierung; das Wesentliche wurde bereits durch Wertheim und Schauta gesagt, insofern waren schon Meigs, Stoeckel, Latzko, Okabayashi und Navratil Adepten (Zander 1986).

Durch die Einführung der endoskopischen Chirurgie für die pelvine und paraaortale Lymphadenektomie hatte das vaginale radikale Vorgehen in einigen Zentren eine Renaissance erfahren. Es wurde daneben an verschiedenen total-laparoskopischen Verfahren und vaginal-assistierten laparoskopischen Techniken gearbeitet. Die Entwicklungen der letzten Jahrzehnte betrafen insofern vor allem technische Varianten, Zugangswege, Modifikationen der bekannten klassischen Operationen, nervenschonende Verfahren und zuletzt roboterassistierte laparoskopische Prozeduren – aber keine Änderung des Prinzips. Nur *eine* neuere Methode berücksichtigt einen anderen Ansatz, indem das embryologisch definierte Müller'sche uterovaginale Kompartiment als Grenze der Tumorausbreitung angesehen wird (sog. ontogenetisches Krebsfeldmodell) und lokale Rezidive nach dieser Theorie vor allem auf das Belassen von befallenem Gewebe in diesem Kompartiment zurückgeführt werden. Dieses Verfahren wird als „mesometriale" Resektion bezeichnet. Die mitgeteilten Behandlungsergebnisse sind überzeugend, eine adjuvante Strahlentherapie bzw. Radiochemotherapie – auch bei Risikofaktoren – wurde dabei als entbehrlich dargestellt, eine neoadjuvante Chemotherapie dagegen oft appliziert (Höckel et al. 2019).

Bis vor kurzem galten der minimal-invasive Zugang – sei es durch konventionelle Laparoskopie oder durch Roboter – und der offen-chirurgische Weg hinsichtlich der onkologischen Sicherheit als gleichwertig, und konsequenterweise hatten sich die gynäkologischen Operateure weltweit der Anstrengung unterzogen, die nicht einfache laparoskopische Technik für diese Operation zu erlernen. Im Jahr 2018 erreichten uns dann die ernüchternden Ergebnisse der prospektiven, randomisierten LACC-Studie (Laparoscopic Approach to Cervical Cancer Trial, Ramirez et al. 2018) und einer großen Kohortenstudie (Melamed et al. 2018), die ein deutlich schlechteres Abschneiden des laparoskopischen Zugangs bezüglich der Rezidivrate und des Überlebens zeigten, sodass man an diesen Arbeiten nicht vorbeikommt (Hillemanns et al. 2019c). Eine Metaanalyse von über 9.000 Fällen führte zur Bestätigung dieser Resultate (Nitecki et al. 2020). Seitdem wurde die laparoskopische radikale Hysterektomie aus vielen OP-Sälen fast reflexartig verbannt, und die European Society of Gynaecological Oncology verabschiedete eine Stellungnahme, in der das offene Vorgehen als derzeitiger „Goldstandard" bezeichnet wurde (Querleu et al. 2020). Als Erklärung für die unerwarteten Ergebnisse diskutiert man die Verwendung von vaginalen Manipulatoren und das intraabdominale CO_2-Milieu bei einer Laparoskopie, die einer Kontamination des Intraperitonealraums mit Tumorzellen und deren Implantation möglicherweise Vorschub leisten. Seitdem gab es kaum ein onkologisches Themenheft oder einen gynäkologischen Kongress ohne Bemühungen, diese Studienergebnisse zu interpretieren. Wenn konsequent auf einen vaginalen Manipulator verzichtet und der Tumor durch eine Scheidenmanschette verschlossen wurde, sodass er nicht mit dem Intraperitonealraum in Kontakt treten konnte, waren in aktuellen retrospektiven Analysen die Überlebensdaten nach laparoskopischer radikaler Hysterektomie so gut wie jene im offenen Arm der LACC-Studie (Köhler et al. 2019, Chiva et al. 2020). Insofern ist das letzte Wort hierzu sicherlich noch nicht gesprochen (Abb. 3.14).

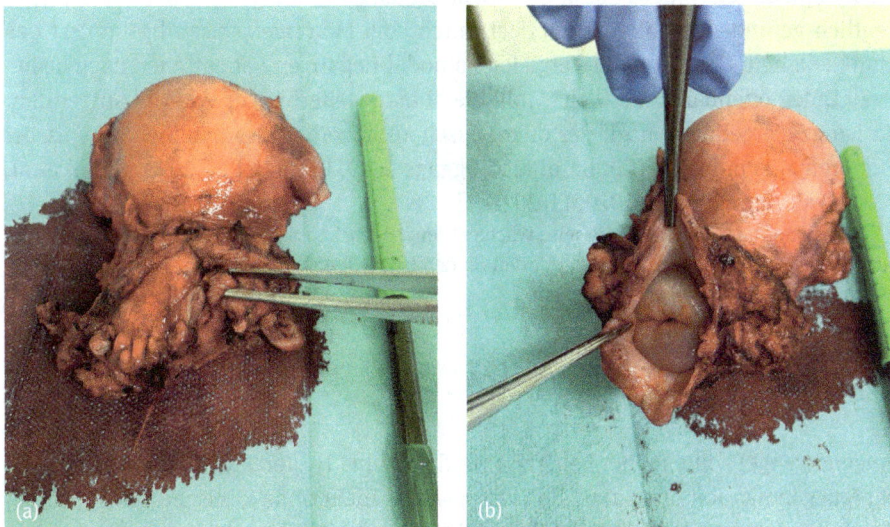

Abb. 3.14: Uterus nach vaginal-assistierter, laparoskopischer radikaler Hysterektomie (VALRH) mit (a) noch verschlossener und (b) geöffneter Vaginalmanschette (Quelle: U. A. Ulrich, MLK Berlin).

3.6.4 Das Wächterlymphknoten-Konzept

Die überwiegende Zahl der im Rahmen einer operativen Therapie des Zervixkarzinoms entfernten Lymphknoten ist tumorfrei. Insofern wäre es wünschenswert, die systematische Lymphadenektomie durch die Sentinellymphknotenbiopsie – analog zum Mammakarzinom – zu ersetzen. In mehreren Studien konnte gezeigt werden, dass das Sentinel-Konzept bei Niedrigrisiko-Zervixkarzinomen bis zu 2 cm Durchmesser gut funktioniert (in aktuellen französischen Untersuchungen inklusive Stadium FIGO IIA). Bei größeren Tumoren steigt die Rate an falsch negativen Befunden auf inakzeptable Werte (bis über 20 %).

Derzeit stehen zwei Optionen zur Sentinelmarkierung beim Zervixkarzinom zur Verfügung:
- die Kombination aus Technetium (Tc) und Patentblau sowie
- Indocyaningrün (ICG).

Bei der konventionellen Markierung mit Tc und Blau werden am Vortag der Operation 50 MBq Technetium99m/Albu-Res™ Nanocoll und unmittelbar vor dem Eingriff Patentblau in die Zervix injiziert. Nach der Tc-Injektion ist die Darstellung der potenziellen Sentinellymphknoten durch eine Abstromszintigraphie obligat. Insgesamt wurden mit dieser Technik Detektionsraten von ca. 90 % bei einer Sensitivität von etwa 90 % und einem negativen Vorhersagewert von fast 97 % erreicht. Seit einigen Jahren gibt es gute Daten zur Markierung mit ICG, das ebenfalls kurz vor der Operation intrazervikal injiziert wird, mit dem Potenzial, die recht umständliche Prozedur mit Tc und Blau abzulösen. Unabhängig von der Art der Markierung werden alle Sentinellymphknoten in der Pathologie einem Ultrastaging unterzogen. Eine dabei gelegentlich gefundene geringe Tumorlast durch sog. Mikrometastasen beeinflusst das krankheitsfreie Überleben im Vergleich zu nodal-negativen Patientinnen nach bisherigen Daten offenbar nicht. Gleichwohl bleibt man weiterhin zur Vorsicht aufgerufen, da Langzeitergebnisse bzgl. der onkologischen Sicherheit des Sentinelkonzepts bei Tumoren > 2 cm fehlen (Cibula u. McCluggage 2019, Cibula et al. 2020, Guani et al. 2020, Waldschmidt et al. 2020, LL 2021).

„Sentinel" wird üblicherweise mit „Wächter" (engl.: Wachposten) übersetzt; die ursprüngliche lateinische Bedeutung von „sentire": mit den Sinnen (sensus) erfassen, fühlen, wahrnehmen, empfinden, bemerken, scheint eher zu passen.

3.6.5 Zervixkarzinom als Zufallsbefund

Folgende Regel sollte immer beherzigt werden: keine Hysterektomie bei vermeintlich benigner Indikation ohne aktuelle Zytologie und nicht ohne klinische Untersuchung durch den Operateur. Aber selbst bei strikter Beachtung dieser Forderungen versagt die Früherkennung gelegentlich. Die Situation kann es also wollen, und man steht vor dem Zufallsbefund eines Zervixkarzinoms im Hysterektomiepräparat. Es gilt dann, sekundär eine stadiengerechte Therapie zu realisieren. Handelt es sich um eine R0-Resektion eines pT1a1-Tumors, erübrigt sich in der Regel eine weitere Behandlung. Bei pT1a2- und pT1b1-Tumoren bis 2 cm stellt sich die Frage der sekundären pelvinen Lymphadenektomie und – bei mehr als zwei Risikofaktoren und Tumoren > 2 cm – die der sekundären Parametrektomie mit Scheidenmanschette (im Klinikjargon „Wertheim am Stumpf" genannt, eine meistens anspruchsvolle Operation). Bei primären R1- oder R2- Resektionen bereitet es im Einzelfall Schwierigkeiten, das mutmaßliche initiale Stadium zu rekonstruieren. Neben bildgebenden Verfahren kann eine Staginglaparoskopie empfehlenswert sein. Anschließend ist zwischen sekundärer, komplettierender Operation oder Radiochemotherapie abzuwägen.

3.6.6 Adjuvante Radio- bzw. Radiochemotherapie

Bei Tumoren mit hohem Risiko sollte nach chirurgischem Staging die primäre simultane Radiochemotherapie (RCT) durchgeführt werden. Aber es liegt in der Natur der Sache, dass sich nach radikaler Hysterektomie mit kompletter Aufarbeitung des OP-Präparates und aller entfernten Lymphknoten immer wieder einmal die Anzeige für eine adjuvante RCT ergibt, weil nun z. B. ein Stadium pT2b oder pN1 resultiert. Eine adjuvante RCT wird immer bei pN1, sehr großen Tumoren und dem Vorhandensein von drei Risikofaktoren und mehr zu diskutieren sein. Bestehen bereits zwei Risikofaktoren, gibt z. B. eine zusätzlich vorhandene schlechte Differenzierung (G3) den Ausschlag. Aktuell wird wieder diskutiert, ob eine simultane oder sequenzielle Radiochemotherapie überlegen ist, und ob die alleinige Radiotherapie im Einzelfall vielleicht sogar ausreicht; wir verweisen hierzu auf das Kapitel 8. Die alleinige adjuvante Chemotherapie ist beim Zervixkarzinom kein probates Vorgehen und sollte nur in Studien erfolgen (Matsuo et al. 2020).

3.6.7 Akute Tumorblutung beim Zervixkarzinom

Die starke, hämoglobin- und kreislaufwirksame vaginale Blutung aus dem Tumorkrater ist im Einzelfall ein dramatisches klinisches Ereignis, das zu sofortigem Handeln zwingt. Als erste Maßnahme – neben der Kreislaufstabilisierung – wird straff vaginal tamponiert. Die Tamponade sollte nicht länger als 24 Stunden verweilen und muss dann u. U. erneuert werden. Eine rasch eingeleitete Brachy- und/oder Teletherapie (hämostyptische Bestrahlung) ist, ebenso wie die interventionell-radiologische Embolisation der A. uterina, eine mögliche Notfallmaßnahme. Hilft alles nichts, ist die beidseitige operative Ligatur der A. iliaca interna zu erwägen: laparoskopisch, offen-chirurgisch oder auch von einem retroperitonealen Zugang aus.

3.7 CIN und Zervixkarzinom in der Schwangerschaft

Schwangerschaftsassoziierte Malignome sind zwar insgesamt relativ selten, gleichwohl wird geschätzt, dass weltweit auf 1.000 Schwangerschaften etwa ein Malignom kommt und etwa ein Drittel aller Todesfälle bei Schwangeren durch eine maligne Erkrankung bedingt ist. Zur Inzidenz der verschiedenen Malignome in graviditate gibt es unterschiedliche Statistiken; am häufigsten werden Mamma-, Schilddrüsen und Zervixkarzinome, maligne Melanome und Lymphome diagnostiziert, wobei die Reihenfolge je nach Studie wechselt (Eibye et al. 2013, Cottreau et al. 2019, Korenaga u. Tewari 2020).

3.7.1 CIN in der Schwangerschaft

Bei der hohen Inzidenz der CIN nimmt es nicht wunder, dass bei 5 % aller Schwangeren ein abnormer zytologischer Befund festgestellt wird. In der deutschen Mutterschaftsrichtlinie ist die zytologische Untersuchung der Zervix in der frühen Schwangerschaft festgelegt. Generell gilt, dass mit einer suspekten Zytologie bzw. einer CIN in der Schwangerschaft nicht anders verfahren wird als sonst. Die 9 Monate einer Schwangerschaft sollten so gut wie nie für die Progression einer CIN 3 zum invasiven Karzinom reichen, und die Gravidität selbst akzeleriert das Geschehen nicht.

Die Konsequenzen aus dem suspekten zytologischen Resultat – wie bei der Nichtschwangeren – sind zunächst die Kolposkopie und bei entsprechendem Befund eine Biopsie. Eine endozervikale Curettage sollte bei der Schwangeren unterbleiben. Wenn im Ergebnis der Zytologie, Kolposkopie und ggf. ektozervikalen Biopsie ein invasives Geschehen und eine hochgradige Dysplasie (CIN 2+) mit hoher Wahrscheinlichkeit nicht vorliegen, gibt es eigentlich keinen Grund für weitere diesbezügliche Kontrolluntersuchungen in der laufenden Schwangerschaft.

Bei CIN 2+ und ACIS – immer unter der Voraussetzung, dass ein invasiver Prozess ausgeschlossen werden konnte – wird nach heutiger Auffassung keine Schlingenexzision bzw. Konisation in graviditate mehr empfohlen. In dieser Situation erfolgen kolposkopische Kontrollen alle 3 Monate. Mit weiteren kolposkopisch gestützten Biopsien darf zurückhaltend umgegangen werden, auch wenn sie in der Schwangerschaft fast immer ohne Risiko für den Embryo bzw. Feten durchgeführt werden können. Die Schlingenexzision ist nur für die wenigen Fälle reserviert, in denen eine Mikroinvasion denkbar erscheint. Der geeignete Zeitpunkt für eine solche Konisation in der Schwangerschaft, falls nun einmal nicht zu umgehen, ist das zweite Trimenon zwischen 14 und 16 Schwangerschaftswochen (SSW). Vorher ist die Rate an Schwangerschaftsverlusten (bis zu 25 %) unverantwortlich hoch. Eine in derselben Sitzung durchgeführte Cerclage verbessert die Ergebnisse wahrscheinlich nicht und birgt eher die Gefahr, als Infektionsstraße zu dienen, denn die Fehlgeburten nach Konisation in diesen frühen Wochen gehen meistens auf aszendierende Infektionen und nicht auf eine echte zervikale Insuffizienz zurück.

> Bei histologisch nachgewiesener CIN 2+ oder ACIS in der Schwangerschaft erfolgt die Konisation nur, wenn eine Invasion nicht auszuschließen ist.

Die betroffene Frau kann im Übrigen ihr Kind spontan gebären, eine CIN in graviditate ist keine Anzeige für eine Sectio. Post partum wird dann zur definitiven Abklärung und Therapie der CIN 3 häufig die Schlingenexzision empfohlen. Dieses Vorgehen erscheint auf den ersten Blick konsequent; tatsächlich aber findet sich nach der Entbindung bei einigen Frauen nun eine unauffällige Zytologie, sodass eine reflexartige Konisation postpartal keinesfalls ratsam ist. Ein normalisierter kolposkopischer Befund und ein negativer Test auf HPV würden dieses Vorgehen unterstützen. Diese spontane Regression einer CIN post partum tritt in 30–70 % ein und zwar interessanterweise unabhängig vom Entbindungsmodus, was unterstreicht, dass alle CIN vor einer postpartalen Konisation zunächst zytologisch und kolpokopisch reevaluiert werden sollten (Grimm et al. 2020).

3.7.2 Mikroinvasives und invasives Zervixkarzinom in der Schwangerschaft

Auch mit dem invasiven Zervixkarzinom darf in der Schwangerschaft prinzipiell so wie außerhalb derselben verfahren werden. Nach allem, was bisher bekannt ist, hat weder hat die Schwangerschaft selbst einen negativen Einfluss auf den Verlauf des Karzinoms noch umgekehrt das Karzinom auf die Schwangerschaft bzw. das Kind (wobei man die in Abschnitt 3.2.1 zitierte aktuelle Mitteilung im Auge behalten muss, s. Arakawa et al. 2021).

In früherer Zeit war die Diagnose eines Zervixkarzinoms in der frühen Schwangerschaft oft gleichbedeutend mit ihrem therapiebedingten Abbruch. Dieser Konflikt stellt sich heute glücklicherweise nicht mehr in dieser Schärfe. Wenn die Frau das Kind austragen möchte, lässt sich in vielen Fällen eine onkologisch und neonatologisch gleichermaßen vertretbare Lösung finden; dass hierbei die Schwangerschaftswoche, in der die Diagnose erfolgt, das Vorgehen maßgeblich beeinflusst, leuchtet ein. Gleichwohl gibt es keinen einheitlichen Therapiestandard für das Zervixkarzinom in der Schwangerschaft, das betrifft nicht zuletzt den Beginn der Behandlung: Je nach Stadium ist dessen Verzögerung um einige Wochen ohne Einfluss auf die Prognose. Das muss man der Patientin – und sich selbst – klar machen und versuchen, den Druck zu verringern, unter dem alle Beteiligten stehen. Zwischen 70 % und 80 % der Zervixkarzinome in der Schwangerschaft befinden sich im FIGO-Stadium I, sodass sich die Erfahrungen vor allem auf Karzinome bis etwa 2–3 cm beziehen, weiter fortgeschrittene Befunde findet man in der Schwangerschaft sehr selten, hier sind dann Einzelfallentscheidungen zu treffen. Die Diagnose erfolgt histologisch durch Biopsie bzw. Schlingenexzision. Grundlage für das weitere Vorgehen ist die Entscheidung, ob die Schwangerschaft weitergeführt werden soll.

Im Stadium FIGO IA1 und IA2 *ohne Risikofaktoren* ist die Konisation in sano etwa um die 14. bis 16. SSW eine vernünftige Option. Ergibt sich die Verdachtsdiagnose erst deutlich später, wird kolposkopisch alle 4 bis 8 Wochen zunächst unter Verzicht auf eine Konisation kontrolliert; eine vorzeitige Schwangerschaftsbeendigung ist nicht notwendig. Postpartal (nach etwa 6 Wochen) erfolgt dann die Reevaluation der Situation, i. d. R. bedeutet das die Schlingenexzision, im Stadium FIGO IA2 inkl. Sentinellymphknotenentfernung. Es gibt verschiedene Positionen zum Geburtsmodus: Wir raten zur primären Sectio.

Möchte die Patientin mit Zervixkarzinom FIGO IA2 *mit Risikofaktoren* und IB bis 2 cm das Kind austragen, ist ein laparoskopisches Lymphknotenstaging zu erwägen, das bis zu einem Schwangerschaftsalter von 22 Wochen in der Regel recht gut durchführbar ist. Sind die Lymphknoten negativ, wird an manchen Zentren der lokale Tumor durch entsprechende Exzision (d. h. Konisation) entfernt, andere führen eine Trachelektomie durch und wieder andere warten auf ein Schwangerschaftsalter von 30 bis 34 Wochen, um den lokalen Befund dann im Rahmen der Sectio mit simultaner radikaler Hysterektomie zu therapieren. Zeigen sich trotz negativer pelviner Lymphknoten zusätzliche Risikofaktoren, wie lymphovaskuläre Beteiligung und eine entsprechende Größe des Tumors (> 2 cm), ist die neoadjuvante Chemotherapie zu diskutieren, um das Risiko einer Tumorzelldissemination bis zum Erreichen von 32 bis 34 SSW zu verringern. Die Erfahrungen mit diesem experimentellen Verfahren beschränken sich international auf wenige Fälle, bevorzugtes Chemotherapeutikum ist Cisplatin. Beim Mammakarzinom in graviditate ist eine Chemotherapie schon länger etabliert.

Positive Lymphknoten (= FIGO IIIC) in der frühen Schwangerschaft würden in den meisten Fällen zur gemeinsamen Entscheidung für den Abbruch der Schwangerschaft und dem dann entsprechend angezeigten onkologischen Vorgehen (Radiochemotherapie) führen, aber wenn die Schwangere das Kind behalten möchte, ist eine jetzt begonnene cisplatinbasierte Chemotherapie, wie gerade erwähnt, bis zum Erreichen von 28 bis 34 Wochen eine Option, das gilt auch für die Stadien IIIB und IV, glücklicherweise sind diese Fälle selten. Für ein solches Vorgehen wird man sich umso eher entscheiden, je weiter fortgeschritten die Schwangerschaft zum Zeitpunkt der Diagnose – und eine Therapieverzögerung daher nur von kürzerer Dauer – ist (ab etwa 22–24 SSW).

In höheren SSW, also etwa ab 26 bis 28 SSW, stellt sich bei operablen Zervixkarzinomen immer auch die Frage, ob man nicht doch 32 bis 34 SSW ohne spezifische antineoplastische Therapie erreichen kann, um dann bei relativ geringem neonatologischem Risiko die Sectio caesarea und ggf. in gleicher Sitzung die radikale Hysterektomie durchzuführen.

Sieht sich die Patientin außerstande, das Kind auszutragen, gilt die stadien-abhängige Therapie, was bei operablen Tumoren bis zu 20–23 SSW die radikale Hysterektomie (mit dem Feten in utero oder nach Sectio parva) nach entsprechender Lymphadenektomie umfasst. Entbindungsmethode der Wahl bei einem invasiven Zervixkarzinom in der Schwangerschaft ist die Sectio caesarea, da man annimmt, dass nach vaginaler Geburt die Rezidiv- und Komplikationsrate höher bzw. ein ungünstiger Ausgang häufiger sein könnte, aber genau untersucht ist das nicht. Um in dieser belastenden Situation den besten Weg für Mutter und Kind zu finden, ist die Zusammenarbeit mit den Perinatalmedizinern unter einem Dach unerlässlich (Korenaga u. Tewari 2020).

3.7.3 Trachelektomie

Unter der radikalen Trachelektomie (griech.: τραχελος = Hals) versteht man die Entfernung der Zervix mit den unteren Parametrien („Parazervix") und Parakolpien unter Mitnahme einer Scheidenmanschette – also ein „Wertheim" bzw. „Schauta" ohne Corpus uteri, wenn man so will. Indikation ist der Wunsch nach Fertilitätserhalt bei operablem Zervixkarzinom (Dargent 2000). Derzeit akzeptierte Voraussetzungen sind:
- ein Tumorstadium bis max. FIGO IB1 (FIGO 2018, d. h., < 2 cm)
- negative pelvine Lymphknoten
- Ausschluss eines hämangischen Wachstums (V0)
- tumorfreie endozervikale Schnittränder
- eine zu erwartende Restzervixlänge von etwa 10 mm
- Ausschluss von weiteren histologischen Risikofaktoren.

Die pelvinen Lymphknoten werden dabei entweder offen-chirurgisch oder retroperitoneal von isolierten Flankenschnitten oder – in der Regel – laparoskopisch entfernt, je nachdem, ob die Trachelektomie abdominal oder vaginal erfolgt; für beide Zugänge wurden verschiedene Varianten angegeben. Die größten Erfahrungen liegen mit der radikalen vaginalen Trachelektomie vor. Nach der Resektion wird die Scheide mit dem unteren, isthmischen Corpus uteri anastomosiert, den Abschluss bildet die Anlage einer permanenten Cerclage, um bei späteren Schwangerschaften das Risiko einer Frühgeburt zu reduzieren. Komplikationsrate und onkologische Sicherheit entsprechen etwa der radikalen Hysterektomie. Die Frühgeburtsrate ist im Vergleich zu Patientinnen mit intakter Zervix erhöht. Entbunden wird durch primäre Sectio. Um die Morbidität der radikalen Trachelektomie zu senken, werden anstelle der systematischen pelvinen Lymphadenektomie die Sentinellymphknotenentfernung und anstelle der radikalen die einfache Trachelektomie bzw. eine Re-Konisation diskutiert, da ein parametraner Befall bei der genannten Konstellation selten ist (Tumor < 2 cm, N0, V0). Bisher fehlen aber die Daten aus großen randomisierten Studien, die eine onkologische Gleichwertigkeit der genannten Methoden beweisen. Natürlich ist die Patientin in besonderer Weise in das Konzept einzubeziehen. Insofern stellt sich auch einmal bei Tumoren > 2 cm die Frage des fertilitätserhaltenden Vorgehens nach pelvinem Lymphknotenstaging und neoadjuvanter Chemotherapie – ein experimentelles Vorgehen, das in ausgewählten Situationen seinen Platz haben mag (van der Velden u. Mom 2019, Smith et al. 2020, Tesfai et al. 2020).

Reproduktionsmedizinische Maßnahmen

Ist die Durchführung einer Trachelektomie nicht mehr angemessen und eine Radiochemotherapie zwingend zu empfehlen, wird dennoch so manche junge Patientin mit Zervixkarzinom ihre Fertilität – oder zumindest ovarielle Aktivität – bewahren wollen. Neben einer hohen Oophoropexie im Rahmen des laparoskopischen Lymphknoten-Stagings sind reproduktionsmedizinische Maßnahmen wie Kryokonservierung von Ovarialteilresektaten, kompletten Ovarien oder von Oozyten nach ovarieller Stimulation und Follikelpunktion potenzielle Optionen für die Bewahrung der endokrinen und generativen Ovarialfunktion. Beim Zervixkarzinom kommt jedoch der radiotherapiebedingten Funktionseinbuße des Uterus sicherlich die größere Bedeutung zu. Man hat endometriumschonende Bestrahlungstechniken versucht – ohne überzeugende Resultate zu erzielen, und die Uterustransplantation ist für diese Situation bisher wohl nur eine theoretische Erwägung. Bei der Betreuung junger Frauen mit Malignomen und Wunsch nach Fertilitätserhalt ist die Zusammenarbeit mit spezialisierten Reproduktionsmedizinern geboten („oncofertility counseling", im deutschsprachigen Raum über das FertiPROTEKT Netzwerk realisiert). Das Gesagte gilt entsprechend auch für fertlitäserhaltende Strategien beim Endometrium- und Ovarialkarzinom (s. Kapitel 4 und 6; von Wolf et al. 2019, Akel et al. 2020, Somigliana et al. 2020, www.fertiprotekt.com).

3.8 Rezidiv

3.8.1 Pelvine und andere abdominale Rezidive

Etwa 35 % der Patientinnen mit Zervixkarzinom (alle Stadien zusammengenommen) werden im Verlaufe ihrer Erkrankung ein Rezidiv erleiden, bei Patientinnen mit R0-Resektion im Rahmen der Ersttherapie sind es entsprechend weniger. Wenn das Zervixkarzinom wiederkommt, dann meistens (zu etwa 80 %) in den ersten 2 bis 3 Jahren nach der Primärtherapie, nach 5 Jahren werden Rezidive seltener. Die Wahrscheinlichkeit eines Rückfalls steigt mit der Höhe des Primärstadiums. Pelvine Rezidive treten zentral auf – ohne Kontakt zur Beckenwand – oder als sogenannte Beckenwandrezidive. Der Umgang mit einem Rezidiv richtet sich
– nach dessen Ausdehnung,
– ob noch eine potenziell kurative Situation (Metastasen?) vorliegt
– und welche Primärtherapie (Operation und/oder Radiotherapie) erfolgte.

Ist initial eine alleinige operative Therapie erfolgt, kann die Radio- bzw. Radiochemotherapie beim Rezidiv eingesetzt werden. Im Einzelfall ist ein chirurgisches Vorgehen aber die einzige Chance, das Blatt wirklich noch einmal zu wenden, sei es nach primärer Operation oder – insbesondere – nach primärer Radio- bzw. Radiochemotherapie; fast immer bedeutet das eine Exenteration. Während die radikale

Hysterektomie aus dem deutschsprachigen Raum kommend von Amerikanern wie
Meigs, Rutledge und TeLinde aufgenommen wurde, ist die Exenteration in den
1940er Jahren vor allem in den USA entwickelt worden (Brunschwig 1965).

Die Ableitungen für Stuhl und Urin können sehr häufig kontinent erfolgen, d. h. durch tiefe kolorektale Anastomose und die Urinableitung über einen entsprechenden Pouch mit nachfolgender
Selbstkatheterisierung. Damit wird die Lebensqualität gegenüber Lösungen wie permanentem Anus
praeter und Conduit verbessert. Zur Lebensqualität gehört sicherlich auch die Anlage einer Neovagina, hier gibt es verschiedene Techniken vom ausgeschalteten und um 180° gedrehten Sigmasegment
über Gracilis- oder Rectus-abdominis-Lappen, Spalthaut u. a. Wenn es stimmt, haben anschließend
dennoch viele Patientinnen keinen Verkehr über ihre Neovagina.

Zu einer solchen Operation ist man nicht nur in kurativer, sondern im Einzelfall
auch in palliativer Absicht berechtigt; es gibt Patientinnen, die sich in einer so aus-
weglosen Situation (z. B. Kloakenbildung) befinden, dass sie praktisch jeden Ausgang eines solchen Eingriffs für besser halten als ihr aktuelles Schicksal (in einer
Fallserie betrug das 5-Jahres-Überleben nach Exenteration bei palliativen Patientinnen beeindruckende 19 %, Schmidt et al. 2012). Bei der Einschätzung der Durchführ-
barkeit einer Exenteration gilt es, die operablen Fälle nicht zu übersehen und der
nichtgeeigneten Patientin die Pein aus „Angst und falscher Hoffnung und zu guter
Letzt einer gefährlichen und auch noch fruchtlosen Operation" zu ersparen (zit.
Monk u. Tewari 2007). Wenn die klinische Trias Ödem, neurologisch-sakrale Schmerzen (S2-Wurzel) im Bein sowie Ureterobstruktion vorliegt, ist der Tumor nicht mehr
entfernbar (H. Egger, persönliche Mitteilung). Ein kurzes Intervall (weniger als ein
Jahr) zwischen Primärtherapie und Rezidiv ist ebenfalls ein schlechtes Vorzeichen.
Es braucht nicht betont zu werden, dass solche Eingriffe komplikationsbehaftet sind
(insgesamt etwa 50–60 %); Anastomoseninsuffizienzen z. B. erlebt man häufiger als
sonst, insbesondere bei vorbestrahltem Gewebe. Die primäre Operationsletalität der
pelvinen Exenteration liegt in der Literatur heute etwa bei 2 % und die 5-Jahres-
Überlebensrate zwischen 20 und 64 % (Schmidt et al. 2012, Matsuo et al. 2019a).

Seltener ist beim Zervixkarzinom ein primär progredienter Verlauf, z. B. unter
Radiochemotherapie. Wir haben eine 53-jährige Patientin mit hohem Adenokarzinom
der Zervix und raschem Fortschreiten begleitet (Abb. 3.15).

Beckenwandrezidive (Abb. 3.16) sind häufiger als die zentralen und prognostisch noch weniger günstig. Wichtig ist die Erfahrung, dass die quergestreifte Muskulatur im Becken (M. obturatorius internus, M. levator ani) durch diese Karzinomrezi-
dive lange respektiert wird, wie man von der Technik der lateral erweiterten endopel-
vinen Resektion (LEER) weiß, man hat also öfter die nötige Präparationsebene als
vermutet (Höckel 2003 sowie 2019, s. auch ontogenetisches Krebsfeldmodell). Bei
Einwachsen des Tumors in den Plexus sacralis und in die knöcherne Beckenwand
liegt allerdings kein Segen auf einer Resektion. Geht eine radikale Hysterektomie als
Primärtherapie voraus, gilt die Radio- bzw. Radiochemotherapie des Beckenwandre-
zidivs als Behandlung der ersten Wahl. Aber auch bei vorbestrahlten Patientinnen
ist eine erneute Radiatio u. U. noch möglich: als Tele- und interstitielle Brachytherapie (s. Kapitel 8). Die zusätzliche lokoregionäre Hyperthermie kann hierbei – gleich-

wohl bei noch unklarer Datenlage – zum Einsatz kommen, idealerweise im Rahmen von Studien.

Isolierte paraaortale Lymphknotenrezidive kann man durch Resektion oder auch durch Strahlentherapie bzw. kombiniert angehen. Solche Befunde können zufällig entdeckt werden, wenn z. B. in die Nachsorge bildgebende Verfahren integriert werden. Ob es sich tatsächlich um isolierte paraaortale Lymphknotenmetastasen handelt oder diese Manifestationen als „Spitze des Eisbergs" eher Indikator für weitere Herde und damit für eine generalisierte Erkrankung sind, zeigt nur die Zeit. Insgesamt geht das paraaortale Rezidiv mit einer schlechten Prognose einher, ausgedrückt durch enttäuschende 5-Jahres-Überlebensraten von etwa 25 %.

„In der Welt der chirurgischen Onkologie ist die Biologie der König, die Auswahl der Patienten die Königin, und die technischen Details der operativen Eingriffe sind die Prinzen und Prinzessinnen des Königreiches. Manchmal versuchen Prinz und Prinzessin den Thron zu usurpieren; sie scheitern fast immer an der Macht des Königs und der Königin."
Blake Cady, 1997

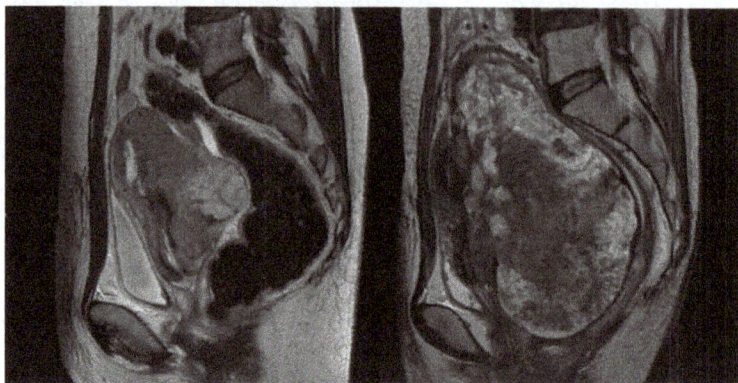

Abb. 3.15: Eindrucksvolle Progression eines schlecht differenzierten, hohen Adenokarzinoms der Zervix (links) – innerhalb von nur 3 Monaten (rechts) (Quelle: U. A. Ulrich und E. Lopez Hänninen, MLK Berlin).

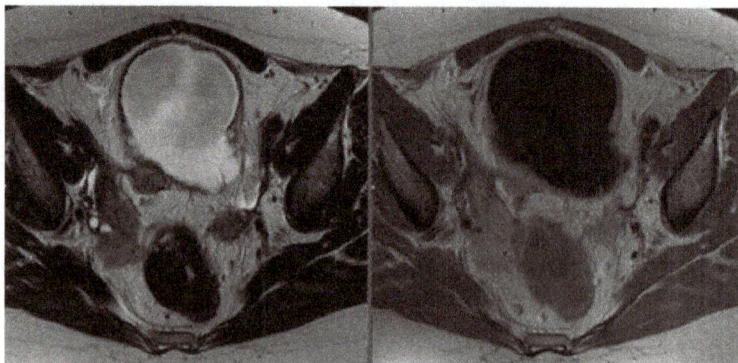

Abb. 3.16: Beckenwandrezidiv rechts eines Zervixkarzinoms (Quelle: U. A. Ulrich und E. Lopez Hänninen, MLK Berlin).

3.8.2 Fernmetastasen

Hämatogene Fernmetastasen betreffen im Verlauf der Erkrankung etwa 5 % der Frauen mit Plattenepithelkarzinom der Zervix. In abnehmender Häufigkeit finden sich die Absiedlungen in der Lunge (3–57 %), im Skelett (0,8–23 %), der Leber (1,2–3 %) oder im Gehirn (ca. 0,3 %); Hautmetastasen sind mit 0,1 bis 2 % ebenso eine Rarität (Rhiem et al. 2007).

Lange galt die Regel, nach der das Auftreten von Metastasen nach primärer operativer Therapie oder Radiotherapie nicht mehr mit einer Heilung vereinbar ist. In den letzten Jahren haben sich aber Pioniere glücklicherweise geweigert, vor isolierten Metastasen von vornherein zu kapitulieren. Einzelne Leber- und Lungenmetastasen sind im Einzelfall vielleicht doch über längere Zeit zu besiegen. Japanische Kliniker haben zu Lungenmetastasen ein umfangreiches Krankengut aufgearbeitet. Das 5-Jahres-Überleben war bei den Frauen, die maximal zwei Metastasen aufwiesen, mit 42 % beeindruckend, es betrug allerdings vernichtende 0 % bei drei oder mehr Metastasen oder wenn ein Adenokarzinom bestand (Yamamoto et al. 2004, Gardner et al. 2020).

Durch eine palliative Chemotherapie mit Cisplatin in Kombination mit Topotecan, Paclitaxel, Gemcitabin oder Vinorelbin lassen sich Ansprechraten um die 20 % bei durchschnittlichen Remissionsdauern von nur wenigen Monaten erreichen. Keine der genannten Kombinationen ist dabei in der Lage, die anderen hinter sich zu lassen. Zwar vermag die Hinzunahme des Angiogenesehemmers Bevacizumab zu Cisplatin/Paclitaxel oder Paclitaxel/Topotecan die Situation etwas zu verbessern, aber der letztlich fatale Verlauf ist auch damit nicht abzuwenden. Aktuell laufen Untersuchungen zum PDL1-Inhibitor Pembrolizumab und zum Tyrosinkinaseinhibitor Apatinib in der metastasierten Lage; die Ansprechraten liegen ebenfalls bei maximal 20 % (s. Kapitel 9).

Letztlich kommt der Punkt, an dem alle therapeutischen Bemühungen um eine Eindämmung der Krankheit nichts mehr fruchten. Der Patientin, ihren Nächsten – und sich selbst – diese Situation einzugestehen erfordert neben einer validen medizinischen Einschätzung viel Sensibilität. Nicht selten stehen zum Schluss starke Schmerzen im Vordergrund (Plexus sacralis, N. ischiadicus). Das Schicksal entscheidet sich über eine Ureterkompression, die letztlich zur Urämie führt, über Infektionen bzw. septische Zustände (Peritonitis, Abszesse im Becken), Cavakompression mit kardialen Problemen, Tumorkachexie, starke Blutungen aus dem zerfallenden Tumor, Darmstenosen/Ileus, Darmperforationen wiederum mit folgender Peritonitis (eher selten) sowie Organversagen. Fistel- oder sogar Kloakenbildung erschwert die letzte Zeit für einige Patientinnen erheblich. Durch die inzwischen fast überall implementierte interdisziplinäre Palliativmedizin kann das Leiden der Betroffenen gelindert werden, dazu muss ihnen aber der rechtzeitige Zugang zu jener ermöglicht werden (Bercow et al. 2021).

3.9 Nachsorge

Noch immer gibt es verschiedene Ansichten darüber, ob man die Nachsorge ausschließlich an den Symptomen und der klinischen Untersuchung orientiert oder unter Einschluss bildgebender Verfahren (CT, MRT, PET-CT) sowie der Bestimmung von Tumormarkern vornimmt. Es gibt bisher keine überzeugenden Gegenargumente, dass die frühzeitige Diagnose von Rezidiven und Metastasen durch Schnittbildgebung im Rahmen der Nachsorge etwas anderes als die Verkürzung des potenziell therapiefreien Intervalls zur Folge hat. Aber auch mit der rein klinischen Nachsorge ist man den Nachweis eines lebenszeitverlängernden Effekts bislang schuldig geblieben. Diese Unsicherheit gilt für viele Tumoren (gleichwohl befindet man sich beim Lokalrezidiv des Zervixkarzinoms in einer potenziell kurativen Situation). Man wird dennoch nicht ernsthaft dem Verzicht auf eine klinische Nachsorge das Wort reden, denn sie dient nicht zuletzt der seelischen Begleitung der durch ihre Erkrankung oft verunsicherten Patientin sowie der sinnvollen medizinischen Beeinflussung von Folgen und Nebenwirkungen der vorangegangenen Behandlung – bei den glücklicherweise mehrheitlich Langzeitüberlebenden ist das ein relevanter Aspekt. In die klinische Untersuchung sollten zytologische- und HPV-Kontrollen integriert werden, vor allem, wenn eine Trachelektomie oder Radiochemotherapie erfolgten (Tab. 3.11). Ergibt sich der Verdacht auf ein Rezidiv, stehen bildgebende Verfahren und ggf. die histologische Sicherung an. Liegt ein Rezidiv vor, ist – wie bei der Primärdiagnostik – ein Fernmetastasenausschluss angezeigt, um zu klären, ob noch eine kurative oder bereits palliative Situation vorliegt. Regelmäßige CT- bzw. MRT-Untersuchungen und Tumormarkerkontrollen im Rahmen der Nachsorge sind nach derzeitiger Auffassung allerdings verzichtbar (Hillemanns et al. 2020, LL 2021).

Tab. 3.11: Nachsorge des Zervixkarzinoms.

Untersuchung	Aussage
gründliche Zwischenanamnese (Eigenbeobachtungen der Patientin)	oft wegweisend für das weitere Vorgehen
Inspektion, Spekulumuntersuchung	makroskopisches Scheidenstumpf- bzw. Portiorezidiv
Kolposkopie, Zytologie und HPV vom Scheidenende	subklinisches Rezidiv, schwierige Beurteilbarkeit nach Radiatio oder von der Portio, falls noch vorhanden
vaginale/rektovaginale Palpation	Lokalrezidiv (Beckenwände frei? – schwierige Beurteilung nach Radiatio: oft „frozen pelvis")
Nierensonographie	Harnstau? (Fibrose als OP-Folge vs. Beckenwandrezidiv)
Palpation inguinal und supraklavikulär	pathologische Lymphknotenveränderungen?

Die Untersuchungen erfolgen in den ersten beiden Jahren nach Primärtherapie viertel-, vom dritten bis zum fünften Jahr halbjährlich. In einigen Zentren werden endozervikale Re-Abrasiones 3 bis 6 Monate nach Abschluss der Radiochemotherapie zur histologischen Verifizierung des Therapieerfolges durchgeführt.

Abschließend ein Wort zur Hormonsubstitution: Nach allem, was wir wissen, kann nach Therapie eines Zervixkarzinoms problemlos eine Östrogen- bzw. Östrogen-Gestagen-Substitution erfolgen, abhängig davon, ob der Uterus noch vorhanden ist. Letztlich haben wir es oft mit jungen Frauen zu tun, die durch die Therapie (z. B. nach Radiochemotherapie) vielleicht eine prämature Menopause erleben. Gelegentlich hört man, dass hier Vorsicht bei Adenokarzinomen geboten sei, aber es gibt keine wissenschaftlichen Studien, die diese Sorge begründen (Deli et al. 2020, Vargiu et al. 2020), Tab. 3.12. Die Nachsorge bei den CIN wurde bereits im Abschnitt 3.6.1 besprochen.

Tab. 3.12: Synopsis Zervixkarzinom.

Inzidenz	ca. 4.400 Frauen/Jahr in Deutschland
Prävention	primär: Impfung gegen HPV
	sekundär: HPV-Bestimmung und Zervixzytologie im Früherkennungsprogramm
Vorstufen	CIN/ACIS
Frühsymptome, Warnzeichen	keine
Symptome	Regeltypusstörungen, Kontaktblutungen, hartnäckiger Fluor, im fortgeschrittenen Stadium Schmerzen
Diagnose	zunächst klinisch, histologisch durch Biopsie, bei Mikrokarzinomen im Schlingenexzidat (Konisat)
Ausbreitungsdiagnostik	klinisch durch bimanuelle rektovaginale Palpation, vaginale Sonographie, Becken-MRT, Abdomen- und Thorax-CT
Therapie	CIN 3 und Mikrokarzinom: zunächst Schlingenexzision, bei abgeschlossener Familienplanung einfache totale Hysterektomie
	frühes Zervixkarzinom: in der Regel radikale Hysterektomie, bei frühen Niedrigrisikotumoren auch einfache Hysterektomie – jeweils mit pelviner Lymphadenektomie oder Sentinellymphknotenentfernung (N0 Voraussetzung für operatives Vorgehen)
	fortgeschrittenes Zervixkarzinom: in der Regel primäre cisplatinbasierte simultane Radiochemotherapie nach operativem Staging
Prognose (5-Jahres-Überleben)	Mikrokarzinom: exzellent, praktisch 100 %
	Frühkarzinom: FIGO IB1: 90 %, FIGO IB2: 70–80 %
	fortgeschrittenes Zervixkarzinom: FIGO II: 70 %, FIGO IVB: 20 %
Östrogen-/Gestagensubstitution	ist möglich; kein negativer Einfluss auf die Prognose beschrieben.

„Plötzlich – es war das erstemal in meinem Berufe – begann meine Hand zu zittern, und Elsis große erschrockene Augen blitzten in die meinen: ‚Carcinoma!' sprach es in mir; es durchfuhr mich; wie kam das Entsetzliche zu meinem noch so jungen Weibe? Das Leiden galt derzeit in der Wissenschaft für absolut unheilbar; nach leis heranschleichenden, alles Menschliche überbietenden Qualen war stets der Tod das Ende. Ich kannte diese Krankheit sehr genau, und mit Schaudern gedachte ich des letzten grauenhaften Stadiums derselben." [...]

„... o Franz, hab Erbarmen, ich kann das Furchtbare nicht noch einmal ertragen' – ich sah es, wie ein Schauder durch ihren Körper lief – ‚und Du weißt es', sprach sie wieder, und es klang hart, ‚ich muß doch sterben! Erlöse mich! Du mußt es, Franz! Wenn es wiederkommt, dann ... Du darfst mich nicht tausend Tode sterben lassen!' [...] ‚Nun, wenn es da ist, tu, worum ich dich gebeten habe! In dem kleinen Fache deines Schrankes – du hast ja Zaubertränke, daß der Leib ohne Zucken einschläft!' [...] all die Worte [...] sie enthielten alle nur eine Bitte: die um den Tod von ihres Mannes Hand, der leider ein Arzt war." [...]

„Da schrie sie plötzlich auf: wie von Dämonen, die aber kein sterblich Auge sah, fühlte sie ihren Leib in meinen Armen geschüttelt; mir war's, als wollten sie die Seele heraushaben und als könnten sie es nicht [...] – ich habe nirgend sonst, nie ein so von Qual verzerrtes Menschenantlitz gesehen; nur aus den Augen, und flüchtig wie ein schießender Stern, traf jetzt ein Blick noch in die meinen – ein Blick zum Rande voll von Verzweiflung und heißer verlangender Bitte ...“ [...]

„...Da fielen meine Augen auf eine Mitteilung, die mit dem Namen einer unserer bedeutendsten Autoritäten als Verfasser bezeichnet war [...] Der Verfasser schrieb über die Abdominalkrankheiten der Frauen, und bald las ich auf diesen Blättern die Krankheit meines Weibes, Schritt für Schritt, bis zu dem Gipfel, wo ich den zitternden Lebensfaden selbst durchschnitten hatte. Dann kam ein Satz, und wie mit glühenden Lettern hat er sich mir eingebrannt: ‚Man hat bisher' – so las ich zwei- und dreimal wieder – ‚dies Leiden für absolut tödlich gehalten; ich aber bin imstande, in Nachstehendem ein Verfahren mitzuteilen, wodurch es mir möglich wurde, von fünf Frauen drei dem Leben und ihrer Familie wiederzugeben'...“

aus: Theodor Storm, Ein Bekenntnis. Novelle. Berlin: Gebrüder Paetel, 1904.

Der Arzt Dr. med. Franz Jebe ist glücklich mit seiner jungen Frau Elsi verheiratet, die nach wenigen Ehejahren an einem Zervixkarzinom erkrankt. Er stellt die Diagnose und muss den raschen körperlichen Verfall der geliebten Partnerin erleben. Im Finalstadium leidet sie unter vernichtenden Schmerzen und bittet ihren Mann letztlich, sie durch eine entsprechende Dosis seines „Zaubertranks" (wohl ein Opiat) zu erlösen. Letztlich entspricht der verzweifelte Franz ihrer flehentlich vorgetragenen Bitte.

Kurz vor dem Tod seiner Frau erhält er als Postsendung die aktuelle Ausgabe einer von ihm abonnierten Fachzeitschrift, die er in dieser Ausnahmesituation aber ungelesen in die Schublade seines Schreibtisches wirft. Erst Wochen später macht er sich an die Lektüre und stößt in dem Heft auf einen Artikel seines akademischen Lehrers über eine Operationsmethode, mit der seine Frau möglicherweise hätte gerettet werden können. Franz ist die Ungeheuerlichkeit seines Tuns bewusst; die erdrückende Bürde wird er zeit seines Lebens tragen.

Fachliche Anregungen und Erläuterungen zur Novelle „Ein Bekenntnis" erhielt Theodor Storm von seinem Neffen Ludwig Glaevecke (1855–1905), später Professor der Gynäkologie und Leitender Arzt an einem Kieler Krankenhaus, der den Onkel auf die 1878 erschienene Publikation des Straßburger Ordinarius Wilhelm Alexander

Freund „Eine neue Methode der Exstirpation des ganzen Uterus" aufmerksam machte (Freund 1878, Pagel 1901). Die ärztlich assistierte, aktive Sterbehilfe (s. die aktuelle gesellschaftliche Debatte in Deutschland) ist seit der Antike ein kontroverses Thema. Als benanntes Tabu wurde sie in den Hippokratischen Eid aufgenommen.

Literatur

Agarval S, Schmeler KM, Ramirez PT, et al. Outcomes of patients undergoing radical hysterectomy
for cervical cancer of high-risk histological subtypes. Int J Gynecol Cancer 2011;21:123–7.

Akel RA, Guo XM, Moravek MB, et al. Ovarian Stimulation Is Safe and Effective for Patients with Gynecologic Cancer. J Adolesc Young Adult Oncol 2020;9(3):367–74.

Arakawa A, Ichikawa H, Kubo T, et al. Vaginal Transmission of Cancer from Mothers with Cervical
Cancer to Infants. N Engl J Med 2021;384(1):42–50.

Arbyn M, Xu L, Simoens C, Martin-Hirsch PP. Prophylactic vaccination against human papillomaviruses to prevent cervical cancer and its precursors. Cochrane Database Syst Rev 2018;5:
CD009069. doi: 10.1002/14651858.CD009069.pub3.

Baltzer J, Koepke W, Lohe K, et al. Die operative Behandlung des Zervixkarzinoms. Geburtsh Frauenheilk 1984;44:279–85.

Bercow AS, Nitecki R, Haber H, et al. Palliative care referral patterns and measures of aggressive care
at the end of life in patients with cervical cancer. Int J Gynecol Cancer 2021;31(1):66–72.

Bhatla N, Aoki D, Nand Sharma D, Sankaranarayanan R. FIGO CANCER REPORT 2018. Cancer of the
cervix uteri. Int J Gynecol Obstet 2018;143.S2:22–36.

Blachos N. Die Darstellung von Krankheit in den Romanen von Erich Maria Remarque. Inaugural-Dis-
sertation: Universität Köln, 2002.

Brucker SY, Ulrich UA. Surgical Treatment of Early-Stage Cervical Cancer. Oncol Res Treat. 2016;39
(9):508–14.

Brunschwig A. What are the indications for pelvic exenteration? JAMA 1965;194:274.

Cady B. Basic principles in surgical oncology. Arch Surg 1997;132:338–46.

Castle PE, Schiffman M, Wheeler CM, Solomon D. Evidence for frequent regression of cervical intraepithelial neoplasia-grade 2. Obstet Gynecol 2009;113:18–25.

Chiva L, Zanagnolo V, Querleu D, et al. SUCCOR study Group. SUCCOR study: an international European cohort observational study comparing minimally invasive surgery versus open abdominal
radical hysterectomy in patients with stage IB1 cervical cancer. Int J Gynecol Cancer 2020;30
(9):1269–77.

Cibula D, McCluggage WG. Sentinel lymph node (SLN) concept in cervical cancer: Current limitations
and unanswered questions. Gynecol Oncol 2019;152(1):202–27.

Cibula D, Kocian R, Plaikner A, et al. Sentinel lymph node mapping and intraoperative assessment in
a prospective, international, multicentre, observational trial of patients with cervical cancer:
The SENTIX trial. Eur J Cancer 2020;137:69–80.

Cibula D, Dostalek L, Hillemanns P, et al. Completion of radical hysterectomy does not improve survival of patients with cervical cancer and intraoperatively detected lymph node involvement:
ABRAX international retrospective cohort study. Eur J Cancer 2021;143:88–100.

Cohen PA, Jhingran A, Oaknin A, Denny L. Cervical cancer. Lancet 2019;393(10167):169–82.

Cottreau CM, Dashevsky I, Andrade SE, et al. Pregnancy-Associated Cancer: A U. S. Population-Based
Study. J Womens Health (Larchmt) 2019;28(2):250–7.

Creasman WT, Zaino RJ, Major FJ, et al. Early invasive carcinoma of the cervix (3 to 5 mm invasion):
risk factors and prognosis. A Gynecologic Oncology Group study. Am J Obstet Gynecol 1998;
178: 62–5.

Cullen TS. Cancer of the Uterus. New York: Appleton, 1900.

Dargent D. Uteruserhaltende Radikaloperationen des Zervixkarzinoms. Gynäkologe 2000;33:276–85.

Deli T, Orosz M, Jakab A. Hormone Replacement Therapy in Cancer Survivors – Review of the Literature. Pathol Oncol Res 2020;26(1):63–78.

Diaz De Vivar A, Roma AA, Park KJ, et al. Invasive endocervical adenocarcinoma: proposal for a new pattern-based classification system with significant clinical implications: a multi-institutional study. Int J Gynecol Pathol 2013;32(6):592–601.

Dörfler D, Bernhaus A, Kottmel A, et al. Human papilloma virus infection prior to cohabitarche. Am J Obstet Gynecol 2009;487:e1–5.

Drolet M, Bénard É, Pérez N, Brisson M; HPV Vaccination Impact Study Group. Population-level impact and herd effects following the introduction of human papillomavirus vaccination programmes: updated systematic review and meta-analysis. Lancet 2019;394:497–509.

Eibye S, Krüger Kjær S, Mellemkjær L. Incidence of pregnancy-associated cancer in Denmark, 1977–2006. Obstet Gynecol 2013;122(3):608–17.

FertiPROTEKT. www.fertiprotekt.com (Zugriff: 1.5.2021).

Freund WA. Eine neue Methode der Exstirpation des ganzen Uterus. In: Volkmann R (Hrsg). Sammlung Klinischer Vorträge in Verbindung mit deutschen Kliniken 133:911–24. Leipzig: Breitkopf & Härtel, 1878.

FUTURE II Study Group. Prophylactic efficacy of a quadrivalent human papillomavirus (HPV) vaccine in women with virological evidence of HPV infection. J Infect Dis 2007;196(10):1438–46.

Gardner AB, Charo LM, Mann AK, et al. Ovarian, uterine, and cervical cancer patients with distant metastases at diagnosis: most common locations and outcomes. Clin Exp Metastasis 2020;37(1):107–13.

Griesser H, Marquardt K, Jordan B, et al. Münchner Nomenklatur III. Frauenarzt 2013;54:1042–8.

Griffiths M. Nons, virgnis, and spinsters. Rigoni-Stern and cervical cancer revisited. Br J Obstet Gynaecol 1991;98:797–802.

Grimm D, Lang I, Prieske K, et al. Course of cervical intraepithelial neoplasia diagnosed during pregnancy. Arch Gynecol Obstet 2020;301(6):1503–12.

Guani B, Balaya V, Magaud L, Lecuru F, Mathevet P. The Clinical Impact of Low-Volume Lymph Nodal Metastases in Early-Stage Cervical Cancer: The Senticol 1 and Senticol 2 Trials. Cancers (Basel) 2020;12(5):1061. doi: 10.3390/cancers12051061.

Gupta S, Maheshwari A, Parab P, et al. Neoadjuvant chemotherapy followed by radical surgery versus concomitant chemotherapy and radiotherapy in patients with stage IB2, IIA, or IIB squamous cervical cancer: a randomized controlled trial. J Clin Oncol 2018;36:1548–55.

Gusserow A. Die Neubildungen des Uterus. In: Billroth T (Hrsg). Handbuch der Frauenkrankheiten. Stuttgart: Ferdinand Enke, 1878.

Halban J. Abdominale oder vaginale Operation des Collumkarzinoms? Zentralbl Gynäkol 1923;37:1480–4.

Hall MT, Simms KT, Lew JB, et al. The projected timeframe until cervical cancer elimination in Australia: a modelling study. Lancet Public Health 2019;4:e19–e27.

zur Hausen H. Viruses in human cancer. Science 1991;254:1167–73.

zur Hausen H. Papillomaviruses in the causation of human cancers – a brief historical account. Virology 2009;384:260–5.

Hillemanns P, Friese K, Dannecker C, et al. Prevention of Cervical Cancer: Guideline of the DGGG and the DKG (S3 Level, AWMF Register Number 015/027OL, December 2017) – Part 1 with Introduction, Screening and the Pathology of Cervical Dysplasia. Geburtsh Frauenheilkd 2019a;79:148–59.

Hillemanns P, Friese K, Dannecker C, et al. Prevention of Cervical Cancer: Guideline of the DGGG and the DKG (S3 Level, AWMF Register Number 015/027OL, December 2017) – Part 2 on Triage, Treatment and Follow-up. Geburtsh Frauenheilkd 2019b;79:160–76.

Hillemanns P, Brucker S, Holthaus B, et al.; AGO Uterus and the AGE of the DGGG. Updated Opinion of the Uterus Commission of the Gynecological Oncology Working Group (AGO) and the Gynecological Endoscopy Working Group (AGE) of the German Society of Gynecology and Obstetrics (DGGG) on the Randomized Study Comparing Minimally Invasive with Abdominal Radical Hysterectomy for Early-stage Cervical Cancer (LACC). Geburtsh Frauenheilkd 2019c;79:145–7.

Hillemanns P, Tempfer C, Beckmann MW, Küppers V, Quaas J. Stellungsnahme von AGO und AG-CPC zur Nachsorge/Nachkontrolle von operativen Eingriffen am unteren Genitaltrakt nach Einführung der neuen Krebsfrüherkennungs-Richtlinie. Geburtsh Frauenheilkd 2020;80:809–12.

Höckel M. Laterally extended endopelvic resection: Novel surgical treatment of locally recurrent cervical carcinoma involving the pelvic side wall. Gynecol Oncol 2003;91:369–77.

Höckel M, Wolf B, Schmidt K, et al. Surgical resection based on ontogenetic cancer field theory for cervical cancer: mature results from a single-centre, prospective, observational, cohort study. Lancet Oncol 2019;20(9):1316–26.

Horn J, Denecke A, Luyten A, et al. Reduction of cervical cancer incidence within a primary HPV screening pilot project (WOLPHSCREEN) in Wolfsburg, Germany. Br J Cancer 2019;120(10):1015–22.

Horn LC, Schierle K, Schmidt D, et al. Aktuelle TNM/FIGO-Stadieneinteilung für das Zervix- und Endometriumkarzinom sowie Müller'sche Mischtumoren. Pathologe 2011;32:239–43.

Horn LC, Brambs CE, Opitz S, Ulrich UA, Höhn AK. FIGO-Klassifikation für das Jahr 2019 – was ist neu? Pathologe 2019,40:629–35.

Iftner T. Viren als Auslöser von Krebs. Von der Hypothese zum Medikament. Frauenarzt 2009;50 suppl:3–7.

Impfprävention HPV-assoziierter Neoplasien. Evidenz- und konsensbasierte S3-Leitlinie. https://www.awmf.org/uploads/tx_szleitlinien/082-002k_S3_Impfpraevention-HPV-assoziierter-Neoplasien_2020-07_01.pdf; (Zugriff: 11.1.2021).

Köhler CV, Hertel H, Herrmann J, et al. Laparoscopic radical hysterectomy with transvaginal closure of vaginal cuff – a multicenter analysis. Int J Gynecol Oncol 2019;29:845–50.

Korenaga TK, Tewari KS. Gynecologic cancer in pregnancy. Gynecol Oncol 2020;157(3):799–809.

Kyrgiou M, Athanasiou A, Kalliala IEJ, et al. Obstetric outcomes after conservative treatment for cervical intraepithelial lesions and early invasive disease. Cochrane Database Syst Rev 2017;11(11): CD012847.doi:10.1002/14651858.CD012847.

Lagheden C, Eklund C, Lamin H, et al. Nationwide comprehensive human papillomavirus (HPV) genotyping of invasive cervical cancer. Br J Cancer 2018;118:1377–81.

Lazcano-Ponce E, Torres-Ibarra L, Cruz-Valdez A, et al. Persistence of immunity when using different human papillomavirus vaccination schedules and booster-dose effects 5 years after primary vaccination. J Infect Dis 2019;2191:41–9.

Lei J, Ploner A, Elfström KM, et al. HPV Vaccination and the Risk of Invasive Cervical Cancer. N Engl J Med 2020;383(14):1340–8.

Leitlinie Zervixkarzinom 2021: https://www.awmf.org/uploads/tx_szleitlinien/032-033OLk_S3_Diagnostik_Therapie_Nachsorge_Zervixkarzinom_2021-03.pdf (Zugriff: 6.4.2021).

Levenback C, Morris M. Cervical cancer. In: Barakat RR, Bevers MW, Gershenson DM, Hoskins WJ (Hrsg). Handbook of Gynecologic Oncology. London: Martin Dunitz, 2000.

Lichter K, Krause D, Xu J, et al. Adjuvant human papillomavirus vaccine to reduce recurrent cervical dysplasia in unvaccinated women: A systematic review and meta-analysis. Obstet Gynecol 2020;135:1070–83.

Marnitz S, Tsunoda AT, Martus P, et al. Surgical versus clinical staging prior to primary chemoradiation in patients with cervical cancer FIGO stages IIB-IVA: oncologic results of a prospective randomized international multicenter (Uterus-11) intergroup study. Int J Gynecol Cancer 2020;30 (12):1855–61.

Matsuo K, Mandelbaum RS, Adams CL, Roman LD, Wright JD. Performance and outcome of pelvic exenteration for gynecologic malignancies: A population-based study. Gynecol Oncol 2019a;153 (2):368–75.

Matsuo K, Machida H, Mandelbaum RS, Konishi I, Mikami M. Validation of the 2018 FIGO cervical cancer staging system. Gynecol Oncol 2019b;152:87–93.

Matsuo K, Nusbaum DJ, Machida H, et al. Populational trends and outcomes of postoperative radiotherapy for high-risk early-stage cervical cancer with lymph node metastasis: concurrent chemo-radiotherapy versus radiotherapy alone. Am J Obstet Gynecol 2020;222(5):484.e1–484.e15.

Melamed A, Margul DJ, Chen L, et al. Survival after minimally invasive radical hysterectomy for early-stage cervical cancer. N Engl J Med 2018;379:1905–14.

Michels KB, zur Hausen H. HPV vaccine for all. Lancet 2009;374:268–70.

Monk BJ, Tewari KS. Invasive Cervical Cancer. In: DiSaia PJ, Creasman WT. Clinical Gynecologic Oncology, 7th Edition. Philadelphia: Mosby Elsevier, 2007.

Nitecki R, Ramirez PT, Frumovitz M, et al. Survival after minimally-invasive vs. open radical hysterectomy for early-stage cervical cancer: A systematic review and meta-analysis. JAMA Oncol 2020;6(7):1019–27.

Pagel J. Biographisches Lexikon hervorragender Ärzte des neunzehnten Jahrhunderts. Berlin-Wien: Urban & Schwarzenberg, 1901.

Papanicolaou GN, Traut HF. Diagnosis of Uterine Cancer by the Vaginal Smear. New York: The Commonwealth Fund, 1943.

Paul-Ehrlich-Gesellschaft: HPV-Impfleitlinie. https://www.hpv-impfleitlinie.de/leitlinie_02.html (Zugriff: 15.7.2019).

Pirog EC, Wright TC, Ronnett BM, Kurman RJ. Carcinoma and Other Tumors of the Cervix. In: Kurman RJ, Hedrick Ellenson L, Ronnett BM (Hrsg). Blaustein's Pathology of the Female Genital Tract, 7th Edition. Cham: Springer, 2019.

Piver S, Rutledge F, Smith JP. Five classes of extended hysterectomy for women with cervical cancer. Obstet Gynecol 1974;44:265–72.

Querleu D, Morrow CP. Classification of radical hysterectomy. Lancet Oncol 2008;9:297–303.

Querleu D, Cibula D, Concin N, et al. Laparoscopic radical hysterectomy: a European Society of Gynaecological Oncology (ESGO) statement. Int J Gynecol Cancer 2020;30:15. doi: 10.1136/ijgc-2019-000775.

Quinn MA, Benedet JL, Odicino F, et al. Carcinoma of the cervix uteri. FIGO 26th Annual Report on the Results of Treatment in Gynecological Cancer, Vol. 26. Int J Gynaecol Obstet 2006;95 Suppl 1: S43–103.

Ramirez PT, Pareja R, Rendón GJ, et al. Management of low-risk early-stage cervical cancer: Should conization, simple trachelectomy, or simple hysterectomy replace radical surgery as the new standard of care? Gynecol Oncol 2014;132:254–9.

Ramirez PT, Frumovitz M, Pareja R, et al. Minimally invasive versus abdominal radical hysterectomy for cervical cancer. N Engl J Med 2018;379:1895–904.

Randall ME, Michael H, Long IIIH, Tedjarati S. Uterine Cervix. In: Barakat RR, Markmann M, Randall ME (Hrsg). Principles and Practice of Gynecologic Oncology, 5. Aufl. Baltimore: Lippincott Williams & Wilkins, 2007.

Remarque EM. Die Nacht von Lissabon. Köln: Kiepenheuer & Witsch, 1962.

Rhiem K, Possover M, Gossmann A, et al. „Occult" neuroendocrine component and rare metastasic pattern in cervical cancer: Report of a case and brief review of the literature. Eur J Gynaecol Oncol 2007;28:139–41.

RKI: https://www.krebsdaten.de/Krebs/DE/Content/Krebsarten/Gebaermutterhalskrebs/gebaermutterhalskrebs_node.html. Robert Koch-Institut (Zugriff: 11.1.2021).

Roma AA, Mistretta TA, Diaz De Vivar A, et al. New pattern-based personalized risk stratification system for endocervical adenocarcinoma with important clinical implications and surgical outcome. Gynecol Oncol 2016;141(1):36–42.

Schauta F. Lehrbuch der gesammten Gynäkologie. Erster Theil, 2. Aufl. Leipzig – Wien: Franz Deuticke, 1897.

Schauta F. Die erweiterte vaginale Totalexstirpation des Uterus bei Kollumkarzinom. Wien – Leipzig: J. Safar, 1908.

Schmidt AM, Imesch P, Fink D, Egger H. Indications and long-term clinical outcomes in 282 patients with pelvic exenteration for advanced or recurrent cervical cancer. Gynecol Oncol 2012;125 (3):604–9.

Schneider A. Primäre, sekundäre und tertiäre Prävention des Zervixkarzinoms. Tuttlingen: Endo Press, 2015.

Simms KT, Steinberg J, Caruana M, et al. Impact of scaled up human papillomavirus vaccination and cervical screening and the potential for global elimination of cervical cancer in 181 countries, 2020–99: a modelling study. Lancet Oncol 2019;20(3):394–407.

Smith ES, Moon AS, O'Hanlon R, et al. Radical Trachelectomy for the Treatment of Early-Stage Cervical Cancer: A Systematic Review. Obstet Gynecol 2020;136(3):533–42.

Somigliana E, Mangili G, Martinelli F, et al. Fertility preservation in women with cervical cancer. Crit Rev Oncol Hematol 2020;154:103092. doi: 10.1016/j.critrevonc.2020.103092.

Stelzle D, Tanaka LF, Lee KK, et al. Estimates of the global burden of cervical cancer associated with HIV. Lancet Global Health 2021;9(2):e161–9. (Open Access. DOI:https://doi.org/10.1016/S2214-109X(20)30459-9).

STIKO (Ständige Impfkommission des Robert Koch-Instituts). https://www.rki.de/DE/Content/Infekt/Impfen/ImpfungenAZ/HPV/HPV.html (Zugriff: 11.1.2021).

Stoeckel W. Lehrbuch der Gynäkologie. Leipzig: S. Hirzel, 1955.

Storm T. Ein Bekenntnis. Novelle. Berlin: Gebrüder Paetel, 1904.

Te Linde RW. Operative Gynecology. Philadelphia-London-Montreal: J. P. Lippincott, 1947.

Tesfai FM, Kroep JR, Gaarenstroom K, et al. Fertility-sparing surgery of cervical cancer > 2 cm (International Federation of Gynecology and Obstetrics 2009 stage IB1-IIA) after neoadjuvant chemotherapy. Int J Gynecol Cancer 2020;30(1):115–21.

Ulrich U. Laparoscopic staging for advanced cervical cancer: the pros and cons of an oncological concept. Gynecol Surg 2005;2:151–4.

Vargiu V, Amar ID, Rosati A, et al. Hormone replacement therapy and cervical cancer: a systematic review of the literature. Climacteric 2020;25:1–8.

van der Velden J, Mom CH. Tailoring radicality in early cervical cancer: how far can we go? J Gynecol Oncol 2019;30(1):e30. doi: 10.3802/jgo.2019.30.e30.

Waldschmidt J, Jung L, Juhasz-Böss I. Status of Sentinel Lymph Node Biopsy in Vulvar and Cervical Cancer. Geburtsh Frauenheilkd 2020;80(12):1212–20.

Wertheim E. Die erweiterte abdominale Operation bei Carcinoma colli uteri. Berlin: Urban & Schwarzenberg, 1911.

Wheeler CM, Castellsagué X, Garland SM, et al.; HPV PATRICIA Study Group. Cross-protective efficacy of HPV-16/18 AS04-adjuvanted vaccine against cervical infection and precancer caused by non-vaccine oncogenic HPV types: 4-year end-of-study analysis of the randomised, double-blind PATRICIA trial. Lancet Oncol 2012;13:100–10.

von Wolff M, Andersen CY, Woodruff TK, Nawroth F. FertiPROTEKT, Oncofertility Consortium and the Danish Fertility-Preservation Networks – What Can We Learn From Their Experiences? Clin Med Insights Reprod Health. 2019; 13:1179558119845865. Published online 2019 Apr 30. doi: 10.1177/1179558119845865.

Wright TC, Ronnet BM, Kurman RJ. Precancerous Lesions of the Cervix. In: Kurman RJ, Hedrick Ellenson L, Ronnett BM (Hrsg). Blaustein's Pathology of the Female Genital Tract, 7th Edition. Cham: Springer, 2019.

Yamamoto K, Yoshikawa H, Shiromizu K, et al. Pulmonary metastasectomy for uterine cervical cancer: a multivariate analysis. Ann Thorac Surg 2004;77(4):1179–82.

Zander J. Meilensteine in der Gynäkologie und Geburtshilfe – 100 Jahre Deutsche Gesellschaft für Gynäkologie und Geburtshilfe. In: Beck L (Hrsg). Zur Geschichte der Gynäkologie und Geburtshilfe. Berlin – Heidelberg: Springer, 1986.

„Triumph, Anna, Triumph, es ist mir wiedergekehrt, mir wiedergekehrt nach so langer Unterbrechung, in voller Natürlichkeit und ganz wie es sich schickt für eine reife, lebendige Frau! Teures Kind, welches Wunder! Was tut die große, gute Natur für ein Wunder an mir und segnet damit meinen Glauben! Denn ich habe geglaubt, Anna, und nicht gelacht, dafür lohnt mir nun die gute Natur und nimmt zurück, was sie mit meinem Körper schon veranstaltet zu haben schien, sie erweist es als Irrtum und stellt die Harmonie wieder her zwischen Seele und Körper [...] Bin ich doch wieder Weib, ein Vollmensch wieder, eine fähige Frau, darf mich würdig fühlen der Mannesjugend, die es mir angetan ...

Die Lebensrute [...] hat nicht nur die Seele, hat auch den Körper getroffen und ihn wieder zum fließenden Brunnen gemacht [...]“

„... Die Curettage ergab Carcinomzellen, dem Charakter nach vom Eierstock herrührend zum Teil; doch ließen andere nicht zweifeln, dass im Uterus selbst Gebärmutterzellen in voller Entwicklung begriffen waren [...]. ,Sehen Sie, ich leugne gar nicht, dass die Gebärmutter das Freßgezücht selbst produziert. Und doch rate ich Ihnen, meine Vermutung zu übernehmen, dass die Geschichte vom Eierstock ausging, – von unbenützten granulösen Zellen nämlich, die seit der Geburt da manchmal ruhen und nach dem Einsetzen der Wechseljahre durch Gott weiß welchen Reizvorgang zu maligner Entwicklung kommen. Da wird denn der Organismus, post festum, wenn Sie so wollen, mit Estrogenhormonen überschüttet, überströmt, überschwemmt, was zur hormonalen Hyperplasie der Gebärmutterschleimhaut mit obligaten Blutungen führt.‘“

aus: Thomas Mann,
Die Betrogene.
Frankfurt: S. Fischer, 1953

4 Endometriumkarzinom

Uwe Andreas Ulrich, Andreas D. Ebert

Die Offizierswitwe Rosalie von Tümmler hat sich mit 50 Jahren in einen jungen Mann im Alter ihrer Kinder verliebt. Thomas Mann beschreibt in seiner Erzählung „Die Betrogene" nicht nur die empfundene seelische Verjüngung der Frau durch das Erlebnis der späten Liebe, sondern auch sehr detailtreu ihre Postmenopauseblutung bei einem Uterusmalignom (wohl Endometriumkarzinom oder zumindest eine Hyperplasie) auf dem Boden eines Granulosazelltumors. Als Rosalie letztlich operiert wird, ist es bei ausgedehnter Erkrankung für einen kurativen Eingriff zu spät.

Rosalie berichtet ihrer Tochter Anna aufgewühlt über die wiedereinsetzenden Blutungen. Thomas Mann, der sich über den medizinischen Hintergrund offensichtlich informiert hatte, suggeriert in der Erzählung einen Kausalzusammenhang zwischen den pathologisch hohen Östrogenspiegeln der Frau in der Postmenopause aufgrund des hormonaktiven Tumors und ihren „jugendlichen" Liebesempfindungen bzw. ihrer Libido. Nach allem was wir wissen, gibt es einen solchen monokausalen, östrogendosisabhängigen Zusammenhang bei diesem komplexen seelischen – und körperlichen – Phänomen jedoch nicht, zumal den Androgenen hierbei möglicherweise die größere Rolle zukommt. Gleichwohl stimulieren nicht-opponierte Östrogengaben das Endometrium und können der Kanzerisierung Vorschub leisten (Mann 1953, Dietl 2002, Cappelletti u. Wallen 2016).

4.1 Epidemiologie

In Deutschland werden jährlich etwa 11.000 Endometriumkarzinome (EC) diagnostiziert, in den USA sind es 58.500 pro Jahr. Das mittlere Erkrankungsalter beträgt 68 Jahre. 2016 starben in Deutschland ca. 2.600 Frauen an einem EC; das relative 10-Jahres-Überleben über alle Stadien lag bei 74 Prozent. Damit scheint die gängige Vorstellung, es handele sich um ein prognostisch eher günstiges Karzinom, zu stimmen, wobei sie jedoch, wie wir sehen werden, nicht auf alle Typen des EC zutrifft (RKI, Lu u. Broaddus 2020).

4.2 Pathologie

4.2.1 Dualistisches Modell des Endometriumkarzinoms

„Angesichts des Tempos der personalisierten Medizin ist es denkbar, dass in nicht zu ferner Zukunft Klassifikationssysteme obsolet werden, da der Tumor eines jeden Individuums auf der Basis der jeweiligen, einzigartigen molekularen Veränderungen klassifiziert wird."
Lora Hedrick Ellenson et al. 2019

https://doi.org/10.1515/9783110613186-004

Seit fast vier Jahrzehnten werden zwei Typen des Endometriumkarzinoms unterschieden (Bokhman 1983): das östrogenassoziierte Karzinom Typ I und das nicht-östrogenassoziierte Karzinom Typ II (sog. dualistisches Modell). Beim Schreiben dieser Zeilen war offenbar, dass man das Modell in dieser Form nicht wird aufrechterhalten können, denn die endometrioiden und die serösen EC lassen sich inzwischen in molekulare Subtypen unterteilen, die eine völlig neue Sicht auf die Erkrankung erlauben. Nicht zuletzt entzogen sich bisher einige histologische Varianten der EC (z. B. die klarzelligen) ohnehin der eindeutigen Zuweisung in eine der beiden Kategorien. Gleichwohl wollen wir hier das dualistische Modell erläutern, weil alles, was in den letzten Jahren über die EC gesagt wurde, jenes zur Grundlage hat (Denschlag et al. 2011, Tab. 4.1).

Zu den Typ-I-Karzinomen, die etwa 70–85 % aller EC ausmachen, gehören vor allem die endometrioiden und die deutlich seltener auftretenden muzinösen EC. Bei immerhin 10–25 % der endometrioiden Karzinome ist eine plattenepitheliale Differenzierung festzuhalten und deutlich weniger häufig eine sekretorische (nicht zu verwechseln mit einem serösen Karzinom). Bei den Typ-I-EC finden sich die klassischen Risikofaktoren Adipositas, Diabetes mellitus und Hypertonus, sie wachsen östrogenabhängig über den Weg der atypischen Hyperplasie (sog. „Adenom-Karzinom-Sequenz"), exprimieren deutlich Östrogen- (ER) und Progesteronrezeptoren (PR), weisen häufig Mutationen in den PTEN-, Beta-Catenin- oder KRAS-vermittelten Signaltransduktionswegen sowie solche im Mismatch-Reparatur-System auf und werden überwiegend im Stadium FIGO I diagnostiziert. Histologisch werden die Typ-I-EC graduiert (G1–3), auch wenn einige Pathologen anstelle des üblichen dreistufigen Schemas ein binäres (G1 und 2 = low-grade, G3 = high-grade) empfehlen (Soslow et al. 2019). Die Patientinnen sind im Durchschnitt 55–65 Jahre alt (Abb. 4.1).

Zu den Typ-II-EC zählen vor allem die serösen Tumoren: Sie stellen bis 10 % der EC, 1–6 % fallen auf die klarzelligen Formen und < 5 % auf die Karzinosarkome. Gilt die PTEN-Inaktivierung als hauptsächlicher Auslöser für die Entwicklung zu einem endometrioiden EC, so ist es eine solche des TP53 bei den meisten serösen sowie einigen schlecht differenzierten endometrioiden EC und vielen Karzinosarkomen (bei den klarzelligen Tumoren kommen beide Mutationen in Frage). Seröse EC bilden sich typischerweise auf dem Boden eines atrophen Endometriums, vielleicht als seröse, intraepitheliale Karzinome (SEIC), und bieten meist keine oder nur eine niedrige ER- und PR-Expression, kurz: es fehlt der Bezug zum Östrogen (Abb. 4.2). Neben den frühen TP53-Mutationen zeigen sich auch Alterationen im PIK3CA-Signaltransduktionsweg oder eine Cyclin E-Überexpression. Per definitionem gelten seröse EC als highgrade Malignome (= G3): Ohne erhebliche Kernatypien kann die Diagnose nicht gestellt werden. Seröse EC werden häufiger im Stadium FIGO II–IV gefunden, die Betroffenen sind älter – etwa zwischen 65 und 75 Jahren, die 10-Jahres-Überlebensrate bleibt unter 20 %. Entgegen der oft gehörten Annahme, dass alle serösen Karzinome im weiblichen Genitaltrakt ein ähnliches klinisches Verhalten zeigen, unabhängig davon, ob sie nun ovariellen, tubaren, primär peritonealen, zervikalen oder endometrialen Ursprungs sind, fällt doch ein deutlich schlechteres Ansprechen der serösen EC auf eine Chemotherapie auf (Hedrick Ellenson et al. 2019b).

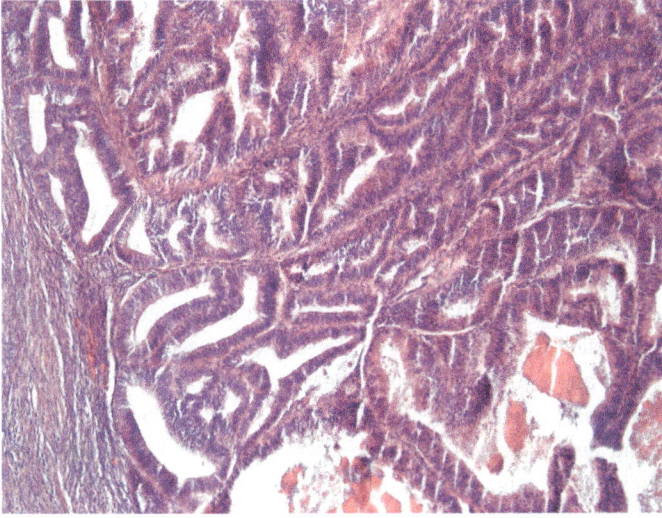

Abb. 4.1: Histologisches Bild eines gut differenzierten, endometrioiden EC bei einer 74-jährigen Patientin, die über viele Jahre eine Östrogen-Gestagen-Substitution eingenommen hatte. (Die so diagnostizierten EC sind fast immer endometrioide, G1–2.) Es resultierte ein pT1a N0 (sn) M0, L0, V0, Pn0, G1 (Quelle: U. A. Ulrich und F. Noack, MLK Berlin).

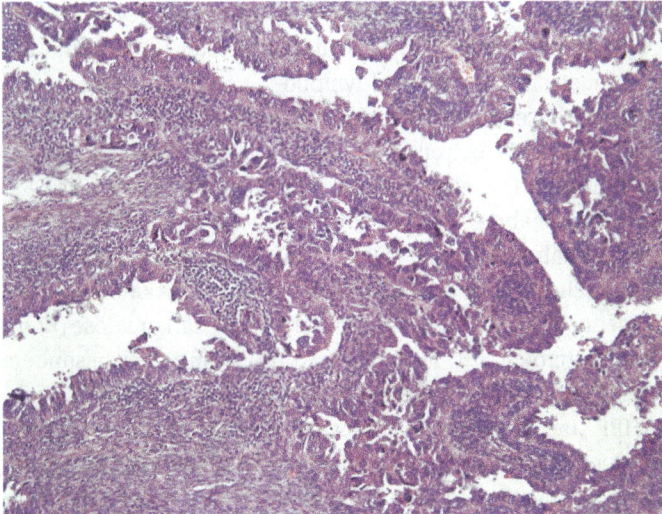

Abb. 4.2: Seröses EC (letztlich FIGO II) bei einer 80-jährigen Patientin (Quelle: R. Isermann und F. Noack, MLK Berlin).

Klarzellige EC werden meistens zu den Typ-II-Karzinomen gerechnet (ihre ovariellen Gegenstücke interessanterweise zu den Typ-I-OC, s. Kapitel 6). Auch ihnen wird eine schlechte Differenzierung zugeschrieben; in einer Reihe von Publikationen war die Prognose schlechter als beim endometrioiden EC, wobei der Verlauf allein aufgrund des histologischen Typs – ohne Zuordnung zu einem der molekularen Subtypen (s. u.) – schwer vorhersagbar ist.

Von gemischten EC spricht man, wenn zwei (oder mehr) histologische Typen in einem Tumor vorkommen und der Anteil der kleinsten Komponente mindestens 10 % beträgt (Hedrick Ellenson et al. 2019b); sie stellen bei unseren Patientinnen immerhin 9 %. Am häufigsten ist die Kombination aus endometrioiden und serösen Tumoranteilen – ein solches EC verhält sich dann klinisch wie ein seröses (es sei denn, es gehört dem POLE-mutierten Subtyp an, s. u.) und verlangt die entsprechende Therapie. In einigen Untersuchungen kam man zu einer anderen Einschätzung, nach der die meisten gemischten EC nämlich nur *einen* Tumortyp repräsentierten, der gleichwohl verschiedene histologische Erscheinungen zeigte (sog. *morphologische Mimikry* oder *intratumorale phänotypische Heterogenität*). Es gäbe demnach eher selten Tumoren, die tatsächlich aus genetisch verschiedenen, synchronen Histotypen zusammengesetzt sind (Köbel et al. 2016, Hedrick Ellenson et al. 2019b, Bell u. Hedrick Ellenson 2019).

Eine klinisch bedeutsame Untergruppe stellen die Karzinosarkome dar (maligne Müller'sche Mischtumoren, MMMT), die über viele Jahre zu den Uterussarkomen und danach zu den dedifferenzierten EC gezählt wurden (Abb. 4.3). Nach der aktuellen histopathologischen Einteilung gelten sie als biphasische, epithelial-mesenchymale Tumoren und unterliegen den TNM- und FIGO-Klassifikationen der EC. Sie sind aggressive Neubildungen und metastasieren sowohl lympho- als auch hämatogen, wozu die epitheliale Komponente besonders neigt. Molekularbiologisch wurden PTEN- und p53-Mutationen identifiziert. Die betroffenen Frauen befinden sich im Durchschnitt im siebten Lebensjahrzehnt (bei einer Spanne von 30 bis 90 Jahren). Die Assoziation mit einer Tamoxifeneinnahme wird im Schrifttum hervorgehoben, ebenso eine vorausgehende pelvine Strahlentherapie. Der epitheliale Anteil der Karzinosarkome vermag jeden histologischen Typus der bekannten Endometriumkarzinome anzunehmen, meistens präsentiert er sich jedoch als serös, die sarkomatöse Komponente tritt homolog oder heterolog auf, letztere Situation ist mit einer besonders ungünstigen Prognose assoziiert (Details in Kapitel 5). Der Grad an Atypien ist hoch, mehr als 10 Mitosen/10 HPF sind die Regel. Karzinosarkome können als mesenchymale Weiterentwicklung eines ursprünglichen Karzinoms oder als primär bidirektionale Differenzierung einer einzelnen Stammzelle aufgefasst werden – und wohl auch aus Adenosarkomen entstehen (Hedrick Ellenson et al. 2019b), Tab. 4.1.

Undifferenzierte EC lassen jegliche Differenzierung vermissen (Abb. 4.4). Von dedifferenzierten Tumoren spricht man, wenn ein undifferenziertes EC mit einem gut differenzierten endometrioiden EC assoziiert ist. Sie sind ausgesprochen bösartig und metastasieren früh. In vielen Jahren haben wir nur wenige Fälle gesehen. Auch die neuroendokrinen EC zeigen in der schlecht differenzierten Variante einen klinisch ungünstigen Verlauf: Es werden dabei kleinzellige und großzellige neuroendokrine EC unterschieden. Über low-grade neuroendokrine EC (Karzinoide des Endometriums) gibt es weltweit nur wenige Fallberichte, man wird sie daher kaum zu sehen bekommen. Das gilt ähnlich für Plattenepithelkarzinome, Glaszellkarzinome (glassy cell-), Dottersacktumoren des Endometriums, Riesenzellkarzinome (giant cell-), Chorionkarzinome, Transitionalzellkarzinome und Metastasen anderer Tumoren (Ovar, Mamma, Melanome, Kolon u. a.), die hier der Vollständigkeit halber Erwähnung finden sollen (Hedrick Ellenson et al. 2019b).

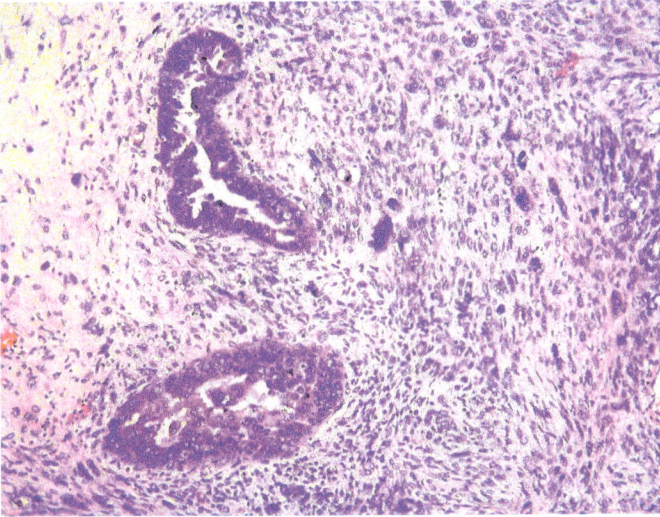

Abb. 4.3: Histologischer Aspekt eines uterinen Karzinosarkoms (Quelle: U. A. Ulrich und H. Neudeck, MLK Berlin).

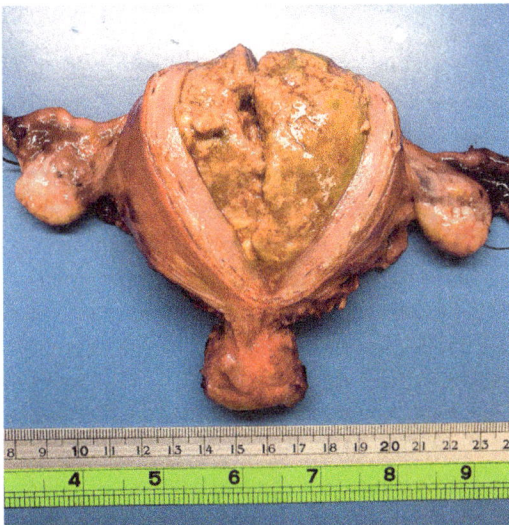

Abb. 4.4: Undifferenziertes, das Cavum uteri ausfüllendes Endometriumkarzinom pT1a bei einer 80-jährigen Patientin (Quelle: U. A. Ulrich und F. Noack, MLK Berlin).

Tab. 4.1: Histologische Varianten des Endometriumkarzinoms.

endometrioide EC (mit ca. 75 % häufigste Form der EC, mittleres Erkrankungsalter 59 J.)
– mit plattenepithelialer Differenzierung (wenn das squamöse Element mindestens 10 % beträgt)
– villoglanduläre Variante (oft gut differenziert)
– sekretorische Variante (1–2 % der EC, meist gut differenziert)

muzinöse EC (histologisch wie das zervikale Pendant, 1–9 % der EC, meist G1 und FIGO I)

seröse EC (bis 10 % der EC, high-grade Läsion: immer ausgeprägte Kernatypie)

klarzellige EC

neuroendokrine EC
– low-grade neuroendokrines EC (Karzinoid des Endometriums, Rarität)
– high-grade neuroendokrines EC (selten)
    – kleinzelliges neuroendokrines EC
    – großzelliges neuroendokrines EC

gemischte EC (wenn eine weitere Komponente mindestens 10 % ausmacht)

undifferenzierte EC

dedifferenzierte EC

Karzinosarkome (maligne Müller'sche Mischtumoren), < 5 % aller EC, äußerst schlechte Prognose
– mit homologem mesenchymalem Anteil (d. h., das Gewebe ist histogenetisch uterinen Ursprungs)
– mit heterologem mesenchymalem Anteil (das Gewebe ist histogenetisch nicht-uterinen Ursprungs)

Modifiziert nach Hedrick Ellenson et al. 2019b, WHO 2020.

Genomische Charakterisierung des Endometriumkarzinoms

Die eben skizzierte Einteilung in zwei histologische EC-Typen half über viele Jahre, die verschiedenen Formen des EC in eine Struktur zu bringen, die auch klinisch hinsichtlich der therapeutischen Konsequenzen einigermaßen brauchbar war. Aber jedes wissenschaftliche Modell findet durch neue Forschungsergebnisse seine zeitliche Begrenzung: Eine neue *genomische* Einteilung in Subkategorien durch *Next Generation Sequencing* hat das streng dichotomische, *histologische* Prinzip aufgelöst (Cancer Genome Atlas Research Network 2013, Hedrick Ellenson et al. 2019b, Carlson u. McCluggage 2019, Vermij et al. 2020a). Als ein Problem der bisherigen Einteilung erwies sich vor allem die oft unbefriedigende Interobserver-Übereinstimmung bei den schlecht differenzierten Tumorformen. Daneben konnte eine ausreichende, unabhängige Korrelation der morphologischen Typen mit dem Überleben der Betroffenen nicht bestätigt werden. Aktuell werden vier molekulare Subtypen unterschieden (Cancer Genome Atlas Program, TCGA, Kandoth et al. 2013):
– **POLE/ultramutierter Subtyp** (DNA Polymerase ε Exonuclease-Gen [POLE] domain hotspot Mutationen): Hierunter fallen EC mit einer außergewöhnlich hohen Zahl an Mutationen. Dieser Typ wurde bisher überwiegend bei endometrioiden aber auch un- und dedifferenzierten EC nachgewiesen. Die meisten Auto-

ren – wenngleich nicht alle – fanden eine günstige bis exzellente Prognose bei POLE-mutierten EC. POLE-Mutationen sind ein Prädiktor für das Ansprechen auf Checkpoint-Inhibitoren (Hedrick Ellenson et al. 2019b, Imboden et al. 2019a, Stasenko et al. 2020).

- **Mikrosatelliten-instabiler Subtyp** (**MSI**-Subtyp, hypermutiert): Auch hier besteht eine hohe Rate an Mutationen, gleichwohl nicht in dem Maße wie beim ultramutierten Subtyp; die zugrunde liegende molekulare Alteration ist der Verlust der DNA-Mismatch-Reparatur. Diesem Subtyp wurden bisher ausschließlich endometrioide EC zugeordnet. Er gilt als typisch für das Lynch-Syndrom, die Prognose als intermediär.
- **Mikrosatelliten-stabiler Subtyp** (**MSS**, **Copy Number Low**/p53 Wildtyp, kein spezifisches molekulares Profil, in der Literatur auch als **NSMP** [non-specific molecular profile] bezeichnet): „Copy number" bezeichnet strukturelle Variationen des Erbguts in Form von Abweichungen der Anzahl der Kopien eines bestimmten DNA-Abschnittes innerhalb eines Genoms. Bei diesem Typ findet sich demnach keine Störung der DNA-Mismatch-Reparatur, dagegen sind PTEN-, PIK3CA-, PIK3R1-, ARID1A- und CTNNB1-Mutationen häufig. Wie beim MSI-Subtyp wurden dem MSS-Subtyp bisher ausschließlich endometrioide EC zugerechnet, auch hier wird die Prognose als intermediär eingeschätzt.
- **Copy-Number-High-Subtyp** (p53 mutiert, „serous-like"): Abnorme Anzahl der DNA-Kopien, hohe Rate an p53-Mutationen; überwiegend seröse und (seltener) G3-endometrioide sowie klarzellige EC und Karzinosarkome; es überwiegen prognostisch schlechte Verläufe.

Eine hohe Rate an p53-Mutationen (p53abn) im Tumorgewebe war in aktuellen Untersuchungen mit einem schlechteren Verlauf der Erkrankung assoziiert – unabhängig vom histologischen Typ –, wohingegen die Prognose der POLE-mutierten EC als günstig gilt (León-Castillo et al. 2020b). Man verspricht sich von der neuen Einteilung nicht zuletzt eine glücklichere Hand bei der Entscheidung bzgl. adjuvanter radioonkologischer, chemo- und immuntherapeutischer Maßnahmen, um sowohl eine Unter- als auch eine Übertherapie zu vermeiden (Marnitz et al. 2020). Insofern gehören die Analyse von p53-Mutationen, der MMR-Proteine (Rhiem et al. 2021) sowie die Mutationsanalyse der Exonuklease-Domäne von POLE bei allen neu diagnostizierten EC wahrscheinlich bald zum Standardprogramm in der klinischen Routine.

Klinische Daten zur genomischen Subtypisierung gibt es vor allem für das FIGO-Stadium I, in höheren Stadien verliert sie möglicherweise an prognostischer Relevanz. Es darf erwartet werden, dass auch diese Subtypisierung ihre Zeit hat, um letztlich von einer rein individuellen Betrachtung abgelöst zu werden (s. Hedrick Ellensen et al. 2019b). Die Analyse dieser Mutationsgruppen ist aufwendig, sodass Biomarker für die klinische Routine ohne Notwendigkeit der Sequenzierung gesucht werden. Aktuell beschäftigen sich Arbeitsgruppen zusätzlich mit dem HER2-Status im Kontext der molekularen EC-Klassifikation (International Society of Gynecological Pathologists Endometrial Carcinoma Project, Cancer Genome Atlas Research Network, Kandoth et al. 2013, Hussein u. Soslow 2018, Soslow et al. 2019, Bell u. Hedrick Ellenson 2019, Hedrick Ellenson et al. 2019b, Carlson u. McCluggage 2019, Imboden et al. 2019a, Vermij et al. 2020a, Vermij et al. 2020b, León-Castillo et al. 2020a, León-Castillo et al. 2020b, Stasenko et al. 2020).

4.2.2 Präkanzerosen beim Endometriumkarzinom: atypische Endometriumhyperplasie

Eine exogene oder endogene östrogene Stimulation des Endometriums kann, wenn keine adäquate Gestagen-Opposition erfolgt, zu einer Endometriumhyperplasie führen (Abb. 4.5). Einfache Hyperplasien, in denen Mutationen entstehen (K-RAS, PTEN) vermögen dann kontinuierlich zu atypischen Endometriumhyperplasien (AEH) fortzuschreiten. Kommt es nun in den atypischen Bezirken zu Defekten in den Reparatursystemen, reifen unter dem fortbestehenden Hyperöstrogenismus bei fehlendem Gestagenschutz hochdifferenzierte, endometrioide Adenokarzinome heran, die sich – wenn sie weiteren Mutationen (p53, ER-Verlust) unterliegen – zu mäßig bzw. schlecht differenzierten Adenokarzinomen (PR-Verlust) entwickeln können. Typ-I-EC entstehen somit aus Präkanzerosen bzw. Präkursoren (Vorläuferläsionen). Für die Endometriumhyperplasie ohne Atypien gilt dabei ein Risiko für die Progression zum invasiven Karzinom von 1 bis max. 4 %, bestehen jedoch Atypien, erhöht sich jenes auf 30 bis 45 %. Wird im Ergebnis einer Hysteroskopie und Abrasio die histologische Diagnose einer atypischen Endometriumhyperplasie gestellt, entpuppt sich am daraufhin entfernten Uterus in etwa 20 bis 50 % der Fälle ein invasives endometrioides EC. Die selten diagnostizierten serösen endometrialen intraepithelialen Karzinome (SEIC) verhalten sich klinisch wie Oberflächenkarzinome mit häufig bereits extrauteriner peritonealer Aussaat (Horn et al. 2007, Hedrick Ellenson et al. 2019a).

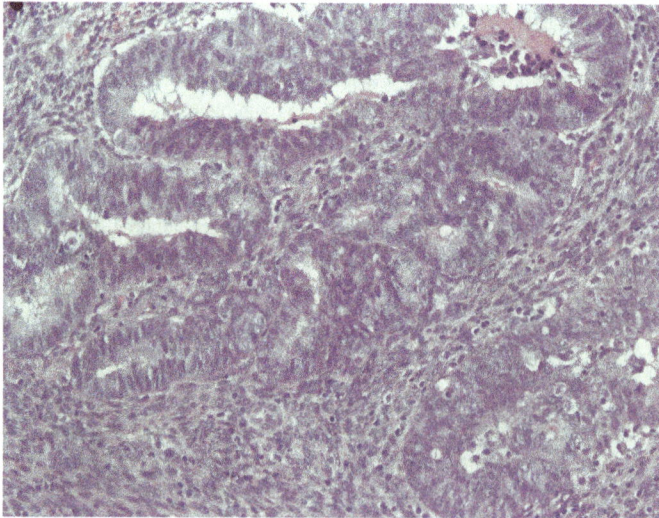

Abb. 4.5: Atypische Endometriumhyperplasie bei einer 45-jährigen Patientin. Bei dringendem Wunsch nach Uteruserhalt erfolgte zunächst eine Therapie mit MPA. Anlässlich der dritten Kontrollhysteroskopie mit tiefer Schlingenexzision wurde 2 Jahre später ein low-grade endometriales Stromasarkom diagnostiziert. Die nun durchgeführte Hysterektomie bestätigte das im Gesunden entfernte LG-ESS; es fanden sich keine Residuen der atypischen Endometriumhyperplasie (Quelle: U. A. Ulrich und F. Noack, MLK Berlin).

4.2.3 Synchrones Endometrium- und Ovarialkarzinom

Eine klinische Besonderheit ist das synchrone Auftreten eines Endometrium- und Ovarialkarzinoms (SEOC), wobei es sich dabei in der Regel um endometrioide Tumoren handelt. Diese Situation betrifft vor allem junge Patientinnen, weshalb die Beurteilung der Ovarien essenziell ist, wenn bei jungen Frauen mit AEH oder frühem EC und Wunsch nach Uteruserhalt ein konservatives Vorgehen beabsichtigt ist. Die histopathologische, immunhistochemische Unterscheidung zwischen SEOC und EC mit Ovarmetastase ist im Einzelfall sehr anspruchsvoll (u. a. PAX-8 als Marker). Daneben ist das Vorliegen eines Lynch-Syndroms bei SEOC überdurchschnittlich häufig, manche Autoren geben hier bis zu 40 % an (Dogan et al. 2017).

4.2.4 Risikofaktoren und protektive Faktoren

Mehrere exogene und endogene Faktoren können der Entwicklung eines Typ-I-EC Vorschub leisten (für das Typ-II-Karzinom wurde das nicht in gleichem Maße belegt). Seit Jahrzehnten wurde der Blick dabei besonders auf die Hormonersatzbehandlung in der Postmenopause gerichtet. Die dazu publizierten Aussagen sind im Ergebnis zahlreicher Studien durchaus nicht frei von Widersprüchen. Klinisch relevant ist die Beobachtung, dass Gestagene offenbar substanzspezifisch unterschiedliche Effekte auslösen können, sodass man nicht von *den* „Gestagenen" sprechen und z. B. Progesteron und Dydrogesteron im Rahmen einer Hormonersatzbehandlung wahrscheinlich meiden sollte (Emons et al. 2018a, Hedrick Ellenson et al. 2019b, Tab. 4.2).

Tab. 4.2: Faktoren, die das Risiko für ein EC erhöhen oder senken (Denschlag et al. 2011, Passarello et al. 2019, Lu u. Broaddus 2020).

Risikoerhöhung
- alleinige (sog. unopponierte) Östrogentherapie – abhängig von der Expositionszeit
- Langzeitöstrogeneinnahme (> 10 Jahre)
- Applikation von mikronisiertem Progesteron und Dydrogesteron, ebenso von Tibolon
- die sequenzielle Gestagengabe ist offenbar weniger sicher; synthetische Gestagene sollten über mindestens 12–14 Tage pro Monat eingenommen werden
- Tamoxifeneinnahme
- östrogenproduzierende Tumoren (vor allem Granulosazelltumoren [s. Rosalie v. Tümmler in Thomas Manns Erzählung])
- ovarielle Stimulation im Rahmen von Sterilitätstherapien, wie Clomifen, Gonadotropine: Risiko im Vergleich mit populationsbasierten Kontrollen aber nicht im Vergleich mit infertilen Frauen erhöht
- späte Menopause
- Nulliparität
- metabolisches Syndrom: Diabetes mellitus, gestörte Glukosetoleranz, PCO-Syndrom, Adipositas bzw. erhöhter BMI
- Hypertonus
- Lynch-Syndrom

Tab. 4.2: (fortgesetzt)

Risikosenkung
- kontinuierliche kombinierte Gabe von equinen Östrogenen plus MPA (bei einer Anwendung bis zu max. 5 Jahren)
- orale Antikonzeptiva – abhängig von der Einnahmedauer
- späte Menarche
- körperliche Aktivität
- IUP (sowohl LNG-beladen als auch kupferhaltig)
- Rauchen

4.3 Symptome und klinische Präsentation

Das EC verursacht über lange Zeit keine Symptome. Bemerkbar macht es sich klassischerweise durch eine Postmenopauseblutung bzw. azyklische Blutungen bei jungen Patientinnen. Erst im fortgeschrittenen Stadium mit intraperitonealer Aussaat oder Druck auf die Nachbarorgane Blase und Rektum treten entsprechende unspezifische pelvine und verschiedene „gastrointestinale" Beschwerden auf, wie Zunahme des Leibesumfangs, Blähungen, Änderungen der Stuhlgewohnheiten und Miktionsbeschwerden. Auf die postmenopausale Blutung als Symptom ist insofern Verlass, als sich etwa 90 % der EC tatsächlich dadurch zu erkennen geben (stadienunabhängig). Umgekehrt wird man bei Frauen mit einer Blutung in der Postmenopause in immerhin ca. 9–15 % ein EC diagnostizieren. Gelegentlich gibt die Patientin keine eigentliche Blutung, sondern eher einen hartnäckigen vaginalen Fluor an, den wir in der Postmenopause ebenfalls ernst nehmen sollten (ACOG Practice Bulletin 2015, Clarke et al. 2018, Emons et al. 2018a).

4.4 Diagnostik

4.4.1 Früherkennung

Bisher sind alle Bestrebungen gescheitert, eine Reihenuntersuchung zur Früherkennung eines EC – z. B. durch Vaginalsonographie und zytologische Abstriche – für asymptomatische Frauen zu etablieren (Timmermans et al. 2010, Emons et al. 2018a). Es hat sich außerdem gezeigt, dass auch die in definierten Intervallen durchgeführte Schleimhautbiopsie nicht zu einer Reduktion der EC-spezifischen Mortalität führt. Um nicht missverstanden zu werden: Natürlich findet man im Einzelfall bei hohem oder sonographisch auffälligem Endometrium auch in Abwesenheit einer Postmenopauseblutung einmal ein EC, wenn eine Hysteroskopie mit Curettage oder eine Pipellenbiopsie zur weiteren Abklärung erfolgen. Dadurch würde aber nach derzeitiger Studienlage wohl nur der Diagnosezeitpunkt vorverlegt (Jacobs et al. 2011, Breijer et al. 2012).

Die getroffenen Aussagen beziehen sich insbesondere auf die Patientin ohne Risikofaktoren. Aber auch bei Patientinnen unter einer Östrogensubstitution oder Tamoxifentherapie ist man den Beweis der Mortalitätsreduktion bisher schuldig geblieben. Ob den genannten Früherkennungsuntersuchungen (Vaginalsonographie, Gebärmutterschleimhautbiopsie) bei Lynch-Syndrom-Patientinnen nicht doch eine größere Rolle zukommt, wie sie in der S3-LL für das kolorektale Karzinom denn auch empfohlen werden, kann nicht ausgeschlossen werden. Gleichwohl liegen auch hierfür noch keine überzeugenden Studienergebnisse zur Mortalitätsreduktion vor.

4.4.2 Diagnostik bei symptomatischen Patientinnen

Vorgehen in der Prämenopause

Bei abnormen uterinen Blutungen in der Prämenopause liegt das Risiko für ein EC insgesamt unter 1,5 %. Diese Zahl rechtfertigt den konservativen Behandlungsversuch (in der Regel mit Gestagenen), insbesondere bei unauffälliger Vaginalsonographie. Bei auffälligem Befund, auffälliger Zytologie (wie z. B. bei einem Zytologiebefund der Gruppe III-e) und natürlich bei Versagen der konservativen, endokrinen Therapie muss der Patientin zur histologischen Abklärung durch Hysteroskopie und Abrasio geraten werden (Abb. 4.6).

> Der Goldstandard für die histologische Abklärung einer pathologischen uterinen Blutung ist die Durchführung einer Hysteroskopie und fraktionierten Abrasio.

Die Durchführung einer Pipellenbiopsie erwies sich in vielen Studien als der Curettage gleichwertig. Die Pipelle (Abb. 4.7) hat sich im deutschsprachigen Raum jedoch nie durchgesetzt (Narice et al. 2018).

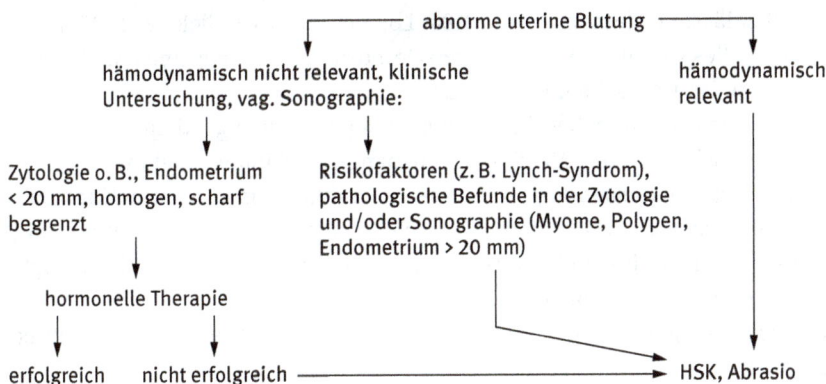

Abb. 4.6: Mögliches Vorgehen bei pathologischen Blutungen in der Prämenopause (modifiziert nach Emons et al. 2018a).

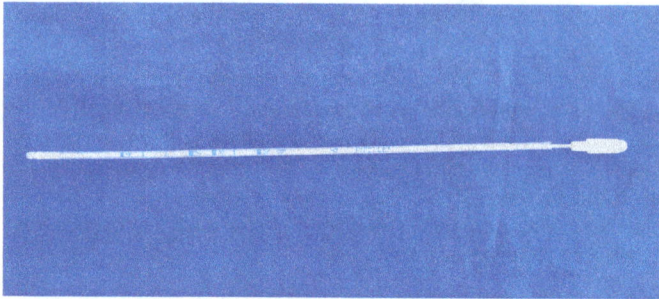

Abb. 4.7: Pipelle®, Instrument für die Endometriumsaugbiopsie: In einem weichen, biegsamen Kunststoffschlauch mit einem Außendurchmesser von 3 mm befindet sich ein Kolben, der durch Bewegung auf sich zu im Schaft den entsprechenden Unterdruck erzeugt (Aufnahme: U. A. Ulrich).

Vorgehen in der Postmenopause

Das Leitsymptom ist die Postmenopauseblutung (PMB), die ihre Ursache in immerhin einem Zehntel der Fälle in einem Endometriumkarzinom findet. Ob man nun reflexartig eine Hysteroskopie und Abrasio durchführt oder bei erstmaliger, leichter Blutung, unauffälliger Zytologie und einer in der Vaginalsonographie gemessenen Endometriumdicke von < 3 mm erst einmal eine klinische und vaginalsonographische Kontrolle in 3 Monaten veranlasst, wird unterschiedlich beurteilt. Eine Endometriumdicke von mehr als 3 mm gilt vielen Autoren bei symptomatischen Patientinnen in der Postmenopause als suspekt (bzw. 5 mm, wenn eine Hormonersatzbehandlung erfolgt; andere Untersucher empfehlen generell 5 mm als Schwellenwert). Bei starker Blutung und erst recht bei auffälliger Zytologie (z. B. Befund III-e) wird man keine Zeit verstreichen lassen. Auf der anderen Seite: Die Postmenopauseblutung beim EC ist eher ein Frühsymptom, sodass die genannte Verzögerung quoad vitam nicht ins Gewicht fallen dürfte und ein zunächst konservatives Vorgehen unter o. g. Bedingungen wohl zulässig ist (Emons et al. 2018a, Long et al. 2020). Gleichwohl fährt der Kliniker, wenn alles gesagt ist, mit dem alten Grundsatz, nach dem eine PMB histologisch abzuklären ist, wahrscheinlich am besten.

Zur klinischen Evaluation bei einer Postmenopauseblutung gehören:

– Anamnese: Risikofaktoren, Medikamentenanamnese, Familienanamnese
– gynäkologische Untersuchung mit Spiegeleinstellung (Inspektion) und rektovaginaler Untersuchung (Palpation). Klinische Fragen: Kommt die Blutung aus dem Uterus, von der Portiooberfläche oder primär aus der Scheide? Ist ein möglicher Tumor bereits nicht mehr auf den Uterus beschränkt?
– eine Zervixzytologie sollte entnommen werden (sofern nicht ein aktueller Befund vorliegt)
– Vaginalsonographie: Uterusgröße und -beschaffenheit, Endometriumstruktur, Endometriumdicke, Verhältnis der Endometriumdicke zum Myometrium, Ausschluss von Ovarialtumoren, Aszites?

Bei einer übergewichtigen Patientin mit PMB, die auf Befragen einen Diabetes mellitus und eine essenzielle Hypertonie angibt (die typische Trias), wird sicherlich ohne Umschweife eine histologische Abklärung veranlasst. Liegt ein Endometriumkarzinom vor, sieht man hysteroskopisch die oft exophytisch wachsenden, gut vaskularisierten Proliferate, die z. T. auch nekrotisch sein können und dann die intrauterine Flüssigkeit eintrüben; häufig ist die Sicht auch durch die Blutung eingeschränkt. Der Befund kann dabei das gesamte Cavum uteri ausfüllen oder nur fokal auftreten (Abb. 4.4). Eine Curettage schließt sich an, gelegentlich wird man aber einen kleinen fokalen Befund mit der elektrischen Schlinge operativ-hysteroskopisch entfernen. Überhaupt möchten wir für den liberalen Gebrauch der operativen Hysteroskopie (wegen des Spülmodus) eine Lanze brechen, wenn man bei der diagnostischen Spiegelung nicht so viel sieht, was z. B. beim SEIC leicht der Fall sein kann. Mit tiefen endometrial-myometranen Schlingenresektaten kommt manche Histologie ans Licht, und gelegentlich hat man dadurch schon die Bestimmung der myometranen Invasion ermöglicht. Das operative Hysteroskop ist nach unserer Erfahrung auch ein verlässliches Instrument für den Umgang mit frühen und vielleicht fokalen EC bei jungen Frauen mit Kinderwunsch (Abb. 4.8, Abb. 4.9). Die Durchführung der Hysteroskopie und Abrasio kann im Übrigen bei sehr alten Nulliparen mit kleinem Uterus auch für den Erfahrenen ausgesprochen schwierig sein. Im Einzelfall führt man den Eingriff auch einmal unter simultaner laparoskopischer Kontrolle durch, z. B. wenn es im Vorfeld bereits zur Perforation kam, was bei infiltriertem, weichem Myometrium schnell passieren kann. Eine simultane Laparoskopie ist auch bei Verdacht auf ein SEOC bzw. bei sonographisch auffälligem Ovarialbefund angezeigt.

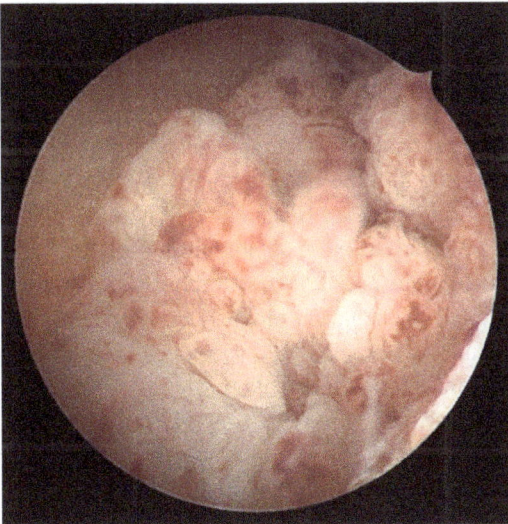

Abb. 4.8: Hysteroskopisches Bild eines fokalen endometrioiden Endometriumkarzinoms, pT1a, G2, 38-jährige Patientin mit dringendem Kinderwunsch (Quelle: R. Isermann, MLK Berlin).

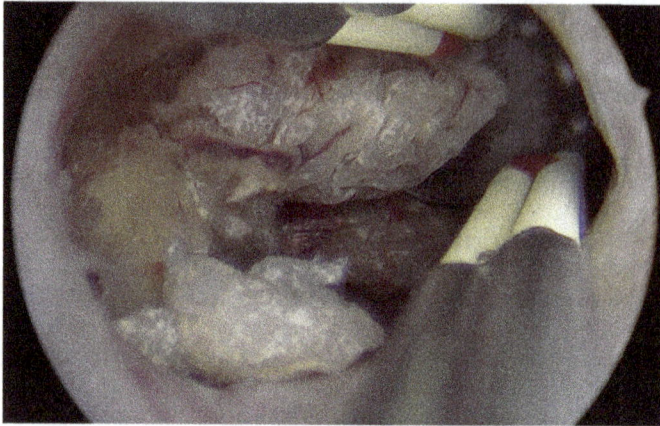

Abb. 4.9: Hysteroskopische Resektion eines endometrioiden Endometriumkarzinoms pT1a, G1 bei einer 74-jährigen Patientin nach langjähriger Östrogen-Gestagen-Behandlung – Pat. wie in Abb. 4.1 (Quelle: U. A. Ulrich, MLK Berlin).

4.4.3 Ausbreitungsdiagnostik und Stadieneinteilung

Darf von einem niedrigen Risiko für extrauterine Manifestationen ausgegangen werden, z. B. bei einem endometrioiden EC, G1, im vermuteten Stadium FIGO I ist die Suche nach Metastasen zunächst verzichtbar. Bietet die histologische Aufarbeitung des entfernten Uterus dann eine andere Sicht auf die Erkrankung, wird man ein apparatives Staging nachholen. Gleichwohl ist vor jeder Hysterektomie eine Nierensonographie anzuraten. Zur Beurteilung einer potenziellen Myometrium- und Zervixinfiltration sollte präoperativ eine transvaginale Sonographie durchgeführt werden, und wenn die Einschätzung dadurch nur eingeschränkt möglich ist, eine MRT. Bei Verdacht auf Fernmetastasen bzw. bei einem Hochrisiko-EC sind die Durchführung eines Thorax-Röntgens und einer Lebersonographie bzw. alternativ die Schnittbildgebung durch CT vor allem zum Ausschluss von Leber- und Lungenmetastasen Standard, ggf. sollte diese Ausbreitungsdiagnostik noch durch eine Skelettszintigraphie ergänzt werden. Eine PET-CT ist nicht zu fordern. Die Zysto- und Rektoskopie zum Ausschluss einer Blasen- und/oder Rektuminfiltration (d. h. eines Stadiums FIGO IVA) ist der Situation bei klinischem Verdacht auf eine solche Manifestation vorbehalten. In Tab. 4.3 sind die TNM-Kategorien und FIGO-Stadien aufgelistet.

Tab. 4.3: Die gültige TNM/FIGO-Klassifikation für das Endometriumkarzinom (Horn et al. 2011, Hedrick Ellenson et al. 2019b).

TNM-Kategorie	FIGO-Stadium	Bemerkungen
TX		Primärtumor kann nicht beurteilt werden
T0	[a]	kein Anhalt für Primärtumor
Tis	[a]	Carcinoma in situ
T1	I	Tumor begrenzt auf das Corpus uteri
T1a	IA[b]	Tumor begrenzt auf das Endometrium oder infiltriert weniger als die Hälfte des Myometriums
T1b	IB[b]	Tumor infiltriert die Hälfte oder mehr des Myometriums
T2	II	Tumor infiltriert das Stroma der Cervix uteri, breitet sich aber nicht jenseits des Uterus aus[b]
T3 und/oder N1	III	lokale und/oder regionäre Ausbreitung, wie nachfolgend beschrieben
T3a	IIIA	Tumor befällt Serosa des Corpus uteri und/oder der Adnexe (direkte Ausbreitung oder Metastasen)[c]
T3b	IIIB	Vaginalbefall und/oder Befall der Parametrien (direkte Ausbreitung oder Metastasen)
N1 oder N2	IIIC	Metastasen in Becken- und/oder paraaortalen Lymphknoten
N1	IIIC1	Metastasen in Beckenlymphknoten
N2	IIIC2	Metastasen in paraaortalen Lymphknoten mit/ohne Metastasen in Beckenlymphknoten
T4	IVA	Tumor infiltriert die Blasen- und/oder Darmschleimhaut[d,e]
M1	IVB	Fernmetastasen einschließlich intraabdominaler Metastasen und/oder inguinaler Lymphknotenmetastasen

Anmerkungen:

[a] FIGO kennt kein Stadium 0.

[b] Infiltration lediglich der endozervikalen Drüsen sollte als Stadium I/T1 und nicht als Stadium II/T2 klassifiziert werden.

[c] Eine positive peritoneale Zytologie soll gesondert diagnostiziert und ohne Änderung des Stadiums dokumentiert werden.

[d] Das Vorhandensein eines bullösen Ödems genügt nicht, um einen Tumor als T4 zu klassifizieren.

[e] Eine Invasion der Schleimhaut von Blase und/oder Rektum bedarf der Sicherung durch eine Biopsie.

N – Regionäre Lymphknoten:

NX: Regionäre Lymphknoten können nicht beurteilt werden.

N0: keine regionären Lmphknotenmetastasen

N1: regionäre Lymphknotenmetastasen

M – Fernmetastasen

M0: keine Fernmetastasen

M1: Fernmetastasen (ausgenommen Metastasen in der Vagina, der Beckenserosa oder den Adnexen, einschließlich Metastasen in inguinalen Lymphknoten und/oder Metastasen in anderen intraabdominalen Lymphknoten als den paraaortalen und/oder Beckenlymphknoten)

4.4.4 Aufarbeitung des Abradats

Die Beurteilung des Abradats bildet die Grundlage für die primäre Therapieentscheidung. Nicht selten – und das ist weder für den Pathologen noch für den Kliniker ehrenrührig – wird die Entscheidung später nach der endgültigen pathologischen Untersuchung der entfernten Gebärmutter ergänzt und modifiziert, da sich neue Aspekte ergeben haben. Das betrifft auch die Schnellschnittaussage.

Das vom Operateur getrennt nach Zervix und Korpus gewonnene Abradatmaterial wird in der Pathologie in zwei bis drei Stufen aufgearbeitet (Horn et al. 2007). Nicht selten ist die Unterscheidung zwischen einer atypischen Hyperplasie und einem gut differenzierten endometrioiden Adenokarzinom (G1) dabei schwierig, auch gemischte Karzinome und Karzinosarkome stellen sich später am entfernten Uterus u. U. anders dar. Eine Myometriuminfiltration und eine Zervixstromainvasion sind im Einzelfall am Abradat schon zu vermuten, letztlich aber erst am Hysterektomiepräparat sicher zu beschreiben. Eine mögliche Kontamination des Zervixabradates mit korporalen Gewebeanteilen ist bei positivem Zervixbefund ebenfalls zu berücksichtigen – und nicht schon ein sicheres Stadium II. Der Pathologe liefert uns:

- die Art der Läsion (funktionelle Veränderungen, Hyperplasie, Karzinom),
- den Tumortyp (nach WHO),
- das Grading (nach WHO),
- u. U. die Infiltration des endozervikalen Stromas,
- ggf. den immunhistochemischen Nachweis des Östrogenrezeptors (ER), des Progesteronrezeptors (PR) und des Proliferationsmarkers Ki-67 (MIB-1), wobei das meistens am Hysterektomiepräparat erfolgt. Das Gleiche gilt auch für die Mismatch-Repair-Analyse beim Lynch-Syndrom, die bei allen Frauen unter 60 Jahren erfolgt.

4.4.5 Aufarbeitung des Hysterektomiepräparats

Zu folgenden Aspekten wird im definitiven Befundbericht nach Hysterektomie eine Stellungnahme erwartet:

- histologischer Tumortyp (WHO),
- bei gemischten Karzinomen die jeweiligen prozentualen Anteile,
- Grading (WHO),
- Stadium (pT),
- metrische Angabe der Invasionstiefe im Verhältnis zur Stärke des Gesamtmyometriums,
- Nachweis einer begleitenden endometrialen Hyperplasie oder eines SEIC,
- dreidimensionale Angabe der Tumorgröße,
- bei Vaginalinfiltration Angabe des Mindestabstands zum Resektionsrand,
- R-Klassifikation (UICC),

- Lymph- und Blutgefäßinvasion (pL, pV),
- Nervenscheideninfiltration (pPn),
- den immunhistochemischen Nachweis des Östrogenrezeptors (ER), des Progesteronrezeptors (PR) und des Proliferationsmarkers Ki-67 (MIB-1), sofern nicht schon im Abradat beschrieben,
- Mismatch Repair-Analyse bei Lynch-Syndrom.

Zusätzlich interessiert den Kliniker bei erfolgter Lymphadenektomie:
- die Anzahl der histologisch untersuchten Lymphknoten,
- die Anzahl der davon befallenen Lymphknoten,
- der größte Durchmesser der größten Lymphknotenmetastase,
- die Angabe, ob ein Kapseldurchbruch vorliegt,
- die Angabe, ob isolierte Tumorzellen in einem oder mehreren Lymphknoten und/oder Lymphgefäßeinbrüche im perinodalen Fettgewebe bzw. der Lymphknotenkapsel nachweisbar sind.

4.4.6 Hohes oder niedriges onkologisches Risiko beim EC

Zur besseren Prognoseeinschätzung für das EC sind Risikogruppen definiert worden. Der Leser mag sie unnötig kompliziert finden und sich die Frage stellen, ob damit für die klinische Versorgung der Patientinnen etwas verbessert wird. Letztlich ist die angemessene adjuvante Therapie, die dann auch in einem spürbaren Prognosegewinn resultierte, für Patientinnen mit sog. intermediärem Risiko bisher nicht klar definiert. Die folgende *klinische und pathologisch-histologische* Risikoeinteilung (Tab. 4.4) fand in zahlreichen Studien Anwendung, weshalb sie hier aufgeführt wird. Die aktuelle Einteilung in *molekulare, genomische* Subtypen (s. Abschnitt 4.2.1) dürfte jedoch bald bestimmend sein und eine neue Einschätzung der jeweiligen Risikokonstellation zur Folge haben (Cancer Genome Atlas Research Network, Kandoth et al. 2013, Bendifallah et al. 2014, Colombo et al. 2016, Bell u. Hedrick Ellenson 2019, Carlson u. McCluggage 2019, León-Castillo et al. 2020b, Stasenko et al. 2020).

Tab. 4.4: Risikogruppen beim Endometriumkarzinom (nach Bendifallah et al. 2014 und Colombo et al. 2016).

Risikogruppe	Charakterisierung
niedriges Risiko (low risk)	endometrioides EC, FIGO I, G1 und 2, L0, < 50 % myometrane Infiltration
geringes intermediäres Risiko (low intermediate risk)	endometrioides EC, FIGO I, G1 und 2, L0, ≥ 50 % myometrane Infiltration
hohes intermediäres Risiko (high intermediate risk)	endometrioides EC, FIGO I, G1 und 2, L1, unabhängig von der Infiltrationstiefe
	endometrioides EC, FIGO I, G3, < 50 % myometrane Infiltration, L0 und 1
hohes Risiko (high risk)	endometrioides EC, FIGO I, G3, L0 und 1, ≥ 50 % myometrane Infiltration
	endometrioides EC, FIGO II und III
	nicht-endometrioide Histologie (seröses EC, klarzelliges EC, undifferenziertes und dedifferenziertes EC, Karzinosarkom)

4.5 Therapie

Die primäre Therapie des EC besteht in der Operation. Dabei werden der Uterus, beide Adnexe und bei entsprechendem Risiko für einen Befall die pelvinen und paraaortalen Lymphknoten entfernt. Adjuvant kommen die Radio- und Chemotherapie zur Anwendung, nicht selten auch beide. Neben der Tumorerkrankung selbst, ihrer Ausdehnung und ihrer Biologie, gilt es den Allgemeinzustand der betroffenen Frau, ihr Alter und ihre Lebenssituation zu berücksichtigen. Beim EC haben wir es nicht selten mit betagten und bereits internistisch vorerkrankten Patientinnen zu tun. Herausforderungen bei der Behandlung des EC ergeben sich insofern nicht nur aus der Tumorerkrankung selbst, sondern vielleicht auch aus den Begleitumständen dieser multimorbiden Betroffenen.

Zwar liefert das präoperative Staging wertvolle Hinweise zur Ausdehnung der Erkrankung, aber gerade bei der Frage einer lymphogenen Metastasierung bleibt es oft ohne eindeutiges Ergebnis: Weder durch die Computertomographie, die Magnetresonanztomographie noch die PET-CT ist die Frage nach einem Lymphknotenbefall mit ausreichender Sicherheit zu beantworten. Insofern wird das operative Staging beim Endometriumkarzinom bestehend aus der Hysterektomie mit bilateraler Salpingo-Oophorektomie und bilateraler pelviner sowie paraaortaler Lymphadenektomie empfohlen. Auch wenn es nicht mehr in das FIGO-Staging eingeht, haben viele Kliniker die Entnahme einer Douglaszytologie im Rahmen der Staging-Operation beibehalten (Chan et al. 2007a u. 2007b).

Über 100 Jahre lang wurden Endometriumkarzinome – je nach Schule – vaginal bzw. offen abdominal operiert. Seit den 1990er Jahren sind die laparoskopischen Verfahren für die operative Therapie des EC – inklusive der Lymphadenektomie – etabliert und stellen in den meisten Kliniken inzwischen den Standard dar. In Fallkontroll- und retrospektiven Studien ergab sich eine onkologische Gleichwertigkeit mit der Laparotomie. Auch die roboterunterstützten Verfahren sind dem offenen und konventionellen laparoskopischen Vorgehen in der operativen Therapie des EC nach den bisherigen Ergebnissen klinischer Untersuchungen ebenbürtig (sie sind gleichwohl nicht überall verfügbar). Ausgedehnte Operationen in höheren Erkrankungsstadien, z. B. bei intraperitoneal disseminiertem EC, werden dagegen in den meisten Zentren offen-chirurgisch – analog zum Ovarialkarzinom – durchgeführt (Ulrich et al. 2007, Kornblith et al. 2009, Galaal et al. 2018, Koh et al. 2018).

Die hier aufgeführten Therapieempfehlungen beziehen sich zunächst auf die Typ-I-Tumoren. Besonderheiten bei den anderen histologischen Formen werden jeweils erwähnt (Emons et al. 2018b, Koh et al. 2018, Passarello et al. 2019, Concin et al. 2021).

4.5.1 Therapie der Endometriumhyperplasie

Endometriumhyperplasie ohne Atypien

Wegen des nur geringen Entartungsrisikos wird zur Therapie der Endometriumhyperplasie (EH) ohne Atypien primär keine Hysterektomie empfohlen. Je nach Alter und Situation der Patientin kommen orale Gestagene, kombinierte orale Antikonzeptiva oder ein levonorgestrelfreisetzendes IUP (LNG-IUD) zur Anwendung. Alternativ bleibt man konservativ und beobachtet die Patientin. Liegt ein metabolisches Syndrom (z. B. bei PCO-Syndrom) vor, sind entsprechende Maßnahmen einzuleiten. Ein östrogenproduzierender Ovarialtumor sollte bedacht und ausgeschlossen werden (vaginale Sonographie, Bestimmung von Östradiol, Androgenen, ggf. Inhibin; bei Unklarheit Laparoskopie).

Atypische Endometriumhyperplasie

Wegen der hohen Progressionsrate zum invasiven EC und der Tatsache, dass beim Abradatbefund einer AEH in der Hälfte der Fälle bereits ein frühes EC vorliegt, kann man – Kontraindikationen ausgeschlossen – nur zur Empfehlung der Hysterektomie kommen, wenn sich die Patientin in der Postmenopause befindet bzw. ihre Familienplanung abgeschlossen hat. Bei jüngeren Frauen wird man die Ovarien dabei belassen. Findet sich im Hysterektomiepräparat ein Karzinom im Stadium FIGO IA, G1–2, muss man die Ovarien nicht sekundär entfernen, wie es früher als fast imperativ galt. Bei Frauen mit familiärer Häufung des Ovarialkarzinoms, beim Lynch-Syndrom und erst recht in der Postmenopause stellt sich diese Überlegung nicht; hier würde man zur Adnexexstirpation im Rahmen der Hysterektomie wegen atypischer Endometriumhyperplasie raten (Emons et al. 2018a u. 2018b, Vetter et al. 2020).

In einer aktuellen Studie war die Wahrscheinlichkeit, dass bei Nachweis einer AEH im Abradat letztlich ein EC vorliegt, um das Vierfache erhöht, wenn vor der Abrasio die Endometriumdicke 2 cm und mehr betrug. Das wirft die Frage auf, ob man bei solchen Patientinnen im Rahmen der Hysterektomie simultan nicht gleich eine Sentinellymphknotendarstellung (z. B. mit ICG) durchführt, da sich einige der dann detektierten EC als Varianten mit höherem Risiko herausstellen (Vetter et al. 2020).

Fertilitätserhaltendes Vorgehen bei atypischer Endometriumhyperplasie

Dem Wunsch jüngerer Frauen mit atypischer Hyperplasie des Endometriums nach Erhalt der Fertilität kann man unter folgenden Bedingungen nachkommen:

- Ein erfahrener Gynäko-Pathologe hat die Diagnose bestätigt, ggf. schaltet man einen Referenzpathologen ein.
- Durch vaginale Sonographie, ggf. MRT und Laparoskopie wurden ein östrogenproduzierender Ovarialtumor, ein Adnexbefall und eine myometrane Infiltration ausgeschlossen.
- Es schließt sich eine Behandlung mit MPA 200–250 mg/d oral oder Megestrolazetat 160–200 mg/d oral über 6 Monate an (manche Kliniker bevorzugen anstelle der hochdosierten, oralen Gestagentherapie die Einlage eines levonorgestrelfreisetzenden IUP).
- 6 Monate nach Therapiebeginn erfolgt erneut eine Hysteroskopie mit Abrasio. Bei kompletter Remission – und nur dann – kann die Schwangerschaft angestrebt werden.

In das Behandlungskonzept sollte von Anfang an ein Zentrum für Reproduktionsmedizin eingebunden sein. Besteht kein aktueller Kinderwunsch, wird eine Erhaltungstherapie empfohlen (orale Gestagene, Levonorgestrel-IUP). Nach Geburt des Kindes oder bei Abbruch der Bemühungen um eine Schwangerschaft sollte die Hysterektomie und im Falle eines Karzinoms dann die stadiengerechte Behandlung erfolgen (Emons et al. 2018b, Pal et al. 2018).

4.5.2 Therapie des invasiven Endometriumkarzinoms

In den frühen Stadien (FIGO I und II) des Typ-I-EC darf die laparoskopische Operation derzeit als die Methode der Wahl gelten (Galaal et al. 2018).

Seit der LACC-Studie hat die Sensibilität bezüglich der Anwendung minimal-invasiver Techniken in der onkologischen Chirurgie sicherlich zugenommen (s. Kapitel 3.6.3). Es war insofern eine Frage der Zeit, wann die erste Arbeit zur Anwendung von Uterusmanipulatoren bei der laparoskopischen Operation des EC vorliegen würde. Tatsächlich zeigen nun aktuelle retrospektive Daten aus Spanien einen negativen Effekt des Manipulators auf die onkologischen Ergebnisse (Padilla-Iserte et al. 2021). In einer anderen Untersuchung war für mikrosatellitenstabile, endometrioide EC das Auftreten von Rezidiven bei minimal-invasivem Vorgehen häufiger als bei offen-chirurgischem (Dai et al. 2020). Die Ergebnisse beider Mitteilungen wird man im Auge behalten.

Wie immer beginnt die Operation – ob offen-chirurgisch oder laparoskopisch – mit der Inspektion des gesamten Abdomens (intraperitoneale Absiedlungen, Adnex-, Leber- und Omentumbefall?). Vor allen weiteren Manipulationen wird der bilaterale Tubenverschluss empfohlen. Ein scharfes Fassen des Uterus – wie auch alle morcellierenden Maßnahmen – sind zu unterlassen (ist der Uterus zu groß, um über die Scheide im Rahmen einer laparoskopischen Hysterektomie entfernt werden zu können, muss man zur Laparotomie konvertieren oder zumindest eine entsprechende „Berge-Laparotomie" durchführen).

FIGO IA, G1–2, Typ I

Es erfolgt die totale Hysterektomie mit beiden Adnexen. In der Prämenopause dürfen die Ovarien dabei erhalten werden, wenn nichts für ein hereditäres EC spricht (z. B. Lynch-Syndrom); eine Salpingektomie empfehlen wir gleichwohl. Die pelvine und paraaortale Lymphadenektomie und eine adjuvante postoperative Therapie sind nicht angezeigt. Die Prognose ist mit über 95 % exzellent (bei T1a, G1 99 %). Das Vorgehen bei jungen Patientinnen mit Kinderwunsch bzw. Wunsch nach Erhalt der Fertilität entspricht jenem bei der atypischen Hyperplasie des Endometriums und wird noch einmal detailliert besprochen (Abb. 4.10).

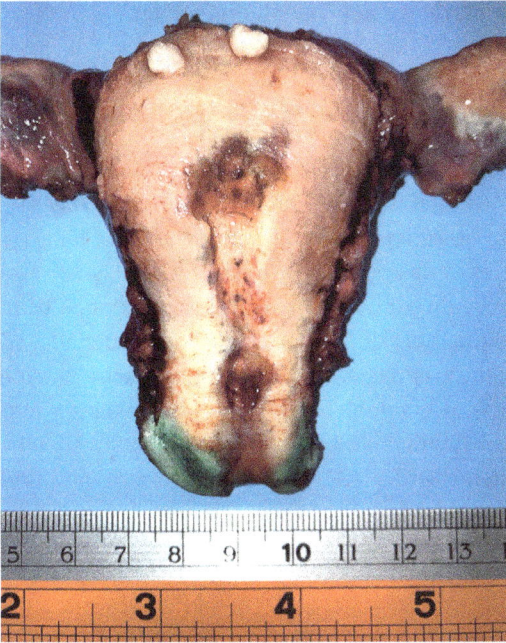

Abb. 4.10: Hysterektomiepräparat: Endometrioides EC FIGO IA, G1 (Pat. wie in Abb. 4.1 und 4.9, Quelle: U. A. Ulrich und F. Noack, MLK Berlin).

FIGO IA, G3 und FIGO IB, G1–2, Typ I

Auch bei dieser Konstellation wird die Hysterektomie mit beiden Adnexen durchgeführt. Eine systematische pelvine und paraaortale Lymphadenektomie ist eine Option, die man eher mit jüngeren Betroffenen besprechen wird – umso mehr, wenn der Tumor ein lymphangisches Wachstum (L1) zeigt. Die adjuvante Brachytherapie (Afterloading) ist bei Tumoren FIGO IA, G3 ohne Myometriumbefall eine Möglichkeit; bei FIGO IA, G3 mit Myometriumbefall sowie bei IB, G1–2 sollte sie erfolgen.

FIGO IB, G3, Typ I

Primäre Basistherapie ist hier die totale Hysterektomie mit beiden Adnexen. Da in dieser Situation bereits ein erheblicher Prozentsatz der Patientinnen Lymphknotenmetastasen aufweist, wird die systematische pelvine und paraaortale Lymphadenektomie empfohlen. Ergibt sich daraufhin eine N0-Situation, sollte die postoperative adjuvante Brachytherapie erfolgen. Hat man vielleicht wegen der Ko-Morbidität auf die Lymphadenektomie verzichtet – oder die Patientin sie möglicherweise nicht gewünscht, so wird man in der interdisziplinären Tumorkonferenz das Für und Wider einer Teletherapie wegen der NX-Situation zu diskutieren haben. Eine schlechte Differenzierung (G3) lässt im Einzelfall (z. B. bei ausgedehntem Befund) zusätzlich an eine Chemotherapie denken, die in der Regel vor der Bestrahlung erfolgt.

FIGO II, Typ I

Über längere Zeit hatte man mit dem Argument, der Zervixbefall führe analog zum Zervixkarzinom zu einem parametranen Infiltrationsrisiko, auch beim EC im Stadium FIGO II eine radikale Hysterektomie durchgeführt. Die Patientinnen wurden bei diesem Vorgehen jedoch nicht mit einem besseren rezidivfreien Intervall oder längerer Überlebenszeit belohnt, sodass man es verlassen hat. Insofern gilt auch hier: einfache, totale Hysterektomie mit beiden Adnexen. Eine radikale Hysterektomie beim EC mag angezeigt sein, wenn die Parametrien klinisch eindeutig befallen sind und anders eine tumorfreie Situation nicht zu erreichen ist. Die systematische pelvine und paraaortale Lymphadenektomie wird empfohlen. Sind die Lymphknoten frei, schließt sich die adjuvante vaginale Brachytherapie an, in der NX-Situation ggf. eine Teletherapie. Liegt eine schlechte Differenzierung (G3) vor, bevorzugen einige Kliniker eine adjuvante Chemotherapie vor der Radiatio.

FIGO III–IVA, Typ I

Die Einteilung eines Tumors in das Stadium III kann aufgrund intraperitonealer Tumoraussaat, retroperitonealem Lymphknotenbefall oder beidem erfolgen. Auch in den fortgeschrittenen Stadien wird man zur Verbesserung der lokalen Kontrolle – allein schon wegen der Blutungen – eine Hysterektomie mit beiden Adnexen anstreben. Die systematische pelvine und paraaortale Lymphadenektomie wäre nur angemessen, wenn im Übrigen ein tumorfreier Situs zu erlangen ist. Muss man intra- oder retroperitoneal Tumor zurücklassen, verbietet sich eine so morbiditätsträchtige Maßnahme wie die systematische pelvine und paraaortale Lymphadenektomie. Hat der Tumor auf die Vagina übergegriffen, so handelt es sich um ein Tumorstadium pT3b (FIGO IIIB). In diesen Fällen muss, wenn möglich, die Operation die entsprechende partielle (oder im Einzelfall auch totale) Kolpektomie einschließen, wenn der Eingriff mit einer R0-Resektion enden soll. Im Stadium FIGO IVA betrifft das in gleicher Weise Blase oder Rektum. Man ist gleichwohl zu solch radikalen Eingriffen nur berechtigt, wenn letztlich Tumorfreiheit die ansonsten unweigerliche Einschränkung der

Lebensqualität mildert. In der adjuvanten Situation kommt bei FIGO III EC zunächst die Chemotherapie zur Anwendung, ggf. gefolgt von einer zusätzlichen, sequenziellen perkutanen Radiotherapie (s. Kapitel 8 und 9).

Intraoperative Schnellschnittuntersuchung des Uterus

Der Stellenwert der intraoperativen Schnellschnittuntersuchung wird seit langem kontrovers diskutiert; eine Zeit lang hatte die AGO den Schnellschnitt explizit nicht empfohlen. Im Einzelfall wird man dadurch jedoch wertvolle intraoperative Informationen erhalten. Den Operateur interessieren dabei vor allem zwei Dinge: der Befall des Zervixstromas (FIGO II) und die Tiefe der myometranen Infiltration, weil er mit diesen Informationen beim Typ-I-EC während der Operation die Entscheidung für oder gegen eine Lymphadenektomie fällen könnte, um der Patientin einen zweiten Eingriff möglichst zu ersparen. Für die Beurteilung des histologischen Tumortyps und des Gradings sollte der Schnellschnitt dagegen nicht herangezogen werden, auch wenn der erfahrene Pathologe natürlich schon einen Hinweis geben kann. Bei der Beurteilung der myometranen Infiltration wird das Präparat von alters her zunächst makroskopisch beurteilt (früher behielten sich die Operateure das selbst vor). Die Übereinstimmung zwischen Schnellschnitt und definitiver Histologie beträgt für diese Frage immerhin mehr als 90 %, was aber bedeutet, dass im Einzelfall die definitive Histologie für weitere Entscheidungen abgewartet werden muss und u. U. ein zweizeitiges Vorgehen resultiert. Das Gesagte gilt in ähnlicher Weise für die Schnellschnittbeurteilung von entfernten Lymphknoten. Insofern möchte man so viele Informationen wie möglich bereits anhand des Abradats erlangen. Ist hier z. B. Diagnose eines Typ-II-Karzinoms oder eines Karzinosarkoms eindeutig, kann das unmittelbar bei der Planung der Operation berücksichtigt werden (Attard Montalto et al. 2008).

Fertilitätserhaltende Therapie des frühen Endometriumkarzinoms

Die fertilitätserhaltende Therapie des frühen Niedrigrisiko-Endometriumkarzinoms (FIGO IA, G1) bei Frauen mit Kinderwunsch findet selten Anwendung und bedarf allein aus diesem Grund besonderer Erfahrung. Letztlich ist dieses Vorgehen nur in gut ausgewählten Fällen eine glückliche Option. Die Betroffenen müssen in besonderer Weise in die Entscheidung einbezogen werden, was vor allem zur Voraussetzung hat, dass sie über die Situation gut Bescheid wissen: Es besteht eine maligne Erkrankung, die unbehandelt fatal ausgehen kann, während umgekehrt eine einfache Hysterektomie aller Voraussucht nach zur definitiven Heilung führte. Letztlich liegen die Remissionen bei konservativem Vorgehen nicht höher als 50 bis 80 %, höhere Schwangerschaftsraten als 50 % und höhere Geburtenraten als 28 bis 50 % wurden bisher nicht publiziert. Die mitgeteilten Progressionsraten betragen bis zu 15 % und die Rezidivraten reichen von 4,8 bis 40 %: Diese Zahlen mögen die besondere Situation illustrieren.

Voraussetzung ist das Vorliegen eines hochdifferenzierten (G1), endometrioiden Endometriumkarzinoms, das Progesteronrezeptoren exprimiert und mit hoher Wahrscheinlichkeit auf die Schleimhaut beschränkt ist. Letztere Bedingung ist natürlich nur am entfernten Uterus beweisbar, man muss sich insofern auf die vaginale Sonographie und eine MRT verlassen. Wir bevorzugen für die Beantwortung dieser Frage bei fokalem Befund die zusätzliche Durchführung einer operativen Hysteroskopie mit endometrial-myometraner Schlingenresektion und ggf. weiteren Biopsien, die selbstverständlich nicht das gesamte Cavum uteri einbeziehen dürfen, wobei auch hier falsch negative Befunde nicht zu vermeiden sind. Nach der Durchführung der Hysteroskopie und Abrasio sind neben den histologischen Voraussetzungen folgende Punkte – wie bei der fertilitätserhaltenden Behandlung der atypischen Endometriumhyperplasie – vor der medikamentösen Therapie mit Gestagenen zu beachten:

- vaginale Sonographie und MRT des Uterus zum Ausschluss einer Myometriuminfiltration und zur Beurteilung der Ovarien (Metastase, östrogenproduzierender Tumor?),
- Laparoskopie zum Ausschluss extrauteriner/peritonealer und ovarieller Läsionen.

Die Gestagentherapie erfolgt mit MPA 200–250 mg oder Megestrolazetat 160–200 mg/d, wobei diese Dosierungsempfehlungen nur im Analogieschluss vom Vorgehen in der metastasierten Situation übernommen und nie in entsprechenden Studien für diese spezielle Fragestellung getestet wurden. Alternativ – wenn z. B. die hohen MPA- oder Megestrolazetatgaben nicht toleriert werden, erfolgt die Einlage eines levonorgestrelfreisetzenden IUP. Die Hinzunahme von Metformin zu Megestrolazetat und die hysteroskopische Resektion vor der Gestagentherapie – einer Empfehlung, der wir uns nochmals anschließen möchten (s. o.), ergab in einigen Studien eine Verbesserung der Ergebnisse mit einer Ansprechrate bis zu 98 %. Nach 6 Monaten wird zwingend eine Re-HSK mit erneuter Gewinnung einer Histologie durchgeführt. Bei Nichtansprechen muss man der jungen Patientin zur Hysterektomie raten. Im Falle einer Remission sollte die Schwangerschaft in Zusammenarbeit mit einem reproduktionsmedizinischen Zentrum angestrebt werden. Wenn allerdings kein aktueller Kinderwunsch besteht – eine Situation, die nicht ideal ist – erfolgt eine Gestagenerhaltungstherapie z. B. mit 5–10 mg MPA/d per os. Zusätzlich werden regelmäßige histologische Kontrollen alle 6 Monate empfohlen. Niemand weiß, wie lange man diesen Schwebezustand tolerieren kann. Nach der Geburt des Kindes bzw. nach Beendigung der reproduktionsmedizinischen Behandlungen sollte die Hysterektomie durchgeführt werden (Corzo et al. 2018, Pal et al. 2018, Garzon et al. 2020).

Falldarstellung

Uns wurde eine 38-jährige Patientin mit dringendem Kinderwunsch und histologisch bereits nach-
gewiesenem, mittelgradig differenzierten endometrioiden EC aus einem Zentrum für Reproduktionsmedizin überwiesen. Es erfolgte die erneute – diesmal operative – Hysteroskopie mit tiefer (d. h.
myometraner) bipolarer Schlingenresektion des fokalen Befundes (Abb. 4.8). In der Tumorkonferenz
neigte sich die Meinung zur Hysterektomie, da der Befund bereits in das Myometrium invadierte und
dem Grading 2 zuzuordnen war, womit zwei Voraussetzungen für ein uteruserhaltendes Vorgehen
nicht mehr erfüllt waren. Die Patientin entschied sich gleichwohl unbeirrt gegen die Hysterektomie.
Nach 6 Monaten Therapie mit 250 mg MPA/d erfolgte die Re-Hysteroskopie mit negativem Ergebnis.
Vierzehn Monate später wurde die Patientin (nach spontaner Konzeption) in der 39. Schwangerschaftswoche durch primäre Sectio von einem gesunden Jungen entbunden. Neun Wochen danach
führten wir die laparoskopische, totale Hysterektomie mit beidseitiger opportunistischer Salpingektomie und ICG-Sentinellymphknotenentfernung durch. Es fanden sich keine Residuen des EC.

Tumorreduktion bei fortgeschrittenem Endometriumkarzinom

Liegt beim EC eine ausgedehnte intraperitoneale Aussaat vor, ist ein kurativer Ansatz
kaum noch gegeben. Wenn eine tumorfreie Resektion möglich – und der Patientin
zumutbar – ist, sollte sie gleichwohl versucht werden, da in retrospektiven Fallseri-
en mit diesem Vorgehen ein Lebenszeitgewinn erkennbar ist. Häufig wird man eine
Radio- und/oder Chemotherapie anschließen (Kapitel 8 und 9). Letztlich handelt es
sich immer um Einzelfallentscheidungen, die in besonderem Maße die Komorbidität
der Patientin zu berücksichtigen haben. Das operative Vorgehen entspricht dann im
Prinzip jenem beim fortgeschrittenen Ovarialkarzinom (Barlin et al. 2010, Kapitel 6).

Wird die Patientin nach der operativen Primärtherapie aus dem Krankenhaus in die Häuslich-
keit oder eine Rehabilitationseinrichtung entlassen, sollte sie noch für einige Wochen die Antikoagu-
lation mit niedermolekularem Heparin fortsetzen, da das Risiko einer Thrombose bzw. eines throm-
boembolischen Ereignisses jetzt besonders hoch ist.

Lymphadenektomie beim Endometriumkarzinom

Theoretisch gäbe es zwei gute Gründe, die pelvinen und paraaortalen Lymphknoten
beim Endometriumkarzinom zu entfernen: Zum einen, weil diese Prozedur, sofern
die Knoten befallen sind, möglicherweise durch die Reduktion an malignen Zellen
die Prognose verbessert, zum anderen, weil die Information über den Befall vielleicht
Anlass zu einer zusätzlichen chemo- und/oder radiotherapeutischen Maßnahme gibt.
Es gilt, dass bei Patientinnen mit einem endometrioiden EC FIGO IA, G1–2 eine
Lymphadenektomie nicht angezeigt ist. Die Prognose dieser Frauen mit einem sog.
Niedrigrisiko-Karzinom ist mit einer tumorassoziierten 5-Jahres-Überlebensrate von
> 95 % so gut, dass man diese durch die Lymphadenektomie wahrscheinlich nicht
verbessern kann.

Von einigen Autoren wurde die Lymphadenektomie generell in Frage gestellt,
weil eben nicht endgültig erwiesen ist, ob die Patientin entscheidend von der Lymphadenektomie profitiert, die umgekehrt mit einer nicht zu vernachlässigenden Morbidi-

tät einhergeht. Daneben leiden einige der oft zitierten Studien zu diesem Thema u. a. an dem Problem, dass keine paraaortale sondern nur eine pelvine Lymphadenektomie durchgeführt wurde. Letztlich bleibt die Frage nach dem Überlebensvorteil für die Patientinnen so lange offen, bis sie durch eine adäquate Studie beantwortet wird, wie es z. B. für das Ovarialkarzinom geschehen ist (LION-Studie, s. Kapitel 6). Nach Auffassung der meisten Autoren im deutschsprachigen Raum bedeutet eine Lymphadenektomie beim EC immer die Entfernung der pelvinen *und* paraaortalen Lymphknoten. Hierzu gibt es jedoch berechtigte Einwände. Es wird gern auf die hohe Rate an positiven paraaortalen Lymphnoten bei übersprungener (d. h. negativer) pelviner Lymphknotenstation („skip metastases") beim EC verwiesen, wobei jedoch Zahlen um 1–3 % wahrscheinlich sind (Creasman et al. 2006, Abu-Rustum et al. 2009b), Tab. 4.5.

Für Patientinnen mit endometrioidem EC ab FIGO IB, G3 sowie mit Typ-II-Karzinomen wird derzeit die Durchführung einer systematischen pelvinen und paraaortalen Lymphadenektomie bis zum Nierengefäßstiel empfohlen (Abb. 4.11). Bei den frühen Karzinomen geht es vor allem um das korrekte Staging und die potenzielle Identifikation von Patientinnen, die ggf. eine adjuvante Therapie benötigen, wobei eben aus einem vermeintlichen Stadium FIGO I schnell ein FIGO III wird; nach Literaturangaben geschieht das in immerhin ca. 20 % der Fälle (Creasman et al. 2006, Benedetti Panici et al. 2008, ASTEC Studiengruppe 2009, Barton et al. 2009, Blake et al.

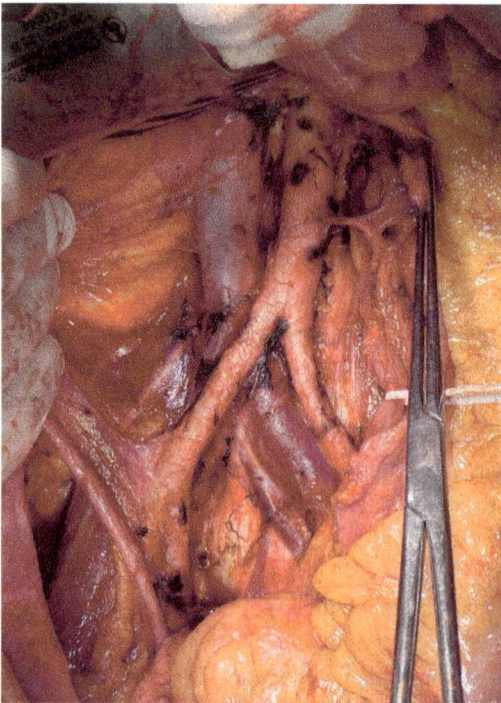

Abb. 4.11: Retroperitonealer Situs nach paraaortaler – in diesem Falle offenchirurgischer – Lymphadenektomie bei einem serösen Endometriumkarzinom FIGO IIIC2 (Quelle: U. A. Ulrich, MLK Berlin).

2009, Höckel u. Dornhofer 2009, Dowdy u. Mariani 2010, Hidaka et al. 2010, Kehoe u. Miller 2011, Frost et al. 2017, Emons et al. 2018b).

Indikationen für die pelvine und paraaortale Lymphadenektomie (s. Emons et al. 2018b):

– nicht bei Typ-I-EC FIGO IA, G1–2
– optional bei Typ-I-EC FIGO IA, G3 und FIGO IB, G1–2
– optional bei allen L1-Tumoren
– angezeigt bei Typ-I-EC FIGO II
– angezeigt bei Typ-I-EC FIGO III–IVA, wenn Tumorfreiheit erreicht werden kann
– angezeigt bei allen Typ-II-EC
– angezeigt beim Karzinosarkom

Tab. 4.5: Stadienabhängiger Lymphknotenbefall beim Endometriumkarzinom.

Stadium	p–/a–	p+/a–	p–/a+	p+/a+
	%	%	%	%
IA, G1	98,8	1,1	0	0,36
IA, G2	91,2	6,4	1,6	0,8
IA, G3	83,9	10,7	0	5,36
IB, G1	97,6	2,1	0,31	0
IB, G2	93,6	4,6	0,3	1,4
IB, G3	87,9	7,8	2,3	1,9
IC, G1	88,9	8,9	0,4	1,8
IC, G2	78,2	16	0,8	5
IC, G3	59,9	27,5	2,9	9,7

Erklärung: a– paraaortal negativ, a+ paraaortal positiv, p– pelvin negativ, p+ pelvin positiv Creasman et al. 26th FIGO Annual Report, Int J Gynaecol Obstet 2006 (n = 9386). Eigene Daten 2016: kein einziger Fall einer übersprungenen pelvinen Station bei endometrioidem EC FIGO I (n = 139). Anm.: Es liegt eine nicht mehr gültige FIGO-Stadieneinteilung zugrunde: IA = reines Schleimhautkarzinom, IB = Myometriumbefall < 50 %, IC = Myometriumbefall > 50 %. Beachtenswert ist die Spalte p–/a+ (sog. „skip Lymphknotenmetastasen"): Es kommt nach dieser – wenn auch älteren – Untersuchung eben nicht häufig vor.

Wächterlymphknotenkonzept

Niemand weiß genau, wie viele Lymphknoten im kleinen Becken und entlang der V. cava und der Aorta vorhanden sind; sicherlich ist mit erheblichen interindividuellen Normvarianten zu rechnen. Somit bleibt offen, wie viele Lymphknoten – im Sinne einer repräsentativen Stichprobe – denn nun idealerweise entfernt werden sollten. Einleuchtend erscheint, dass mit steigender Zahl entnommener Lymphknoten auch die Wahrscheinlichkeit zunimmt, befallene Knoten zu finden. Einige Autoren belegten eine bessere Prognose für ihre Patientinnen, wenn die Zahl der entfernten Lymphknoten besonders hoch war. Allerdings darf bei einer zunehmenden Radikalität im Rahmen der Lymphadenektomie auch mit einer höheren, dadurch verursachten Morbidität gerechnet werden. Kurz: Eine optimale Zahl der zu entfernenden pelvinen und paraaortalen Lymphknoten wird zwar seit langem diskutiert, aber es gibt sie nicht (ACOG 2015). Nicht zuletzt wird die Anzahl der resultierenden Lymphknoten durch die Arbeit des Pathologen beeinflusst – durch die Akribie, mit der er jeden noch so kleine Knoten identifiziert und analysiert.

Um die Morbidität der Lymphadenektomie zu eliminieren, wäre der Verzicht darauf die theoretisch beste Lösung. Weil dies onkologisch noch nicht vertretbar erscheint, böte das Wächterlymphknotenkonzept einen naheliegenden Kompromiss, wie er beim Mammakarzinom seit langem, inzwischen aber auch beim Zervixkarzinom unter bestimmten Voraussetzungen üblich ist. In zahlreichen Studien konnte nun ebenso für das EC eine überzeugende Detektionsrate des Wächterlymphknotens mit Indocyaningrün(ICG)-Markierung und laparoskopischem Nahinfrarot-Fluoreszenz-Imaging bei falsch-negativen Ergebnissen von < 5 % belegt werden (Abb. 4.12). Die entfernten Sentinellymphknoten werden in der Pathologie einem Ultrastaging unterzogen, wodurch insbesondere bei den Niedrigrisikopatientinnen unerwartete nodale Mikrometastasen und/oder isolierte Tumorzellen (in der Literatur: „low-volume disease") entdeckt wurden, deren Auftreten – in Unkenntnis der klinischen Relevanz – uns nun vor neue Fragen stellt (Bogani et al. 2019, Rossi u. Tanner 2021). Daneben weiß man nicht, ob positive Makrometastasen in Sentinellymphknoten eine systematische pelvine und paraaortale Lymphadenektomie zur Folge haben müssen oder die Information über den positiven Sentinelknoten nicht vielleicht ausreicht, um Entscheidungen für eine potenzielle adjuvante Therapie zu treffen (Abu-Rustum et al. 2009a, Todo et al. 2010, Kehoe u. Miller 2011, Holloway et al. 2017, Rossi et al. 2017, Smith et al. 2017, Frumovitz et al. 2018, Pijnenborg et al. 2020, Zorzato et al. 2020, Cusimano et al. 2021).

Gegenteilige Stimmen zum Sentinel-Konzept führen ins Feld, dass bei den frühen Niedrigrisiko-EC eben ohnehin keine Lymphadenektomie erforderlich ist und sich bei den Hochrisiko-EC, die eine adjuvante Chemotherapie erhalten, jene vielleicht als prognostisch nicht hilfreich erweisen wird; eine randomisierte Multicenterstudie wird dazu aktuell durchgeführt (ECLAT = Endometrial Cancer Lymphadenectomy Trial). Letztlich darf nach der aktuellen Studienlage der Sentinellymphknotenentfernung beim frühen EC, G1–2 eine gute Balance zwischen onkologischer Sicherheit und perioperativer Morbidität zugesprochen werden; das mag noch einmal besonders für die L1-Tumoren gelten. Es gibt noch ein weiteres Argument für die Detektion und Entfernung des Sn-Knotens: Nach neueren Untersuchungen ist nicht selten gerade der Wächterlymphknoten der einzige befallene im Rahmen einer systematischen Lymphadenektomie bei entsprechender Risikosituation. Durch die Markierung ginge dieser dann entscheidende Lymphknoten bei der Operation nicht unter. Insofern schlussfolgern einige Autoren, dass die Sentineldarstellung bei den meisten EC zu überlegen ist, nicht zuletzt auch zur Optimierung einer systematischen Lymphadenektomie (Imboden et al. 2019b, Kogan et al. 2020, Cusimano et al. 2021).

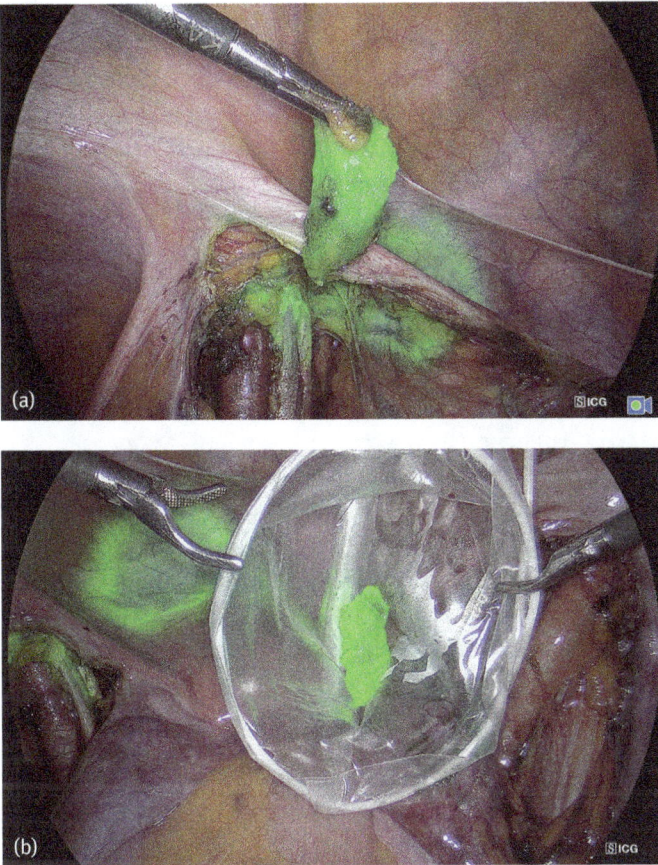

Abb. 4.12: Laparoskopische Sentinellymphknotenentfernung pelvin links (A. iliaca externa) in ICG-Technik (Quelle: U. A. Ulrich, MLK Berlin).

Adjuvante Strahlentherapie

Neben der Operation wird die Strahlentherapie für die Behandlung des EC bereits seit Beginn des 20. Jahrhunderts eingesetzt. Bei der Darstellung der stadienadaptierten Therapie des EC (s. o.) wurde die jeweilige adjuvante Radiotherapie bereits erwähnt. Wenn eine Operation internistischer bzw. anästhesiologischer Gründe wegen nicht in Frage kommt – oder von der Patientin nicht gewünscht wird – kann ausnahmsweise eine alleinige primäre Radiotherapie versucht werden. Aktuell wird die adjuvante kombinierte Radiochemotherapie auch für das EC diskutiert; Details dazu finden sich in Kapitel 8 (de Boer et al. 2019, Emons et al. 2019).

Adjuvante Chemotherapie

Noch ist der Stellenwert der Chemotherapie beim EC nicht völlig geklärt, sie wurde in den letzten Jahren gleichwohl zunehmend ein wichtiger Teil im Behandlungskonzept. Die Indikationen für eine adjuvante Chemotherapie wurden bei den jeweiligen Konstellationen (s. o.) schon kurz angerissen. Standard ist die Kombination von Paclitaxel mit Carboplatin. Eine adjuvante Chemotherapie kommt – stadienunabhängig – für alle Patientinnen mit Typ-II-EC sowie als Option bei Patientinnen mit Typ-I-EC pT1b, N0, G3 und pT2, N0, G3 in Frage. Eine klare Empfehlung für die postoperative Chemotherapie besteht für alle EC im Stadium FIGO III und IV. Unklar ist, ob bei fortgeschrittenen EC die sequenzielle Applikation von Chemo- und Radiotherapie das Gesamtüberleben verbessert (Matei et al. 2019, s. Kapitel 8 und 9).

Besonderheiten bei den Typ-II-Endometriumkarzinomen

In der täglichen klinischen Tätigkeit sind hier vor allem die serösen EC relevant, die etwa 10 % aller EC stellen, aber für 40 % aller EC-assoziierten Todesfälle verantwortlich sind. Auch in den frühen Stadien empfiehlt sich bei den serösen EC wegen des im Vergleich zu den endometrioiden Tumoren deutlich erhöhten Risikos für Lymphknotenmetastasen – in manchen Studien bis zu 40 % – die systematische pelvine und paraaortale Lymphadenektomie neben der einfachen, totalen Hysterektomie mit beiden Adnexen. Analog zum high-grade serösen Ovarialkarzinom führen viele Kliniker eine Omentektomie im Rahmen des operativen Stagings durch. Bei den serösen EC ist ab einem Stadium FIGO IA die Durchführung einer adjuvanten Chemotherapie möglich. Die Radiotherapie wird analog zu den Empfehlungen beim jeweiligen Pendant Typ I, G3 durchgeführt (Fader et al. 2010, Hedrick Ellenson et al. 2019b).

Das klarzellige Endometriumkarzinom und die un- und dedifferenzierten EC weisen ebenfalls eine ungünstige Prognose auf. Diagnostisch und therapeutisch wird wie beim serösen Endometriumkarzinom gehandelt.

Besonderheiten bei Karzinosarkomen

Da sowohl die uterinen Sarkome als auch Karzinosarkome selten sind, wurden sie in Studien häufig noch mit weiteren Entitäten zusammengefasst, was die Interpretation älterer Arbeiten erschwert.

Die Patientin präsentiert sich mit einer Postmenopauseblutung, der Uterus ist häufig vergrößert und aufgelockert. Das Abradat muss den Tumor histologisch nicht zwingend exakt repräsentieren, u. U. wird zunächst nur eine Komponente nachgewiesen und der definitive histologische Befund am Hysterektomiepräparat korrigiert bzw. präzisiert. Überhaupt ist die histologische Differentialdiagnose hierbei am Abradat sehr anspruchsvoll. Bei etwa 25 % der Betroffenen bestehen zum Zeitpunkt der primären Diagnose bereits Fernmetastasen und bei rund einem Drittel positive pelvine und/oder paraaortale Lymphknoten.

Therapeutisch steht die Operation an erster Stelle. Während über die Hysterektomie mit beiden Adnexen Einigkeit besteht, wurde über das Für und Wider der Lymphadenektomie über viele Jahre debattiert. Derzeit wird die systematische pelvine und paraaortale Lymphadenektomie stadienunabhängig bei den MMMT empfohlen, auch wenn nicht klar belegt ist, ob sie bzgl. des Überlebens von Vorteil ist. Diese Unsicherheit gilt auch für die Omentektomie, die zumindest für diejenigen Karzinosarkome sinnvoll erscheint, bei denen sich die epitheliale Komponente serös darstellt. Bei ausgedehnten, fortgeschrittenen Befunden ist die chirurgische Tumorreduktion wohl die beste Maßnahme.

Patientinnen mit Karzinosarkom der Stadien FIGO I und II können eine adjuvante Chemotherapie mit Cisplatin/Ifosfamid oder – besser verträglich – mit Carboplatin/Paclitaxel erhalten. In den höheren Stadien FIGO III und IV haben sich dabei die genannten Kombinationen gegenüber einer alleinigen Ifosfamidgabe als überlegen gezeigt (Kapitel 9). Zur Verbesserung der lokalen Kontrolle wird beim Karzinosarkom zusätzlich eine postoperative Radiatio bei Vorliegen eines Stadiums FIGO I und II empfohlen. (Erfolgt diese als alleinige vaginale Brachytherapie findet man im amerikanischen Schrifttum dafür die verkürzte Darstellung als „cuff and chemo".) Für die Karzinosarkome wird in verschiedenen Mitteilungen ein 5-Jahres-Überleben über alle Stadien von 20 % bis 35 % angegeben. In einer Studie aus dem Jahre 2008 (Bansal et al.) finden sich folgende stadienbezogene Zahlen: im Stadium FIGO I 38 % bis 59 %, im Stadium FIGO IV aber nur noch 10 % (Moinfar et al. 2007, Bansal et al. 2008, Galaal et al. 2013, Seagle et al. 2017, Denschlag u. Ulrich 2018, Hedrick Ellenson et al. 2019b).

4.5.3 Hereditäre Endometriumkarzinome

Frauen mit Lynch-Syndrom haben ein erhöhtes, genetisch fixiertes Risiko, an einem Endometriumkarzinom zu erkranken. Man schätzt, dass knapp 5 % der EC und 1 % der Ovarialkarzinome mit einem Lynch-Syndrom assoziiert sind, bei EC-Patientinnen unter 50 Jahren werden sogar fast 10 % veranschlagt. Als sog. „Lynch-Gene" gelten MLH1, MSH2, MSH6 und PMS2. Das Lebenszeitrisiko einer Frau mit Lynch-Syndrom und MSH2- oder MLH1-Mutation, an einem EC zu erkranken, liegt bei bis zu 30 bzw. 50 %, bei MSH6-Mutation ebenfalls bei bis zu 50 % und bei PMS2-Mutation bei etwa 15 %, wobei die Betroffenen im Gegensatz zu Frauen mit sporadischem EC früher – im Mittel bereits mit 49 Jahren – erkranken. Etwa die Hälfte der Frauen mit Lynch-Syndrom assoziiertem EC erwirbt später ein kolorektales Karzinom. Wenn also das EC zur Entdeckung des Lynch-Syndroms führte, gehört die Patientin nach der Therapie des ersteren in die Hände des Gastroenterologen. Wird bei Frauen unter 60 Jahren ein EC diagnostiziert, ist die molekulare Abklärung auf ein Lynch-Syndrom Standard, das gilt auch für erfüllte revidierte Bethesda-Kriterien. Bei auffälligem molekularem Befund (z. B. DNA-Mismatch-Reparaturproteine, Mikrosatelliteninstabilität, Methylierung des MLH1-Promotors) schließt sich die Keimbahnmutationssuche an. Lynch-Syndrom-assoziierte EC sind überwiegend gut differenzierte, endometrioide Malignome in frühen Stadien, klarzellige, high-grade seröse oder dedifferenzierte EC sind hierbei deutlich seltener. Die Sonderform des EC, die vom unteren Uterinsegment ihren Ursprung nimmt (lower uterine segment EC: LUS) wird beim Lynch-Syndrom öfter als bei nichtmutierten EC gefunden (Adar et al. 2018, Ferguson et al. 2014, Mills u. Longacre 2016, Ryan et al. 2018, S3 LL Kolorektales Karzinom, Hedrick Ellenson et al. 2019b, Gupta et al. 2019).

Es wurde darauf hingewiesen, dass die Amsterdam- und revidierten Bethesda-Kriterien mit Regelmäßigkeit an der Versorgungsrealität vorbeigehen; man schätzt, dass etwa die Hälfte der Frauen mit hereditärem EC durch die alleinige Erhebung der Anamnese nicht erfasst wird. Insofern könnte mit Blick auf die genomische Klassifikation der EC vielleicht folgende Vision bald Eingang in den klinischen Alltag finden: Bei allen Patientinnen mit EC erfolgt am Abradat die molekulare Diagnostik bezüglich der vier genomischen Subtypen, um somit auf systematische Weise einen Ausfall der MMR-Proteine unter Umgehung der Identifikation von Risikopersonen entdecken zu können (Rhiem et al. 2021, Spinosa et al. 2021).

> Erkranken Frauen unter 60 Jahren an einem Endometriumkarzinom, ist die molekulare Abklärung auf ein Lynch-Syndrom Standard.

Drei präventive Strategien sind beim Lynch-Syndrom-assoziierten EC denkbar:
- die Reduktion des Risikos einer endometrialen Karzinomentwicklung durch eine pharmakologische Beeinflussung,
- eine geeignete Früherkennung – idealerweise im Stadium der Präkanzerose,
- die prophylaktische Hysterektomie (Lu u. Daniels 2013).

Für die pharmakologische Prävention kommen theoretisch orale kombinierte Antikonzeptiva, orale und nicht-orale (intramuskuläre, subkutane) Gestagene sowie intrauterine, gestagenfreisetzende Systeme in Frage. Bisher verfügen wir jedoch über keine prospektiven, placebokontrollierten Studien, die ein solches Vorgehen für jede Frau mit Lynch-Syndrom rechtfertigten. Mit in definierten Abständen (z. B. jährlich) durchgeführten Endometriumbiopsien hat man ebenfalls noch keine Reduktion der Sterblichkeit an EC belegen können. Der Versuch der Früherkennung durch vaginale Sonographie und Endometriumbiopsie wird in der aktuellen S3-Leitlinie für das Endometriumkarzinom (AWMF 032/034-OL) insofern mit größter Zurückhaltung erwähnt, während in jener für das kolorektale Karzinom (AWMF 021/007-OL) die klare Empfehlung ausgesprochen wird, bei Frauen mit Lynch-Syndrom ab dem 25. Lebensjahr die vaginale Sonographie und ab dem 35. Lebensjahr die jährliche Endometriumbiopsie durchzuführen (Karamurzin et al. 2013, S3-LL Kolorektales Karzinom 2019, Deutsches HNPCC-Konsortium, Gompel 2020).

Die hohe Wahrscheinlichkeit eines EC bei Frauen mit Lynch-Syndrom rechtfertigt das Abwägen des Für und Wider einer prophylaktischen Hysterektomie ab einem

Alter von 40 Jahren bzw. 5 Jahre vor dem frühesten Erkrankungsalter in der Familie – nicht zuletzt deshalb, weil es eine valide Früherkennung für das EC eben noch nicht gibt. Gleichwohl konnte eine Verringerung der Mortalität auch durch diese Maßnahme bisher nicht gezeigt werden; wahrscheinlich, weil beim Lynch-Syndrom frühe, gut differenzierte endometrioide und damit prognostisch günstige EC dominieren. Letztlich kann man die Therapieentscheidung nur gemeinsam mit der Patientin unter Berücksichtigung aller Umstände treffen. Eine prophylaktische bzw. risikoreduzierende Hysterektomie wird immer unter Verzicht auf morcellierende Maßnahmen durchzuführen sein. Die totale laparoskopische Hysterektomie gilt derzeit dafür als Methode der Wahl, sofern die Größe des Uterus dies zulässt (Schmeler et al. 2006, Lu u. Daniels 2013, Downes et al. 2014, McCann u. Eisenhauer 2015).

Neben dem Lynch-Syndrom gibt es noch andere auf Gendefekten basierende Erkrankungen, die mit einem erhöhten Risiko für die Entwicklung eines Uterusmalignoms einhergehen, z. B. das Li-Fraumeni-Syndrom und das Cowden-Syndrom. Bei letzterem können die betroffenen Patientinnen sehr jung sein, Fälle im Alter von 14 Jahren wurden beschrieben; insgesamt liegt das Lebenszeitrisiko, ein EC zu entwickeln, bei etwa 5–10 %, einige Autoren geben sogar Zahlen bis zu 20 % an. Das Cowden-Syndrom (Synonym: PTEN-Hamartom-Tumor-Syndrom) basiert auf einer Mutation des PTEN-Gens. Zunächst finden sich fast immer multiple Hamartome der Haut und Schleimhäute sowie seltener im Gastrointestinalbereich. Klinisch relevant ist die Assoziation mit verschiedenen Malignomen, wie Mamma-, Endometrium-, Nierenzell- und Schilddrüsenkarzinomen. Bei Verdacht auf ein Cowden-Syndrom (s. Kriterien des National Comprehensive Cancer Network, Daly et al. 2014) sollte die genetische Abklärung bzgl. einer PTEN-Mutation stattfinden. Ist eine entsprechende Mutation bekannt, kann analog zum Lynch-Syndrom eine prophylaktische Hysterektomie ab einem Alter von 40 Jahren erwogen werden (Schmeler et al. 2009, Daly et al. 2014, Advolodkina et al. 2018). Der Vollständigkeit halber seien Studien erwähnt, die auch für Frauen mit BRCA1-Mutation ein leicht erhöhtes Risiko für ein EC gefunden haben (Matanes et al. 2020).

> Zur Betreuung von Patientinnen mit erblich bedingtem EC gehören eine humangenetische Beratung (GenDG) sowie beim Lynch-Syndrom die entsprechende Überweisung zur Früherkennung eines möglichen metachronen kolorektalen Karzinoms.

4.6 Rezidiv und Metastasen

75–85 % der von EC betroffenen Patientinnen haben eine gute Prognose mit einem geschätzten 5-Jahres-Überleben zwischen 81–97 %. Etwa 10–25 % der Patientinnen mit Endometriumkarzinom werden jedoch ein Rezidiv bzw. Fernmetastasen erleiden, wobei die Typ-2-Karzinome überwiegen. 70–90 % der Rezidive werden in den ersten beiden Jahren nach der Primärtherapie diagnostiziert. Mit Blick auf die krankheitsspezifische Todesursache fanden sich in einer Studie zu 37 % abdominale (vor allem Leber-) und zu 53 % pulmonale Metastasen, wobei sich das Muster zwischen Typ-I- und Typ-II-Karzinomen nicht unterschied (Barlin et al. 2012).

Folgende Aufteilung mag als Orientierung dienen:
- Lokalrezidive (vaginale Rezidive mit ca. 20 % – in manchen Arbeiten bis 75 % – am häufigsten):
  - nach Bestrahlung
  - ohne vorausgehende adjuvante Bestrahlung
- regionale Rezidive (kleines Becken)
  - isolierter Befund
  - peritoneale Aussaat
  - multiple Befunde
- Fernmetastasen
  - isolierte Weichteilmetastase
  - multiple Weichteilmetastasen
  - Knochenmetastasen
- kombinierte Rezidive
- generalisierter Progress: hierbei handelt es sich um ein oft fulminantes Fortschreiten der Erkrankung unter der Therapie.

Den klinischen Verdacht auf ein lokoregionäres Rezidiv oder Metastasen wird man immer histologisch absichern wollen. Ein erneutes Staging durch Schnittbildgebung ist angezeigt, um eine potenziell noch kurative Situation von der palliativen unterscheiden zu können. Lokalrezidive der Vagina sind oft einer kurativen Therapie zugänglich. Bei der nicht vorbestrahlten Patientin ist die Radiatio – in der Regel in der Kombination von Tele- und Brachytherapie – das Vorgehen der Wahl. Operabilität vorausgesetzt, kann der Befund vorher reseziert werden, wobei nicht klar ist, ob die Prognose dadurch tatsächlich verbessert wird. Bei bereits bestrahltem Becken ist die Heilungsaussicht von vornherein limitiert, eigentlich bleibt nur die operative Intervention, und das bedeutet dann oft eine Exenteration. Beim EC konnte in Studien jedoch nie gezeigt werden, ob man damit noch Dauerheilungen erreicht. Dazu kommen die ungünstigen Voraussetzungen, die von den oft älteren, multimorbiden Patientinnen nun einmal mitgebracht werden. Man wird bei Kontraindikationen für ein chirurgisches Vorgehen insofern prüfen, ob nicht doch noch eine radiotherapeutische Möglichkeit besteht („Strahlenreserve"), was insbesondere gilt, wenn nur eine Brachytherapie vorausging. Beckenwandrezidive sind immer eine große Herausforderung, die Prognose dabei meistens schlecht. Nicht selten werden Operation und Strahlentherapie kombiniert.

Bei Fernmetastasen kann im Einzelfall – bei singulärem Auftreten – die Resektion erwogen werden, wenn damit Tumorfreiheit erreichbar ist, wobei diese oft Illusion ist und sich die scheinbar singuläre Metastase im weiteren Verlauf leider nur als die erste, initial bildgebend fassbare von weiteren Tochterabsiedlungen darstellt. Oft bleibt dann die palliative Hormon- oder Chemotherapie. Gerade bei rezeptorpositiven endometrioiden EC gibt es im Einzelfall Langzeitremissionen unter MPA (200–250 mg/d) und Megestrolazetat (160 mg/d), sogar bei multipel metastasierten Tumo-

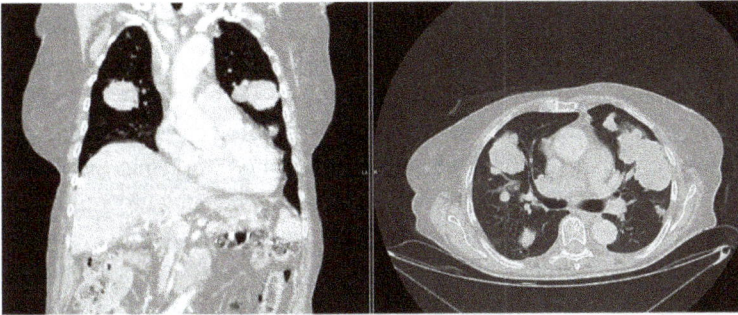

Abb. 4.13: Multiple pulmonale Metastasen bei endometrioidem EC in der Computertomographie (zum Zeitpunkt der Aufnahme 81-jährige Patientin), 11 Jahre nach Primärdiagnose als FIGO IVB (Quelle: U. A. Ulrich und E. Lopez Hänninen, MLK Berlin).

ren (Abb. 4.13). Eine weitere endokrine Option ist das Tamoxifen. Für die serösen EC gilt trotz aller Bemühungen mit verschiedenen Zytostatika (Platin, Taxane, Anthrazykline) immer das Gegenteil (Dowdy et al. 2006, Dewdney u. Mutch 2010, Del Carmen et al. 2011, Esselen et al. 2011, Moore u. Fader 2011).

Falldarstellung

Wir betreuen eine jetzt 83-jährige Patientin mit einem primär multipel pulmonal metastasierten, ER- und PR-positiven, endometrioiden EC, G2. Initial erfolgte die sofortige chirurgische Therapie mit palliativer Hysterektomie wegen starker Blutungen und vom Uterus ausgehender Abszedierung mit Vier-Quadranten-Peritonitis bei wenige Tage vorher im Ausland erfolgter Abrasio mit Perforation. Nach mehrwöchigem Krankenlager – zunächst auf der Intensiv- und dann der peripheren Station – erholte sich die Patientin und erhielt eine palliative MPA-Therapie. Darunter kam es zur kompletten Remission über lange Zeit. Die Patientin setzte die MPA-Therapie schließlich ab und meldete sich erst 11 Jahre nach Diagnosestellung mit Knochenschmerzen, insbesondere beim Gehen. Die daraufhin durchgeführte Abklärung ergab eindrucksvolle ossäre und „reaktivierte" pulmonale Metastasen. Es erfolgten eine Radiotherapie an frakturgefährdeten Stellen, eine palliative Chemotherapie mit Paclitaxel/Carboplatin, die Gabe von Bisphosphonaten und die Wiederaufnahme der MPA-Therapie mit resultierender partieller Remission. Die Patientin versorgt sich noch immer selbst – nun 13 Jahre nach Diagnosestellung (Abb. 4.13). Leider ist dieser Verlauf nicht typisch für die metastasierte Situation.

Neue Substanzen bzw. neue therapeutische Ansätze werden beim EC dringend benötigt. Derzeit erfolgen Untersuchungen mit dem mTOR-Hemmer Temsirolimus, den Checkpoint-(PDL1-)Hemmern Pembrolizumab und Dostarlimab, dem Multikinase-Hemmer Lenvatinib – auch in Kombination mit Pembrolizumab – sowie bei hormonrezeptorpositiven EC die Kombination des CDK4/6-Hemmers Palbociclib mit Letrozol (s. Kapitel 9). Das Blatt wenden können all diese Bemühungen gleichwohl nicht (Charo u. Plaxe 2019, Green et al. 2020, Makker 2019, Makker et al. 2020, Oaknin et al. 2020).

4.7 Nachsorge

Im Kapitel 3 (Zervixkarzinom) sind wir bereits auf die Begrenztheit der Nachsorge eingegangen. Idealerweise wird ein Rezidiv rechtzeitig erkannt, um entsprechende Maßnahmen möglichst ohne Einbuße an Überlebenszeit einleiten zu können. Wir werden dieser Erwartung aber häufig nicht gerecht, da bisher mit keiner Studie ein Überlebensvorteil für engmaschig nachgesorgte Patientinnen belegt wurde und viele Rezidive sich einem kurativen Ansatz entziehen. Vielmehr geht es um die möglichst umfassende Begleitung der Betroffenen.

Nicht zuletzt sollte die Nachsorge zusätzliche Erkrankungen und die Folgen der Therapie (Operation, Radiatio und/oder Chemotherapie) berücksichtigen. Nicht wenige Patientinnen leiden unter Lymphödemen der Beine, Lymphozelen, radiogenen Beeinträchtigungen der Blase und des Rektums. Besondere Probleme können Verklebungen der Scheide nach Brachytherapie bereiten, mit potenziellen Folgen für Sexualität und Partnerschaft. Wie bei den meisten gynäkologischen Malignomen werden bildgebende Verfahren im Rahmen der Nachsorge eines EC nicht empfohlen. In den ersten 3 Jahren mag ein drei- bis sechsmonatiges Untersuchungsintervall angemessen sein, wobei neben dem Erheben der Zwischenanamnese die klinisch-gynäkologische Untersuchung im Mittelpunkt steht (Tab. 4.6). Der Einschluss eines zytologischen Abstrichs vom Scheidenende nach operativer Therapie eines EC geht nach derzeitigem Wissensstand dabei nicht mit einer Verbesserung der Ergebnisse einher und ist somit verzichtbar (Hillemanns et al. 2020). Bereits in der Klinik sollte der Kontakt zu Psychoonkologen hergestellt werden, um die häufigen seelischen und sozialen Auswirkungen der Erkrankung – und der Therapie – abzumildern und ggf. psychotherapeutische Behandlungsmöglichkeiten zu bahnen.

Tab. 4.6: Nachsorge beim Endometriumkarzinom.

Untersuchung	Aussage
gründliche Zwischenanamnese (Eigenbeobachtungen der Patientin)	oft wegweisend für das weitere Vorgehen
Inspektion, Spekulumuntersuchung	makroskopisches Scheidenstumpfrezidiv, Kolpitis oder Verklebung nach Radiatio
Zytologie vom Scheidenende	keine Empfehlung
vaginale/rektovaginale Palpation	Lokalrezidiv (Vagina oder Beckenwand – ggf. schwierige Beurteilung nach Teletherapie)
ggf. vaginale Sonographie	pelvines Rezidiv
ggf. Nierensonographie	Harnstau als Hinweis auf Beckenwandrezidiv oder Therapiefolgen (z. B. Fibrose)

Die Untersuchungen erfolgen in den ersten 3 Jahren nach der Primärtherapie viertel- bis halbjährlich, im 4. und 5. Jahr halbjährlich.

Allgemein wird von einer Hormonsubstitution nach erfolgter Primärtherapie eines EC abgeraten. Belege für eine dadurch verschlechterte Prognose finden sich in der Literatur gleichwohl nicht – bei rezeptornegativen und serösen EC wird das ohnehin wenig wahrscheinlich sein (Di Donato et al. 2020, Deli et al. 2020, Tab. 4.7).

Tab. 4.7: Synopsis Endometriumkarzinom.

Inzidenz	ca. 11.000 Frauen/Jahr in Deutschland
Prävention	keine
Vorstufen	atypische Endometriumhyperplasie beim endometrioiden EC
	SEIC beim serösen EC
Frühsymptome	Postmenopauseblutung bzw. Regeltypusstörungen bei Patientinnen in der Prämenopause
Symptome	Postmenopauseblutung, Regeltypusstörungen, blutig tingierter Fluor, erst im fortgeschrittenen Stadium pelvine Symptome
Diagnose	histologisch durch Hysteroskopie und Abrasio (ggf. Pipelle)
Ausbreitungsdiagnostik	klinisch durch bimanuelle rektovaginale Palpation, vaginale Sonographie, ggf. Becken-MRT, Abdomen- und Thorax-CT
Therapie	Standard: einfache totale Hysterektomie mit beiden Adnexen (bei endometrioiden Karzinomen FIGO IA, G1–2 ausreichend), je nach Risikokonstellation (höheres Stadium, Typ-2-Karzinome) inkl. pelviner und paraaortaler Lymphadenektomie, ggf. – je nach Konstellation – dann adjuvante Chemotherapie und Radiotherapie
Prognose (5-Jahres-Überleben)	endometrioide EC, G1–2 im Frühstadium sehr gut, > 95 % (FIGO IA, G1 99 %) seröse EC über alle Stadien ca. 38 %, Karzinosarkome über alle Stadien 20–35 %
Östrogen-/Gestagensubstitution	nicht empfohlen (gleichwohl in Studien kein negativer Einfluss auf die Prognose nachgewiesen)

Literatur

Abu-Rustum NR, Khoury-Collado F, Pandit-Taskar N, et al. Sentinel lymph node mapping for grade 1 endometrial cancer: is it the answer to the surgical staging dilemma? Gynecol Oncol 2009a;113 (2):163–9.

Abu-Rustum NR, Gomez JD, Alektiar KM, et al. The incidence of isolated paraaortic nodal metastasis in surgically staged endometrial cancer patients with negative pelvic lymph nodes. Gynecol Oncol 2009b;115(2):236–8.

ACOG. https://www.sgo.org/wp-content/uploads/2015/03/PB-149-Endometrial-Cancer-GJ-w_links-2.pdf. American College of Obstetricians and Gynecologists / Society of Gynecologic Oncology. Practice Bulletin Endometrial Cancer 2015. (Zugriff: 21.2.2021).

Adar T, Rodgers LH, Shannon KM et al. Universal screening of both endometrial and colon cancers increases the detection of Lynch syndrome. Cancer 2018;124(15):3145–53.

Advolodkina P, Lachiewicz MP, Oprea-Ilies G et al. What should a gynecologist know about Li-Fraumeni syndrome? Lessons from a patient undergoing hysterectomy for benign indications. Gynecol Obstet Invest 2018;83(4):410–414.

ASTEC study group, Kitchener H, Swart AM, Qian Q, Amos C, Parmar MK. Efficacy of systematic pelvic lymphadenectomy in endometrial cancer (MRC ASTEC trial): a randomised study. Lancet 2009;373(9658):125–36.

Attard Montalto S, Coutts M, Devaja O, et al. Accuracy of frozen section diagnosis at surgery in premalignant and malignant lesions of the endometrium. Eur J Gynaecol Oncol 2008;29(5):435–40.

Bansal N, Herzog TJ, Seshan VE, et al. Uterine carcinosarcomas and grade 3 endometrioid cancers: evidence for distinct tumor behavior. Obstet Gynecol 2008;112(1):64–70.

Barlin JN, Puri I, Bristow RE. Cytoreductive surgery for advanced or recurrent endometrial cancer: a meta-analysis. Gynecol Oncol 2010;118(1):14–8.

Barlin JN, Wysham WZ, Ferda AM, et al. Location of disease in patients who die from endometrial cancer: a study of 414 patients from a single institution. Int J Gynecol Cancer 2012;22(9):1527–31.

Barton DP, Naik R, Herod J. Efficacy of systematic pelvic lymphadenectomy in endometrial cancer (MRC ASTEC Trial): a randomized study. Int J Gynecol Cancer 2009;19(8):1465.

Bell DW, Hedrick Ellenson L. Molecular Genetics of Endometrial Carcinoma. Annu Rev Pathol 2019;14:339–67.

Bendifallah S, Canlorbe G, Huguet F, et al. A risk scoring system to determine recurrence in early-stage type 1 endometrial cancer: a French multicentre study. Ann Surg Oncol 2014;21(13):4239–45.

Benedetti Panici P, Basile S, Maneschi F, et al. Systematic pelvic lymphadenectomy vs. no lymphadenectomy in early-stage endometrial carcinoma: randomized clinical trial. J Natl Cancer Inst 2008;100(23):1707–16.

Blake P, Swart AM, Orton J, et al. Adjuvant external beam radiotherapy in the treatment of endometrial cancer (MRC ASTEC and NCIC CTG EN.5 randomised trials): pooled trial results, systematic review, and meta-analysis. Lancet 2009;373(9658):137–46.

Bogani G, Mariani A, Paolini B, Ditto A, Raspagliesi F. Low-volume disease in endometrial cancer: The role of micrometastasis and isolated tumor cells. Gynecol Oncol 2019;153(3):670–5.

Bokhman JV. Two pathogenetic types of endometrial carcinoma. Gynecol Oncol 1983;15(1):10–7.

Breijer MC, Peeters JA, Opmeer BC, et al. Capacity of endometrial thickness measurement to diagnose endometrial carcinoma in asymptomatic postmenopausal women: a systematic review and meta-analysis. Ultrasound Obstet Gynecol 2012;40(6):621–9.

Cancer Genome Atlas Research Network, Kandoth C, Schultz N, Cherniack AD, et al. Integrated genomic characterization of endometrial carcinoma. Nature 2013;497(7447):67–73.

Cappelletti M, Wallen K. Increasing women's sexual desire: The comparative effectiveness of estrogens and androgens. Review Horm Behav 2016;78:178–93.

Carlson J, McCluggage WG. Reclassifying endometrial carcinomas with a combined morphological and molecular approach. Curr Opin Oncol 2019;31(5):411–9.

Chan JK, Urban R, Cheung MK, et al. Lymphadenectomy in endometrioid uterine cancer staging: how many lymph nodes are enough? A study of 11,443 patients. Cancer 2007a;109(12):2454–60.

Chan JK, Wu H, Cheung MK, et al. The outcomes of 27,063 women with unstaged endometrioid uterine cancer. Gynecol Oncol 2007b;106(2):282–8.

Charo LM, Plaxe SC. Recent advances in endometrial cancer: a review of key clinical trials from 2015 to 2019. Version 1. F1000Res. 2019;8:F1000 Faculty Rev-849.

Clarke MA, Long BJ, Del Mar Morillo A, et al. Association of Endometrial Cancer Risk With Postmenopausal Bleeding in Women: A Systematic Review and Meta-analysis. JAMA Intern Med 2018;178(9):1210–22.

Colombo N, Creutzberg C, Amant F, et al.; ESMO-ESGO-ESTRO Endometrial Consensus Conference Working Group. ESMO-ESGO-ESTRO Consensus Conference on Endometrial Cancer: Diagnosis, Treatment and Follow-up. Int J Gynecol Cancer 2016;26(1):2–30.

Concin N, Matias-Guiu X, Vergote I, et al. ESGO/ESTRO/ESP guidelines for the management of patients with endometrial carcinoma. Int J Gynecol Cancer 2021;31(1):12–39.

Corzo C, Barrientos Santillan N, Westin SN, Ramirez PT. Updates on Conservative Management of Endometrial Cancer. J Minim Invasive Gynecol 2018;25(2):308–13.

Creasman WT, Odicino F, Maisonneuve P, et al. Carcinoma of the corpus uteri. FIGO 26th Annual Report on the Results of Treatment in Gynecological Cancer. Int J Gynaecol Obstet. 2006;95 Suppl 1:S105–43.

Cullen TS. Cancer of the uterus, symptomatology, diagnosis and treatment. New York: Appleton, 1900.

Cusimano MC, Vicus D, Pulman K, et al. Assessment of Sentinel Lymph Node Biopsy vs Lymphadenectomy for Intermediate- and High-Grade Endometrial Cancer Staging. JAMA Surg 2021;156 (2):157–64.

Daly MB, Pilarski R, Axilbund JE, et al.; National comprehensive cancer network. Genetic/familial high-risk assessment: breast and ovarian, version 1.2014. J Natl Compr Canc Netw 2014;12 (9):1326–38.

Dai Y, Wang Z, Wang J. Survival of microsatellite-stable endometrioid endometrial cancer patients after minimally invasive surgery: An analysis of the Cancer Genome Atlas data. Gynecol Oncol 2020;158(1):92–8.

de Boer SM, Powell ME, Mileshkin L, et al.; PORTEC Study Group. Adjuvant chemoradiotherapy versus radiotherapy alone in women with high-risk endometrial cancer (PORTEC-3): patterns of recurrence and post-hoc survival analysis of a randomised phase 3 trial. Lancet Oncol 2019;20 (9):1273–85.

Del Carmen MG, Boruta DM 2nd, Schorge JO. Recurrent endometrial cancer. Clin Obstet Gynecol 2011;54(2):266–77.

Deli T, Orosz M, Jakab A. Hormone Replacement Therapy in Cancer Survivors – Review of the Literature. Pathol Oncol Res 2020;26(1):63–78.

Denschlag D, Ulrich U, Emons G. Diagnostik und Therapie des Endometriumkarzinoms. Dtsch Ärztebl 2011;108:571–7.

Denschlag D, Ulrich UA. Uterine Carcinosarcomas – Diagnosis and Management. Oncol Res Treat. 2018;41(11):675–9.

Dewdney SB, Mutch DG. Evidence-based review of the utility of radiation therapy in the treatment of endometrial cancer. Womens Health (Lond Engl) 2010;6(5):695–703.

Di Donato V, Palaia I, D'Aniello D, et al. Does Hormone Replacement Therapy Impact the Prognosis in Endometrial Cancer Survivors? A Systematic Review. Oncology 2020;98(4):195–201.

Dietl J. Thomas Mann und die Frauenheilkunde: „Nenne ich ausgedehnten Befund". Dt Ärztbl 2002;99 (14):A952–3.

Döderlein A, Krönig B. Operative Gynäkologie, 4. Auflage, Leipzig: Thieme, 1921.

Dogan A, Schultheis B, Rezniczek GA, et al. Synchronous Endometrial and Ovarian Cancer in Young Women: Case Report and Review of the Literature. Anticancer Res 2017;37(3):969–78.

Dowdy SC, Mariani A, Cliby WA, et al. Radical pelvic resection and intraoperative radiation therapy for recurrent endometrial cancer: technique and analysis of outcomes. Gynecol Oncol 2006;101 (2): 280–6.

Dowdy SC, Mariani A. Lymphadenectomy in endometrial cancer: when, not if. Lancet 2010;375 (9721):1138–40.

Downes MR, Allo G, McCluggage WG et al. Review of findings in prophylactic gynaecological specimens in Lynch syndrome with literature review and recommendations for grossing. Histopathology 2014;65(2):228–39.

Emons G, Steiner E, Vordermark D, et al. Interdisciplinary Diagnosis, Therapy and Follow-up of Patients with Endometrial Cancer. Guideline (S3-Level, AWMF Registry Nummer 032/034-OL, April 2018) – Part 1 with Recommendations on the Epidemiology, Screening, Diagnosis and Hereditary Factors of Endometrial Cancer. Geburtshilfe Frauenheilkd 2018a;78(10):949–71.

Emons G, Steiner E, Vordermark D, et al. Interdisciplinary Diagnosis, Therapy and Follow-up of Patients with Endometrial Cancer. Guideline (S3-Level, AWMF Registry Number 032/034-OL, April 2018) – Part 2 with Recommendations on the Therapy and Follow-up of Endometrial Cancer, Palliative Care, Psycho-oncological/Psychosocial Care/Rehabilitation/Patient Information and Healthcare Facilities. Geburtshilfe Frauenheilkd 2018b;78(11):1089–109.

Emons G, Tempfer C, Battista MJ, Mustea A, Vordermark D für die Kommission Uterus der AGO. Ajuvant radiotherapy and/or chemotherapy for endometrial cancer, status as at 2019. Geburtsh Frauenheilkd 2019;79:1273–7.

Esselen KM, Boruta DM, Del Carmen M, et al. Defining Prognostic Variables in Recurrent Endometrioid Endometrial Cancer: A 15-Year Single-Institution Review. Int J Gynecol Cancer 2011;21 (6):1078–83.

Fader AN, Boruta D, Olawaiye AB, Gehrig PA. Uterine papillary serous carcinoma: epidemiology, pathogenesis and management. Curr Opin Obstet Gynecol 2010;22(1):21–9.

Ferguson SE, Aronson M, Pollett A et al. Performance characteristics of screening strategies for Lynch syndrome in unselected women with newly diagnosed endometrial cancer who have undergone universal germline mutation testing. Cancer 2014;120(24):3932–9.

Frost JA, Webster KE, Bryant A, Morrison J. Lymphadenectomy for the management of endometrial cancer. Cochrane Database Syst Rev 2017;10(10):CD007585. doi: 10.1002/14651858.CD007585. pub4.

Frumovitz M, Plante M, Lee PS, et al. Near-infrared fluorescence for detection of sentinel lymph nodes in women with cervical and uterine cancers (FILM): a randomised, phase 3, multicentre, non-inferiority trial. Lancet Oncol 2018;19(10):1394–403.

Galaal K, van der Heijden E, Godfrey K, et al. Adjuvant radiotherapy and/or chemotherapy after surgery for uterine carcinosarcoma. Cochrane Database Syst Rev 2013;2013(2):CD006812. doi: 10.1002/14651858.CD006812.pub3.

Galaal K, Donkers H, Bryant A, Lopes AD. Laparoscopy versus laparotomy for the management of early-stage endometrial cancer. Cochrane Database Syst Rev 2018;10(10):CD006655. doi: 10.1002/14651858.CD006655.pub3.

Garzon S, Uccella S, Zorzato PC, et al. Fertility-sparing management for endometrial cancer: review of literature. Minerva Med 2020;doi: 10.23736/S0026-4806.20.07072-X.

Gompel A. Progesterone and endometrial cancer. Best Pract Res Clin Obstet Gynaecol 2020;69:95–107.

Green AK, Feinberg J, Makker V. A Review of Immune Checkpoint Blockade Therapy in Endometrial Cancer. Am Soc Clin Oncol Educ Book 2020;40:1–7.

Gupta S, Provenzale D, Llor X, et al. NCCN Guidelines Insights: Genetic/Familial High-Risk Assessment: Colorectal, Version 2.2019. J Natl Compr Canc Netw. 2019 Sep;17(9):1032–41.

Hedrick Ellenson L, Ronnett BM, Kurman RJ. Precursors of Endometrial Carcinoma. In: Kurman RJ, Hedrick Ellenson L, Ronnett BM (Hrsg). Blaustein's Pathology of the Female Genital Tract, 7th Edition. Cham: Springer, 2019a.

Hedrick Ellenson L, Ronnett BM, Soslow RA, Lastra RR, Kurman RJ. Endometrial Carcinoma. In: Kurman RJ, Hedrick Ellenson L, Ronnett BM (Hrsg). Blaustein's Pathology of the Female Genital Tract, 7th Edition. Cham: Springer, 2019b.

Hidaka T, Nakashima A, Shima T, Hasegawa T, Saito S. Systemic lymphadenectomy cannot be recommended for low-risk corpus cancer. Obstet Gynecol Int 2010;2010:490219.

Hillemanns P, Tempfer C, Beckmann MW, Küppers V, Quaas J. Stellungnahme von AGO und AG-CPC zur Nachsorge/Nachkontrolle von operativen Eingriffen am unteren Genitaltrakt nach Einführung der neuen Krebsfrüherkennungs-Richtlinie. Geburtsh Frauenheilkd 2020;80:809–12.

HNPCC-Konsortium. https://www.hnpcc.de/lynch-syndrom.html (Zugriff: 1.2.2021).

Höckel M, Dornhofer N. Treatment of early endometrial carcinoma: is less more? Lancet 2009;373 (9658):97–9.

Holloway RW, Abu-Rustum NR, Backes FJ, et al. Sentinel lymph node mapping and staging in endometrial cancer: A Society of Gynecologic Oncology literature review with consensus recommendations. Gynecol Oncol 2017;146(2):405–15.

Horn LC, Meinel A, Handzel R, Einenkel J. Histopathology of endometrial hyperplasia and endometrial carcinoma: an update. Ann Diagn Pathol 2007;11(4):297–311.

Horn LC, Schierle K, Schmidt D, et al. Aktuelle TNM/FIGO-Stadieneinteilung für das Zervix- und Endometriumkarzinom sowie maligne Müller-Mischtumoren. Pathologe 2011;32(3):239–43.

Hussein YR, Soslow RA. Molecular insights into the classification of high-grade endometrial carcinoma. Pathology 2018;50(2):151–61.

Imboden S, Nastic D, Ghaderi M, et al. Phenotype of POLE-mutated endometrial cancer. PLoS One 2019a;14(3):e0214318. doi: 10.1371/journal.pone.0214318.

Imboden S, Mereu L, Siegenthaler F, et al. Oncological safety and perioperative morbidity in low-risk endometrial cancer with sentinel lymph-node dissection. Eur J Surg Oncol. 2019b;45(9):1638–43.

Jacobs I, Gentry-Maharaj A, Burnell M, et al. Sensitivity of transvaginal ultrasound screening for endometrial cancer in postmenopausal women: a case-control study within the UKCTOCS cohort. Lancet Oncol 2011;12(1):38–48.

Karamurzin Y, Soslow RA, Garg K. Histologic evaluation of prophylactic hysterectomy and oophorectomy in Lynch syndrome. Am J Surg Pathol 2013;37(4):579–85.

Kehoe SM, Miller DS. The role of lymphadenectomy in endometrial cancer. Clin Obstet Gynecol 2011;54(2):235–44.

Köbel M, Meng B, Hoang LN, et al. Molecular Analysis of Mixed Endometrial Carcinomas Shows Clonality in Most Cases. Am J Surg Pathol 2016;40(2):166–80.

Kogan L, Matanes E, Wissing M, et al. The added value of sentinel node mapping in endometrial cancer. Gynecol Oncol 2020;158(1):84–91.

Koh WJ, Abu-Rustum NR, Bean S, et al. Uterine Neoplasms, Version 1.2018, NCCN Clinical Practice Guidelines in Oncology. J Natl Compr Canc Netw 2018;16(2):170–99.

Kornblith AB, Huang HQ, Walker JL, et al. Quality of life of patients with endometrial cancer undergoing laparoscopic international federation of gynecology and obstetrics staging compared with laparotomy: a Gynecologic Oncology Group study. J Clin Oncol 2009;27(32):5337–42.

Leitlinie Endometriumkarzinom. https://www.awmf.org/uploads/tx_szleitlinien/032-034OLl_S3_Endometriumkarzinom-Diagnostik-Therapie-Nachsorge_2018-04.pdf (Zugriff: 22.1.2021).

Leitlinie kolorektales Karzinom. https://www.awmf.org/uploads/tx_szleitlinien/021-007OLl_S3_Kolorektales-Karzinom-KRK_2019-01.pdf (Zugriff: 22.1.2021).

León-Castillo A, Britton H, McConechy MK, et al. Interpretation of somatic POLE mutations in endometrial carcinoma. J Pathol 2020a;250(3):323–35.

León-Castillo A, de Boer SM, Powell ME, et al.; TransPORTEC consortium. Molecular Classification of the PORTEC-3 Trial for High-Risk Endometrial Cancer: Impact on Prognosis and Benefit From Adjuvant Therapy. J Clin Oncol 2020b;38(29):3388–97.

Long B, Clarke MA, Morillo ADM, Wentzensen N, Bakkum-Gamez JN. Ultrasound detection of endometrial cancer in women with postmenopausal bleeding: Systematic review and meta-analysis. Gynecol Oncol 2020;157(3):624–33.

Lu KH, Daniels M. Endometrial and ovarian cancer in women with Lynch syndrome: update in screening and prevention. Fam Cancer 2013;12(2):273–7.

Lu KH, Broaddus RR. Endometrial Cancer. N Engl J Med. 2020;383(21):2053–64.

Makker V. Breaking New Ground in the Treatment of Advanced Endometrial Cancer. Oncology (Williston Park) 2019;33(6):239–42.

Makker V, Taylor MH, Aghajanian C, et al. Lenvatinib Plus Pembrolizumab in Patients With Advanced Endometrial Cancer. J Clin Oncol 2020;38(26):2981–92.

Mann T. Die Betrogene. Erzählung. Frankfurt: S. Fischer, 1953.

Marnitz S, Waltar T, Köhler C, Mustea A, Schömig-Markiefka B. The brave new world of endometrial cancer: Future implications for adjuvant treatment decisions. Strahlenther Onkol 2020;196 (11):963–72.

Matanes E, Volodarsky-Perel A, Eisenberg N, et al. Endometrial Cancer in Germline BRCA Mutation Carriers: A Systematic Review and Meta-analysis. J Minim Invasive Gynecol 2020:S1553-4650 (20)31141-9. doi: 10.1016/j.jmig.2020.11.023.

Matei D, Filiaci V, Randall ME, et al. Adjuvant Chemotherapy plus Radiation for Locally Advanced Endometrial Cancer. N Engl J Med. 2019;380(24):2317–26.

McCann GA, Eisenhauer EL. Hereditary cancer syndromes with high risk of endometrial and ovarian cancer: surgical options for personalized care. J Surg Oncol 2015;111(1):118–24.

Mills AM, Longacre TA. Lynch Syndrome: Female Genital Tract Cancer Diagnosis and Screening. Surg Pathol Clin 2016;9(2):201–14.

Moinfar F, Azodi M, Tavassoli FA. Uterine sarcomas. Pathology 2007;39(1):55–71.

Moore KN, Fader AN. Uterine papillary serous carcinoma. Clin Obstet Gynecol 2011;54(2):278–91.

Narice BF, Delaney B, Dickson JM. Endometrial sampling in low-risk patients with abnormal uterine bleeding: a systematic review and meta-synthesis. BMC Fam Pract 2018;19(1):135. doi: 10.1186/s12875-018-0817-3.

Oaknin A, Tinker AV, Gilbert L, et al. Clinical Activity and Safety of the Anti-Programmed Death 1 Monoclonal Antibody Dostarlimab for Patients With Recurrent or Advanced Mismatch Repair-Deficient Endometrial Cancer: A Nonrandomized Phase 1 Clinical Trial. JAMA Oncol 20201;6(11):1–7.

Padilla-Iserte P, Lago V, Tauste C, et al.; Spanish Society of Gynecology and Obstetrics Spanish Investigational Network Gynecologic Oncology Group. Impact of uterine manipulator on oncological outcome in endometrial cancer surgery. Am J Obstet Gynecol 2021;224(1):65.e1–65.e11.

Pal N, Broaddus RR, Urbauer DL, et al. Treatment of Low-Risk Endometrial Cancer and Complex Atypical Hyperplasia With the Levonorgestrel-Releasing Intrauterine Device. Obstet Gynecol 2018;131 (1):109–16.

Passarello K, Kurian S, Villanueva V. Endometrial Cancer: An Overview of Pathophysiology, Management, and Care. Semin Oncol Nurs 2019;35(2):157–65.

Pijnenborg JMA, Reijnen C, Vergeldt TFM, Zusterzeel PLM. Optimizing the treatment algorithm for sentinel lymph node mapping in endometrial cancer. Semin Oncol 2020;47(2–3):138–43.

Rhiem K, du Bois A, Emons G, Schmutzler R. Hereditäres Endometriumkarzinom: Plädoyer für Gen-analysen in der Regelversorgung. Dtsch Ärztebl 2021;suppl 1:32–6.

RKI. https://www.krebsdaten.de/Krebs/DE/Content/Krebsarten/Gebaermutterkoerperkrebs/gebaer-mutterkoerperkrebs_node.html (Robert Koch-Institut 2016; Zugriff: 26.9.2020).

Rossi EC, Kowalski LD, Scalici J, et al. A comparison of sentinel lymph node biopsy to lymphaden-ectomy for endometrial cancer staging (FIRES trial): a multicentre, prospective, cohort study. Lancet Oncol 2017;18(3):384–392. doi: 10.1016/S1470-2045(17)30068-2.

Rossi EC, Tanner E. Controversies in Sentinel Lymph Node Biopsy for Gynecologic Malignancies. J Minim Invasive Gynecol 2021;28(3):409–17.

Ryan NAJ, Blake D, Cabrera-Dandy M, et al. The prevalence of Lynch syndrome in women with endo-metrial cancer: a systematic review protocol. Syst Rev 2018;7(1):121.

Schmeler KM, Lynch HT, Chen LM et al. Prophylactic surgery to reduce the risk of gynecologic cancers in the Lynch syndrome. N Engl J Med 2006;354(3):261–9.

Schmeler KM, Daniels MS, Brandt AC, Lu KH. Endometrial cancer in an adolescent: a possible mani-festation of Cowden syndrome. Obstet Gynecol 2009;114:477–9.

Seagle BL, Kanis M, Kocherginsky M, Strauss JB, Shahabi S. Stage I uterine carcinosarcoma: Mat-ched cohort analyses for lymphadenectomy, chemotherapy, and brachytherapy. Gynecol Oncol 2017;145(1):71–7.

Smith AJB, Nickles Fader A, Tanner EJ. Sentinel Lymph Node Assessment in Endometrial Cancer: A Systematic Review and Meta-Analysis. Am J Obstet Gynecol 2017;216(5):459–76.

Soslow RA, Tornos C, Park KJ, et al. Endometrial Carcinoma Diagnosis: Use of FIGO Grading and Ge-nomic Subcategories in Clinical Practice: Recommendations of the International Society of Gy-necological Pathologists. Int J Gynecol Pathol 2019;38(Iss 1 Suppl 1):S64–S74.

Spinosa D, Acosta T, Wong J, et al. Universal screening for Lynch syndrome in uterine cancer pa-tients: A quality improvement initiative. Gynecol Oncol 2021;160(1):169–74.

Stasenko M, Tunnage I, Ashley CW, et al. Clinical outcomes of patients with POLE mutated endome-trioid endometrial cancer. Gynecol Oncol 2020;156(1):194–202.

Timmermans A, Opmeer BC, Khan KS, et al. Endometrial thickness measurement for detecting endo-metrial cancer in women with postmenopausal bleeding: a systematic review and meta-ana-lysis. Obstet Gynecol 2010;116(1):160–7.

Todo Y, Kato H, Kaneuchi M, et al. Survival effect of para-aortic lymphadenectomy in endometrial cancer (SEPAL study): a retrospective cohort analysis. Lancet 2010;375(9721):1165–72.

Ulrich U, Rhiem K, Janschek E, Ebert AD. Laparoscopic – assisted vaginal hysterectomy with laparos-copic pelvic and paraaortic staging for early endometrial cancer. Gynecol Surg 2007;4:3–7.

Vermij L, Smit V, Nout R, Bosse T. Incorporation of molecular characteristics into endometrial cancer management. Histopathology 2020a;76(1):52–63.

Vermij L, Horeweg N, Leon-Castillo A, et al. HER2 Status in High-Risk Endometrial Cancers (PORTEC-3): Relationship with Histotype, Molecular Classification, and Clinical Outcomes. Cancers (Ba-sel) 2020b;13(1):44. doi: 10.3390/cancers13010044.

Vetter MH, Smith B, Benedict J, et al. Preoperative predictors of endometrial cancer at the time of hysterectomy for endometrial intraepithelial neoplasia or complex atypical hyperplasia. Am J Obstet Gynecol 2020;222:60.e1–60.e7.

WHO Classification of Tumours Editorial Board (Hrsg). Female Genital Tumours: WHO Classification of Tumours, 5. Auflage. Lyon: IARC, 2020.

Zorzato PC, Bosco M, Franchi MP, et al. Sentinel lymph-node for endometrial cancer treatment: re-view of literature. Minerva Med. 2020. doi: 10.23736/S0026-4806.20.07117-7.

„§. 56.

Die Prognose beider Formen des Uterussarcomes dürfte nach Allem was darüber angeführt als schlecht zu bezeichnen sein. Diese Geschwülste gehören vom klinischen Standpunkte aus unzweifelhaft zu den malignen. Es existiert strenggenommen keine einzige Beobachtung, wo nach Entfernung eines unzweifelhaften Sarcomes dauernde Heilung eingetreten wäre."

aus: Adolf Gusserow,
Die Neubildungen des Uterus.
in: Theodor Billroth (Hrsg.), Handbuch der Frauenkrankheiten.
Stuttgart: Ferdinand Enke, 1878

5 Maligne mesenchymale Tumoren – Sarkome und Mischtumoren

Uwe Andreas Ulrich

5.1 Einführung und Epidemiologie

Maligne mesenchymale Tumoren der weiblichen reproduktiven Organe sind deutlich seltener als die entsprechenden Karzinome, 83 % betreffen dabei den Uterus, 8 % das Ovar, dann folgen Vulva, Vagina und andere Ursprungsorte. Diese Geschwülste weisen entweder eine rein bindegewebige Struktur oder eine gemischte aus epithelialen und mesenchymalen Komponenten auf. Die gutartigen mesenchymalen Uterustumoren – die Myome – sind umgekehrt die mit Abstand häufigsten pelvinen Raumforderungen der Frau (Tab. 5.1).

Klinische Bedeutung dürfen also vor allem die malignen mesenchymalen Tumoren des Uterus beanspruchen: Die Leiomyosarkome (LMS), die endometrialen Stromasarkome (ESS), die undifferenzierten uterinen Sarkome (UUS) und die Adenosarkome, die zusammen etwa 3–8 % der Uterusmalignome und 13 % aller Sarkome ausmachen. Als Risikofaktoren für die Entwicklung eines genitalen Sarkoms werden regelmäßig eine vorausgehende pelvine Bestrahlung und die Einnahme von Tamoxifen genannt.

Enthalten diese Tumoren ausschließlich Sarkomgewebe ohne epitheliale Komponente, werden sie als „reine Sarkome" (Leiomyo-, Rhabdomyo-, Lipo-, Chondrosarkome u. a.) und andernfalls als „Mischtumoren" bezeichnet. Sarkome, die sich vom autochthonen uterinen Gewebe herleiten (z. B. glatte Muskulatur, endometriales Stroma) nennt man homolog und umgekehrt heterolog, wenn nicht-uterines Gewebe nachgewiesen wird (quergestreifte Muskulatur, Knochen, Knorpel u. a.). Demnach ist z. B. das Leiomyosarkom ein homologes und reines Sarkom. Nicht nur die histologische Komposition, auch das Metastasierungsmuster der genitalen Sarkome kann außergewöhnlich sein, wie der mitgeteilte Fall eines primären uterinen epitheloiden Angiosarkoms mit Gingiva- und Herzvorhofmetastasen illustriert (Reed 2008, D'Angelo u. Prat 2010, Fadare 2011, Donnez et al. 2011, Mbatani et al. 2018, Oliva et al. 2019, Libertini et al. 2021).

Ein wichtiger Parameter für die histopathologische Beurteilung der mesenchymalen Tumoren ist die Anzahl der Mitosen (bzw. mitotischen Figuren) in zehn hochauflösenden Mikroskopfeldern („high-power fields", HPF). Entgegen der weit verbreiteten Annahme korreliert die Zahl der Mitosen nicht ohne Weiteres mit der Prognose des betreffenden Sarkoms, allerdings finden sich dazu kontroverse Berichte in der wissenschaftlichen Literatur (Übersicht bei Oliva et al. 2019, Parra-Herran u. Howitt 2019, Horn et al. 2020).

https://doi.org/10.1515/9783110613186-005

Tab. 5.1: WHO-Klassifikation der mesenchymalen und gemischten Tumoren des Uterus (modifiziert nach Oliva et al. 2014, Oliva et al. 2019).

---

1. glattmuskuläre uterine Tumoren

Leiomyome
- Lipoleiomyome
- vaskuläre Leiomyome (Angioleiomyome, Angiomyome)
- disseziierende Leiomyome (kotyledonoide Leiomyome)
- zellreiche Leiomyome
- bizarre Leiomyome (pleomorphe Leiomyome)
- mitotisch aktive Leiomyome
- epitheloide Leiomyome
- myxoide Leiomyome
- disseminierte, diffuse peritoneale Leiomyomatose
- benignes metastasierendes Leiomyom
- intravenöse Leiomyomatose
- glattmuskuläre Tumoren mit unklarem malignen Potenzial („STUMP")

Leiomyosarkome (LMS)
- klassisches, spindelzelliges Leiomyosarkom
- epitheloides Leiomyosarkom
- myxoides Leiomyosarkom

PECom (perivaskuläre Epitheloidzell-Tumoren)
Angiomyolipom
Lymphangioleiomyomatose

2. endometriale Stromatumoren

endometrialer Stromaknoten
keimstrangtumorähnliche uterine Tumoren
- Typ I: endometrial stromal tumor with sex-cord-like elements (ESTSCLE)
- Typ II: uterine tumors resembling ovarian sex-cord tumors (UTROSCT)

low-grade endometriales Stromasarkom (LG-ESS)
high-grade endometriales Stromasarkom (HG-ESS)
Sonderform:
undifferenziertes uterines Sarkom (UUS)

3. gemischte epithelial-nichtepitheliale Tumoren

gutartige:
- Adenofibrom
- Adenomyom
- atypisches polypoides Adenomyom

bösartige:
- Adenosarkom (AS)

Tab. 5.1: (fortgesetzt)

4. gemischte endometrial-glattmuskuläre Tumoren

Adenomatoidtumor
andere benigne und maligne mesenchymale, homologe oder heterologe Tumoren

5. sonstige Tumoren
neuroektodermale Tumoren
Lymphome
andere

Den malignen mesenchymalen Tumoren haftet insgesamt der Ruf einer besonders schlechten Prognose an, was mit Ausnahme der low-grade endometrialen Stromasarkome und vielleicht der Adenosarkome ohne sarkomatöse Überwucherung auch sicherlich zutreffend ist. In einer Studie betrug die 5-Jahres-Überlebensrate 50 bis 55 % im Stadium I und 8 bis 12 % in fortgeschrittenen Stadien (Gadducci 2011). Zum Zeitpunkt der Diagnose liegen fatalerweise nicht selten (10–25 %) bereits Fernmetastasen vor.

Das Bemühen, die Behandlung dieser Tumoren zu verbessern, bleibt seit langem fruchtlos: In den letzten 25 Jahren hat sich das Gesamtüberleben bei diesen Geschwülsten nicht wesentlich beeinflussen lassen, aller Fortschritte der operativen und medikamentösen Onkologie zum Trotz (Gadducci et al. 2008, Reed 2008, Köhler et al. 2016, Denschlag et al. 2019). 2016 erfolgte die Mitteilung von Ergebnissen einer Phase-II-Studie zu Olaratumab, einem monoklonalen Antikörper gegen *platelet-derived growth factor receptor alpha*, der in Kombination mit Doxorubicin eine deutliche Verbesserung der therapeutischen Situation bei Weichteilsarkomen erbringen sollte. Die rasche Zulassung führte zu fast reflexartigen Änderungen von Behandlungsempfehlungen, um nur ein Jahr später in der Kehrtwende und Warnung des Herstellers zu münden, keine neuen Patienten mehr mit Olaratumab bei dieser Indikation zu behandeln, da die im Rahmen der Zulassung geforderte Phase-III-Studie die klinische Wirksamkeit nun nicht mehr bestätigen konnte (Tap et al. 2016, Tap et al. 2020).

> Bei Patientinnen mit einem uterinen Sarkom bestehen zum Zeitpunkt der Diagnose nicht selten bereits Fernmetastasen.

Klinisch senden die uterinen Sarkome kaum spezifische Signale aus. Eigentlich bleibt als Hinweiszeichen nur der „schnell wachsende Uterus" bzw. ein „schnell wachsendes Myom" (vor allem in der Postmenopause und wenn keine Östrogensubstitution erfolgt). Das ist ein recht dehnbarer Begriff, den wir in der klinischen Routine zwar ständig verwenden, der sich aber schlecht fassen lässt. Buttram u. Reiter haben 1981 ein schnell wachsendes Myom „willkürlich", wie sie schrieben, definiert: Wenn nämlich innerhalb eines Jahres oder weniger die Uterus- bzw. Myomgröße – ausgedrückt in Schwangerschaftswochen – um sechs Schwangerschaftswochen zunimmt. Dieser Definition haben sich Parker et al. 1994 in einer immer wieder zitierten Studie über 1.332 Patientinnen angeschlossen. Da in dieser Untersuchung die Chance, bei einem „schnell wachsenden" Uterus oder Myom ein Sarkom zu entdecken, weniger als 0,5 % betrug, war es fraglich, ob die Feststellung eines solchen „schnell wachsenden" Befundes tatsächlich ein tragfähiges und klinisch sinnvolles Konzept ist (Parker et al. 1994). Letztlich gibt es keine einheitliche Definition, was unter „schnellem Wachstum" verstanden werden darf. Aber ein klinisches Gefühl hat man dafür doch, und man kommt ohne diese zugegebenermaßen schwammige Bezeichnung in der täglichen Arbeit nicht gut aus. Nach der Menopause jedenfalls darf ein „Myom" überhaupt nicht wachsen (Köhler et al. 2019, Lentz et al. 2020).

Für den klinischen Begriff „schnell wachsendes Myom" gibt es keine einheitliche Definition.

Nicht zuletzt sind die pathologisch-histologische Beurteilung und die Einschätzung des klinischen Verhaltens der malignen mesenchymalen Tumoren des Uterus im Einzelfall gleichermaßen schwierig und erfordern deshalb eine gute Kommunikation zwischen Pathologen und Klinikern. Eine referenzpathologische Zweitbegutachtung ist deshalb der angemessene Umgang mit diesen seltenen Malignomen. Tumormarker, die auf ein Sarkom hinwiesen, sind bisher nicht bekannt. Gelegentlich fällt eine erhöhte LDH auf, aber das ist ein sehr flauer Parameter, der nur ein Mosaikstein im Gesamtbild sein kann. Der überwiegende Teil der Sarkome tritt sporadisch auf. Dennoch kann die Diagnose eines uterinen Sarkoms im Kindes- oder frühen Erwachsenenalter auf ein erbliches Tumorsyndrom, wie z. B. das Li-Fraumeni-(TP53-)Syndrom, hinweisen.

Beim Befund eines „Myoms" mit folgenden zusätzlichen Kriterien sollte man als Kliniker innehalten (nach Reed 2008, Köhler et al. 2016, Oliva et al. 2019):
- Wachstum in der Postmenopause, insbesondere wenn keine Hormonsubstitution erfolgt
- sog. „schnelles Wachstum"
- neu aufgetretenes „Myom" in der Postmenopause
- Wachstum unter Ulipristalacetat
- Tamoxifentherapie in der Anamnese
- Pathologisch erhöhte LDH-Werte beim Befund eines „Myoms"

Der entscheidende prognostische Faktor ist das Stadium zum Zeitpunkt der Diagnose. Eine kurative Aussicht gibt es nur, wenn der Tumor chirurgisch vollständig entfernt werden konnte, und auch dann ist die Prognose wegen der großen Rezidiv- und Metastasengefahr noch immer sehr ernst. Zur chirurgischen Therapie der Sarkome existieren bisher keine randomisierten Studien – aber wie will man auch bei der Seltenheit dieser Tumoren ausreichend große Fallzahlen für adäquate Aussagen in klinischen Studien erreichen? Erschwerend kommt bei der Sichtung der wissenschaftlichen Literatur hinzu, dass in den meisten älteren Untersuchungen die verschiedenen o. g. Entitäten als „uterine Sarkome" zusammengefasst und nicht einzeln analysiert wurden. Um diesem Dilemma zu entkommen, war die zentrale Erfassung der Sarkome der richtige Schritt (Reed 2008, REGSA: www.ago-online.de).

5.2 Glattmuskuläre Tumoren

5.2.1 Glattmuskuläre Proliferationen mit klinisch auffälligem Verhalten sowie glattmuskuläre Tumoren, deren malignes Potenzial als unsicher gilt

Mit diesen unscharfen Bezeichnungen werden hier mesenchymale Uterustumoren kategorisiert, die nicht mehr den einfachen Myomen zugerechnet werden können, aber weder die morphologischen Charakteristika der Leiomyosarkome erreichen noch deren klinisches Verhalten zeigen. Aus der Fülle dieser Befunde (Übersichten bei Köhler et al. 2016 und Oliva et al. 2019) haben wir einige klinisch relevant ausgewählt (Tab. 5.1).

Das gewöhnliche Leiomyom ist der häufigste pelvine Tumor bei Frauen. Wenn – je nach Angabe – bei 20 % bis 85 % aller Frauen kleinere oder größere Myome vorliegen, ist ihnen meistens wohl kein Krankheitswert beizumessen. Tatsächlich ist es schwierig zu definieren, ab wann ein Myom mehr als nur ein „Befund" ist. Das unkomplizierte Leiomyom ist ein gängiger gynäkologischer Sachverhalt – aber kein onkologischer. Die von den betroffenen Frauen gelegentlich befürchtete direkte maligne Transformation eines Myoms in ein Leiomyosarkom ist glücklicherweise äußerst unwahrscheinlich und dürfte mit weniger als 0,5 % zu veranschlagen sein, sofern die LMS nicht ohnehin als De-novo-Formationen verstanden werden (Schauta 1897, Oliva et al. 2019).

Metastasierendes Leiomyom

Bei dieser Erkrankung kommt es zur Verschleppung von Myommaterial in die Lunge, das Skelett, Lymphknoten und andere Orte. Mit Regelmäßigkeit weisen die betroffenen Patientinnen eine Hysterektomie oder eine uteruserhaltende Operation in der Anamnese auf, sodass man einen Zusammenhang mit diesen Eingriffen, die bei der Diagnose der „Metastasen" in der Regel viele Jahre zurückliegen, annimmt.

Es sind meistens Zufallsbefunde, wenn z. B. einer anderen Indikation wegen eine Röntgenaufnahme oder eine CT durchgeführt wird. Die Befunde können seltener auch Symptome verursachen, je nach Lokalisation (z. B. pulmonale Beschwerden). Histologisch liegen typische, einfache Leiomyome vor. Es wurde wegen der klinischen Verläufe – eben der Verschleppung – zudem auch die Auffassung vertreten, nach der das metastasierende Leiomyom eine „langsam wachsende Variante" des LMS sei.

Die Therapie besteht zunächst in der operativen Entfernung der Befunde, jedoch kann bei pulmonalem Befall ohne jegliche Symptome auch ein konservativer Weg eingeschlagen werden. In der Regel wird man dann eine histologische Sicherung anstreben, aber manche verzichten bei eindeutigem Befund in der Schnittbildgebung sogar darauf. Verantwortlich ist bei Symptomen das medizinische Fachgebiet, in dessen Bereich die Manifestation lokalisiert ist. Hormonbehandlungen sind eigentlich nur dann eine Alternative, wenn die Operation nicht möglich ist oder bei symptomatischer Patientin nur die R1- oder R2-Resektion gelang. Jüngere Patientinnen erhalten z. B. GnRH-Analoga, in der Postmenopause sind Aromatasehemmer angezeigt. Es gibt Mitteilungen über die Regression nach Oophorektomie (Abu-Rustum et al. 1997, Rivera et al. 2004, Kayser et al. 2000, Oliva et al. 2019).

Intravenöse Leiomyomatose

Wir haben es hier mit dem Phänomen zu tun, dass Myomgewebe – außerhalb von originären Uterusmyomen – intrakanalikulär in Venen vorwächst. Im Uterus beginnend, kann das intravasale Myomwachstum über die Vv. iliacae und die V. cava sogar den rechten Vorhof erreichen. Meistens liegt bei den betroffenen Patientinnen ein Uterus myomatosus vor. Wachsamkeit ist bei entsprechender kardialer Symptomatik geboten, im äußersten Fall resultiert ein Rechtsherzversagen mit fatalem Ausgang. Die intravenösen Befunde sind in der CT in der Regel sichtbar, je nach Symptomatik ist daher eine entsprechende bildgebende Untersuchung angezeigt. Histologisch besteht auch bei dieser Entität kein wesentlicher Unterschied zu den uns sonst bekannten einfachen Leiomyomen.

Abhängig von der Ausbreitung und Symptomatik sind Diagnostik und Therapie in die Hände der Kardiologen sowie Herz- und Gefäßchirurgen zu legen. Uns Gynäkologen obliegt – nach interdisziplinärer Absprache über Reihenfolge und Dringlichkeit der zu treffenden Maßnahmen – die Durchführung der Hysterektomie mit beiden Adnexen und Resektion der entsprechenden Venen sowie ggf. die Einleitung einer entsprechenden endokrinen Therapie wie eben beschrieben (Senay et al. 2007, Oliva et al. 2019).

Disseminierte peritoneale Leiomyomatose

Dieses Krankheitsbild betrifft junge Frauen in der Geschlechtsreife. Es handelt sich um die diffuse Ausbreitung multipler (zig bis tausende) Myomknoten von mikroskopischer Größe bis zu einigen Zentimetern im Cavum abdominale (Abb. 5.1). Dabei kann sowohl das parietale als auch das viszerale Peritoneum betroffen sein, sodass sich die Herde auf der vorderen und seitlichen Bauchwand, im Omentum majus, im bzw. auf dem Mesenterium, im Douglas'schen Raum – und eigentlich überall – zu befinden vermögen (Abb. 5.2). Eine gewisse permissive Wirkung hormoneller Anti-

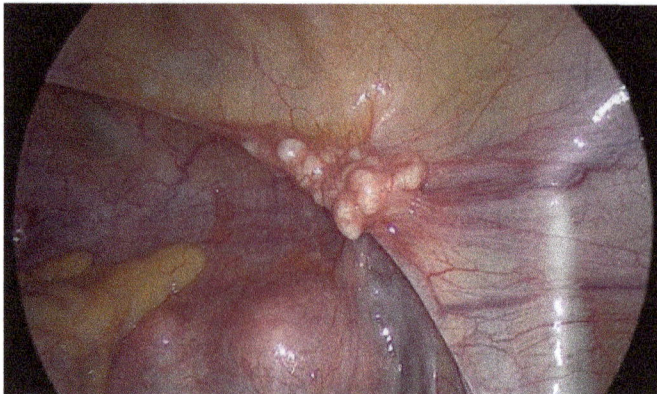

Abb. 5.1: Intraperitoneale Leiomyomatose (Quelle: U. A. Ulrich, MLK Berlin).

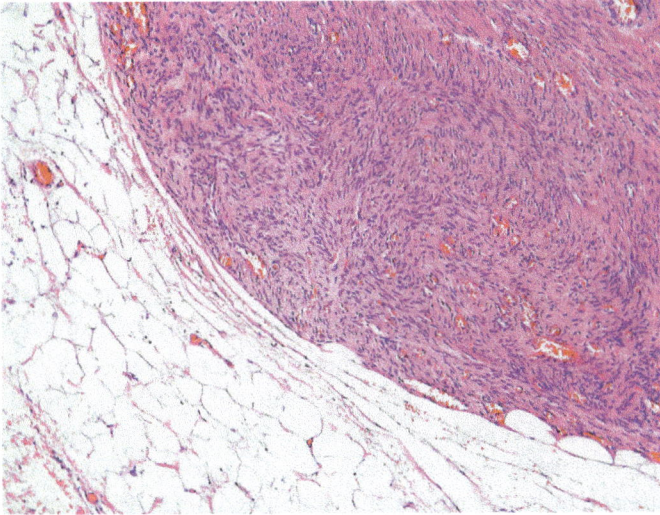

Abb. 5.2: Das histologische Bild einer Leiomyomatose im Omentum majus (Quelle: U. A. Ulrich und H. Neudeck, MLK Berlin).

konzeptiva wird diskutiert. Derzeit werden zwei Formen unterschieden: Eine Variante betrifft schwangere oder hormonexponierte Frauen. Die andere entsteht nach einer Hysterektomie oder Myomoperation – bevorzugt, wenn dabei ein Morcellement erfolgte.

Selten wird die korrekte Diagnose bereits klinisch vermutet, in der Regel sind die Patientinnen asymptomatisch und die Verdachtsdiagnose ergibt sich zufällig anlässlich eines operativen, intraabdominalen Eingriffs aus anderer – gynäkologischer oder viszeralchirurgischer – Indikation. Gelegentlich führt eine bildgebende Maßnahme (z. B. CT wegen einer anderen Erkrankung) zu den multiplen intraabdominalen Befunden, die dann als „Peritonealkarzinose" und „Endometriose" gedeutet werden und Anlass zur Sorge bei Arzt und Patientin geben können. Treten die knotigen Herde tief im Becken auf, sind sie – besonders nach Hysterektomie – u. U. zu tasten. Als Rarität findet sich in den Herden zusätzlich eine Endometriose (Müller et al. 2012).

Die Diagnose erfolgt an einem oder mehreren exemplarisch entfernten Knoten. Histologisch unterscheiden sich diese multiplen Myome nicht von den sonstigen gewöhnlichen Leiomyomen. Ergibt sich die differentialdiagnostische Möglichkeit einer disseminierten peritonealen Leiomyomatose anhand einer bildgebenden Untersuchung, besteht die Indikation zur laparoskopischen Abklärung und histologischen Sicherung. Eine operative Entfernung ist allerdings nur bei der symptomatischen Patientin und großen Befunden sinnvoll. Zwar ist die komplette Resektion aller Befunde, um der seltenen Möglichkeit einer malignen Entartung zuvorzukommen, erwogen worden, gleichwohl aber bei einer diffusen kleinherdigen Dissemination und der Möglichkeit zahlloser weiterer mikroskopischer Herde, die sich dem unbewaffneten Auge entziehen, meistens wohl Illusion. Bei der schwangerschaftsinduzierten Form der Leiomyomatose – und nur bei dieser – darf in der Prämenopause mit einer Spontanregression gerechnet werden. Bei der operationsinduzierten Form wurden spontane Rückbildungen nur nach der Menopause gesehen. Überzeugende medikamentöse (endokrine) Therapieansätze sind nicht bekannt – Versuche mit GnRH-Analoga und in der Postmenopause mit Aromatasehemmern gleichwohl denkbar; Gestagene scheiden aus (Heinig et al. 2003, Köhler et al. 2016, Oliva et al. 2019).

Glattmuskuläre Tumoren mit ungewissem Malignitätspotential („STUMP")

In der internationalen Literatur findet man für diese schwer zu fassende Entität die Bezeichnung *„Smooth muscle tumors of uncertain malignant potential"* (STUMP). Von verschiedenen Autoren wurden weitere Termini benutzt, wie „Leiomyome mit Borderlinemalignität" oder „glattmuskuläre Tumoren mit niedrigem malignen Potenzial". Den Proliferationen aus dieser Gruppe ist gemeinsam, dass sie weder eindeutig als gut- noch als bösartig eingestuft werden können. Die Diagnosekriterien für ein Sarkom werden nicht erreicht, insbesondere fehlen die für die Sarkome typischen koagulativen Nekrosen. Vielmehr liegen hyalinisierende Nekrosen (sogenannter Infarkt-Typ) vor. Die Anzahl der Mitosen ist ein weiteres wichtiges histologisches Kriterium – für sich allein genommen allerdings nicht ausreichend für die Diagnosestellung. Bei den STUMP finden sich z. T. mehr als 15 Mitosen/10 HPF. Dennoch liegt wegen des Fehlens von koagulativen Nekrosen und entsprechenden Kernatypien kein Sarkom vor.

Zur Unterscheidung zwischen atypischen Myomen, STUMP und LMS galten über lange Zeit – und werden noch immer berücksichtigt – die Kriterien nach Bell et al. (1994). Tumoren, die sie nicht erfüllen, wurden als STUMP klassifiziert. Heute werden neben den klassischen histologischen Kriterien (koagulative Tumorzellnekrosen, mitotischer Index [Mitosen pro 10 HPF] und Kernatypien) immunhistochemische und molekulare Untersuchungen inklusive der vergleichenden genomischen Hybridisierung (CGH) herangezogen. Der Interessierte möge Weiteres den Textbüchern der speziellen Pathologie entnehmen (Vilos et al. 2012, Oliva et al 2019).

Die klinischen und makroskopische Befunde der STUMP entsprechen oft denen der einfachen Myome. Die Behandlung besteht idealerweise in der Hysterektomie ohne Morcellement, aber in der Regel wird man ja von dem histologischen Befund überrascht und glaubte, ein typisches Leiomyom vor sich zu haben. Ein konservatives Vorgehen bei Kinderwunsch als Einzelfallentscheid ist möglich, allerdings ergibt sich daraus ein gewisses Risiko wegen der unklaren Dignität dieser Tumoren. Die zusätzliche Entfernung der Adnexe verbessert die Heilungsaussichten eher nicht. Adjuvante chemo-, hormon- oder radiotherapeutische Maßnahmen sind nicht etabliert. Bei Inoperabilität wird man gleichwohl Aromatasehemmer und GnRH-Analoga versuchen. Rezidive und Metastasen kommen eher selten vor und z. T. erst nach vielen Jahren, sodass die prognostische Einschätzung allein durch Angabe des 5-Jahres-Überlebens (fast 100 %) dem langsamen Verlauf dann nicht gerecht wird. Die Rezidive können auch als LMS auftreten (Abb. 5.3). Nach 10 Jahren sind etwa 10 % der be-

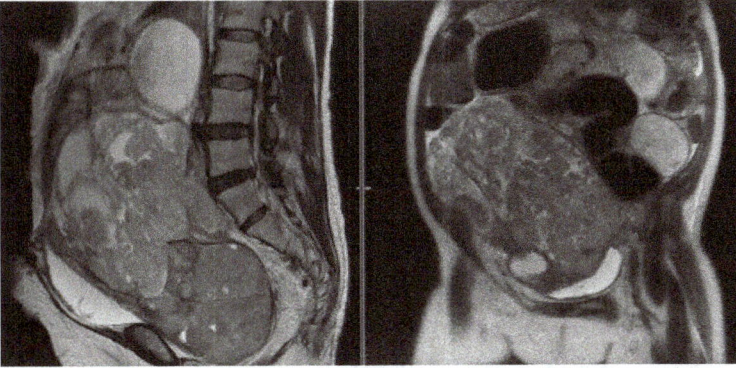

Abb. 5.3: Sowohl retro- als auch intraperitoneal ausgebreitetes und den Unter- und Mittelbauch ausfüllendes Rezidiv eines Tumors, der 5 Jahre zuvor anlässlich einer Hysterektomie zunächst als STUMP beurteilt wurde und nun zum LMS konvertierte; 56-jährige Patientin. (Quelle: U. A. Ulrich und E. Lopez Hänninen, MLK Berlin).

troffenen Patientinnen nicht mehr am Leben (Guntupalli et al. 2009, Köhler et al. 2016, Oliva et al. 2019).

5.2.2 Leiomyosarkome

Diese Tumoren imponieren typischerweise als große pelvine Raumforderungen (Abb. 5.4). Sie repräsentieren etwa 1,3 % aller uterinen Malignome und 60 bis 70 % der uterinen Sarkome. Die typische Patientin ist im Median etwa 50 Jahre alt. Klinisch wird sie mit Blutungsstörungen und pelvinem Tumor und – je nach Größe des Befundes – mit Druckerscheinungen in der Scheide und im Abdomen vorstellig. Oft verursachen aber selbst sehr große Tumoren keine Beschwerden und wenn, dann beginnen diese oft erst wenige Monate vor der Diagnosestellung. In Tab. 5.2 ist die aktuelle FIGO-Klassifikation dargestellt, die im Übrigen auch für die stromalen Sarkome des Uterus gilt (Horn et al. 2009, Mbatani et al. 2018).

Tab. 5.2: FIGO- und TNM-Stadieneinteilung der Leiomyosarkome und endometrialen Stromasarkome des Uterus.

FIGO I	**T1 Tumor ist auf den Uterus begrenzt**
FIGO IA	T1a Tumor ≤ 5 cm
FIGO IB	T1b Tumor > 5 cm
FIGO II	**T2 Tumor breitet sich im Becken aus**
FIGO IIA	T2a Adnexbefall (ein- oder beidseitig)
FIGO IIB	T2b Befall anderer extrauteriner Beckengewebe (außer Blase und Rektum)
FIGO III	**T3 Tumorausbreitung intraabdominal (mehr als nur Vorwölben in das Abdomen)**
FIGO IIIA	T3a eine Stelle
FIGO IIIB	T3b mehr als eine Stelle
FIGO IIIC	N1 befallene pelvine und/oder paraaortale Lymphknoten
FIGO IV	**Befall der Blase und/oder des Rektums und/oder Fernmetastasen**
FIGO IVA	T4 Befall der Blase und/oder des Rektums
FIGO IVB	M1 Fernmetastasen

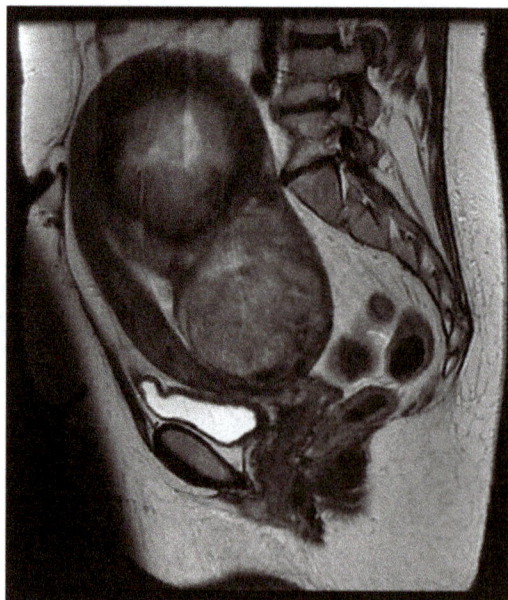

Abb. 5.4: Fast 20 cm messende pelvine und abdominale Raumforderung im MRT bei einer 43-jährigen Patientin mit einem Leiomyosarkom FIGO IB (Quelle: U. A. Ulrich und E. Lopez Hänninen, MLK Berlin).

Histologisch finden sich koagulative Tumorzellnekrosen, Kernatypien und in der Regel mehr als 10–15 Mitosen/10 HPF, allerdings gibt es hiervon Ausnahmen, z. B. beim myxoiden LMS. Aktuell werden vor allem drei LMS-Varianten unterschieden (Abb. 5.5 und 5.6, Oliva et al. 2019):

- konventionelle spindelzellige LMS,
- epitheliode LMS,
- myxoide LMS.

LMS sind in der Regel Zufallsbefunde, die sich nach Hysterektomie oder „Myom"-Enukleation ergeben. Nach Curettage wegen einer pathologischen Blutung kommt man selten auf die korrekte Diagnose eines Leiomyosarkoms, wenn kein Kontakt zum Cavum besteht, die Rate falsch-negativer Befunde wird dabei auf über 50 % geschätzt – eher könnte das mit einer tiefen operativ-hysteroskopischen Schlingenresektion gelingen. Hat man, ohne es zu wissen, ein LMS operiert, sollte so schnell wie möglich das operative Staging (nach apparativem) als Re-Eingriff erfolgen, bei einer Reihe von Patientinnen ist dann eine Höhereinstufung der Tumorerkrankung festzuhalten.

> Anlässlich einer Hysteroskopie und Abrasio wird die korrekte Diagnose eines LMS häufig nicht gestellt.

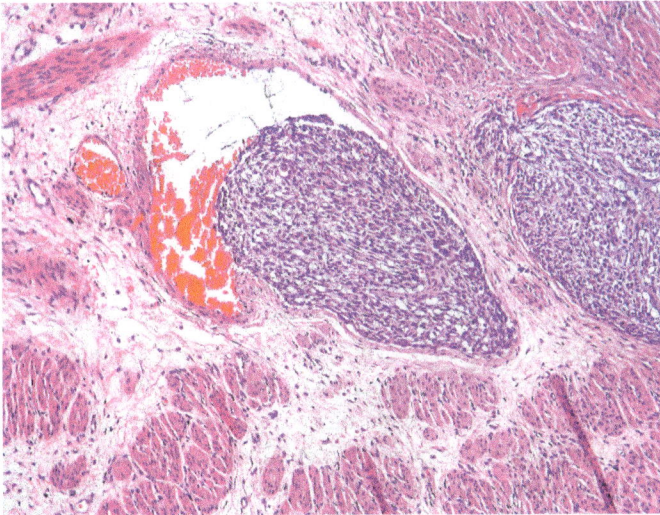

Abb. 5.5: Histologisches Bild eines Leiomyosarkoms mit Angioinvasion (Quelle: U. A. Ulrich und H. Neudeck, MLK Berlin).

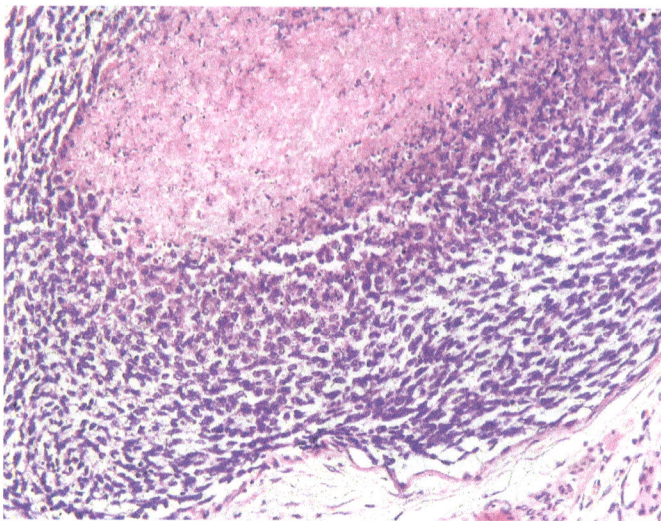

Abb. 5.6: Ausgedehnte Nekrose bei einem Leiomyosarkom (Quelle: U. A. Ulrich und H. Neudeck, MLK Berlin).

Neben dem klinischen Befund – der großen pelvinen Raumforderung, die in ihrer Solidität an ein Myom erinnert – gibt es keine ausreichend spezifischen Zeichen in den bildgebenden Verfahren (Sonographie, CT, MRT), die hier substanziell hülfen, ein Myom von einem LMS sicher zu unterscheiden (Juhasz Böss et al. 2018, Kaganov et al. 2018).

> Für LMS – und auch andere uterine Sarkome – gibt es keine spezifischen Zeichen in den bildgebenden Verfahren. Eine sichere Unterscheidung von Myomen ist nicht möglich.

Die operative Therapie beinhaltet als Standard die Entfernung des Uterus. Ein Morcellement verbietet sich. Die Inzidenz von pelvinen und paraaortalen Lymphknotenmetastasen ist beim LMS gering, und sind die Lymphknoten befallen, besteht meistens auch schon eine hämatogene Fernmetastasierung. Insofern ist eine systematische pelvine und paraaortale Lymphadenektomie nicht mit einer verbesserten Prognose verbunden und wird ausdrücklich nicht empfohlen. Gleichwohl sollte man klinisch befallene, große Lymphknoten im Rahmen der Primäroperation entfernen. Da das Belassen der Ovarien bei jungen Frauen mit auf den Uterus beschränkten Tumoren keine Einbuße an Heilungschance beinhaltet, sollte man dem entsprechen. Bei Kinderwunsch ist im Einzelfall bei früher Erkrankung (aber wie will man das bei einem so aggressiven Tumor sicher wissen?) der Uteruserhalt durchgeführt worden; raten möchte man dazu jedoch sicherlich nicht (Lissoni et al. 1998, Seagle et al. 2017a, Denschlag et al. 2019).

Bisher konnte für keine der untersuchten adjuvanten Chemotherapien ein prognostischer Gewinn gezeigt werden, sie wird daher konsequenterweise nicht generell empfohlen. Das gilt ebenso für eine adjuvante Hormon- oder Radiotherapie nach Komplettresektion. Bei höherem Tumorstadium kann eine Chemotherapie jedoch erwogen werden. Bei ausgedehnten, fortgeschrittenen Befunden lohnt sich durchaus der Versuch der operativen Tumorreduktion, da alle anderen therapeutischen Maßnahmen nichts Entscheidendes zum sonst fatalen Verlauf beitragen. Bei R1- und R2-Resektion wird in Ermangelung besserer Alternativen eine Radiatio diskutiert, wobei einige Kliniker fanden, dass sich zwar die lokale, pelvine Kontrolle womöglich verbessert, das Gesamtüberleben aber nicht beeinflussen lässt. Auch durch HIPEC konnte das Blatt bisher nicht gewendet werden.

Die Ansprechraten auf eine Chemotherapie bei R1- und R2-Resektion, Metastasen und Rezidiven sind enttäuschend (ca. 10 bis max. 25 %). Wirksame Substanzen sind Ifosfamid, Gemcitabine und Doxorubicin. Die Überlegenheit einer Kombinations- über eine Mono-Chemotherapie ist nicht sicher, die Daten dazu sind widersprüchlich. Am ehesten wird insofern zunächst Doxorubicin als Monotherapie eingesetzt. Trabectedin ist bei Metastasen als Zweitlinien-Therapie nach Anthrazyklingabe untersucht worden, bei symptomarmen Patientinnen kann es in dieser Situation zum Einsatz kommen. Ähnlich verhält es sich mit dem Multi-Tyrosinkinaseinhibitor Pazopanib. Auch Letrozol kann bei Östrogenrezeptor-positiven Tumoren versucht werden.

Metastasen finden sich bevorzugt in der Lunge, der Leber (im Abdomen überhaupt) und seltener im Gehirn. Ist das Intervall zwischen der Ersttherapie und dem Auftreten eines Rezidivs oder einer Solitärmetastase groß, empfiehlt es sich, die erneute Resektion zu prüfen, wie überhaupt die Rezidiv- und Metastasenchirurgie auch beim genitalen Sarkom immer bedacht und nicht unter dem – natürlich oft zutreffenden – Eindruck der Grenzen aller therapeutischen Bemühungen ausgeschlossen werden sollte. Im Einzelfall ist das eine lebensverlängernde Maßnahme (Sampath et al. 2010, van der Graaf et al. 2012, Hensley et al. 2013, Gaducci u. Guerreri 2015, Bartosch et al. 2017, Ricci et al. 2017, Seddon et al. 20017, Seagle et al. 2017a, Roberts et al. 2018, Friedman u. Hensley 2018, Chae et al. 2019, Denschlag et al. 2019, Matsuzaki et al. 2021).

Bezüglich der 5-Jahres-Überlebensrate finden sich für die Leiomyosarkome recht unterschiedliche Angaben. Jüngere Daten weisen für die Stadien I bis IV überraschende 76 %, 60 %, 45 % und 29 % aus (Kapp et al. 2008); eine andere Arbeitsgruppe nennt entsprechende Zahlen von 57 %, 29 %, 35 % und 16 % (Zivanovic et al. 2009).

5.3 Endometriale Stromatumoren

In den vergangenen 20 Jahren wurde die Terminologie zu den uterinen Stromasarkomen mehrfach geändert, man muss daher aufpassen, welches Malignom unter welchem Begriff zu einem bestimmten Zeitpunkt verstanden wurde (Zaloudek et al. 2011, Oliva et al. 2019, Abb. 5.7).

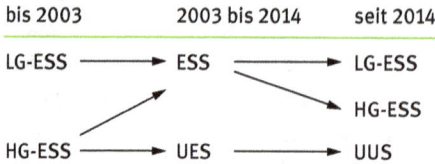

Abb. 5.7: Begriffsänderungen bei uterinen Stromasarkomen. UES und UUS sind nicht deckungsgleich; ein UUS nach der aktuellen WHO-Klassifikation entspricht daher nicht zwingend in allen Aspekten einem bis 2014 so bezeichneten UES und umgekehrt (mod. nach Zaloudek et al. 2011, Ali u. Rouzbahman 2015, Oliva et al. 2019). LG = low-grade, HG = high-grade, ESS = endometriales Stromasarkom, UES = undifferenziertes endometriales Sarkom, UUS = undifferenziertes uterines Sarkom.

5.3.1 Endometrialer Stromaknoten

Es handelt sich um eine Neubildung des endometrialen Stromas, die limitiert infiltrieren kann, sich aber klinisch gutartig verhält. Betroffene Frauen sind im Durchschnitt um die 50 Jahre alt und zu 75 % noch prämenopausal. Pathogenetisch ist eine mögliche Entwicklung aus Endometriosegewebe ins Feld geführt worden. In der Regel sind weniger als drei Mitosen/10 HPF zu verzeichnen. Östrogen- und Progesteronrezeptoren sowie Vimentin werden meistens exprimiert. Stromaknoten gelten als Präkursor des LG-ESS.

Klinisch zeigen sich Blutungsstörungen, vielleicht auch ein vergrößerter Uterus, wobei sich der endometriale Stromaknoten bei der Hysteroskopie und Abrasio dann gern der Diagnose entzieht und nicht selten erst als Zufallsbefund am Hysterektomiepräparat bzw. Resektat bestätigt wird. Therapie der Wahl ist die Hysterektomie, bei jungen Frauen mit Kinderwunsch kann uteruserhaltend vorgegangen werden, wobei die Resektion sicher im Gesunden ohne Morcellement erfolgen und die histologische Bestätigung eindeutig sein sollte. Die Abgrenzung zum LG-ESS ist insofern anspruchsvoll, als dieses und der Stromaknoten sich dieselben histologischen, immunhistochemischen und molekularen Eigenschaften teilen, letzterer aber im Gegensatz zum LG-ESS weder myometran noch vaskulär invadiert. Aus einer kleinen Probe wäre somit eine Unterscheidung praktisch nicht möglich (Oliva et al. 2019).

5.3.2 Low-grade endometriales Stromasarkom

Low-grade endometriale Stromasarkome (LG-ESS) repräsentieren etwa 10 bis 15 % der uterinen Sarkome. Nach traditioneller Auffassung leiten sie sich histogenetisch vom Stroma des Endometriums her, wobei heute eher der Ursprung aus einer myometranen mesenchymalen Vorläuferzelle (Progenitor-) favorisiert wird, was bedeutete, dass sowohl leiomyogene als auch stromale uterine Tumoren einen gemeinsamen Ursprung hätten (Köhler et al. 2016, Oliva et a. 2019). Zum Erkrankungsgipfel finden sich unterschiedliche Angaben: Einige Autoren fanden eine Häufung zwischen dem 5. und 7. Lebensjahrzehnt, andere ein Erkrankungsalter zwischen 42 bis 53 Jahren (Oliva et al. 2019). Bei den LG-ESS wird immer wieder auf die Assoziation mit einer Endometriose/Adenomyose hingewiesen. Typisch ist die hohe Expression von Östrogen- und Progesteronrezeptoren. Daneben sind die LG-ESS meistens positiv für Vimentin, EGFR und CD10. Die Angabe der ER und PR gehört zum Standard der histologischen Aufarbeitung eines LG-ESS (Seagle et al. 2017b, Oliva et al. 2019). In Tab. 5.2 ist die aktuelle Stadieneinteilung dargestellt.

Die Patientinnen kommen mit Regeltempo- und Regeltypusstörungen zum Arzt, die Gebärmutter ist häufig vergrößert, ein Teil der Frauen gibt Unterbauchbeschwerden an. Spezifische diagnostische Zeichen in den bildgebenden Verfahren fehlen. Auch das LG-ESS wird mit Regelmäßigkeit nicht durch die Hysteroskopie und Abrasio erfasst, was z. B. bei intramuralem Sitz gut nachvollziehbar ist. In einem solchen Fall würde die Diagnose dann erst nach der Entfernung des Uterus gestellt werden.

LG-ESS gelangen glücklicherweise am häufigsten im Stadium I zur Diagnose. Therapie der Wahl ist die totale Hysterektomie ohne Morcellement mit beiden Adnexen. Bei der jungen Patientin stellt sich gleichwohl die Frage des Ovarerhalts. Wahrscheinlich ändert das Schonen der Ovarien nichts am Gesamtüberleben, die Rezidivrate könnte aber bei den ER-positiven Tumoren höher sein als nach Salpingo-Oophorektomie. Dieses Dilemma muss man der jungen Patientin vor der Operation erläutern. Weder geht die pelvine/paraaortale Lymphadenektomie mit einem verlängerten Überleben einher, noch leiten sich daraus adjuvante Maßnahmen ab, weshalb sie unterbleiben sollte.

Eine adjuvante Radiotherapie nach tumorfreier Resektion ändert wohl nichts an der Prognose. Die bisher versuchten adjuvanten Chemotherapien mussten den Beweis ihrer Wirksamkeit quoad sanationem ebenfalls schuldig bleiben. Das gilt auch für die adjuvante Hormontherapie, die bei den meisten ER- und PR-positiven LG-ESS theoretisch auf der Hand läge. Bei höherem Tumorstadium kann man eine adjuvante endokrine Therapie sicherlich diskutieren, und manche Kliniker führen sie ab einem Stadium FIGO III prinzipiell durch.

Isolierte intraabdominale Rezidive – insbesondere nach längerem Intervall – und isolierte Metastasen (z. B. in der Lunge) sollten bei gegebener Aussicht auf Erfolg operativ angegangen werden. Als Systemtherapie kommen beim Rezidiv und bei Fernmetastasen zunächst vor allem endokrine Maßnahmen in Frage, wobei es Studien zu 200 mg/d MPA und 160 mg Megestrolacetat mit Remissionsraten von bis zu 80 % gibt. Auch Aromatasehemmer (Anastrozol, Letrozol, Exemestan) sind eine Möglichkeit (in Deutschland außerhalb des Zulassungsbereiches anzuwenden) – keinesfalls aber Tamoxifen, da es zu den Risikofaktoren für die Entstehung uteriner Sarkome zählt (s. o.). Eine Chemotherapie muss beim LG-ESS immer als letzte Wahl gelten (Yamaguchi et al. 2015, Seagle et al. 2017b, Nasioudis et al. 2017, Oliva et al. 2019, Denschlag et al. 2019, Nasioudis et al. 2020).

> Beim rezidivierten und metastasierten LG-ESS kommen in erster Linie Gestagene oder Aromatasehemmer zum Einsatz.

Die Prognose der LG-ESS ist im Vergleich zu den anderen malignen mesenchymalen Uterustumoren deutlich günstiger. Es wurden je nach Stadium 5-Jahres-Überlebensraten zwischen 40 und 90 % mitgeteilt, in einer jüngeren Studie im Stadium I fast 100 % und auch in den Stadien III/IV immer noch über 40 bis 80 %, das 10-Jahres-Überleben ist bei 70 % anzusiedeln. Allerdings gibt es Spätrezidive nach bis zu 30 Jahren (Seagle et al. 2017b, Denschlag et al. 2019).

> Tamoxifen ist beim LG-ESS kontraindiziert.

5.3.3 High-grade endometriales Stromasarkom und undifferenziertes uterines Sarkom

Wegen der ähnlichen klinischen Konsequenzen werden das hochgradige endometriale Stromasarkom (HG-ESS) und das undifferenzierte uterine Sarkom (UUS) in aktuellen Darstellungen häufig zusammengefasst. Gleichwohl weist das UUS im Gegensatz zum HG-ESS keine Ähnlichkeiten mit dem endometrialen Stroma auf, es ist histogenetisch bisher nicht klar zuzuordnen und deshalb kein endometrialer Stromatumor im engeren Sinn (Lewis et al. 2018, Oliva et al. 2019).

Das HG-ESS ist ein schnell wachsender, hochmaligner, zur Nekrosebildung neigender Tumor. Die Patientinnen sind im Durchschnitt (ca. 60 Jahre) etwas älter als jene mit LG-ESS – unsere jüngste Patientin mit dieser Erkrankung war allerdings erst 25 Jahre alt (Abb. 5.8). Östrogen- und Progesteronrezeptoren finden sich im Gegensatz zum LG-ESS nur selten. Folgende histologische, immunhistochemische und molekulare Varianten werden unterschieden (Oliva et al. 2019):
- YWHAE-NUTM2 (YWHAE-FAM22) HG-ESS
- ZC3H7B-BCOR HG-ESS – dieser Subtyp wurde erst vor kurzem definiert. Das Gewebe erinnert an myxoide LMS (schwierige Differentialdiagnose) und weniger an das konventionelle stromale Gewebe.

Auch die UUS sind äußerst bösartige mesenchymale Tumoren. Da sie sich im Prinzip jeder Zuordnung entziehen, erfolgt die Diagnose per exclusionem (Oliva 2014, Oliva et al. 2019). Die HG-ESS und UUS werden öfter in höheren Stadien diagnostiziert. Die Patientinnen präsentieren sich mit Postmenopauseblutungen, einem vergrößerten bzw. „rasch wachsenden" Uterus und mit Beschwerden. Nicht selten ist der Tumor bei der Spekulumeinstellung sichtbar. Die histologische Abgrenzung zum Adenosar-

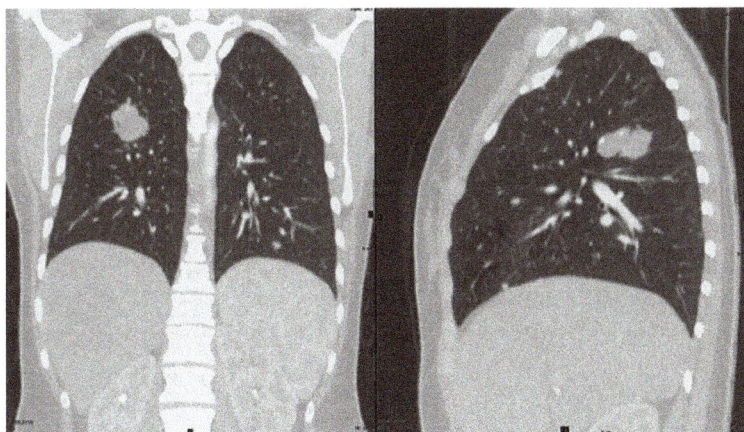

Abb. 5.8: Darstellung pulmonaler Metastasen in der CT bei einer 25-jährigen Patientin mit HG-ESS (Quelle: U. A. Ulrich und E. Lopez Hänninen, MLK Berlin).

kom und Karzinosarkom kann sehr anspruchsvoll sein. Oft liegen zum Zeitpunkt der Primärdiagnose bereits Fernmetastasen vor (Abb. 5.8). In fortgeschrittenen Fällen lässt das mediane Überleben beim HG-ESS von nur 1–2 Jahren den Kliniker verzweifeln – und das noch aggressivere UUS unterbietet selbst jenes.

Falldarstellung

Eine 54-jährige Patientin suchte unsere Klinik wegen einer Postmenopauseblutung auf. Nur 11 Monate zuvor hatte sie sich schon einmal bei Postmenopauseblutung einer Hysteroskopie und fraktionierten Abrasio unterzogen. Damals ergaben sich weder hysteroskopisch noch histologisch Auffälligkeiten. Aber natürlich fragt man sich mit dem späteren Wissen, ob ein Tumor in tieferen, intramuralen Schichten bereits potenziell diagnostizierbar gewesen wäre, hätte man myometrane Proben mit dem Resektoskop gewonnen. Jetzt bot die Patientin einen deutlich vergrößerten, in seiner Form bizarren Uterus, reichlich Aszites und eine hypervaskularisierte, polypöse Urethralöffnung sowie eine ähnlich imponierende Struktur im Bereich des Introitus vaginae. Hysteroskopisch war das Cavum uteri ausgefüllt von einer hypervaskularisierten malignomverdächtigen Struktur. Bei der diagnostischen Laparoskopie fand sich ein Bild, das an ein FIGO-IIIC-Ovarialkarzinom erinnerte, mit ausgedehntem Tumorbefall des parietalen und viszeralen Peritoneums (Kolon, Rektum) und komplett tumorös umgewandeltem Omentum majus. Der Uterus selbst war asymmetrisch, vergrößert und im Bereich der Serosa mit atypischen Gefäßen überzogen (Abb. 5.9). Im Schnellschnitt konnte das klinisch vermutete Sarkom zunächst nicht nachgewiesen werden. Erst die Immunhistochemie wies auf das UUS, wobei die Diagnose nicht einfach war, da sich zunächst nur ein hochmaligner, entdifferenzierter Tumor zeigte (Überprüfung durch Referenzpathologie). Auch in der distalen Scheide und am Os externum urethrae wurden die Sarkommanifestationen histologisch bestätigt, das apparative Staging (Thorax-CT) offenbarte wie bei der o. g. jungen Patientin (Abb. 5.8) eine ausgedehnte pulmonale Filialisierung. Es wurde eine palliative Chemotherapie initiiert.

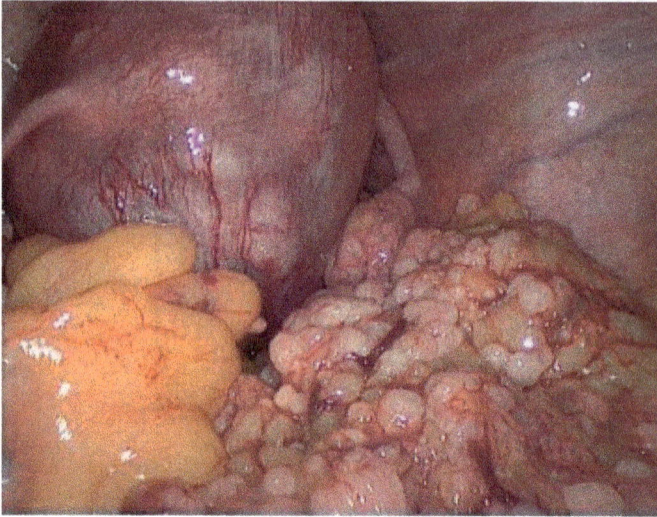

Abb. 5.9: UUS bei einer 54-jährigen Patientin. Vor dem Uterus das sarkomatös durchsetzte Omentum majus. Daneben bestanden Metastasen in der Vagina, Urethra und Lunge (Quelle: U. A. Ulrich, MLK Berlin).

Therapeutisch erfolgt bei auf den Uterus beschränkter Erkrankung die Hysterektomie ohne Morcellement. Zwar sind positive und paraaortale Lymphknoten – im Sinne eines Indikators – mit einer schlechteren Prognose des HG-ESS und UUS assoziiert, die Entfernung verbessert die Situation aber nicht, wohl auch wegen der häufigen okkulten Fernmetastasen, sodass die Lymphadenektomie ohne Einfluss auf das weitere Krankheitsgeschehen ist. Die Entfernung der Ovarien trägt ebenfalls nicht zur Verbesserung des Ausgangs bei, weshalb man bei jungen Frauen besser darauf verzichtet. Adjuvante chemo- und hormontherapeutische Bemühungen bleiben fast immer ohne Erfolg, aber man wird sie in Ermangelung einer Alternative im Einzelfall mit der Patientin diskutieren. Zur postoperativen adjuvanten Strahlentherapie gibt es widersprüchliche Studienergebnisse, sie wird letztlich nicht empfohlen, wenn eine vollständige Resektion des Tumors gelang. Bei intraabdominalen Rezidiven und isolierten Metastasen lehnt sich eine potenzielle palliative Chemotherapie an das Vorgehen beim LMS an (Schick et al. 2012, Denschlag et al. 2019, Oliva et al. 2019, Capozzi et al. 2020).

5.4 Adenosarkom

Wie bezeichnet, enthalten diese biphasischen Tumoren benigne epitheliale und maligne mesenchymale Anteile. Das Verhältnis der beiden Komponenten zueinander ist dabei variabel. Das seltene Adenosarkom (AS) macht nur 5 % aller uterinen Sarkome aus und wird in allen Altersklassen diagnostiziert – sogar betroffene Kinder und Adoleszentinnen wurden beschrieben – mit einem Schwerpunkt im sechsten und siebten Lebensjahrzehnt (Tab. 5.3). Es entwickelt sich gelegentlich auch aus einer Endometriose. Klinisch bedeutsam ist die Unterscheidung von Adenosarkomen mit oder ohne sarkomatöse Überwucherung *("sarcomatous overgrowth")*, die mit einer deutlich schlechteren Prognose assoziiert ist. Eine solche Überwucherung wird festgelegt, wenn die sarkomatöse Komponente ein Viertel oder mehr des Gesamttumorvolumens einnimmt; in den Überwucherungsbezirken gibt es folglich kein Epithel. Das prozentuale Verhältnis von AS mit oder ohne sarkomatöse Überwucherung zueinander wird in der Literatur von 10 zu 90 % bis 48 zu 52 % angegeben. Die epitheliale Komponente besteht beim AS aus endometrialen Drüsen, während der sarkomatöse Anteil bei den homologen AS in der Regel einem LG-ESS oder – seltener – einem HG-ESS, LMS oder UUS entspricht. Nicht selten finden sich aber auch heterologe Elemente eines Rhabdomyo-, Osteo-, Lipo- oder Chondrosarkoms. Ein heterologer Anteil kann sich fokal innerhalb eines sonst homologen Sarkoms oder auch als komplett heterologes Sarkom präsentieren – und umgekehrt kann ein heterologes AS eine homologe Sarkomkomponente beherbergen. Die histologische Abgrenzung eines AS vom Adenofibrom ist im Einzelfall recht schwierig. Immunhistochemisch besteht meistens Positivität für CD10 und WT1, PIK3/AKT/PTEN-Mutationen betreffen 70 %. Als Rarität kommen AS auch einmal extrauterin vor (Clement u. Scully 1990, Carroll et al. 2014, Friedlander et al. 2014, Nathenson et al. 2016, Nathenson u. Conley 2018, Köhler et al. 2016, Ulrich u. Denschlag 2018, Oliva et al. 2019).

Das Adenofibrom – eine mögliche Vorläuferläsion für das AS und ebenfalls ein Mischtumor – weist histologisch zwar benigne Kriterien auf, ihm ist aber eine gewisse Entartungstendenz zu eigen. Insofern ist auch hier die komplette operative Entfernung – und bei abgeschlossener Familienplanung die Hysterektomie – angezeigt (Oliva et al. 2019).

Anamnestisch berichten Patientinnen mit AS neben Blutungen häufiger über Beschwerden. In der vaginalen Sonographie kommt ein vergrößerter Uterus mit u. U. sichtbaren endokavitären Manifestationen zur Darstellung. Das AS wird – anders als die übrigen uterinen Sarkome – histologisch nicht selten durch die diagnostische Hysteroskopie und Abrasio, d. h. vor der Hysterektomie, erfasst (Abb. 5.10–5.12).

Therapeutisch steht wie bei den anderen Sarkomen die Hysterektomie ohne Morcellement im Vordergrund. Die Adnexe können bei jungen Patientinnen wahrscheinlich belassen werden; letztlich ist beim AS nicht entschieden, ob man sie exstirpieren sollte – prognostisch zeigte sich bisher kein Unterschied. Der Stellenwert der pelvinen und paraaortalen Lymphadenektomie ist auch bei dieser Sarkomentität nicht geklärt. Sie trägt nach den bisherigen Daten nicht zur Prognoseverbesserung bei (Gadducci et al. 2008, Nasioudis et al. 2017, Nathenson et al. 2018).

Tab. 5.3: FIGO- und TNM-Stadieneinteilung der Adenosarkome[a] des Uterus (FIGO 2018, nach Mbatani et al. 2018, Oliva et al. 2019).

FIGO I	**T1 Tumor ist auf den Uterus begrenzt**
FIGO IA	T1a Tumor begrenzt auf das Endometrium/Endozervix ohne myometrane Infiltration
FIGO IB	T1b Infiltration der Hälfte oder weniger des Myometriums
FIGO IC	T1c Infiltration von mehr als der Hälfte des Myometriums
FIGO II	**T2 Tumor breitet sich im Becken aus**
FIGO IIA	T2a Adnexbefall (ein- oder beidseitig)
FIGO IIB	T2b Befall anderer extrauteriner Beckengewebe, andere als Adnexe
FIGO III	**T3 Tumorausbreitung intraabdominal (mehr als nur Vorwölben in das Abdomen)**
FIGO IIIA	T3a eine Stelle
FIGO IIIB	T3b mehr als eine Stelle
FIGO IIIC	N1 befallene pelvine und/oder paraaortale Lymphknoten
FIGO IV	**Befall der Blase und/oder des Rektums und/oder Fernmetastasen**
FIGO IVA	T4 Befall der Blasen- und/oder Rektumsschleimhaut
FIGO IVB	M1 Fernmetastasen

[a] Simultane Tumoren des Corpus uteri und der Ovarien/des Beckens sollten beim Vorliegen einer ovariellen/pelvinen Endometriose unabhängig als primäre Tumoren klassifiziert werden.

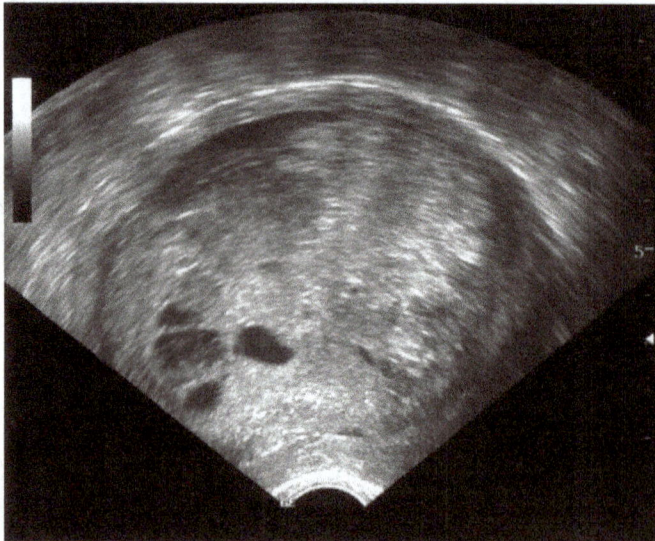

Abb. 5.10: Vaginalsonographische Darstellung eines Adenosarkoms des Uterus FIGO I bei einer 75-jährigen Patientin (Quelle: U. A. Ulrich, MLK Berlin).

Zur Frage einer adjuvanten Chemo- und Hormontherapie nach kompletter Resektion existieren keine verwertbaren Daten, die einen Vorteil für das Überleben belegen würden. Das gilt auch für eine adjuvante Radiotherapie, weshalb man beides nach kompletter Resektion nicht durchführt. Einzelne Autoren fanden sogar ein schlechteres Abschneiden der adjuvant nachbestrahlten Patientinnen. Bei sarkomatöser Überwucherung könnte vielleicht eine Chemotherapie diskutiert werden. Bei fortgeschrittenen, sarkomatös überwucherten Tumoren ist guter Rat teuer; man wird aber versuchen, sie operativ komplett zu entfernen. Abhängig vom Intervall seit der Erstdiagnose stellen Rezidive und isolierte Metastasen (zumeist pulmonale) erneut eine Anzeige für ein operatives Vorgehen dar. In palliativer Absicht kommen bei ER- und PR-positiven Tumoren Aromatasehemmer und Gestagene, ansonsten eine Monochemotherapie in Frage, ein Ansprechen wurde auf Ifosfamid und Doxorubicin gesehen. Man muss ehrlicherweise einräumen, dass allen therapeutischen Bemühungen in einer diffus metastasierten Situation nur wenig Erfolg beschieden ist (Seagle et al. 2016, Ulrich u. Denschlag 2018, Denschlag et al. 2019).

Die meisten AS werden im Stadium I diagnostiziert, die Prognose beträgt dann 60 bis 80 %. Prognosefaktoren sind myometrane Invasion, lymphovaskuläres Wachstum und vor allem heterologe Elemente. AS im Stadium FIGO IA ohne sarkomatöse Überwucherung gelten als prognostisch günstig und können diesbezüglich mit den LG-ESS verglichen werden, die Patientinnen bleiben durchschnittlich zu 75–85 % rezidivfrei, ein Überleben bis zu 96 % wurde beschrieben. In den Fällen > FIGO I ist die Wahrnehmung der AS als prognostisch eher indolente Tumoren bei einer Rezidivrate von wenigstens der Hälfte der Betroffenen nicht angebracht (Nathenson u. Conley 2018). Liegt eine sarkomatöse Überwucherung vor, darf von einer Prognose wie bei den HG-ESS und UUS ausgegangen werden, die Mortalität beträgt dann bis zu 75 %, in anderen Studien war das 5-Jahres-Überleben aber auch deutlich besser mit 50 bis 60 %. Rezidive treten bei Adenosarkomen u. U. noch nach vielen Jahren auf, was bei der Nachbeobachtung zu berücksichtigen ist (Nathenson et al. 2016, Ulrich u. Denschlag 2018, Tate et al. 2018).

Im Einzelfall ist bei jungen Frauen mit noch nicht abgeschlossener Familienplanung die uteruserhaltende Resektion von Adenosarkomen im Frühstadium versucht worden, wobei nur isolierte Befunde (FIGO IA) ohne lymphangisches Wachstum und vor allem ohne sarkomatöse Überwucherung in Frage kommen. Präoperativ bedarf es einer validen Einschätzung in der vaginalen Sonographie und der MRT. Nach kompletter Resektion – in der Regel durch operative Hysteroskopie – wird eine Gestagentherapie mit Megestrolazetat oder MPA zu überlegen sein (Denschlag et al. 2019, Zizolfi et al. 2021). Die junge Patientin muss in besonderer Weise eingebunden und über den noch experimentellen Charakter dieses Vorgehens aufgeklärt werden.

Falldarstellung

Wir haben eine 29-jährige Patientin in einer solchen Situation nach operativ-hysteroskopischer Resektion des Befundes begleitet. Sie wurde nach einem Jahr spontan schwanger und gebar durch Sectio ein gesundes Kind. Die durch uns mit dem Argument, das Schicksal nicht zu sehr herauszufordern, jetzt angeratene Hysterektomie lehnte sie zunächst ab, um einem weiteren Kind das Leben schenken zu können. Sie revidierte diese Entscheidung nach einigen Monaten jedoch und stimmte nun der Hysterektomie zu. Histologisch fanden sich am Uteruspräparat dann keine Residua mehr.

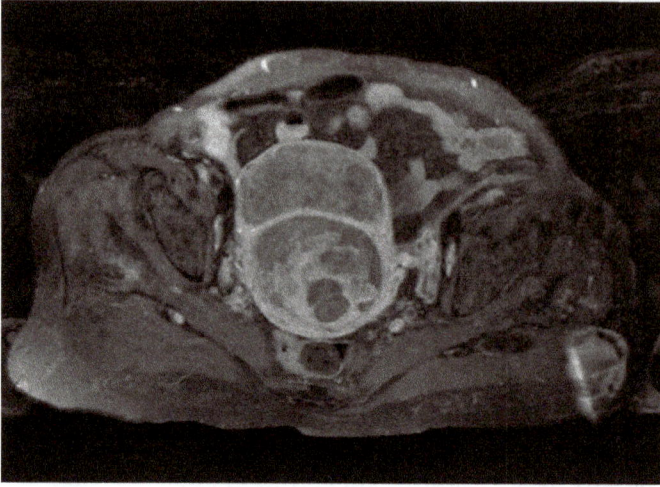

Abb. 5.11: Die korrespondierende MRT bei der Patientin aus Abb. 5.10 (Quelle: U. A. Ulrich und E. Lopez Hänninen, MLK Berlin).

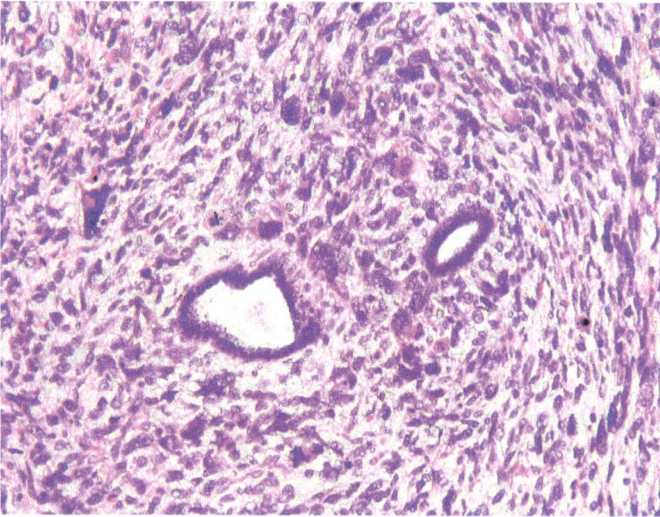

Abb. 5.12: Das histologische Bild des Adenosarkoms aus Abb. 5.10 und 5.11. In diesem Fall zeigte sich eine ausgesprochene sarkomatöse Überwucherung (Quelle: U. A. Ulrich und H. Neudeck, MLK Berlin).

5.5 PECome

PECome (perivaskuläre Epitheloidzell-Tumoren) werden erst seit etwa 20 Jahren als eigenständige Neoplasien wahrgenommen. Sie sind selten und bei bisher unbekannter histogenetischer Ableitung praktisch kaum zuzuordnen (Tab. 5.1). Im gesunden Zustand gibt es kein Gewebe, das sozusagen ihrem „normalen" Gegenstück entspräche. PECome weisen sowohl glattmuskuläre als auch melanozytäre Eigenschaften auf, wie der synonyme Begriff „myomelanozytärer Tumor" verdeutlicht. Fast 80 % der Betroffenen sind Frauen, die häufigste Manifestation mit ca. 20 % ist dabei die Gebärmutter. Die meisten Patientinnen mit PECom befinden sich noch in der Prämenopause bei einem Durchschnittsalter von etwa 50 Jahren. In bis zu 10 % besteht eine Assoziation mit der tuberösen Sklerose. Der Tumor macht sich durch Blutungsstörungen, selten auch durch Schmerzen oder ein Hämoperitoneum bemerkbar. In der präoperativen klinischen und sonographischen Untersuchung sowie intraoperativ wird man ihn zunächst am ehesten für ein Myom halten. Zwar hat es nicht an Bemühungen gefehlt, pathologisch-histologische Charakteristika zu definieren, die eine reproduzierbare Zuordnung in gut- oder bösartig erlaubt, aber klinisch kann der Tumor sowohl die eine als auch die andere Richtung einschlagen, manche PECome imponieren mit unklarem malignen Potenzial. Dennoch ist die Prognose insgesamt günstig. Man sollte diese Tumoren chirurgisch komplett entfernen; chemo- und radiotherapeutische Bemühungen haben enttäuscht. Eine Ausnahme stellen die mTOR-Inhibitoren dar, mit denen sich Remissionen bei fortgeschrittenen und metastasierten PEComen erreichen lassen (Bleeker et al. 2012, Conlon et al. 2015, Musella et al. 2015, Köhler et al. 2016, Liu et al. 2019, Fetsch u. Laskin 2019). Wir haben in vielen Jahren nur einen Fall einer jungen Frau mit uterinem PECom bei klinisch benignem Verlauf gesehen.

5.6 Vorgehen nach versehentlichem Morcellement eines Sarkoms

Es wird immer wieder einmal vorkommen, dass man nach uteruserhaltender Myomenukleation oder laparoskopischer suprazervikaler Hysterektomie und Morcellement von einer Sarkomhistologie überrascht wird. Glücklicherweise ist das ein sehr seltenes Ereignis, das in der Literatur zwischen 0,014 und knapp 0,5 % angegeben wird. Betrachtet man die Altersgruppe bis 40, dürfte die Rate noch niedriger anzusiedeln sein (Beckmann et al. 2015, Bojahr et al. 2015, Rey Valzacchi et al. 2020). Obwohl es schwierig ist, den Effekt eines solchen Umstandes bei der ohnehin sehr ernsten Prognose der uterinen Sarkome unabhängig zu analysieren, wird in den meisten – gleichwohl nicht allen – Publikationen dazu von einer weiteren Verschlechterung des Verlaufs ausgegangen (Raine-Bennett et al. 2016, Xu et al. 2019). Wie bereits angesprochen, gibt es kein bildgebendes Verfahren, mit dem präoperativ ein Myom von einem Sarkom sicher unterschieden werden kann (Kaganov et al. 2018). An einer

Punktzahl (score), die nach Berücksichtigung verschiedener anamnestischer Angaben und Befunde präoperativ mit hoher Verlässlichkeit die Unterscheidung zwischen Myom und Sarkom zuließe, wird gearbeitet (Köhler et al. 2019). Insgesamt wird man danach trachten, das Risiko bereits im Vorfeld zu reduzieren. Wachsamkeit ist geboten (s. auch Abschnitt 5.1):

– bei Größenzunahme eines bekannten Myoms oder bei neu aufgetretenem „Myom" bzw. einer unbekannten uterinen Raumforderung in der Postmenopause – insbesondere, wenn keine Östrogen-Gestagen-Substitution erfolgt. Ein Myom wächst nicht in der Postmenopause!
– bei Schmerzen, die als „wehenartig" oder „wie bei der Periode" beschrieben und auf den Uterus projiziert werden – vor allem in der Postmenopause. Ein Myom tut selten weh!
– bei vorausgegangener Tamoxifen- oder pelviner Teletherapie
– wenn ein PTEN-, Lynch-, Li-Fraumeni- oder ein anderes hereditäres Tumorsyndrom vorliegt

Bestehen diesbezüglich Hinweise, ist ein Morcellement ganz sicher keine glückliche Entscheidung. Welche überzeugende Indikation soll es z. B. für eine LASH in der Postmenopause geben, wenn ein Uterus myomatosus bis dahin kein Problem war? Auf der anderen Seite kann eine junge Frau mit Kinderwunsch und einem großen, das Cavum uteri deformierenden Myom, mithin also einer guten Indikation für dessen Entfernung, nicht einer offenen totalen Hysterektomie unterzogen werden. Bei dieser Patientinnengruppe wäre das Verbot eines laparoskopischen Vorgehens mit Morcellement geradezu weltfremd.

> Vorsicht mit morcellierenden Verfahren in der Postmenopause.

Wenn es also passiert ist, sollte die betroffene Patientin ohne unnötigen Verzug reoperiert werden mit genauester Exploration des gesamten Abdomens, Entfernung der Zervix, falls eine LASH erfolgte, sowie aller sichtbaren Manifestationen. Da das Omentum majus auch bei einer Leiomyomatose (das wäre z. B. eine prognostisch günstigere aber nicht zwingend harmlose, potenzielle Folge eines Morcellements bei einem benignen Myom, s. Abschnitt 5.2.1) nicht selten viele solcher Myomknoten enthält, verdient es bei der Nachoperation besondere Aufmerksamkeit und sollte nach unserer Erfahrung großzügig entfernt werden. Postoperativ stellt sich die Frage nach einer Chemotherapie (bei einem LG-ESS vielleicht einer endokrinen Therapie), auch wenn es keine wissenschaftlichen Daten gibt, ob man damit etwas verbessert. Spezielle Bergesäcke, innerhalb derer das laparoskopische Morcellement durchgeführt werden kann, vermögen eine Kontamination mit Tumorzellen sicherlich zu reduzieren, aber nicht sicher auszuschließen. Letztlich gilt es, die Patientin gut in die Entscheidung einzubeziehen (ACOG 2019, Zullo et al. 2020).

5.7 Genitale Rhabdomyosarkome

Rhabdomyosarkome (RMS) repräsentieren mit ca. 60 % die häufigsten Weichteilsarkome bei Kindern und Jugendlichen bis zum 21. Lebensjahr. Vagina, Zervix und Uterus sind dabei besonders wichtige Manifestationsorte mit etwa 10 % der RMS bei Mädchen. Betrifft der Befall der Vagina besonders Säuglinge und Kleinkinder bei einem mittleren Alter von 1,9 Jahren, sind es bei der Zervix die jungen Adoleszentinnen mit durchschnittlich 13–14 Jahren. Fast 90 % aller Fälle werden bei Kindern unter 5 Jahren diagnostiziert. Auch wenn der pädiatrische Onkologe diese Kinder primär betreut, sind wir als Gynäkologen – gerade bei den älteren Mädchen – nicht selten konsiliarisch involviert (Minard-Colin et al. 2018).

Es werden derzeit vor allem folgende Formen unterschieden:
– embryonale RMS (Subtypen: Sarcoma botryoides, anaplastisches RMS),
– pleomorphe RMS,
– alveoläre RMS.

Alveoläre und pleomorphe RMS haben dabei eine deutlich schlechtere Prognose als die häufigeren embryonalen RMS. Die Kinder präsentieren sich mit vaginalen Blutungen bzw. einer entsprechenden symptomatischen Raumforderung tief im Becken. Die histologische Sicherung durch Biopsie ist die zentrale Maßnahme im Rahmen der diagnostischen Abklärung. Das Staging beinhaltet neben den üblichen Untersuchungen durch CT/MRT Knochenmarkbiopsien und eine Knochenszintigraphie. Waren in früheren Zeiten nicht selten radikale Resektionen mit gravierenden Folgen für die Kinder die als richtig angesehene therapeutische Entscheidung, ist heute die primäre Operation kleinen Befunden vorbehalten, bei denen eine unproblematische organerhaltende R0-Resektion möglich ist. Alle anderen Betroffenen werden einer primären (neoadjuvanten) Polychemotherapie zugeführt, deren Intensität von der initialen Risikokonstellation abhängt. Anschließend erfolgt die Re-Evaluation und Festlegung der operativen Therapie mit dem Ziel des Organ- und damit Fertilitätserhalts; nicht selten wird dieser Teil der Behandlung mit einer Bestrahlung – oft auch als Brachytherapie – kombiniert. Bei primärer Operation schließt sich die Chemotherapie adjuvant an (ohne letztere ist eine adäquate Therapie der RMS derzeit kaum möglich). Inzwischen konnte bei den juvenilen genitalen RMS ein Langzeitüberleben in etwa 90 % der Fälle erreicht werden. Molekulargenetisch wird aktuell die Assoziation der RMS mit zugrunde liegenden DICER1-Variationen untersucht (Kirsch et al. 2014, Minard-Collin et al. 2018, Denschlag et al. 2019, Lautz et al. 2020, Apellaniz-Ruitz et al. 2021)

Primäre RMS bei erwachsenen Frauen kommen sehr selten vor; eher sieht der Pathologe eine RMS-Komponente in einem anderen uterinen Sarkom, z. B. in einem AS. Die RMS Erwachsener betreffen mehrheitlich die Zervix. Klinisch zeigen sie sich gern als „Polypen". Im Gegensatz zu Kindern und Adoleszentinnen ist bei den erwachsenen Frauen die Hysterektomie anzuraten. Adjuvant erfolgen mit wenigen

Ausnahmen eine Tele- und Chemotherapie. Bevorzugte Therapeutika hierbei sind Vincristin/Actinomycin D bzw. das VAC-Schema. Die Prognose der embryonalen RMS ist insgesamt günstiger als die der LMS oder HG-ESS/UUS (Köhler et al. 2016, Denschlag et al. 2019)

5.8 Seltene Sarkommanifestationen in den weiblichen Reproduktionsorganen

Sarkome der Ovarien, Tuben, der Vulva und Vagina sind Raritäten, die weniger als 1 % aller gynäkologischen Malignome ausmachen und hier der Vollständigkeit halber kurz erwähnt werden. Es existieren wegen der Seltenheit keine größeren Erfahrungen bezüglich einer bestmöglichen Therapie; die meisten Publikationen dazu sind Fallberichte (Vang 2019, Schwartz u. Vang 2019, Libertini et al. 2021).

5.8.1 Vulva und Vagina

Die embryonalen RMS der Vagina (z. B. Sarcoma botryoides) wurden in Abschnitt 5.7 besprochen. Daneben gibt es einzelne Mitteilungen über vaginale Stromasarkome (Endometrioseassoziation), Fibro- und Angiosarkome und weltweit etwa 65 berichtete Fälle von LMS der Scheide bei erwachsenen Frauen (Nucci et al. 2019). An der Vulva sind daneben wenige Fälle sogenannter synovialer Sarkome bei jungen Mädchen (Sumathi et al. 2011), von Dermatofibrosarcoma protuberans (Pascual et al. 2010) und Ewing-Sarkomen (Kelling et al. 2011) beschrieben worden.

5.8.2 Ovar

Das LG-ESS repräsentiert wahrscheinlich den wichtigsten mesenchymalen Tumor des Ovars. Für die meisten Fälle wird dabei eine Entwicklung auf dem Boden einer Endometriose angenommen. Weiterhin gibt es im Ovar undifferenzierte Sarkome, Myxome, Leio- und Rhabdomyosarkome, Angiosarkome, Chondro- und Osteosarkome und maligne mesenchymale Tumoren, die aus reifen Teratomen stammen und dann als Keimzelltumoren klassifiziert werden. Die histologische Differenzierung zwischen primär keimzelligem oder mesenchymal-ovariellem Ursprung kann dabei äußerst schwierig sein. Ovarielle Sarkome schreiten klinisch meistens rasch fort (Schmidt u. Ulrich 2014, Schwartz u. Vang 2019, Maniar u. Vang 2019, Libertini et al. 2021).

5.8.3 Tube

In der Tube wurden bisher ESS, LMS, Adenosarkome, Chondrosarkome sowie synoviale Sarkome beschrieben (Mitsuhashi et al. 2007, Xia et al. 2018, Vang 2019).

5.9 Nachsorge

Die Nachsorge bei genitalen Sarkomen wird in Anlehnung an die entsprechenden Karzinome empfohlen. Anlässlich der Konsultation, die in den ersten 2 bis 3 Jahren alle 3 Monate stattfindet, sollte eine sorgfältige symptomorientierte Zwischenanamnese erhoben werden und eine klinisch-gynäkologische Untersuchung erfolgen (rektovaginale Palpation, Spekulumeinstellung, Vaginalsonographie). Spezifische Tumormarker sind bisher nicht bekannt. Zwar ist der regelmäßige Einsatz einer Schnittbildgebung wie CT und MRT den Nachweis eines Vorteils für das Überleben bisher schuldig geblieben, aber bei den Sarkomen im Einzelfall vielleicht dennoch eine überlegenswerte Option (Denschlag et al. 2019, Tab. 5.4 und Tab. 5.5).

Tab. 5.4: Nachsorge bei Sarkomen.

Untersuchung	Aussage
Zwischenanamnese (Eigenbeobachtungen der Patientin)	oft wegweisend für das weitere Vorgehen
Inspektion, Spekulumuntersuchung	makroskopisches Scheidenrezidiv
Zytologie vom Scheidenende	nein
vaginale/rektovaginale Palpation	Lokalrezidiv (Vagina, Becken)
ggf. vaginale Sonographie	pelvines Rezidiv
ggf. Nierensonographie	Harnstau als Hinweis auf Beckenwandrezidiv oder Therapiefolgen (nach OP)
Schnittbildgebung (MRT, CT)	im Gegensatz zu den Karzinomen durchaus eine Option

Die Untersuchungen erfolgen in den ersten 2 bis 3 Jahren nach der Primärtherapie vierteljährlich, dann zunächst halbjährlich.

Tab. 5.5: Synopsis Sarkome des Uterus.

Häufigkeit	selten: 3–8 % der Uterusmalignome, geschätzt etwa 200–400 Frauen/Jahr in Deutschland
Prävention	keine
Vorstufen	im eigentlichen Sinne für LMS, HG-ESS und UUS nicht bekannt
	beim LG-ESS: endometrialer Stromaknoten als Vorläuferläsion beschrieben; für LG-ESS und AS: Endometrioseassoziation erwähnenswert
Frühsymptome	keine; u. U. Regeltypusstörungen bei Patientinnen in der Prämenopause
Symptome	unspezifisch: Postmenopauseblutung, Regeltypusstörungen, erst im fortgeschrittenen Stadium pelvine Symptome (Schmerzen)
Diagnose	mit Regelmäßigkeit **Überraschungsbefund nach Hysterektomie** oder nach Entfernung eines vermeintlichen Myoms
	Cave: bei **HSK/Abrasio häufig falsch negativer Befund!**
Ausbreitungsdiagnostik	vaginale Sonographie, Becken-MRT, Abdomen- und Thorax-CT; häufig bei Diagnosestellung bereits Fernmetastasen
Therapie	Standard: totale Hysterektomie ohne Morcellement, bei bestimmten Konstellationen ggf. adjuvante Chemotherapie (schwache Datenlage, wegen der geringen Inzidenz kaum ausreichende Fallzahlen in den vorliegenden Fallkontroll-Studien)
	Besonderheit beim LG-ESS: Ansprechen auf eine endokrine Therapie (Gestagene, Aromatasehemmer)
Prognose (5-Jahres-Überleben)	LMS Stadium I 50–75 %, Stadium IV 15–30 %
	HG-ESS, UUS und AS mit sarkomatöser Überwucherung: fast immer fatal, selten im Frühstadium diagnostiziert
	LG-ESS: ausgesprochen gut, Stadium I 90 bis fast 100 %, Stadien III–IV immer noch 40–80 %, Spätrezidive nach bis zu 30 Jahren
	AS Stadium I ohne sarkomatöse Überwucherung: ähnlich gut wie beim LG-ESS
Östrogen-/Gestagen-substitution	nicht systematisch untersucht; nicht zu empfehlen bei LG-ESS

Literatur

Abu-Rustum NR, Curtin JP, Burt M, Jones WB. Regression of uterine low-grade smooth-muscle tumors metastatic to the lung after oophorectomy. Obstet Gynecol 1997;89:850–2.

ACOG Committee Opinion No. 770: Uterine Morcellation for Presumed Leiomyomas. Obstet Gynecol 2019;133(3):e238–48.

Ali RH, Rouzbahman M. Endometrial stromal tumours revisited: an update based on the 2014 WHO classification. J Clin Pathol 2015;68:325–32.

Apellaniz-Ruiz M, McCluggage WG, Foulkes WD. DICER1-associated embryonal rhabdomyosarcoma and adenosarcoma of the gynecologic tract: Pathology, molecular genetics, and indications for molecular testing. Genes Chromosomes Cancer 2021;60(3):217–33.

Bartosch C, Afonso M, Pires-Luís AS, et al. Distant Metastases in Uterine Leiomyosarcomas: The Wide Variety of Body Sites and Time Intervals to Metastatic Relapse. Int J Gynecol Pathol 2017;36 (1):31–41.

Beckmann MW, Juhasz-Böss I, Denschlag D, et al. Surgical Methods for the Treatment of Uterine Fibroids – Risk of Uterine Sarcoma and Problems of Morcellation: Position Paper of the DGGG. Geburtshilfe Frauenheilkd 2015;75(2):148–64.

Bell SW, Kempson RL, Hendrickson MR. Problematic uterine smooth muscle neoplasms. A clinicopathologic study of 213 cases. Am J Surg Pathol 1994;18:535–58.

Bleeker JS, Quevedo JF, Folpe AL. „Malignant" perivascular epitheloid cell neoplasm: Risk stratification and treatment strategies. Sarcoma 2012;2012:541626.

Bojahr B, De Wilde RL, Tchartchian G. Malignancy rate of 10,731 uteri morcellated during laparoscopic supracervical hysterectomy (LASH). Arch Gynecol Obstet 2015;292(3):665–72.

Buttram VC Jr, Reiter RC. Uterine leiomyomata: etiology, symptomatology, and management. Fertil Steril 1981;36:433–45.

Capozzi VA, Monfardini L, Ceni V, et al. Endometrial stromal sarcoma: A review of rare mesenchymal uterine neoplasm. J Obstet Gynaecol Res 2020;46(11):2221–36.

Carroll A, Ramirez PT, Westin SN, et al. Uterine adenosarcoma: an analysis on management, outcomes, and risk factors for recurrence. Gynecol Oncol 2014;135(3):455–61.

Chae SH, Shim SH, Chang M, et al. Effect of adjuvant therapy on the risk of recurrence in early-stage leiomyosarcoma: A meta-analysis. Gynecol Oncol 2019;154(3):638–50.

Clement PB, Scully RE. Mullerian adenosarcoma of the uterus: a clinicopathologic analysis of 100 cases with a review of the literature. Hum Pathol 1990;21:363–81.

Conlon N, Soslow RA, Murali R. Perivascular epithelioid tumours (PEComas) of the gynaecological tract. J Clin Pathol 2015;68(6):418–26.

D'Angelo E, Prat J. Uterine sarcomas: a review. Gynecol Oncol 2010;116:131–9.

Denschlag D, Ackermann S, Battista MJ, et al. Sarcoma of the Uterus. Guideline of the DGGG and OEGGG (S2k Level, AWMF Register Number 015/074, February 2019). Geburtshilfe Frauenheilkd 2019;79(10):1043–60.

Donnez O, Marbaix E, Van Ruyssevelt P, Mitri S, Donnez J. Cardiac and gingival metastasis after total abdominal hysterectomy with bilateral salpingo-oophorectomy for primary uterine epithelioid angiosarcoma: case report and review of the literature. Gynecol Surg 2011;8:207–12.

Fadare O. Heterologous and rare homologous sarcomas of the uterine corpus: a clinicopathologic review. Adv Anat Pathol 2011;18:60–74.

Fetch JF, Laskin WB. Soft Tissue Lesions Involving Female Reproductive Organs. In: Kurman RJ, Hedrick Ellenson L, Ronnett BM (Hrsg). Blaustein's Pathology of the Female Genital Tract, 7th Edition. Cham: Springer, 2019.

Friedlander ML, Covens A, Glasspool RM, et al. Gynecologic Cancer InterGroup (GCIG) consensus review for mullerian adenosarcoma of the female genital tract. Int J Gynecol Cancer 2014;24 (9 Suppl 3):S78–82.

Friedman CF, Hensley ML. Options for Adjuvant Therapy for Uterine Leiomyosarcoma. Curr Treat Options Oncol 2018;19(2):7. doi: 10.1007/s11864-018-0526-0.

Gadducci A, Cosio S, Romanini A, Genazzani AR. The management of patients with uterine sarcoma: a debated clinical challenge. Crit Rev Oncol Hematol 2008;65:129–42.

Gadducci A. Prognostic factors in uterine sarcoma. Best Pract Res Clin Obstet Gynaecol 2011;25 (6):783–95.

Gadducci A, Guerrieri ME. Pharmacological treatment for uterine leiomyosarcomas. Expert Opin Pharmacother 2015;16(3):335–46.

van der Graaf WT, Blay JY, Chawla SP, et al.; EORTC Soft Tissue and Bone Sarcoma Group; PALETTE study group. Pazopanib for metastatic soft-tissue sarcoma (PALETTE): a randomised, double-blind, placebo-controlled phase 3 trial. Lancet. 2012;379(9829):1879–86.

Guntupalli SR, Ramirez PT, Anderson ML, et al. Uterine smooth muscle tumor of uncertain malignant potential: a retrospective analysis. Gynecol Oncol 2009;113:324–326.

Heinig J, Neff A, Cirkel U, Klockenbusch W. Recurrent leiomyomatosis peritonealis disseminata after hysterectomy and bilateral salpingo-oophorectomy during combined hormone replacement therapy. Eur J Obstet Gynecol Reprod Biol 2003;111:216–8.

Hensley ML, Wathen JK, Maki RG, et al. Adjuvant therapy for high-grade, uterus-limited leiomyosarcoma: results of a phase 2 trial (SARC 005). Cancer 2013;119(8):1555–61.

Horn LC, Schmidt D, Fathke C, Ulrich U. Neue FIGO Stadieneinteilung für Uterussarkome. Pathologe 2009;30:302–3.

Horn LC, Höhn AK, Denschlag D, Follmann M, Schmidt D. Interdisciplinäre S2k Leitlinie für die Diagnostik und Therapie uteriner Sarkome: Empfehlungen für die chirurgische Pathologie. Pathologe 2020;41(6):621–33.

Juhasz-Böss I, Gabriel L, Bohle RM, et al. Uterine Leiomyosarcoma. Oncol Res Treat 2018;41(11):680–6.

Kaganov H, Ades A, Fraser DS. Preoprative magnetic resonance imaging diagnostic features of uterine leiomyosarcoms: a systematic review. Int J Technol Assess Health Care 2018;34(2):172–9.

Kapp DS, Shin JY, Chan JK. Prognostic factors and survival in 1396 patients with uterine leiomyosarcomas: emphasis on impact of lymphadenectomy and oophorectomy. Cancer 2008;112:820–30.

Kayser K, Zink S, Schneider T, et al. Benign metastasizing leiomyoma of the uterus: documentation of clinical, immunohistochemical and lectin-histochemical data of ten cases. Virchows Arch 2000;437:284–92.

Kelling K, Noack F, Altgassen C, et al. Primary metastasized extraskeletal Ewing sarcoma of the vulva: report of a case and review of the literature. Arch Gynecol Obstet 2012;285(3):785–9.

Kirsch CH, Goodman M, Easiashvili N. Outcome of female pediatric patients diagnosed with genital tract rhabdomyosarcoma based on analysis of cases registered in SEER database between 1973 and 2006. Am J Clin Oncol 2014;37:47–50.

Köhler G, Evert M, Evert K, Zygmunt M. Sarkome des weiblichen Genitale. Bd. I: Glattmuskuläre und stromale Tumoren. Bd. II: Andere seltene Sarkome, Mischtumoren, genitale Sarkome und Schwangerschaft. Berlin – New York: De Gruyter, 2016.

Köhler G, Vollmer M, Nath N, et al. Benign uterine mass-discrimination from leiomyosarcoma by a preoperative risk score: a multicenter cohort study. Arch Gynecol Obstet 2019;300(6):1719–27.

Lautz TB, Martelli H, Fuchs J, et al.; INSTRuCT group. Local treatment of rhabdomyosarcoma of the female genital tract: Expert consensus from the Children's Oncology Group, the European Soft-Tissue Sarcoma Group, and the Cooperative Weichteilsarkom Studiengruppe. Pediatr Blood Cancer 2020:e28601. doi: 10.1002/pbc.28601.

Lentz SE, Zaritsky E, Tucker LY, et al. Prediction of Occult Uterine Sarcoma before Hysterectomy for Women with Leiomyoma or Abnormal Bleeding. J Minim Invasive Gynecol 2020;27(4):930–7.e1.

Lewis N, Soslow RA, Delair DF, et al. ZC3H7B-BCOR high-grade endometrial stromal sarcomas: a report of 17 cases of a newly defined entity. Mod Pathol 2018;31(4):674–84.

Libertini M, Hallin M, Thway K, et al. Gynecological Sarcomas: Molecular Characteristics, Behavior, and Histology-Driven Therapy. Int J Surg Pathol 2021;29(1):4–20.

Lissoni A, Cormio G, Bonazzi C, et al. Fertility-sparing surgery in uterine leiomyosarcoma. Gynecol Oncol 1998;70:348–50.

Liu CH, Chao WT, Lin SC, et al. Malignant perivascular epithelioid cell tumor in the female genital tract: Preferred reporting items for systematic reviews and meta-analyses. Medicine (Baltimore) 2019;98(2):e14072. doi: 10.1097/MD.0000000000014072.

Maniar KP, Vang R. Germ Cell Tumors of the Ovary. In: Kurman RJ, Hedrick Ellenson L, Ronnett BM (Hrsg). Blaustein's Pathology of the Female Genital Tract, 7th Edition. Cham: Springer, 2019.

Matsuzaki S, Matsuzaki S, Chang EJ, et al. Surgical and oncologic outcomes of hyperthermic intraperitoneal chemotherapy for uterine leiomyosarcoma: A systematic review of literature. Gynecol Oncol 2021:S0090-8258(20)34247-5. doi:10.1016/j.ygyno.2020.12.032.

Mbatani N, Olawaiye AB, Prat J. Uterine sarcomas. Int J Gynaecol Obstet 2018;143 Suppl 2:51–58.

Minard-Colin V, Walterhouse D, Bisogno G, et al.; International Society of Pediatric Oncology Sarcoma Committee, the Children's Oncology Group, the Italian Cooperative Soft Tissue Sarcoma Group, and the European pediatric Soft tissue sarcoma Study Group. Localized vaginal/uterine rhabdomyosarcoma-results of a pooled analysis from four international cooperative groups. Pediatr Blood Cancer 2018;65(9):e27096. doi: 10.1002/pbc.27096.

Mitsuhashi A, Nagai Y, Suzuka K, et al. Primary synovial sarcoma in fallopian tube: case report and literature review. Int J Gynecol Pathol. 2007;26(1):34–7.

Müller F, Kühn K, Neudeck H, Siedentopf N, Ulrich U. Disseminated peritoneal leiomyomatosis with endometriosis. J Min Invas Gynecol 2012;19:380–2.

Musella A, De Felice F, Kyriacou AK, et al. Perivascular epithelioid cell neoplasm (PEComa) of the uterus: A systematic review. Int J Surg 2015;19:1–5.

Nasioudis D, Chapman-Davis E, Frey M, Holcomb K. Safety of ovarian preservation in premenopausal women with stage I uterine sarcoma. J Gynecol Oncol 2017;28(4):e46. doi:10.3802/jgo.2017.28.e46.

Nasioudis D, Mastroyannis SA, Latif NA, et al. Effect of bilateral salpingo-oophorectomy on the overall survival of premenopausal patients with stage I low-grade endometrial stromal sarcoma; a National Cancer Database analysis. Gynecol Oncol 2020;157(3):634–8.

Nathenson MJ, Ravi V, Fleming N, Wang WL, Conley A. Uterine Adenosarcoma: a Review. Curr Oncol Rep 2016;18(11):68. doi: 10.1007/s11912-016-0552-7.

Nathenson MJ, Conley AP. Prognostic factors for uterine adenosarcoma: a review. Expert Rev Anticancer Ther 2018;18(11):1093–100.

Nathenson MJ, Conley AP, Lin H, et al. The Importance of Lymphovascular Invasion in Uterine Adenosarcomas: Analysis of Clinical, Prognostic, and Treatment Outcomes. Int J Gynecol Cancer 2018;28(7):1297–310.

Nucci MR, Zaino RJ, Kurman RJ. Diseases of the Vagina. In: Kurman RJ, Hedrick Ellenson L, Ronnett BM (Hrsg). Blaustein's Pathology of the Female Genital Tract, 7th Edition. Cham: Springer, 2019.

Oliva E. Cellular mesenchymal tumors of the uterus: a review emphasizing recent observations. Int J Gynecol Pathol 2014;33(4):374–84.

Oliva E, Caracangiu ML, Carinelli SG, et al. Tumors of the uterine corpus. Mesenchymal tumors. In: Kurman RJ, Caracangiu ML, Herrington CS, Young RH (eds). WHO classification of tumors of female reproductive organs. 4th ed. IARC: Lyon, 2014.

Oliva E, Zaloudek CJ, Soslow RA. Mesenchymal Tumors of the Uterus. In: Kurman RJ, Hedrick Ellenson L, Ronnett BM (Hrsg). Blaustein's Pathology of the Female Genital Tract, 7th Edition. Cham: Springer, 2019.

Parker WH, Fu YS, Berek JS. Uterine sarcoma in patients operated on for presumed leiomyoma and rapidly growing leiomyoma. Obstet Gynecol 1994;83:414–8.

Parra-Herran C, Howitt BE. Uterine Mesenchymal Tumors: Update on Classification, Staging, and Molecular Features. Surg Pathol Clin 2019;12(2):363–96.

Pascual A, Sánchez-Martínez C, Moreno C, et al. Dermatofibrosarcoma protuberans with areas of giant cell fibroblastoma in the vulva: a case report. Eur J Gynaecol Oncol 2010;31(6):685–9.

Raine-Bennett T, Tucker LY, Zaritsky E, et al. Occult Uterine Sarcoma and Leiomyosarcoma: Incidence of and Survival Associated With Morcellation. Obstet Gynecol 2016;127(1):29–39.

Reed NS. The management of uterine sarcomas. Clin Oncol (R Coll Radiol) 2008;20:470–8.

Reich O, Regauer S, Urdl W, Lahousen M, Winter R. Expression of oestrogen and progesterone receptors in low-grade endometrial stromal sarcomas. Br J Cancer 2000;82:1030–4.

REGSA. https://www.ago-online.de/fileadmin/ago-online/downloads/REGSA_-_Deutsche_prospektive_Registerstudie_zur_Erfassung_der_Behandlungspraxis_von_gynaekologischen_Sarkomen_in_der_klinischen_Routine.pdf (Zugriff: 7.3.2021).

Reich O, Regauer S. Survey of adjuvant hormone therapy in patients after endometrial stromal sarcoma. Eur J Gynaecol Oncol 2006;27:150–2.

Rey Valzacchi GM, Rosas P, Uzal M, Gil SJ, Viglierchio VT. Incidence of Leiomyosarcoma at Surgery for Presumed Uterine Myomas in Different Age Groups. J Minim Invasive Gynecol. 2020;27 (4):926–9.

Ricci S, Stone RL, Fader AN. Uterine leiomyosarcoma: Epidemiology, contemporary treatment strategies and the impact of uterine morcellation. Gynecol Oncol 2017;145(1):208–16.

Rivera JA, Christopoulos S, Small D, Trifiro M. Hormonal manipulation of benign metastasizing leiomyomas: report of two cases and review of the literature. J Clin Endocrinol Metab 2004;89: 3183–8.

Roberts ME, Aynardi JT, Chu CS. Uterine leiomyosarcoma: A review of the literature and update on management options. Gynecol Oncol 2018;151(3):562–72.

Sampath S, Schultheiss TE, Ryu JK, Wong JY. The role of adjuvant radiation in uterine sarcomas. Int J Radiat Oncol Biol Phys 2010;76:728–34.

Schauta F. Lehrbuch der gesammten Gynäkologie. Erster Theil, 2. Aufl. Leipzig – Wien: Franz Deuticke, 1897.

Schick U, Bolukbasi Y, Thariat J, et al. Outcome and prognostic factors in endometrial stromal tumors: a Rare Cancer Network study. Int J Radiat Oncol Biol Phys 2012;82(5):e757–63.

Schmidt D, Ulrich U. Endometriose-assoziierte Ovarialtumoren. Pathologe 2014;35(4):348–54.

Schwartz LE, Vang R. Nonspecific Tumors of the Ovary, Including Mesenchymal Tumors. In: Kurman RJ, Hedrick Ellenson L, Ronnett BM (Hrsg). Blaustein's Pathology of the Female Genital Tract, 7th Edition. Cham: Springer, 2019.

Seagle BL, Kanis M, Strohl AE, Shahabi S. Survival of women with Mullerian adenosarcoma: A National Cancer Data Base study. Gynecol Oncol 2016;143:636–41.

Seagle BL, Sobecki-Rausch J, Strohl AE, et al. Prognosis and treatment of uterine leiomyosarcoma: A National Cancer Database study. Gynecol Oncol 2017a;145(1):61–70.

Seagle BL, Shilpi A, Buchanan S, Goodman C, Shahabi S. Low-grade and high-grade endometrial stromal sarcoma: A National Cancer Database study. Gynecol Oncol 2017b;146(2):254–62.

Seddon BM, Davda R. Uterine sarcomas – recent progress and future challenges. Eur J Radiol 2011;78:30–40.

Senay S, Kaya U, Cagil H, Demirkiran F, Alhan C. Surgical management of intravenous leiomyoma with cardiac extension. Do we need total circulatory arrest? Thorac Cardiovasc Surg 2007;55:322–3.

Sumathi VP, Fisher C, Williams A, et al. Synovial sarcoma of the vulva and vagina: a clinicopathologic and molecular genetic study of 4 cases. Int J Gynecol Pathol 2011;30(1):84–91.

Tap WD, Jones RL, Van Tine BA, et al. Olaratumab and doxorubicin versus doxorubicin alone for treatment of soft-tissue sarcoma: an open-label phase 1b and randomised phase 2 trial. Lancet 2016;388(10043):488–97.

Tap WD, Wagner AJ, Schöffski P, et al.; ANNOUNCE Investigators. Effect of Doxorubicin Plus Olaratumab vs Doxorubicin Plus Placebo on Survival in Patients With Advanced Soft Tissue Sarcomas: The ANNOUNCE Randomized Clinical Trial. JAMA 2020;323(13):1266–76.

Tate K, Watanabe R, Yoshida H, et al. Uterine adenosarcoma in Japan: Clinicopathologic features, diagnosis and management. Asia Pac J Clin Oncol 2018;14(4):318–25.

Ulrich UA, Denschlag D. Uterine adenosarcoma. Oncol Res Treat 2018;41:693–6.

Vang R. Diseases of the Fallopian Tube and Paratubal Region. In: Kurman RJ, Hedrick Ellenson L, Ronnett BM (Hrsg). Blaustein's Pathology of the Female Genital Tract, 7th Edition. Cham: Springer, 2019.

Vilos GA, Marks J, Ettler HC, et al. Uterine smoothe muscle tumors of uncertain malignant potential: Diagnostic challenges and therapeutic dilemmas. Report of 2 cases and review of the literature. J Min Invas Gynecol 2012;19:288–95.

Xia LF, Ye S, Shen XX, et al. Primary leiomyosarcoma of the fallopian tube: Three case reports and review of the literature. Taiwan J Obstet Gynecol 2018;57(3):456–61.

Xu X, Lin H, Wright JD, et al. Association Between Power Morcellation and Mortality in Women With Unexpected Uterine Cancer Undergoing Hysterectomy or Myomectomy. J Clin Oncol 2019;37(35):3412–24.

Yamaguchi M, Erdenebaatar C, Saito F, et al. Long-Term Outcome of Aromatase Inhibitor Therapy With Letrozole in Patients With Advanced Low-Grade Endometrial Stromal Sarcoma. Int J Gynecol Cancer 2015;25(9):1645–51.

Zaloudek CJ, Hendrickson MR, Soslow RA. Mesenchymal Tumors of the Uterus. In: Kurman RJ, Hedrick Ellenson L, Ronnett BM (Hrsg). Blaustein's Pathology of the Female Genital Tract, 6th Edition. New York – Dodrecht – Heidelberg – London: Springer, 2011.

Zivanovic O, Leitao MM, Iasonos A, et al. Stage-specific outcomes of patients with uterine leiomyosarcoma: a comparison of the international federation of gynecology and obstetrics and American joint committee on cancer staging systems. J Clin Oncol 2009;27:2066–72.

Zizolfi B, Foreste V, Di Spiezio Sardo A, et al. Fertility sparing management of uterine adenosarcoma: Case report and literature review. Facts Views Vis Obgyn 2021;12(4):315–8.

Zullo F, Venturella R, Raffone A, Saccone G. In-bag manual versus uncontained power morcellation for laparoscopic myomectomy. Cochrane Database Syst Rev. 2020;5(5):CD013352. doi: 10.1002/14651858.CD013352.pub2.

„... Dann sind es also die Eierstöcke, sagte Brigitte fast erleichtert zu mir und war froh, dass es kein Brustkrebs war. Ich wusste in diesem Moment nicht so recht, ob das wirklich das kleinere Übel darstellte, war aber auch etwas erleichtert, dass man nun endlich überhaupt etwas gefunden hatte. Operation und Chemotherapie, in dieser Reihenfolge sollte es weitergehen. Und es sollte schnell gehen [...].

Alle 3 Monate holte uns die gnadenlose Realität aber ohnehin wieder ein, denn dies waren die Abstände, in denen Brigitte zu den medizinischen Nachuntersuchungen erscheinen musste. Ihre Erkrankung galt offiziell als unheilbar, die Nachkontrollen waren entsprechend engmaschig und umfangreich.

Bereits Wochen vorher nahm die ohnehin ständig vorhandene Nervosität nochmals erheblich zu und steigerte sich, von der Umgebung fast unbemerkt, in eine unerträgliche Anspannung, die sich dann in euphorische Glücksmomente auflöste, sofern alle Untersuchungen ohne behandlungsbedürftigen Befund abgeschlossen waren. So war der Rhythmus unseres Lebens in Quartale zerstückelt und bestimmt durch ein auf und ab der Hoffnungen und Ängste.

Am schlimmsten war hierbei immer die Kontrolle des Tumormarkers ...“

aus: Gerald Gräf, Die Liquorstrategie –
Fünf Jahre Zwischenwelt. Erlebnisse und Gedanken.
Remscheid: Re Di Roma-Verlag, 2010

6 Maligne Ovarialtumoren, Tubenkarzinom und primär peritoneales Karzinom

Uwe Andreas Ulrich

Der bewegende Bericht „Die Liquorstrategie" lässt den Leser am Verlauf einer Ovarialkarzinomerkrankung aus der Sicht des betroffenen Ehemannes teilhaben. Brigitte erkrankt mit 47 Jahren an einem Ovarialkarzinom, dem sie nach nicht ganz 5 Jahren erliegt. Als sie ihren Mann nach den letzten Wochen im Hospiz für immer verlässt, notiert er: „Ein Teil meiner Seele wurde amputiert ...". Wenngleich eine Metastasierung in den Liquorraum – wie bei Brigitte – zu den äußerst seltenen Ereignissen bei einem Ovarialkarzinom gehört, ist der geschilderte Verlauf insgesamt nicht untypisch. Auf die Kontrolle des Tumormarkers werden wir noch einmal zurückkommen. Brigitte und ihrem Mann machten diese Kontrollen besonders zu schaffen, und das geht wohl vielen – vielleicht den meisten – betroffenen Patientinnen so.

Mit einer 5-Jahres-Überlebensrate von unter 30 Prozent ist das hochgradige, seröse Ovarialkarzinom (HGSOC) letztlich *das* Problemmalignom in der Frauenheilkunde. Wer den Bauch bei solchen Patientinnen öffnet, findet häufig eine Tumoraussaat vom kleinen Becken bis zum Zwerchfell, die man fast wahllos nennen möchte (Abb. 6.1). Die Patientinnen haben zunächst nur wenig oder keine Beschwerden, da sich die Erkrankung offenbar über einen langen Zeitraum entwickelt. Verglichen mit dem Zervix- oder Endometriumkarzinom ist die Prognose bei den hochgradigen Ovarialkarzinomen insgesamt deprimierend, was vor allem der Tatsache anzulasten ist, dass sie zu etwa 75 Prozent im fortgeschrittenen Stadium (FIGO III und IV) zur Diagnose kommen (Stewart et al. 2019, Seidman et al. 2019).

Die hochgradigen serösen Ovarial-, Tuben- und primär peritonealen Karzinome unterliegen aufgrund ihrer ontogenetischen Verwandtschaft einer gemeinsamen Tumorbiologie, sodass die meisten Aussagen zu den HGSOC auch auf die beiden anderen Varianten zutreffen; Besonderheiten diesbezüglich finden im Text jeweils Erwähnung.

https://doi.org/10.1515/9783110613186-006

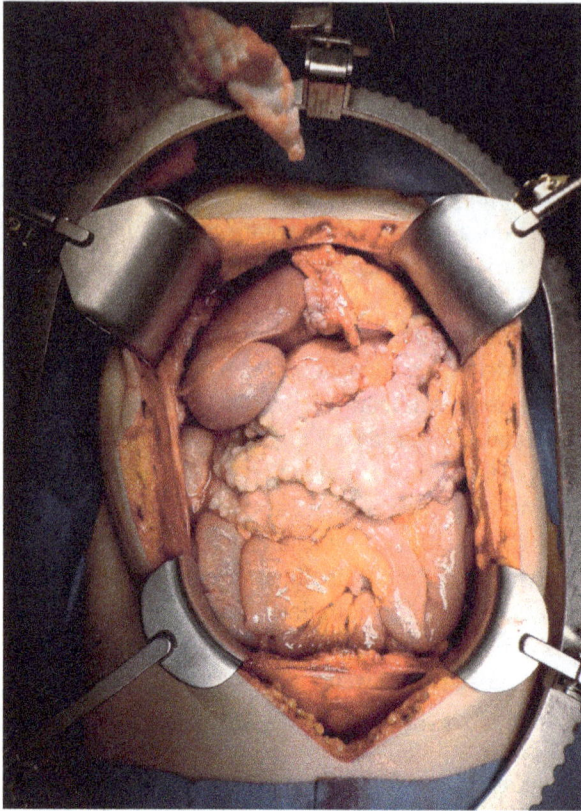

Abb. 6.1: Situs bei einem high-grade serösen Ovarialkarzinom FIGO IIIC mit „omental cake" (Quelle: U. A. Ulrich, MLK Berlin).

6.1 Epidemiologie

Die Statistik wies für das Jahr 2016 in Deutschland 7.350 Neuerkrankungen an Ovarialkarzinom (OC) aus, etwa 5.500 Frauen starben daran. Das 5-Jahres-Überleben über alle Stadien lag bei 43 %. Mit zunehmendem Lebensalter steigt das Risiko für ein OC; das mittlere Alter bei Diagnosestellung liegt bei etwa 68 Jahren. Unfruchtbarkeit bzw. Nulliparität erhöht die Wahrscheinlichkeit für ein Ovarialkarzinom, auch eine Hormonersatztherapie in der Peri- und Postmenopause wurde als erkrankungsfördernder Einfluss definiert, wobei es hierzu unterschiedliche Ansichten gibt. Weiterhin sind eine frühe Menarche und späte Menopause, das Syndrom der polyzystischen Ovarien, Adipositas und Mutationen in den Genen BRCA1, -2 u. a. mit einem erhöhten Risiko für ein OC assoziiert.

Protektive Effekte werden der Einnahme von hormonellen Antikonzeptiva – wohl durch die Verhinderung der Ovulation als wiederkehrendem ovariellen Trauma, einer Tubensterilisation sowie der Multiparität und langen Laktationsperioden zugeschrieben (RKI, Lheureux et al. 2019, Babic et al. 2020).

6.2 Pathologie

Ein Blick auf die histologische Vielfalt der gut- und bösartigen Ovarialtumoren verdeutlicht die Schwierigkeit und Komplexität einer entsprechenden Zuordnung. Im Einzelfall ist die endgültige Beurteilung für den Pathologen ausgesprochen schwierig und eine referenzhistologische Begutachtung in so manchem Fall empfehlenswert (Seidman et al. 2019). Die Einteilung der Ovarialtumoren hat in den letzten Jahrzehnten aufgrund neuer Forschungsergebnisse immer wieder Änderungen erfahren, was es beim Studium und der Interpretation älterer Publikationen zu berücksichtigen gilt. Unsere vor allem aus klinischer Sicht präsentierte Übersicht ist unvollständig und kann und soll nicht die Lehrbücher der Pathologie ersetzen. Der Interessierte schaue in „den Blaustein" – seit über 40 Jahren das tonangebende Nachschlagewerk für die Gynäkopathologie und die Grundlage für dieses Kapitel.

6.2.1 Maligne epitheliale Ovarialtumoren

Die wichtigste und zahlenmäßig größte Gruppe unter den malignen Ovarialgeschwülsten sind die epithelialen Tumoren – und hier ganz besonders die serösen. Folgende histologische Haupttypen der epithelialen Ovarialtumoren sind klinisch relevant: seröse (high- und low-grade), endometrioide, muzinöse und klarzellige. Nach Kurman et al. stehen sich bei den epithelialen Tumoren die Typen I und II gegenüber: Typ I, der etwa 25 % ausmacht, umfasst die Borderline- (BOT) und die niedriggradigen Tumoren. Zwar sprechen low-grade OC schlechter auf eine Chemotherapie an, erweisen sich aber prognostisch gegenüber den hochgradigen Tumoren dennoch als deutlich günstiger. Die Typ-II-Tumoren (ca. 75 % aller OC) werden vor allem durch das high-grade seröse Ovarialkarzinom (HGSOC) repräsentiert. Auch undifferenzierte Tumoren und die viel selteneren Karzinosarkome zählen zu den Typ-II-Tumoren (Tab. 6.1). Gleichwohl hat dieses System seine Grenzen, klarzellige Karzinome z. B. sind kaum in diese Dichotomie einzuordnen, denn sie verhalten sich klinisch häufig doch wie Typ-II-Karzinome, und umgekehrt sind nicht alle Typ-I-Tumoren verlässlich indolent in ihrem klinischen Verlauf. Letztlich dienen alle Einteilungen der Vereinfachung, während sich der Gegenstand – hier das Ovarialkarzinom – unserem verständlichen Streben nach jener entzieht (Lim u. Oliva 2013, Kurman u. Shih 2016, Lax 2017, Salazar et al. 2018, Seidman et al. 2019).

Robert Kurmans Arbeitsgruppe hat eine Aktualisierung vorgeschlagen, nach der die Typ-I-Tumoren systematisiert werden sollten:
1. endometriosebezogene Tumoren (endometrioide, klarzellige und seromuzinöse Karzinome),
2. LGSOC,
3. muzinöse Karzinome und maligne Brennertumoren.

Der Assoziation mit einer Endometriose kommt hier also eine besondere Bedeutung zu, wir werden unten noch einmal darauf zurückkommen. Typ-I-Tumoren entwickeln sich schrittweise über Vorstufen aus zunächst gutartigen, extraovariellen Läsionen, die sich auf dem Ovar einnisten und einer sekundären malignen Transformation unterliegen (sog. Adenom-Karzinom-Sequenz, s. Lax 2017), während die HGSOC (Typ II) ihren Ursprung aus intratubaren, intraepithelialen Läsionen nehmen. Das Next Generation Sequencing hat darüber hinaus gezeigt, wie komplex und heterogen die Histogenese der Ovarialmalignome ist (Kurman u. Shih 2016).

Tab. 6.1: Vergleich zwischen Ovarialkarzinomen Typ I und II (nach Kurman u. Shih 2016, Lax 2017, Seidman et al. 2019).

	OC Typ I	OC Typ II
Entitäten	LGSOC, muzinöse, endometrioide (G1–2) und klarzellige Karzinome	HGSOC, Karzinosarkome (selten!), gemischte Karzinome, G3-endometrioide OC
Entstehung	stufenweise, langsam über BOT	de novo Mutation, Entwicklung aus STIC
Mutationsprofil	K-RAS, ERBB2, PIK3CA, BRAF, genetisch stabil	TP53, genetisch instabil
Stadium	meistens FIGO I und II	meistens FIGO III und IV
Prognose	eher günstig	schlecht

Seröses tubares intraepitheliales Karzinom (STIC)

Nach der aktuellen histogenetischen Auffassung wird den STIC die entscheidende Rolle für die Entstehung der meisten hochgradig-serösen pelvinen Karzinome zugeschrieben. Ein wirklich primäres Ovarialkarzinom läge demnach nur vor, wenn keine STIC und keine Mikroinvasion in den Tuben nachweisbar sind (Seidman et al. 2019). Klinisch hat es gleichwohl keine Konsequenz. Der Übergang des Fimbrientrichters zum Ovar bzw. Intraperitonealraum (tubo-peritoneale Junktionalzone, TPJ) stellt offenbar ein „onkogenetisches Problemgebiet" dar, wie wir es auch von anderen Körperstellen her kennen, an denen unterschiedliches Epithel aufeinandertrifft, wie der Cervix uteri mit ihrer Plattenepithel-Zylinderepithelgrenze, dem gastroösophagealen Übergang oder der anorektalen Junktionalzone. Wenn man diesen Gedanken weiterspinnt, würden sich praktisch die meisten serösen „Ovarial"-Tumoren" aus Tubenepithel (STIC) und die klarzelligen und endometrioiden Karzinome aus einer Endometriose entwickeln, und nur die Keimstrangstroma- und die Keimzelltumoren wären wirkliche Ovarialneoplasien im Wortsinn. Pathologen haben hier in Analogie zu den Hodentumoren argumentiert und darauf verwiesen, dass bei Männern keine hochgradig-serösen Peritonealkarzinome entstehen (können), weil sie nun einmal keine Tuben haben (Kurman u. Shih 2011, Kurman u. Shih 2016).

In Präparaten von prophylaktischen Salpingo-Oophorektomien finden sich in bis zu 12 % okkulte seröse Karzinome, sowohl tubar, ovariell und peritoneal, aber erwartungsgemäß eben auch STIC. Die klinische Konsequenz aus der beschriebenen Theorie ist die prophylaktische Entfernung der Tuben – nicht nur bei BRCA-Mutationsträgerinnen – sondern bei allen Frauen, die sich einer Hysterektomie bei benigner Indikation unterziehen oder bei Sterilisationsbegehren bei abgeschlossener Familienplanung im Rahmen einer Sectio caesarea, wie dies inzwischen wohl in den meisten Frauenkliniken angeboten wird. Manche Autoren reservieren den Begriff „prophylaktische" Salpingektomie bzw. Salpingo-Oophorektomie ausschließlich für Patientinnen mit BRCA-Mutation – wobei dann „risikoreduzierende" der bessere Terminus wäre – und sprechen von einem „opportunistischen" Eingriff in Abwesenheit einer entsprechenden Mutation. Findet sich nach einer opportunistischen Salpingektomie ein STIC, sollte die Patientin genetisch beraten und auf eine Mutation untersucht werden (s. a. Abschnitt 6.2.6; Kurman u. Shih 2011, Seidman et al. 2019, Colombo et al. 2019, Piedimonte et al. 2020).

Hochgradige seröse Ovarialkarzinome (high-grade serous ovarian cancer, HGSOC)

Über 70 % aller Ovarialkarzinome sind HGSOC. Sie repräsentieren den Eierstockkrebs schlechthin. Man hat bei den serösen Tumoren die ehemalige Graduierung von 1 bis 3 verlassen und unterscheidet hier nur noch zwischen hoch- (high-grade serous ovarian cancer, HGSOC) und niedriggradig (low-grade serous ovarian cancer, LGSOC). Die HGSOC kommen ganz überwiegend (70–80 %) im fortgeschrittenen Stadium (FIGO III und IV) zur Diagnose, oft mit z. T. erheblichem Aszites und ausgedehnten Tumormanifestationen in der Abdominalhöhle. Die Ovarien können dabei sehr groß werden und zusammen mit dem involvierten pelvinen Peritoneum, dem Uterus und dem Rektosigmoid einen eindrucksvollen Konglomerattumor produzieren. Das Omentum majus findet sich regelmäßig in eine Tumorplatte umgewandelt (*„omental cake"*), Abb. 6.1. Auch bei adäquatem Vorgehen und trotz aller Bemühungen sind über zwei Drittel der Betroffenen nach 5 Jahren nicht mehr am Leben. Nur 0,5–1 % werden im Stadium I diagnostiziert, dann ist die Prognose mit 90 % Überlebensrate nach 5 Jahren übrigens günstig.

Niedriggradige seröse Ovarialkarzinome (low-grade serous ovarian cancer, LGSOC)

Den LGSOC wird seit einigen Jahren besondere Aufmerksamkeit gewidmet. Sie sind eher selten (ca. 5 % der serösen Tumoren) und treten auffällig häufig bei jungen Frauen auf: Das Durchschnittsalter liegt bei Anfang 40, Patientinnen unter 30 Jahren kommen vor. LGSOC sind deutlich weniger maligne als die hochgradigen Tumoren; die 5-Jahres-Überlebensraten nehmen sich mit um die 80 % gut aus, aber nach 7 bis 10 Jahren kommen dann doch die Rezidive, die dann im Einzelfall histologisch und klinisch auch als hochgradige Tumoren auftreten können. Bei ihrem langsamen Wachstum sind die LGSOC nur wenig durch Chemotherapeutika zu beeindrucken; die Ansprechrate ist mit etwa 20 % enttäuschend. Daneben exprimieren die LGSOC aber häufig Östrogenrezeptoren, weshalb endokrine Maßnahmen (GnRH-Analoga, Antiöstrogene, Aromatasehemmer) potenzielle therapeutische Optionen sind (Gershenson 2016, Seidman et al. 2019, Slomovitz et al. 2020).

Endometrioide Ovarialkarzinome

Sie präsentieren sich oft als ausgesprochen große Tumoren und zeigen in fast der Hälfte der Fälle eine Assoziation mit Endometriose. Endometrioide OC unterliegen noch der klassischen histologischen Graduierung (ganz wie beim Endometrium). Es überwiegen frühe FIGO-Stadien ohne Aszites und ein histologischer Grad 1–2, was dann auch die recht gute Prognose erklärt, während sie bei fortgeschrittenen G3-Fällen (= klinisch wie Typ-II-Karzinome) ernst ist. Passend zur Assoziation mit Endometriose finden sich – wie auch bereits bei gutartiger Endometriose nachgewiesen – PTEN- und ARID1a-Mutationen sowie oft eine hohe Östradiol- und Progesteronrezeptor-Expression. Bei gut differenzierten (G1) endometrioiden OC ist die Lymphadenektomie zum Staging auch in frühen Stadien wegen der geringen Wahrscheinlichkeit von Lymphknotenmetastasen wahrscheinlich verzichtbar (Schmidt u. Ulrich 2014, Seidman et al. 2019).

Muzinöse Ovarialkarzinome

Auch bei dieser Form sind sehr große, in der Regel unilaterale Tumoren typisch, die Schleim produzieren. Das Epithel ist per definitionem intestinalen oder gastralen Typs; die histologische Graduierung wird leider nicht einheitlich gehandhabt. Im Einzelfall ist es sehr anspruchsvoll, einen solchen Tumor von einer Metastase eines gastrointestinalen Malignoms zu unterscheiden. Die Prognose der muzinösen Ovarialkarzinome ist meistens gut, häufig liegen sie im Stadium I und gut differenziert vor. Auch der Vorläufer, der muzinöse BOT (mBOT), wird fast immer im Stadium FIGO I diagnostiziert. Wichtig beim operativen Staging der muzinösen Karzinome und des mBOT ist die Appendektomie, um einen von der Appendix vermiformis ausgehenden Tumor nicht zu übersehen. Lymphknotenmetastasen kommen äußerst selten vor, sodass bei Frühstadien des muzinösen Karzinoms ebenfalls auf eine systematische Lymphadenektomie verzichtet werden kann.

Ein mit muzinösen Tumoren – ovariellen und appendikularen Ursprungs – assoziiertes Phänomen ist der sog. Gallertbauch (Pseudomyxoma peritonei). Man findet muzinösen (gallertigen) Inhalt in der freien Bauchhöhle, der den viszeralen und parietalen Oberflächen des Peritoneums fest anhaftet. Traditionell wurde dieses klinische Bild, das auch bei völlig benignen muzinösen Kystomen und mBOT auftreten kann, mit der Ruptur eines muzinösen Tumors in Zusammenhang gebracht. Die Therapie ist schwierig, in den letzten Jahren wurden Versuche mit einer HIPEC unternommen; die Prognose ist ernst.

Seromuzinöse Ovarialkarzinome

2014 wurde diese Gruppe neu in die WHO-Klassifikation aufgenommen. Hier bestehen sowohl seröse als auch muzinöse Epithelien, der kleinere Anteil muss mindestens 10 % betragen. Der ehemalige endozervikale Typ der muzinösen Tumoren wurde dagegen aus der Klassifikation herausgenommen und dürfte hier zuzuordnen sein. Assoziation mit Endometriose sowie ARID1a-Mutation ist bei diesem Tumortyp nicht selten (Seidman et al. 2019).

Klarzellige Ovarialkarzinome

Der „Klarzeller" (CCC), wie er im Klinikjargon heißt, tritt ebenfalls häufig Endometriose-assoziiert auf, in einigen neueren Statistiken sogar deutlich häufiger als die endometrioiden Tumoren. Seidman et al. (2019) schreiben, dass nach ihrer Erfahrung nahezu alle CCC Endometriose-assoziiert auftreten, wenn man nur genau genug danach sucht, und sich etwa ein Drittel tatsächlich aus einer Endometriosezyste entwickelt. Die CCC werden etwa in der Hälfte der Fälle im FIGO-Stadium I diagnostiziert. Sie können sehr groß werden, Befunde bis 30 cm sind keine Seltenheit. Per definitionem werden sie nach der aktuellen pathologischen Klassifikation den schlecht differenzierten Tumoren („high-grade", also G3) zugeordnet. Zur Prognose der klarzelligen Karzinome finden sich recht widersprüchliche Studienergebnisse: Während einige Autoren von einer mit anderen OC vergleichbaren Prognose sprechen, sagen andere den Klarzellern eine ungünstigere nach.

Maligne Brenner-Tumoren

Benannt nach dem deutschen Pathologen Fritz Brenner (1877–1969), der diesen besonderen Ovarialtumor Anfang des letzten Jahrhunderts beschrieben hat, stellt er sich als ovarielle Raumforderung unterschiedlicher Größe dar. Charakteristisch sind Zellen, die an Urothel erinnern. Nur diejenigen malignen Transitionalzelltumoren, die Brennerkomponenten enthalten, nennt man maligne Brenner-Tumoren, die den Typ-I-Tumoren zugerechnet werden. Eine histologische Graduierung ist in der aktuellen Klassifikation nicht vorgesehen. Die früher als schlecht differenzierte Transitionalzellkarzinome (TCC) bezeichneten Tumoren enthalten dagegen keine Brennerelemente. Sie gelten als Typ-II-Tumoren und werden heute als HGSOC mit transitionalzellartiger Differenzierung kategorisiert.

Karzinosarkome

Sie sind im Ovar äußerst selten und spielen vor allem primär im Uterus eine Rolle. Der epitheliale Anteil ist meistens ein HGSOC, der mesenchymale Anteil tritt homolog oder heterolog auf (s. Kapitel 5). Wir haben Fälle mit dem heterologen Anteil eines Chondrosarkoms und raschem, fatalen Verlauf gesehen.

Undifferenzierte Karzinome

Diese Tumoren zeigen keine Differenzierung. Sie kommen selten vor, sind hochmaligne und werden im fortgeschrittenen Stadium festgestellt. Die Histogenese ist noch unklar, verschiedene Erklärungsmodelle werden bemüht. Sie weisen eine deprimierende Prognose auf.

Borderlinetumoren

BOT sind in der serösen und muzinösen Form das jeweilige nicht- bzw. präinvasive Pendant der invasiven Tumoren und treten häufiger bei jungen Patientinnen auf – auch bei jungen Mädchen bzw. Adoleszentinnen – und glücklicherweise bis zu 80 % im Stadium I, weswegen sich mit Regelmäßigkeit die Frage des fertilitätserhaltenden Vorgehens stellt.

Da sich in der Klinik der Terminus „Borderline"-Tumor nun einmal durchgesetzt hat, verwenden wir ihn hier auch; gleichwohl wird aus pathologischer Sicht der Begriff „atypischer proliferierender seröser oder muzinöser Tumor" (APST bzw. APMT) präferiert. Bei zunehmenden Atypien wird zusätzlich noch die Zwischenstufe der „nicht-invasiven low-grade serösen Karzinome" (niLGSC) unterschieden (Seidman et al. 2019). Seröse BOT (sBOT) mit oberflächlicher, exophytischer Komponente tendieren deutlich häufiger zu anderen, distanten peritonealen Implantaten im Vergleich zu den rein intrazystischen. Seröse BOT mit invasiven Implantaten, vor allem mit mikropapillärem Muster, dürfen insofern eine besondere Stellung beanspruchen, als sie für die Pathologen nicht-invasive LGSC – und keine APST – sind und auch so klassifiziert werden sollen. Aus klinischer Sicht „bleiben" es BOT mit invasiven Implantaten – eine insofern wichtige Unterscheidung, als bei diesen keine postoperative medikamentöse Therapie angezeigt wäre, wohl aber – stadienabhängig – bei den LGSC. Die Nomenklatur bzgl. der BOT und LGSOC vom atypischen proliferierenden serösen Tumor über seröse Tumoren mit niedrigem malignen Potenzial (LMP), mit mikropapillären Mustern, den nicht-invasiven bis zu den invasiven LGSC, wobei noch mikroinvasive Varianten beschrieben werden, ist verwirrend und unterlag in den zurückliegenden Jahrzehnten verschiedenen Deutungen (Übersicht bei Seidman et al. 2019).

Die Prognose der BOT im Stadium I ist exzellent mit einem Überleben von praktisch 100 % nach 5–7 Jahren, aber auch mit nicht-invasiven Implantaten sind es 95–100 %, um bei den Betroffenen mit invasiven Implantaten dann doch nur 60–70 % zu erreichen – wie übrigens bei Patientinnen mit LGSOC FIGO III auch. Rezidive eines BOT können noch nach 10–20 Jahren auftreten (Lax 2017, LL, Seidman et al. 2019).

Endometriose-assoziierte Ovarialkarzinome

Im Blaustein/Kurman lesen wir dazu: „Die Sichtweise, dass Endometriose ein Vorläufer des Ovarialkarzinoms ist, wird durch unser Verständnis der Vorläufer des Endometriumkarzinoms unterstützt" (Seidman et al. 2019). Ein großer Teil der klarzelligen (30 bis über 90 %) und endometrioiden (15–20 %) Ovarialkarzinome entwickelt sich auf dem Boden einer ovariellen Endometriose (EAOC). Bei einigen dieser Tumoren erfolgt eine direkte Entwicklung über Atypien (sog. atypische Endometriose) bis zur Invasion, andernfalls wird diskutiert, ob sich vielleicht die Endometriose und endometrioide und klarzellige Ovarialkarzinome im selben histologischen Milieu entwickeln und tatsächlich eher „assoziiert" sind. Die Bezeichnung „Endometriose-assoziierte Tumoren" lässt im Einzelfall insofern nicht immer sicher auf die Genese schließen. Eine aktuelle Auffassung weist der Endometriose-Assoziation einen eigenen Platz unter den Typ-I-Karzinomen zu, bereits frühere Arbeiten sprechen von einer eigenen Entität (Schmidt u. Ulrich 2014, Kurman u. Shih 2016, Seidman et al. 2019).

Die Endometriose selbst – obwohl eine benigne Erkrankung – kann einige histologische Charakteristika aufweisen, die sonst nur bei malignem Wachstum vorkommen, wie lokale Invasion, Lymphangio- und Neoangiogenese, genomische Instabilität und Resistenz gegenüber Apoptosemechanismen. Zum Teil finden wir in Endometriosegewebe bereits dieselben karzinomtypischen molekularen Veränderungen: vor allem Heterozygotieverlust, PTEN- und ARID1a-Mutationen. Als Risikofaktoren für die Entwicklung eines EAOC gelten Endometriome > 9 cm im Durchmesser, ein exogenes (Langzeiteinnahme nicht-opponierter Östrogene) und endogenes (Adipositas) Überangebot an Östrogenen, eine Tamoxifen-Therapie sowie das Vorhandensein eines Endometrioms im Alter zwischen 10–29 Jahren. Protektiv wirken dagegen Geburten, eine Sterilisation durch Tubendurchtrennung oder Salpingektomie, eine Hysterektomie und die Einnahme oraler hormoneller Antikonzeptiva (McCluggage et al. 2000, Ulrich u. Schmidt 2017, Irving u. Clement 2019).

Die betroffenen Patientinnen sind im Durchschnitt um 10 Jahre jünger als die typische Patientin mit HGSOC, es werden überwiegend FIGO-Stadien I und II diagnostiziert, die Prognose ist dementsprechend insbesondere bei den endometrioiden Typen günstig. Nicht sicher ist, ob die Assoziation mit einer Endometriose dabei den Ausschlag gibt oder die Tatsache, dass diese Tumortypen eben in der Mehrzahl in einem frühen Stadium vorliegen. Die Tumoren können sehr groß werden, verursachen im Gegensatz zu den HGSOC häufig bereits im Stadium I und II Symptome und sind meistens komplett resezierbar, Aszites ist selten (Abb. 6.2). Aufmerksamkeit ist das Gebot, wenn eine Frau in der Postmenopause über ein Aufflackern von Endometriosesymptomen nach deren Abklingen Jahre zuvor berichtet oder scheinbar „bekannte" Endometriome in der Postmenopause sonographische Veränderungen zeigen. Eine Chemotherapie ist insbesondere bei den endometrioiden EAOC wahrscheinlich weniger effektiv, weshalb eine adjuvante Strahlentherapie bei den extragonadalen Endometriose-assoziierten Karzinomen möglicherweise die bessere Wahl

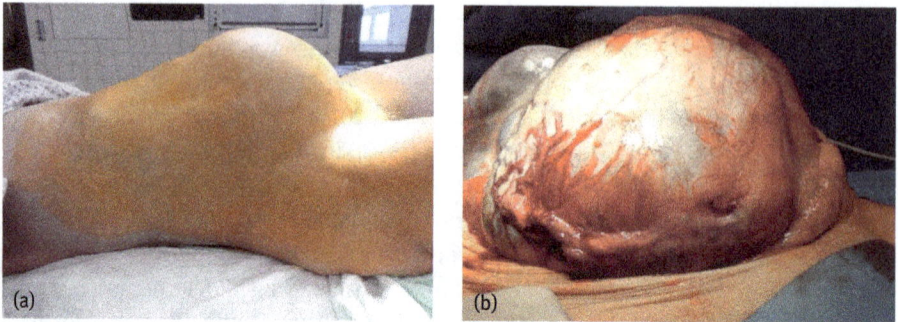

Abb. 6.2: (a) 57-jährige Patientin mit einem (b) großen, gut differenzierten endometrioiden Ovarialkarzinom auf dem Boden einer Endometriose, das Unter- und Mittelbauch ausgefüllt hatte, sich aber gleichwohl im Stadium FIGO IA befand (aus: Ulrich et al. 2015, Nachdruck mit freundlicher Genehmigung von Springer Nature).

ist; aber das ist nicht gut untersucht. Stellt sich die Frage nach einer Hormonersatztherapie in der Postmenopause bei Frauen mit einer ovariellen Endometriose in der Anamnese, ist – auch nach Hysterektomie – eine Östrogenmonosubstitution keine glückliche Entscheidung; es sollte hier immer auch ein ausreichend dosiertes Gestagen (oder alternativ Tibolon) gegeben werden (Ulrich u. Schmidt 2017). Nach Hysterektomie wird mit Blick auf das Mammakarzinomrisiko jedoch umgekehrt von einer Gestagenkomponente bei der Substitution abgeraten: Hier gilt es, die Patientin gut zu informieren.

6.2.2 Keimstrangstroma-Tumoren

Sie machen etwa 2 % der malignen Ovarialtumoren aus, entwickeln sich aus den nicht-germinativen Zellen sowie Derivaten der Keimstrangzellen und produzieren typischerweise Steroidhormone. Ihre Prognose ist generell günstiger als die der Karzinome (Staats u. Young 2019).

Granulosazelltumoren

Je nach dem Auftreten im mittleren Lebensalter – etwa mit Anfang 50 – oder in der Kindheit, Adoleszenz bzw. frühem Erwachsenenalter sowie einiger histologischer und klinischer Charakteristika werden juvenile (JGCT, 5 %) und die deutlich häufigeren adulten Granulosazelltumoren (AGCT, 95 %) unterschieden. Unabhängig von diesen Bezeichnungen können aber auch sehr junge Frauen an einem AGCT und umgekehrt ältere an einem JCGT erkranken: Die Unterteilung wird heute eben insbesondere an histologischen Merkmalen festgemacht (Tab. 6.2). Beide Typen können Östrogene, seltener auch Androgene produzieren. Bei der jugendlichen Patientin kann dies im Einzelfall eine Pseudopubertas praecox mit raschem Brustwachstum und Regeltypusstörungen bedeuten. Die älteren Patientinnen mit der adulten Variante des Tumors berichten ebenfalls über Menstruationsstörungen (starke, azyklische Blutungen) und nicht selten über abdominale Beschwerden durch die im Einzelfall großen Geschwülste, die sich gelegentlich mit Torsion oder spontaner Ruptur präsentieren, d. h. mit akuten abdominalen Ereignissen. Die chronische Stimulation des Endometriums kann zu Hyperplasien desselben und in etwa 5 % sogar zum Endometriumkarzinom führen (diese EC sind dann fast immer gut differenzierte, endometrioide Tumoren, s. Kapitel 4). Als Tumormarker eignen sich konsequenterweise das Östradiol aber auch die Isoform B des Inhibin. Die Kategorisierung als bösartig ergibt sich für die Granulosazelltumoren nicht nur aus dem histologischen Befund, z. B. dem Grad der Kernatypien – der in einigen Studien mit der Prognose korrelierte – sondern letztlich aus ihrem klinischen Verhalten. Ihre recht guten Heilungsaussichten resultieren eher aus der Tatsache der mehrheitlichen Diagnose im Stadium FIGO I, dann bei den AGCT mit einer 10-Jahres-Überlebensrate von ca. 90 %, jedoch von 20–30 % im Stadium III und IV. Die AGCT kehren auch nach vielen Jahren noch wieder und werden dann erneut operiert; es gibt Verläufe über 20 Jahre mit multiplen Re-Eingriffen. Bei den juvenilen Tumoren dagegen ereignen sich die Rezidive in den ersten 3 Jahren, hier kommt es – im Gegensatz zu den AGCT – in höheren Stadien auch zu raschen und fatalen Verläufen, glücklicherweise ist das sehr selten. Der stärkste prognostische Faktor bei den JGCT ist das Stadium (Staats u. Young 2019).

Tab. 6.2: Vergleich zwischen adulten (AGCT) und juvenilen (JGCT) Granulosazelltumoren (Staats u. Young 2019).

	AGCT	JGCT
Auftreten	< 1 % vor der Pubertät	50 % vor der Pubertät
Alter	meist > 30 Jahre	selten > 30 Jahre
Histologie	reife Follikel	unreife Follikel mit Muzininhalt
	gelegentlich Call-Exner-Körper	selten Call-Exner-Körper
	Atypien nicht so häufig	Atypien häufiger als bei AGCT
	Kerne blass, eckig, gekerbt	Kerne dunkler, rund, selten gekerbt
	Luteinisierung selten	Luteinisierung häufig
Genetik	in mehr als 95 % somatische Punktmutation auf dem FOXL2-Gen	
klinisches Verhalten	meist im Stadium FIGO I diagnostiziert,	gute Prognose im Stadium I
	dann gute Prognose, Rezidive spät	wenn Rezidiv, dann eher in den ersten 3 Jahren

Leydigzell- und Sertoli-Leydigzell-Tumoren

Sie sind vom Zelltyp (Sertoli- oder Leydigzellen oder beide Typen) und von der Hormonproduktion (Testosteron und andere Androgene) das Gegenstück zu den eben besprochenen östrogenproduzierenden Granulosazelltumoren. Insofern erklären sich Symptome wie Zyklusstörungen bis zur Amenorrhö sowie Maskulinisierungserscheinungen: Akneneigung, Hirsutismus und androgenetische Alopezie. Stimmveränderungen können manchmal das einzige Symptom sein; die Patientinnen bekommen z. B. einen Hinweis darauf von Personen, die sie gut kennen aber längere Zeit nicht gesehen haben. Neben den Androgenen finden sich gelegentlich erhöhte AFP-Spiegel. Es gibt Hinweise darauf, dass die Inzidenz der Sertoli-Leydigzell-Tumoren im Jugendalter zunimmt. Treten sie als Mischtumoren mit einem relevanten Granulosazellanteil auf (bzw. umgekehrt), nennt man die Geschwülste Gynandroblastome. Sertoli-Leydigzelltumoren können mit dem DICER1-Tumorprädispositionssyndrom assoziiert sein, vor allem bei bilateralem Auftreten der Tumoren. Eine Mutationstestung ist dann angezeigt. Die Prognose ist insgesamt eher günstig, aber abhängig vom Stadium und der Differenzierung: Reine Leydigzell- und Sertoli-Leydigzell-Tumoren mit guter Differenzierung verlaufen klinisch kaum maligne, während die fortgeschrittenen und/oder schlecht differenzierten Sertoli-Leydigzell-Tumoren bzw. solche mit heterologen Elementen oft einen fatalen Verlauf nehmen (Leidenberger 1992, Staats u. Young 2019, McCluggage et al. 2020, Schneider 2021).

6.2.3 Keimzelltumoren

Die Keimzelltumoren stammen histogenetisch von den primitiven Keimzellen der embryonalen Gonade ab. Sie sind selten und unterscheiden sich von den epithelialen Ovarialmalignomen in vielerlei Hinsicht; vor allem darin, dass sie auch bei sehr jungen Patientinnen auftreten – und manche Formen nur bei diesen (Tab. 6.3). Die Behandlung von Kindern und Jugendlichen mit Keimzelltumoren ist eine Domäne der pädiatrischen Onkologie (Maniar u. Vang 2019, Sessa et al. 2020).

Dysgerminome

Das Dysgerminom ist ein Tumor der jungen Patientin in ihrer zweiten und dritten Lebensdekade. Es kommt auch vor der Pubertät und nur als Rarität in der Postmenopause vor. Dysgerminome sind die häufigsten Keimzelltumoren, machen aber nur etwa 3–5 % aller malignen Ovarialtumoren aus. Nicht selten findet man sie gemeinsam mit einem Gonadoblastom und damit dann im Zusammenhang mit der entsprechenden Gonadendysgenesie und deren Abklärung (Ulrich et al. 1998). Die meisten Patientinnen sind jedoch unauffällige junge Frauen. Der Befund kann zufällig im Ultraschall bei asymptomatischen Patientinnen erhoben werden, oder unspezifische abdominale Beschwerden im Zusammenhang mit der größer werdenden ovariellen

Raumforderung führen die junge Frau zum Arzt. Die Tumoren können sehr groß werden, metastasieren aber erst spät. Nicht selten sind die LDH oder ihr Isoenzym 1 erhöht. Bei unilateralen auf das Ovar beschränkten Dysgerminomen ist die Prognose gut (5-Jahres-Überlebensraten von 75–90 %). Das Pendant des Dysgerminoms bei Männern ist das Seminom (Sessa et al. 2020, Schneider 2021).

Gonadoblastome

Die Gonadoblastome sind die typischen Entartungen der dysgenetischen Stranggonaden der Patientin mit Gonadendysgenesie, wenn diese mit Y-Chromosomen – rein oder in Mosaikform – oder auch nur mit Y-Chromosomenfragmenten assoziiert ist. Klassische Beispiele sind das Swyer-Syndrom (46, XY) und die gemischte, asymmetrische Gonadendysgenesie (46, XY / 45, X0). Weltweit sind einige Fälle beschrieben, bei denen Gonadoblastome auch bei Frauen, die geboren haben und einen normalen Karyotyp aufweisen sowie bei echten Hermaphroditen und Männern auftraten. Gonadoblastome sind gemischte Tumoren mit sowohl Keimzellelementen als auch Keimstrangstromaderivaten. Sie sind selbst klinisch eigentlich indolent, treten aber gern zusammen mit Dysgerminomen (zu 50 %), seltener auch mit anderen Keimzelltumoren auf. Die Prognose der reinen Gonadoblastome ist exzellent und verschlechtert sich je nach der assoziierten Keimzelltumorkomponente. Insofern gilt die generelle Empfehlung, bei jungen Patientinnen mit Gonadendysgenesie und Y-Chromosom bzw. entsprechenden Y-Chromosomanteilen die Stranggonaden prophylaktisch zu entfernen. Leydigzellelemente sind bei Gonadoblastomen möglich, ebenso Testosteronproduktion, weshalb einige der Betroffenen Virilisierungserscheinungen aufweisen (Ulrich et al. 1996, Ulrich et al. 1998, Maniar u. Vang 2019).

Dottersacktumoren (endodermale Sinustumoren)

Von diesem zweithäufigsten Keimzelltumor sind im Durchschnitt noch jüngere Patientinnen betroffen; die überwiegende Zahl der Patientinnen ist unter 30, und wir finden nicht selten Kinder und Adoleszentinnen darunter. Das erste Symptom kann Bauchumfangszunahme sein, meistens führen abdominale und dabei gelegentlich akute Beschwerden zur Diagnose. Der Dottersacktumor tritt so gut wie immer einseitig auf und beträgt zum Zeitpunkt der Diagnose schon 10 cm und mehr. Die Histogenese ist unklar; mit Regelmäßigkeit findet man das AFP als Marker erhöht. Dottersacktumoren sind hochmaligne mit früher – vor allem zunächst lymphogener – Metastasierung und Invasion in die anatomische Nachbarschaft. Lokale Rezidive traten in der Ära vor der adjuvanten Chemotherapie trotz kompletter Entfernung durch Salpingo-Oophorektomie z. T. nach nur wenigen Monaten oder sogar Wochen auf. Während die Prognose seinerzeit desolat war – auch eine radikale Resektion im fortgeschrittenen Stadium änderte nichts daran – kommt man mit den heute üblichen postoperativen Regimes auf etwa 80 % Heilung (Maniar u. Vang 2019, Sessa et al. 2020, Schneider 2021).

Embryonales Karzinom

Dieser kaum differenzierte Keimzelltumor ist äußerst maligne. Die Definition ist komplex: Sein histologisches Erscheinungsbild erinnert an seine Entsprechung – das testikuläre embryonale Karzinom. Das ovarielle embryonale Karzinom differenziert sich in somatische (teratomähnlich), extraembryonale (dottersackähnlich) oder trophoblastäre (Chorionkarzinom) Strukturen und tritt häufig in Assoziation mit anderen Keimzelltumoren auf. Auch dieser Keimzelltumor betrifft vor allem Kinder und junge Erwachsene. Er wächst lokal aggressiv, metastasiert lymphatisch und hämatogen und spricht in der Regel gut auf eine BEP-Chemotherapie an. Je nach vorherrschendem Zelltyp produziert das embryonale Karzinom AFP und/oder HCG.

Ovarielles Chorionkarzinom

Dieser Tumor präsentiert sich extrem selten als primär ovariellen Ursprungs, wir kennen ihn sonst vor allem als nicht-villösen Trophoblasttumor (s. Kapitel 7). Auch das ovarielle Chorionkarzinom ist gern mit Elementen anderer Keimzelltumoren vergesellschaftet; als Tumormarker fungiert das HCG. Fünfzig Prozent der Betroffenen sind Kinder vor der Menarche. Obwohl das Chorionkarzinom zu den hochmalignen Tumoren gehört, kann es allein durch Chemotherapie geheilt werden (Sessa et al. 2020).

Immatures Teratom

Wie das reife Pendant enthalten die unreifen Teratome in unterschiedlicher Komposition Elemente der drei Keimblätter: Ekto-, Meso- und Endoderm mit unreifen bzw. embryonalen Strukturen. Der Tumor ist selten; etwa nur 1 % aller Teratome sind unreif. Er betrifft wieder die ersten beiden Lebensdekaden, weshalb Teratome junger Patientinnen immer sehr genau durchgemustert werden müssen. In der Postmenopause kommen immature Teratome praktisch nicht mehr vor. Sie können sehr groß werden und verursachen durch das rasche Wachstum mit dann entsprechend beachtlicher Masse oder Torsion abdominale Beschwerden. Immature Teratome erhalten ein spezifisches Grading, das auch prognostische Aussagen erlaubt. VAC und BEP sind effektive Chemotherapie-Schemata.

Malignome auf dem Boden maturer Teratome

Mature Teratome sind per definitionem zunächst reife, benigne Keimzelltumoren. Gleichwohl kann sich selten (nur 1–2 % der maturen Teratome) aus jedem der vorhandenen reifen Gewebe – wie sonst auch – ein malignes Geschehen entwickeln, z. B. Plattenepithelkarzinome (mit 80 % am häufigsten), muzinöse Karzinome, Karzinoide, Melanome, intestinale Karzinome, Leiomyosarkome u. a. Eine maligne Struma, also ein „Schilddrüsenkarzinom", vermag seinen Ursprung von einer Struma ovarii zu nehmen. Gelegentlich, z. B. beim muzinösen Karzinom, ist die histologische Unterscheidung von einem primären muzinösen Ovarialkarzinom schwierig. „Intestinale" Tumoren auf dem Boden eines reifen, zystischen Teratoms sind unter Umständen nicht ganz einfach von Metastasen eines entsprechenden primären gastrointestinalen Tumors abgrenzen. Die postoperative, adjuvante Therapie, abgesehen von der Resektion des Primärtumors und möglichen weiteren intraabdominalen Manifestationen, hängt insofern entscheidend von der Histologie ab. Plattenepithelkarzinome auf dem Boden einer Dermoidzyste sprechen z. B. schlecht auf eine Chemotherapie an, dementsprechend ernst ist die Prognose, während eine maligne Struma ovarii mit distanten Manifestationen postoperativ erfolgreich mit Radiojod behandelt werden kann. Bei letzterer Entität gibt es sehr späte Metastasen (Hackethal et al. 2008, Maniar u. Young et al. 2019, Lerwill u. Young 2019).

Tab. 6.3: WHO-Klassifikation der ovariellen Keimzelltumoren (modifiziert nach Maniar u. Vang 2019).

Keimzelltumoren des Ovars

Dysgerminom
– mit syncytiotrophoblastären Zellen

Dottersacktumoren (endodermaler Sinustumor)
– polyvesikulärer vitelliner Tumor
– hepatoider Dottersacktumor
– glandulärer Dottersacktumor

embryonales Karzinom

Polyembryom

Chorionkarzinom

Teratome
– **immature Teratome**
– mature Teratome
  – solide
  – zystische (Dermoide)
  – **mit sekundärer Tumorbildung (maligne Transformation, viele Möglichkeiten)**
  – fetiform (Homunculus)
– monodermale und hochspezialisierte Typen
  – Struma ovarii
  – **maligne Struma ovarii**
  – **Karzinoid**
    – insular
    – trabekulär
    – strumales Karzinoid
    – muzinöses Karzinoid
  – neuroektodermale Tumoren
  – talgige Tumoren
  – andere
  – gemischte

Tab. 6.3: (fortgesetzt)

Keimzelltumoren des Ovars

Tumoren mit Keimzell- und Keimstrangstromaderivaten

Gonadoblastom
– assoziiert mit Dysgerminom oder anderen Keimzelltumoren

Keimzell-Keimstrangstromatumoren

6.2.4 Ovarielle Metastasen anderer Tumoren

Ovarielle Tochtergeschwülste anderer Tumoren treten gern beidseitig auf. Entgegen der verbreiteten Annahme sind kolorektale Karzinome und Appendixmalignome – und nicht das Magenkarzinom (dann traditionell in seiner typischen Form mit muzingefüllten Siegelringzellen als „Krukenbergtumoren" bezeichnet) – der häufigste Ursprung für ovarielle Metastasen. Im Einzelfall ist die Abgrenzung gegenüber einem primären muzinösen Ovarialkarzinom anspruchsvoll. Hier ist die Immunhistochemie (CK7, CK20, CDX2, MUC2, MUC5AC u. a.) essenziell für die Unterscheidung. Auch Mammakarzinome bilden nicht selten ovarielle Metastasen. Gelegentlich können Lymphome über „Ovarialtumoren" zur Diagnose gelangen (Lax 2017, Lerwill u. Young 2019).

6.2.5 Hereditäre Ovarialkarzinome

Wie beim Mammakarzinom spielen erbliche Faktoren bei der Entstehung von malignen Ovarialtumoren in vielen Fällen eine Schlüsselrolle: Es wird geschätzt, dass ca. 25 % der OC auf genetisch fixierter Grundlage entstehen, wobei BRCA- und RAD51C-Mutationen am häufigsten identifiziert wurden. Beim Vorliegen einer BRCA1- oder -2-Mutation besteht eine Wahrscheinlichkeit, im Laufe des Lebens an einem OC zu erkranken, von knapp 40 % (BRCA1) bzw. 11–22 % (BRCA2). Wichtig für die Entwicklung eines OC bei BRCA-Mutationsträgerinnen sind die sog. modifizierenden Gene. Betroffene mit OC auf dem Boden einer BRCA-Mutation sind zum Erkrankungszeitpunkt im Durchschnitt um knapp 10 Jahre jünger als jene ohne Mutation. Auch andere, an der homologen Rekombination beteiligte Gene (*homologous recombination deficiency*, HRD) spielen eine Rolle, wobei die Zusammenhänge für RAD51C- und -D-Mutationen als gesichert angenommen werden dürfen.

Beim Lynch-Syndrom mit MSH2- und MLH1-Mutationen ist das Risiko für ein OC ebenfalls erhöht: Bis zu einem Alter von 70 Jahren steigt es auf immerhin etwa 10–20 % (auch wenn man dabei eher das Endometriumkarzinom im Blick hat, s. Kapitel 4). Glücklicherweise finden sich beim Lynch-Syndrom-assoziierten OC in der Mehrzahl endometrioide und klarzellige OC der Stadien I und II.

Die Zahlen zu den genetisch bedingten Ovarialkarzinomen mussten in den letzten Jahren korrigiert werden – und sind möglicherweise mit der Entdeckung weiterer, bisher unbekannter zugrunde liegender Mutationen in kurzer Zeit erneut revisionsbedürftig. Eine Analyse von 25 Risikogenen bei Ovarialkarzinomen durch *Next Generation Sequencing* führte zu der Annahme, dass bei knapp 28 % der untersuchten Patientinnen Mutationen in mindestens einem dieser Gene vorliegen. Nicht unerwartet fanden sich vor allem BRCA1- sowie BRCA2- und RAD51C-Mutationen. Auch bei Betroffenen mit eher geringerem Risikoprofil für eine hereditäre Genese (leere Familienanamnese, niedriggradiges Karzinom) waren noch in etwa 10 % Mutationen zu verzeichnen. Insofern erscheint es konsequent, die genetische Beratung und Testung *allen* Patientinnen mit Ovarialkarzinom zu empfehlen, da sich bereits jetzt – und zukünftig in noch größerem Umfang – Therapiestrategien aus dem Mutationsprofil ergeben. In einigen Studien war die Prognose von erkrankten BRCA-Mutationsträgerinnen günstiger im Vergleich mit Frauen ohne nachgewiesene Mutation; andere bestätigten das nicht. Die genetische Analyse von Tumoren wird in den nächsten Jahren die Medizin revolutionieren und zur wirklich individuellen onkologischen Therapie führen, bei der jeder Patient aufgrund des unverwechselbaren Profils seiner malignen Erkrankung eine nur für ihn entwickelte medikamentöse Behandlung erhalten wird.

Bei Frauen mit Nachweis einer BRCA-Mutation ohne Erkrankung stellt sich die Frage nach einer risikoreduzierenden Salpingo-Oophorektomie (oft auch als prophylaktische bezeichnet). Das ideale Alter hierfür ist nicht leicht anzugeben, aber bei BRCA1-Mutationen erscheint der Zeitraum zwischen 35 und 40 Jahren angemessen, bei Betroffenen mit BRCA2-Mutation etwas später – zwischen 40 und 45, wobei wie beim Mammakarzinom das Alter der jüngsten Erkrankten in der Familie in die Entscheidung einfließen sollte, um den Eingriff sinnvollerweise davor durchzuführen. Zwar darf eine Reduktion des Erkrankungsrisikos um fast 90 % erwartet werden, aber einen absoluten Schutz wird man wegen der möglichen Entwicklung primär peritonealer, extraovarieller Malignome nicht gewährleisten können (s. u.). Nach risikoreduzierender Salpingo-Oophorektomie kann nach derzeitiger Datenlage eine Östrogen- bzw. Östrogen-Gestagen-Substitution bei vorhandenem Uterus ohne Erhöhung des Risikos für ein Mammakarzinom etwa bis zum 50. Lebensjahr erfolgen, da auf der anderen Seite die gravierenden Östrogenmangelfolgen für die jungen Betroffenen in Rechnung zu stellen sind.

Die risikoreduzierende Entfernung der Tuben und Ovarien kommt auch für Nichterkrankte mit RAD51C- und -D-Mutation und solche mit positiver Familienanamnese (Verwandte ersten Grades mit Erkrankung, Hochrisikofamilien) auch ohne nachgewiesene Mutationen in Frage. Zunehmend werden opportunistische Salpingektomien bei onkologisch gesunden Frauen ohne bekannte Mutation im Rahmen von Hysterektomien wegen anderer Indikationen (z. B. bei Uterus myomatosus) oder von Sectiones mit Sterilisationsbegehren bei abgeschlossener Familienplanung durchgeführt. Dabei werden gelegentlich STICs und okkulte Karzinome entdeckt (s. Abschnitt 6.2.1).

Die wissenschaftlichen Bemühungen um das erblich bedingte Ovarialkarzinom werden in Deutschland durch das Konsortium Familiärer Brust- und Eierstockkrebs gebündelt (Rhiem et al. 2011, Cunningham et al. 2014, Nakonechny u. Gilks 2016, Paluch-Shimon et al. 2016, Kotsopoulos et al. 2018, Seidman et al. 2019, Hauke et al. 2019, Gordhandas et al. 2019, Pavanello et al. 2020, Piedimonte et al. 2020, Konstantinopoulos et al. 2020).

6.2.6 Tumoren der Tube

Die Tumoren der Tube weisen erwartungsgemäß nicht die Vielfalt jener des Ovars auf, klinisch relevant ist eigentlich nur das high-grade seröse Tubenkarzinom (Vang 2019). Wir haben selten auch primäre Karzinosarkome der Tube gesehen, Teratome sind Raritäten (Tab. 6.4). STIC (s. Abschnitt 6.2.1) sind zwar zunächst als Präkursoren anzusehen, können aber bereits mit intraperitonealen Absiedlungen einhergehen. McCluggage et al. (2015) haben vorgeschlagen, nichtinvasive STIC, die nur auf die Tube beschränkt sind, als Tubenkarzinom IA zu klassifizieren. Vang (2019) beschreibt sie histologisch als „die früheste, erkennbare Form eines Tubenkarzinoms". Sie bleiben, bis wir mehr wissen, Läsionen mit unklarem biologischen Verhalten. Insofern stellt sich immer die Frage, ob man nach ihrer Feststellung – z. B. anlässlich einer opportunistischen Salpingektomie im Rahmen einer Hysterektomie bei Uterus myomatosus – nicht zumindest ein intraperitoneales chirurgisches Staging durchführt; das gilt es mit betroffenen Frauen zu besprechen. Praktisch als Vorläufer der STIC wiederum werden bestimmte intraepitheliale Strukturen beschrieben, die in die aktuelle histologische Literatur als SCOUT (Secretory Cell Outgrowth) eingegangen sind. Die Sequenz und Koexistenz von SCOUT–STIC–high-grade serösen Karzinomen ist ein faszinierendes Gebiet der Gynäkopathologie. Zur Unterscheidung vom Ovarialkarzinom kann in der TNM-Klassifikation das Suffix „ft" (für Fallopian Tube, Tft) verwendet werden.

Die Diagnose eines STIC rechtfertigt ein chirurgisches Staging.

Eine seltene Läsion, die ihren Ursprung von der Mesosalpinx, dem Hilus ovarii, Lig. latum oder auch der Tubenwand selbst nimmt, trägt den ungewöhnlichen Namen „weiblicher Adnextumor wahrscheinlich Wolffschen Ursprungs" („Female Adnexal Tumor of Probable Wolffian Origin", FATWO). Diese Geschwülste, die aus verschiedenen tubulären, lobulären und adenomatoiden Strukturen zusammengesetzt sind, die an Sertolizelltumoren erinnern können, zeigen in der Regel ein gutartiges Verhalten, können aber maligne Verläufe – auch bei histologisch benignem Zellaufbau – bieten.

Tab. 6.4: Maligne Tumoren der Tuba uterina (modifiziert nach Vang 2019).

Präkursorläsion	STIC
Borderline	seröser Borderlinetumor der Tube (= atypischer proliferativer seröser Tumor der Tube)
maligne	
– epithelial	low-grade Tubenkarzinom
	high-grade Tubenkarzinom
	endometrioides Tubenkarzinom
	muzinöses Tubenkarzinom
	klarzelliges Tubenkarzinom
	Transitionalzellkarzinom der Tube
	undifferenziertes Tubenkarzinom
– gemischt epithelial-mesenchymal	Karzinosarkom (MMMT)
	Adenosarkom
– Keimzelltumoren	Teratome – mature – immature

6.2.7 Primäre maligne Läsionen des Peritoneums

Auch hier besitzt vor allem das high-grade seröse, primär peritoneale (= extraovarielle) Karzinom eine besondere Bedeutung (Tab. 6.5). Diese Tumoren sind nicht so selten, in der Vergangenheit wurde viele hochgradige seröse, peritoneal disseminierte Karzinome eher als Ovarialkarzinome bezeichnet, sie verhalten sich im Prinzip klinisch ja auch so, aber es braucht eben nicht der Präsenz eines Ovars für ihre Entstehung. Das wird illustriert durch die Beobachtung, dass ein Teil der BRCA-Mutationsträgerinnen *nach* risikoreduzierender Salpingo-Oophorektomie ein primär peritoneales high-grade Karzinom entwickelt (innerhalb von 20 Jahren ca. 3,5 %). Es gibt beim primär peritonealen Karzinom sinnvollerweise kein Stadium FIGO I (Casey et al. 2005, Irving u. Clement et al. 2019). Für die Unterscheidung von primär ovariellen und tubaren Karzinomen bietet sich das in der TNM-Klassifikation vorgeschlagene Suffix „p" an (Tp).

Tab. 6.5: Primäre peritoneale Tumoren (modifiziert nach Irving u. Clement 2019).

mesothelial	
	Adenomatoidtumor
	gut differenziertes papilläres Mesotheliom
	malignes Mesotheliom
epithelial	
–Borderline	seröser, atypisch proliferierender Tumor des Peritoneums
–maligne	low-grade seröses, primär peritoneales Karzinom (LGPSC)
	high-grade seröses, primär peritoneales Karzinom (HGPSC)

6.3 Symptome und klinische Präsentation

Wenn die typische Patientin mit HGSOC den Arzt aufsucht, ist sie bereits schwer er-krankt. Häufig wird sie Aszites aufweisen. Aszites ist bei Frauen in der typischen Al-tersgruppe bei natürlich mehreren differentialdiagnostischen Möglichkeiten immer auf ein HGSOC verdächtig. Dieser Aszites – zusammen mit den Tumormassen – be-dingt ein unspezifisches Druckgefühl im Abdomen mit Zunahme des Leibesumfanges (länger nicht getragene Sachen passen nicht mehr), nicht selten auch Atembeschwer-den, die wiederum durch einen zusätzlich vorhandenen Pleuraerguss verstärkt wer-den können.

Unspezifische abdominale („Magen-Darm-") Beschwerden, die als Völlegefühl, Verdauungsprobleme, Blähungen und Neigung zur Obstipation beschrieben werden und der peritonealen Karzinose anzulasten sind, führen die Patientinnen oft zu-nächst zum Hausarzt, der dann – nicht zuletzt wegen des unklaren Aszites – eine stationäre Einweisung zur Abklärung veranlasst. Nicht selten verbringen die Patien-tinnen dann eine gewisse Zeit in einer gastroenterologischen Abteilung. Manchmal berichten sie eher über einen Leistungsknick, ein Nachlassen der Kräfte und führen dies auf die berufliche oder private Situation zurück. Auch eine Pollakisurie bei Tu-mormassen im kleinen Becken wird gelegentlich geschildert. In den USA ist das Ova-rialkarzinom wegen seines zunächst indolenten klinischen Verhaltens einer breiten Öffentlichkeit unter dem Beinamen „The Silent Killer" bekannt, wobei „still" bzw. „schweigend" (silent) strenggenommen besser durch „flüsternd" ersetzt werden soll-te, wie Diane Mapes vom Fred Hutchinson Cancer Research Center in Seattle meinte, denn genau befragt, werden viele Betroffene in der Rückschau angeben, dass solche unspezifischen Beschwerden schon seit Monaten bestanden.

Nur sehr selten kommt die Patientin bei der Erstdiagnose mit akuter Atemnot oder Ileus in die Notaufnahme, eher kann das beim Rezidiv der Fall sein. Insgesamt geht beim HGSOC in aller Regel eine lange symptomfreie Zeit voraus. (Bei der Vorstellung der verschiedenen Typen der malignen Ovarialtumoren wurde bereits kurz auf die jeweiligen spezifischen Symptome eingegangen.)

6.4 Diagnostik und Stadieneinteilung

6.4.1 Früherkennung und Reihenuntersuchung

Ein HGSOC mag zufällig früh entdeckt werden – ein günstiger Umstand für die betroffene Frau, und endometrioide und muzinöse OC und Granulosazelltumoren werden regelmäßig im Stadium FIGO I diagnostiziert. Die bittere Realität aber ist, dass die überwiegende Mehrheit der Ovarialkarzinome (und das meint: der HGSOC) erst mit weit fortgeschrittener Erkrankung zutage tritt. Viele Studien sind durchgeführt worden, um eine Früherkennung des OC durch Reihenuntersuchungen (Screening) zu erreichen: Sie sind bisher allesamt gescheitert. Es gibt keine Methode, sei es durch Ultraschall, schnittbildgebende Verfahren, Tumormarker oder deren Kombination, die eine verlässliche Frühdiagnose ermöglichte, wenn man sich auf die Reduktion der OC-bedingten Mortalität als Gradmesser einigt. Daneben muss umgekehrt der potenziell negative Effekt einer Reihenuntersuchung bedacht werden, wenn nämlich viele Frauen mit schlussendlich falsch positiven Befunden Operationen unterzogen wurden, die ihrerseits eine gewisse Morbidität und im Einzelfall Mortalität aufweisen. Eine funktionierende Früherkennung des OC durch Reihenuntersuchung ist noch nicht in Sicht (Buys et al. 2011, Jacobs et al. 2016, Henderson et al. 2018, Nash u. Menon 2020).

Auch den BRCA-Mutationsträgerinnen können wir noch keine geeigneten Maßnahmen zur Frühdiagnose anbieten. Für sie bleibt bislang die risikoreduzierende Salpingo-Oophorektomie die einzige effektive Option.

6.4.2 Diagnostische Schritte

Besteht der Verdacht auf einen Ovarialtumor ist nach der klinischen gynäkologischen Untersuchung mit Spekula und durch bimanuelle Palpation die vaginale Sonographie das Maß der Dinge: Spezifität und Sensitivität bei der Unterscheidung zwischen gut- und bösartig werden von keiner anderen diagnostischen Methode übertroffen. Durch die vaginale Sonographie kann auch ein eher geringer Aszites festgestellt werden. Das Ovarialkarzinom bietet im Gegensatz zum gutartigen ovariellen Befund typischerweise eine irreguläre, komplexe Struktur mit soliden und liquiden Anteilen – oft als bizarres Muster, mit randständigen intrazystischen Vegetationen (die sog. papillären Binnenechos) – und eben häufig freie Flüssigkeit. Die Wertigkeit der Dopplersonographie wird dabei eher überschätzt. Mit den IOTA- und O-RADS-

Kriterien können die ovariellen Befunde standardisiert beschrieben werden. Der Versuch, die diagnostische Sicherheit der sonographischen Beurteilung von Ovarialtumoren durch das Einbeziehen des CA-125-Spiegels zu erhöhen, war in keiner Studie die überzeugende Lösung des Problems. Auch der in den letzten Jahren gern benutzte Biomarker HE-4 und die Kombination mit dem CA-125 als Roma-Index setzt keine neuen Maßstäbe (Timmerman et al. 2000, Buys et al. 2011, Froyman et al. 2016, Andreotti et al. 2020, Gentry-Maharaj et al. 2020).

Die sonographischen Kriterien der International Ovarian Tumor Analysis (IOTA)-Gruppe finden in den meisten Zentren Anwendung. Sensitivität und Spezifität liegen über 90 % (s. Timmerman et al. 2000). Das Ovarian-Adnexal Reporting and Data System (O-RADS) wurde – analog zum bekannteren BI-RADS der Mamma – als standardisierte Berichtsvorlage für Ultraschallbefunde des Ovars mit sechs Kategorien (O-RADS 0–5) entwickelt. Dieses System kombiniert das in den USA übliche Vorgehen anhand von sonographischen Mustern mit den in Europa favorisierten algorithmusbasierten IOTA-Kriterien (Andreotti et al. 2020).

Die weitere Abklärung bei sonographischem Verdacht auf eine maligne ovarielle Raumforderung erfolgt durch Schnittbildgebung (CT und MRT, im Einzelfall auch PET-CT) und ist Voraussetzung für die Planung des Eingriffes durch die Beschreibung des Peritoneums, der parenchymatösen Oberbauchorgane (Lebermetastasen, Nieren- und Harnleiterstau) sowie des Thorax (Pleuraerguss, Pleurakarzinose, Lungenmetastasen). Oft wird man die Befunde am offenen Bauch bestätigen können, nicht selten stellt sich der Situs im Detail aber doch anders dar, sodass es noch keine valide Alternative zur chirurgischen Stadieneinteilung (Staging) gibt. Das gilt auch für den Versuch, die Operabilität bzw. Resektabilität anhand eines Schnittbildes (CT, MRT) vorherzusagen. Gleichwohl muss der Operateur, wenn der Eingriff einzeitig geplant ist – intraoperative Malignombestätigung im Schnellschnitt vorausgesetzt –, wissen, ob er von Metastasenfreiheit im Leber- und Lungenparenchym ausgehen darf (Abb. 6.3). Letztlich wird die Diagnose eines OC histologisch bestätigt und die Tumorausdehnung am Situs erfasst. Im Gegensatz zum Mamma-, Vulva-, Zervix- und Endometriumkarzinom, bei denen die präoperative histologische Diagnose in der Mehrzahl der Fälle eine gute Therapieplanung erlaubt, hat man bis zur explorativen Laparotomie bzw. diagnostischen Laparoskopie beim OC zwar meistens den Verdacht auf ein solches, benötigt aber noch immer die histologische Absicherung, das gilt insbesondere für die Tumoren im Stadium I, wenn eine intraperitoneale Aussaat nicht vorliegt. Die aktuelle Stadieneinteilung wird in Tab. 6.6 dargestellt.

Tab. 6.6: Die aktuelle TNM- und FIGO-Klassifikation für das Ovarial-, Tuben- und primäre Peritoneal-karzinom.

TNM-Kategorie	FIGO-Stadium	Bemerkungen
TX		Primärtumor kann nicht beurteilt werden
T0		kein Anhalt für Primärtumor
T1	I	Tumor auf die Ovarien (Tuben) beschränkt[1]
T1a	IA	auf ein Ovar (eine Tube) beschränkt, Kapsel intakt, Ovarial-(Tuben-) Oberfläche tumorfrei, Spülzytologie negativ
T1b	IB	Befall beider Ovarien, sonst wie Stadium IA
T1c	IC	Tumor befällt ein Ovar (eine Tube) oder beide Ovarien (Tuben)
T1c1	IC1	iatrogene Kapselruptur
T1c2	IC2	präoperative Kapselruptur oder Tumor auf der Ovarial-(Tuben-) Oberfläche
T1c3	IC3	maligne Zellen im Aszites oder in der Spülzytologie
T2	II	Tumor in einem Ovar oder beiden Ovarien (Tuben) mit Ausbreitung in das kleine Becken oder primäres Peritonealkarzinom
T2a	IIA	Ausbreitung und/oder Tumorimplantate auf Uterus und/oder Tuben
T2b	IIB	Ausbreitung auf weitere intraperitoneale Strukturen im kleinen Becken
T3	III	Tumor in einem Ovar oder beiden Ovarien mit Ausbreitung außerhalb des kleinen Beckens und/oder retroperitonealen Lymphknotenmetastasen
T3a	IIIA	mikroskopische Metastasen außerhalb des kleinen Beckens und/ oder retroperitoneale Lymphknotenmetastasen
N1	IIIA1	ausschließlich retroperitoneale Lymphknotenmetastasen
N1a	IIIA1i	Lymphknotenmetastasen ≤ 10 mm
N1b	IIIA1ii	Lymphknotenmetastasen > 10 mm
T3a	IIIA2	mikroskopische Tumorausbreitung außerhalb des kleinen Beckens mit oder ohne Lymphknotenmetasten
T3b	IIIB	makroskopische intraperitoneale Tumorausbreitung außerhalb des kleinen Beckens ≤ 2 cm mit oder ohne Lymphknotenmetastasen – inklusive Leberkapsel und/oder Milz
T3c	IIIC	makroskopische intraperitoneale Tumorausbreitung außerhalb des kleinen Beckens > 2 cm mit oder ohne Lymphknotenmetastasen – inklusive Leberkapsel und/oder Milz

Tab. 6.6: (fortgesetzt)

TNM-Kategorie	FIGO-Stadium	Bemerkungen
M1	IV	Fernmetastasen
M1a	IVA	Pleuraerguss mit positiver Zytologie
M1b	IVB	Parenchymmetastasen der Leber und/oder der Milz, extraabdominale Metastasen (inklusive inguinaler Lymphknotenmetastasen und/oder anderer extraabdominaler Lymphknotenmetastasen)

Anmerkungen:
1) Beim primär peritonealen Karzinom gibt es kein Stadium I.

6.5 Therapie

Die komplette operative Entfernung aller Manifestationen des OC, sofern durchführbar, ist die Basis der Behandlung und neben dem Stadium der wichtigste Prognosefaktor. Auf die Operation folgt – mit wenigen Ausnahmen – eine platinbasierte Chemotherapie und danach (bzw. bereits parallel damit beginnend) die Gabe geeigneter Pharmaka zur hoffentlich langfristigen Erhaltung des erreichten Effekts (Ataseven et al. 2016, Wallace et al. 2017).

6.5.1 Operative Therapie des Ovarialkarzinoms

Eine typische Situation könnte so aussehen: Man geht klinisch und bildgebend von einem Stadium FIGO IIIC mit einem großen Tumor im Becken aus, in der CT ergab sich kein Anhalt für Leber- oder Lungenmetastasen, und wir haben uns mit der Patientin nach intensiven Gesprächen auf ein Vorgehen in einer Sitzung geeinigt, wie es in den meisten Fällen erfolgt. Das Abdomen wird längs von der Symphyse bis zum Processus xiphoideus eröffnet, wir sehen eine Karzinose, die fein- bis grobknotig sein kann, vom Becken bis in den Oberbauch, im Becken findet sich ein großer Konglomerattumor, der insbesondere ein großes Ovar – oder beide Ovarien –, das Rektosigmoid und die Beckenwände einbezieht, die Organgrenzen erscheinen wie aufgehoben. Das Omentum majus imponiert als eine gewaltige Tumorplatte, die viszeralen Oberflächen des Dünn- und Dickdarmes sind überwiegend frei, die der Leber ebenfalls, gleichwohl überzieht ein Karzinoserasen das rechte Zwerchfell. In einem ersten Schritt schickt man eine peritoneale Tumorprobe in die Schnellschnitthistologie, um den malignen Befund – meist das HGSOC – sichern zu lassen (Abb. 6.1).

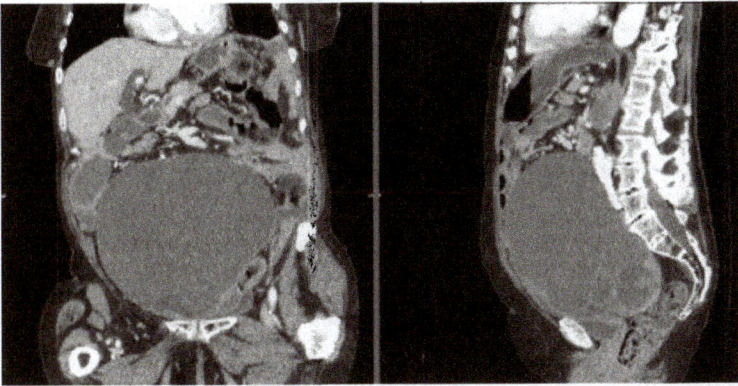

Abb. 6.3: 75-jährige Patientin mit einem high-grade serösen Karzinom der Tube, CT des Abdomens (Quelle: U. A. Ulrich und E. Lopez Hänninen, MLK Berlin).

Liegt in einem anderen Fall ein isolierter, mobiler Ovarialtumor vor bei vermeintlichem Stadium FIGO I, wird dieser komplett geborgen und in die Pathologie gegeben. Im Falle einer unklaren Histologie kann die Operation nicht, wie vielleicht geplant, fortgeführt, sondern muss an dieser Stelle abgebrochen werden. Die sichere Einschätzung als BOT z. B. ist im Schnellschnitt schwierig. Aber auch nach erfolgter Immunhistochemie ist im Einzelfall noch ein referenzhistologischer Zweitbefund zur endgültigen Einordung des Tumors bei seltener Histologie einzuholen (s. o.). Bei kleineren, unklaren Ovarialtumoren und vermutetem Stadium FIGO I ist deshalb die Laparoskopie mit Entfernung des intakten Tumors im Bergesack eine gute Option.

Das Vorgehen ohne eigentlichen Ovarialtumor bei bildgebendem Verdacht auf eine peritoneale Karzinose (primäres, extravarielles Peritonealkarzinom) mag folgendes sein: Zunächst versucht man laparoskopisch die Operabilität einzuschätzen und die Erkrankung durch Biopsie zu sichern. Vielleicht geht man dann gegebenenfalls zweizeitig vor oder verzichtet auf eine chirurgische Tumorreduktion, da eine ausgedehnte feinknotige viszerale Karzinose des Dünn- und Dickdarms diese als nicht zielführend erscheinen lässt, und setzt auf eine primäre Chemotherapie. Auch für den Erfahrenen ist die laparoskopische Beurteilung der Resektabilität übrigens nicht einfach, im Einzelfall irrt man sich und muss die Einschätzung dann nach optischer und palpatorischer Evaluation am offenen Bauch korrigieren.

Chirurgische Details

Das Ziel der operativen Therapie des fortgeschrittenen Ovarialkarzinoms (FIGO IIB bis IV) ist die vollständige Entfernung aller Tumormanifestationen. Bei den häufig ausgedehnten intraperitonealen Befunden bedeutet dies einen zeitaufwendigen, anspruchsvollen Eingriff (OP-Zeiten zwischen 3 und 8 Stunden). Nach der Eröffnung

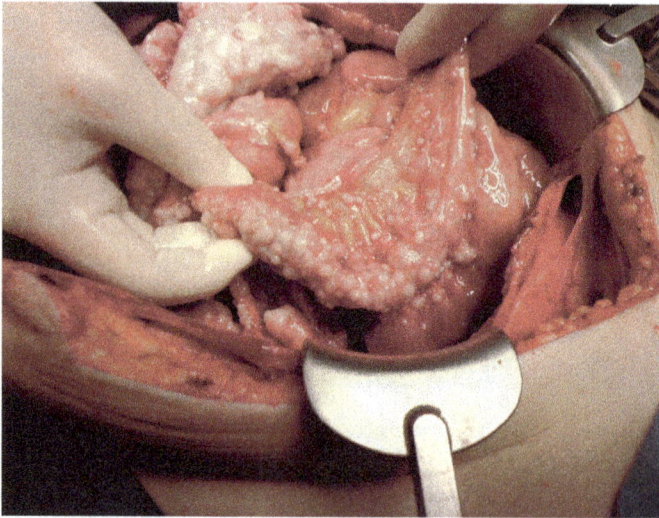

Abb. 6.4: Ausgedehnte Karzinose, die hier in besonderem Maße die Dünndarmschlingen betrifft (Quelle: U. A. Ulrich, MLK Berlin).

des Abdomens ist man gut beraten, sich nach einem ersten Eindruck zunächst darüber klar zu werden, ob das Ziel wohl erreichbar sein wird. Es gibt Situationen, bei denen das Resektionsvolumen – vor allem im Dünn- und Dickdarmbereich – ein Ausmaß annähme, dass Zweifel bezüglich einer adäquaten Lebensqualität postoperativ aufkommen dürfen (Abb. 6.4).

Die Patientin muss den Eingriff nicht nur überleben, sie muss ihn *gut* überleben! Wenn z. B. zu viel Darm geopfert wurde, vielleicht auch Teile des Magens und des Pankreas bei zusätzlich bestehender Pleurakarzinose, sodass ein tumorfreier Endsitus ohnehin eine Illusion bleiben musste, war die Entscheidung trotz sicherlich gutgemeinten operativen Handelns für die Patientin im Einzelfall eine eben unglückliche. Umgekehrt dürfen mangelnde Erfahrung mit solchen Befunden und chirurgisches Unvermögen nicht die Gründe für eine Kapitulation vor einem operablen Ovarialkarzinom sein. Hier sind ein angemessenes klinisches Urteil und Augenmaß gefragt. Es ist guter Stil, dass die Entscheidung, ob eine tumorfreie Resektion möglich ist, im Zweifel von zwei erfahrenen Operateuren getroffen wird: Ein gynäkologischer Onkologe muss dabei sein, und im Oberbauch wird man auf den Rat des Viszeralchirurgen hören. Da das Becken fast immer problemlos zu operieren ist, entscheidet sich der Erfolg der Operation eben nicht selten in der Oberbauchregion: Ist die Bursa omentalis bis hinunter zum Pankreas und der Magenhinterwand befallen, wird die Patientin kaum tumorfrei zu operieren sein. Insofern beginnen viele erfahrene Kliniker bei ausgedehntem Oberbauchbefall den Eingriff mit der Eröffnung und Inspektion der Bursa (Abb. 6.5).

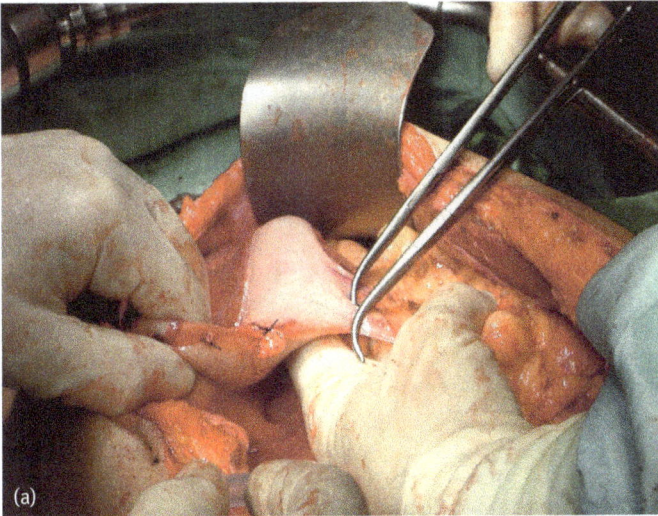

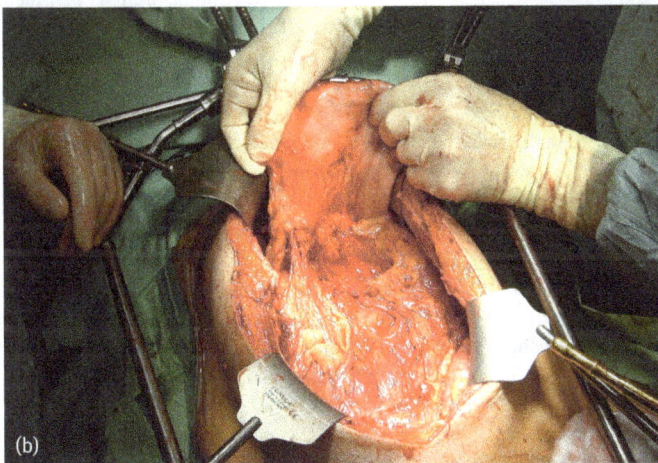

Abb. 6.5: (a) Infragastrische Omentektomie: Fassen der Gefäße an der großen Magenkurvatur.
(b) Hinterseite des Magens: Der Blick in die Bursa omentalis und auf das Pankreas ist frei (Quelle:
U. A. Ulrich, MLK Berlin).

Ziel der operativen Therapie des Ovarialkarzinoms ist – wenn irgend möglich – ein tumorfreier
Endsitus; bisher ist das neben dem initialen Stadium der entscheidende Prognosefaktor.

Um im Becken den Konglomerattumor komplett zu entfernen, nähert man sich dem Geschehen von
außen, indem das parietale Peritoneum aus allen Richtungen kommend gelöst und mobilisiert wird,
sodass sich der gesamte Tumor in diesem „Peritonealsack" befindet. Das gelingt vorn im Bereich der
Blase, die dadurch praktisch komplett denudiert wird, und seitlich vom Psoas und den iliakalen Gefäßen kommend in der Regel recht gut und wird dann hinten und unten im Douglas'schen Raum

anspruchsvoller. Wenn das Rektosigmoid involviert ist, wird es im Sinne einer anterioren Rektumresektion mit entfernt, nach sakral gleicht diese Operation dann im Prinzip einer hinteren supralevatorischen Exenteration. Der Uterus wurde vorher von der Scheide abgesetzt, bleibt aber über das Septum rectovaginale zusammen mit den anhängenden Ovarien bzw. Ovarialtumoren mit dem gesamten Präparat verbunden („auf dem Rektum reitend", sagten die Alten). Die Ovarien mussten vorher jeweils vom Lig. suspensorium ovarii abgesetzt werden, manche legen hier Wert auf ein besonders hohes Absetzen, d. h. rechts an der V. cava, links an der V. renalis. Die Ureteren werden ähnlich wie bei einer radikalen Hysterektomie weit nach distal dargestellt, gegebenenfalls bis kurz vor der Einmündung in die Blase. Letztlich hängt das gesamte pelvine Präparat nur noch am Rektumrohr und wird nach unten unterhalb der Ebene des Douglasperitoneums, das bei diesem Befallsmuster tumorös umgewandelt ist, und nach oben im Bereich des Sigmas abgesetzt. Es folgt die Deszendorektostomie, bei heikler Gesamtsituation bzgl. der Anastomose ggf. mit einem temporären protektiven Schleifen-Ileostoma (Loop-). Die beschriebene Technik der pelvinen en bloc-Resektion wird oft mit Christopher Hudson verbunden, der sie in den 1960er Jahren einführte, und die in Modifikationen noch heute durchgeführt wird (Abb. 6.6).

Darmresektionen sind insgesamt häufig notwendig, zwischen 30 und 50 %, um tumorfrei operieren zu können. Im Becken betrifft das, wie eben beschrieben, ein Rektosigmoidsegment, das mit dem pelvinen Konglomerattumor en bloc entfernt wird. Schwierig ist es, auf demselben Darmabschnitt (z. B. Kolon oder Ileum) mehrere Kontinuitätsresektionen hintereinander durchzuführen, weil man so eine Vielzahl von Darmanastomosen erzeugte, die jeweils eine gesunde Strecke quasi einrahmen; hier wird es eher das Ziel sein, mehrere befallene Abschnitte in ein Resektat zu bekommen, was im Einzelfall wiederum einen klinisch relevanten Verlust an Resorptionsfläche bedeutete (Kurzdarmsyndrom). Komplikationen nach Darmresektionen im Rahmen von Ovarialkarzinom-Stagingoperationen sind nicht selten und liegen je nach Studie zwischen 10–25 %. Ein protektives Stoma bekommen etwa 18–25 % der Patientinnen bei einer Darmresektion, bei multiplen Kontinuitätsresektionen ging in einer Untersuchung die Zahl auf über 90 %.

Weitere intraperitoneale Manifestationen werden oft an zahllosen Stellen identifiziert und entfernt, bei multiplem viszeral-intestinalem Befall ist das eine Herausforderung. Das große Netz gehört immer zu den Resektaten. Hier gilt es zwingend, die A. colica media zu schonen (Abb. 6.7). Für viele, wie erwähnt, ist das einer der ersten Schritte, weil man dafür die Bursa omentalis eröffnet (s. o.). Das Zwerchfellperitoneum – überwiegend rechts involviert – lässt sich dagegen in der Regel gut entfernen, wenn das muskuläre Diaphragma und die Pleura nicht befallen sind, andernfalls hat die Resektion an dieser Stelle Grenzen. Eine dabei auftretende Pleuraverletzung ist nicht ganz selten und kann fast immer problemlos – meistens ohne Thoraxdrainage – versorgt werden. Bei muzinösen Tumoren wird immer eine Appendektomie durchgeführt, auch bei makroskopisch unauffälligem Befund.

Ist die Milz einbezogen, erfolgt eine Splenektomie; postoperativ – und möglichst vor der Chemotherapie – bitte die Impfung nicht vergessen (Pneumokokken, Haemophilus influenzae Typ b und Meningokokken). Zusätzlich ist es ratsam, bei den Betroffenen jährlich eine Influenzaimpfung durchzuführen. Oberflächliche Lebermanifestationen (= FIGO III) lassen sich meist gut resezieren, letztlich auch einzelne tiefe Leberparenchymmetastasen (= FIGO IV), sie sind glücklicherweise seltener. Das Ziel der Operation ist ein tumorfreier Endsitus, falls das nicht möglich ist, strebt man einen Rest < 1 cm an (Hudson 1968, Ataseven et al. 2016, Sioulas et al. 2017, Wallace et al. 2017, Gockley et al. 2019, Tozzi et al. 2019, Sørensen et al. 2019).

Nach Splenektomie postoperativ an die Impfung gegen Pneumo- und Meningokokken, Haemophilus influenzae Typ b – sowie idealerweise jährlich gegen Influenza – denken.

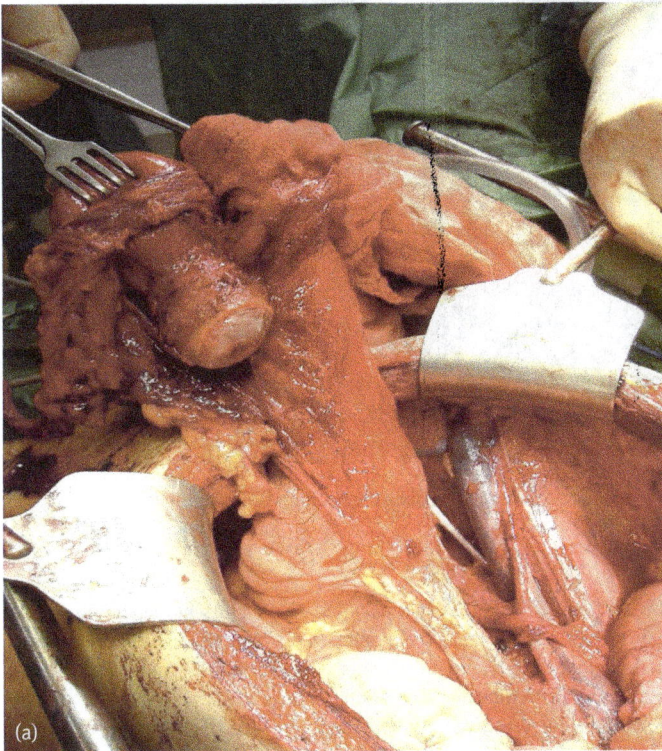

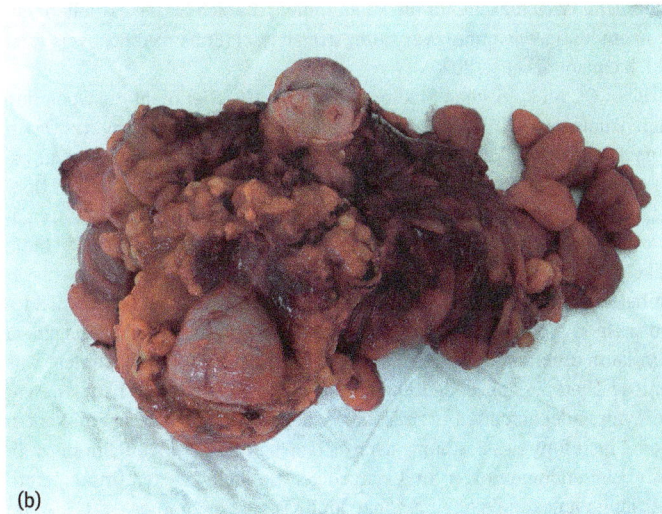

Abb. 6.6: (a) Das gesamte pelvine Peritoneum mit dem Uterus und einem Rektosigmoidsegment wird en bloc entfernt. Die rechte Beckenwand ist bis zu den iliakalen Gefäßen und dem M. psoas exponiert. (b) Das OP-Präparat (hintere Exenteration nach Hudson): unten das durch eine Klammernahtreihe verschlossene Rektum, oben die Portio (Quelle: U. A. Ulrich, MLK Berlin).

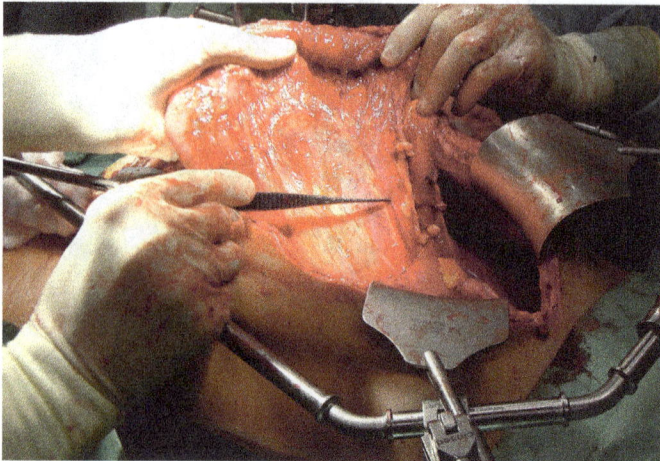

Abb. 6.7: Colon transversum mit Mesocolon und A. colica media nach Omentektomie (Quelle: U. A. Ulrich, MLK Berlin).

Bei tumorfreier intraperitonealer Resektion schloss sich bisher die systematische pelvine und paraaortale Lymphadenektomie an. Sie ist allerdings nach aktuellen Daten beim OC FIGO IIB bis IV nicht mit einem verbesserten Überleben assoziiert und sollte daher entfallen (LION-Studie, Harter et al. 2019). Nach einer so zeitintensiven, anstrengenden Operation benötigt die Patientin – mit wenigen Ausnahmen – eine gewisse Zeit auf der Wachstation, manchmal nur eine Nacht, nicht selten aber einige Tage. Das Konzept der verbesserten, schnelleren Erholung, aus der kolorektalen Chirurgie kommend, versprach eine deutliche Erleichterung für die Patientinnen, die sich in den aktuellen Studien gleichwohl nicht mehr so eindeutig, wie anfangs erwartet, zeigen lässt (Enhanced Recovery after Surgery: ERAS [„Fast Track"], Memtsoudis et al. 2020).

Die Sache ist anders beim frühen OC im klinischen Stadium FIGO I bis IIA. Hier dient die Operation vor allem der korrekten Stadienzuordnung („Staging"). Neben der kompletten Entfernung des Ovarialtumors bzw. der Ovarialtumoren durch Salpingo-Oophorektomie erfolgen Probeentnahmen an genau den Stellen, die vom OC besonders häufig heimgesucht werden, also dem Peritoneum im Douglas'schen Raum, parakolisch, dem Zwerchfell. Das Omentum majus wird entfernt, da es häufig Tumorimplantate beherbergt, auch wenn diese im Einzelfall erst bei der histologischen Untersuchung auffallen. Die meisten gynäkologischen Operateure entfernen das Netz dafür immer infragastrisch, anderen reicht zum Staging bei vermutetem OC FIGO I und beim BOT die infrakolische Omentektomie, belastbare Zahlen, ob das einen prognostischen Unterschied bedeutet, gibt es nicht. Aus einem scheinbaren Stadium FIGO IA kann durch das chirurgische Staging schnell ein FIGO III werden, was für die folgende medikamentöse Therapie von Bedeutung ist. Beim frühen OC erfolgt nach wie vor die pelvine und paraaortale Lymphadenektomie bis zum Nierenstiel – tumorpositive Lymphknoten würden auch hier eine höhere Einstufung des Stadiums nach sich ziehen (FIGO IIIA). Beim muzinösen und wahrscheinlich auch beim endometrioiden und klarzelligen OC im klinischen (intraoperativen) Stadium FIGO I ist die Lymphadenektomie offenbar ohne Einfluss auf die Prognose, da es kaum okkulte Metastasen gibt, und wird international deshalb zunehmend verlassen (Hoogendam et al. 2017, Moroney et al. 2018, Padhy et al. 2019).

Ein OC Stadium FIGO I ist erst dann sicher ein solches, wenn es durch die histologische Aufarbeitung nach operativem Staging bestätigt wurde.

Ist die Situation präoperativ noch völlig unklar – man hat lediglich einen sonographisch suspekten Ovarialbefund vor sich, sind Patientin und Arzt, auch der besseren Planbarkeit wegen, mit einem zweizeitigen Vorgehen oft besser beraten: Der Befund wird in toto laparoskopisch geborgen und der pathologischen Untersuchung zugeführt; immer unter der selbstverständlichen Voraussetzung, dass durch die Laparoskopie kein onkologischer Kompromiss eingegangen wird. Mit anderen Worten: Es gibt Tumoren, die einfach zu groß für die laparoskopische Entfernung sind; hier muss jeder falsche Ehrgeiz zurückstehen.

Intraoperative Schnellschnittdiagnostik

Fiel die Entscheidung, das definitive chirurgische Staging in derselben Narkose durchzuführen, ist eine belastbare Schnellschnittdiagnose die unabdingbare Voraussetzung dafür. Natürlich ist die zur Verfügung stehende Zeit begrenzt, immunhistochemische Untersuchungen kommen nicht in Frage, und der Schnellschnittuntersuchung sind Schranken gesetzt, die jedem Kliniker bewusst sein müssen, um nicht Unmögliches oder sogar Unsinniges von seinem pathologischen Partner zu verlangen. Beim HGSOC hat der Pathologe dabei noch die geringsten Schwierigkeiten, hier wird die diagnostische Sicherheit beim Schnellschnitt in der Hand eines in der Gynäkopathologie erfahrenen Kollegen 90 % erreichen, beim BOT sind es erwartungsgemäß weniger, aber immerhin noch um die 80 % der Fälle, bei Metastasen allerdings nur in ca. 50 %. Liegen seltenere Raumforderungen vor, wie Granulosazelltumoren, Dysgerminome u. a., wird es schwierig, eine exakte histologische Diagnose im Schnellschnittverfahren zu erstellen. Bei Unsicherheit muss daher die endgültige Immunhistochemie abgewartet werden, man geht sonst das Risiko der operativen Über- oder eben auch Untertherapie ein. Gelegentlich werden auch bei vermeintlich klarem Situs eines HGSOC im Stadium FIGO IIIC alle Beteiligten von der abschließenden Histologie überrascht, bei der ein gastrointestinales Karzinom, ein Lymphom oder ein Urothelkarzinom resultieren kann (Lax 2017, Moroney et al. 2018, Irving u. Clement 2019, Lerwill u. Young 2019).

Der Zeitpunkt der Operation

Standard ist bisher die primäre Operation. Es verschafft der Patientin nach aktueller Datenlage keinen Vorteil quoad vitam, die Operation nur zur Hälfte voranzubringen oder sie nicht durchzuführen, eine Chemotherapie dazwischenzuschalten und dann eine Intervalloperation durchzuführen. Wenn ein erfahrener gynäkologisch-onkologischer Operateur beim primären Eingriff den Befund für nicht adäquat resektabel hält, z. B. bei einer ausgedehnten viszeralen Dünndarmkarzinose, schafft ein zweiter Eingriff prognostisch keine andere Situation. Einige Arbeiten zeigen gleichwohl eine geringere Komplexität der Eingriffe mit weniger Darmresektionen und eine reduzierte

Komplikationsrate in der Intervallsituation. Ausnahmen, die zu einer primären („neoadjuvanten") Chemotherapie führen, kennt ohnehin jeder Kliniker. Es gibt Zentren, in denen das geschilderte Vorgehen mit Regelmäßigkeit zur Anwendung kommt (Makar et al. 2016, Sioulas et al. 2017, Vergote et al. 2018, Chiofalo et al. 2019).

Laparoskopisches Staging?

Zwar sind sowohl in der Primärbehandlung als auch im Rezidivfall von einigen Arbeitsgruppen ermutigende, gleichwertige perioperative und onkologische Ergebnisse für eine laparoskopische Operation beim Ovarialkarzinom vorgelegt worden, außerhalb von Studien sollte derzeit aber nur die Laparotomie als das Standardverfahren für die Patientenversorgung empfohlen werden – auch im Stadium FIGO I. Ausnahmen von dieser Regel sind der BOT sowie das Staging beim STIC (Falcetta et al. 2016, Eriksson et al. 2017, Gueli Alletti 2019).

Besondere Situationen

Primär peritoneales („extraovarielles") Karzinom. Entsteht das primär peritoneale Karzinom zentrifugal von einem Ursprungsort im Fimbrientrichter der Tube? Aber auch wenn sich nun umgekehrt Abertausende von kleinen Tumorknötchen an abertausenden Orten parallel in einem großen Teil des parietalen und viszeralen Peritoneums entwickelten, könnte jeder dieser Befunde für sich genommen zwar ein „früher" sein, aber es wird klar, dass es dann in der Gesamtheit von vornherein keinen Frühbefund geben kann, da letztlich eine große, diffus ausgebreitete Tumormasse zusammenkommt. Konsequenterweise kennt die aktuelle Klassifikation für ein primär peritoneales, extraovarielles Karzinom kein Stadium FIGO I. Die Therapie erfolgt analog dem HGSOC.

Borderlinetumoren. Bei den BOT gelten die gleichen Grundsätze wie beim operativen Staging der invasiven epithelialen OC. Also: Entfernung der Ovarialtumoren, ggf. Hysterektomie, Omentektomie, peritoneale Probenentnahmen. Allerdings entfällt in jedem Falle die pelvine und paraaortale Lymphadenektomie, weil die Entfernung der Lymphknoten – auch wenn sie befallen sind – für die Prognose, nach allem, was wir wissen, unerheblich ist. Da bei den BOT die frühen Stadien überwiegen, sind die Eingriffe in aller Regel weniger problematisch. Im Einzelfall haben wir es aber mit einem sBOT mit ausgedehnten extrapelvinen, invasiven Implantaten zu tun. Das Problem der Schnellschnittsicherung und auch der definitiven histologischen Zuordnung wurde bereits berührt. In jedem zweifelhaften Fall sollte man daher nicht zögern, die Blöcke einer referenzhistologischen Begutachtung zuzuführen.

Da nicht selten junge Frauen betroffen sind, stellt sich die Frage des Fertilitätserhalts (s. u.). Wird dabei das betroffene Ovar erhalten, erhöht sich die Rezidivrate, das gilt auch für das Belassen des Uterus. Allerdings ist bei einem solchen Vorgehen die Prognose bezüglich des Überlebens offenbar nicht schlechter. Sind beide Ovarien befallen, muss man sich dabei für den Erhalt eines Eierstocks entscheiden, bei unilateralem Befall ist es das derzeit empfohlene Vorgehen, dieses Ovar komplett zu exstirpieren. Das chirurgische, extrapelvine Staging bleibt vom fertilitätserhaltenden Vorgehen allerdings unberührt. Ein laparoskopisches Staging führt offenbar nicht zu einer schlechteren Prognose und darf im Gegensatz zum invasiven Karzinom – entsprechende Erfahrung und Fertigkeiten vorausgesetzt – bei BOT in frühen Stadien zum Einsatz kommen. In den ersten Jahren nach Diagnose und primärer Therapie gibt es selten Rezidive, dafür treten diese durchaus in einem Intervall von 10 bis sogar 15 und mehr Jahren auf. Man darf sich also auch danach noch nicht völlig sicher fühlen. Die Rezidive können dann als invasive Tumoren auftreten (Gershenson 2017).

Beim BOT erfolgt keine Lymphadenektomie zum Staging.

Keimstrangstroma/Granulosazelltumoren. Auch hier gilt das chirurgische Staging wie bei den epithelialen Malignomen beschrieben, die Lymphadenektomie ist dabei gleichwohl nicht definiert. Eine endokrinologische Diagnostik inkl. Inhibin B und AMH, wie in Abschnitt 6.2.2 erwähnt, ist angezeigt. Wird bei jungen Frauen fertilitätserhaltend bzw. uteruserhaltend vorgegangen, dürfen eine Hysteroskopie und Abrasio nicht vergessen werden, um eine mögliche östrogeninduzierte, simultane atypische Hyperplasie des Endometriums oder sogar ein Endometriumkarzinom (Kapitel 4) nicht zu übersehen.

Keimzelltumoren. Das operative Staging wird analog zum Keimstrangstromatumor durchgeführt, d. h., eine systematische Lymphadenektomie ist nicht angezeigt, der Uterus darf in der Regel ebenso verbleiben. Das befallene Ovar wird komplett entfernt und histologisch aufgearbeitet. Bei bilateralem Befall wird man bei jungen Patientinnen versuchen, ein Ovar zu erhalten.

Fertilitätserhaltendes Vorgehen beim frühen Ovarialkarzinom. Meistens sind es junge Patientinnen mit BOT, die ihre Fertilität erhalten wissen möchten (s. o.). Aber auch bei frühen, invasiven Ovarialmalignomen jüngerer Frauen gilt es im Einzelfall, die Fruchtbarkeit zu präservieren. In den Stadien IA und IC – um diese geht es – ist dabei wahrscheinlich nicht mit einer schlechteren Prognose im Vergleich zum Standardvorgehen zu rechnen, d. h., die krankheitsspezifische Mortalität ist gleich bei etwas höherer Rezidivrate. Voraussetzung ist ein adäquates Staging. Man wird also bis auf den Erhalt des kontralateralen Ovars und des Uterus ohne weitere Kompromisse so verfahren, wie sonst beim frühen Ovarialkarzinom auch. Nach Erfüllung des Kinderwunsches ist die Komplettierung der Operation zu erwägen (Melamed et al. 2017).

6.5.2 Postoperative medikamentöse Therapie

Hier werden die Grundzüge der postoperativen Chemotherapie dargestellt. Einzelheiten finden sich in Kapitel 9.

Epitheliale Ovarialmalignome/Ovarialkarzinome

Die meisten Ovarialkarzinome (ab FIGO IIB) erhalten als Standard eine postoperative Chemotherapie mit 6 Zyklen der Kombination Paclitaxel AUC 5/Carboplatin 175 mg/m^2. Ab einem Stadium FIGO IIIB ist immer zu überlegen, ob nicht die zusätzliche Gabe der antiangiogenetisch wirksamen Substanz Bevacizumab für insgesamt 12 bis 15 Monate zur Konsolidierung sinnvoll ist, diese kann mit dem ersten Chemotherapiezyklus oder versetzt beginnen. Nach den aktuellen Zulassungen kommen alternativ PARP-Inhibitoren als Erhaltungstherapie – bei Olaparib unter der Voraussetzung einer BRCA1/2 Mutation – zum Einsatz, bei Niraparib auch ohne Mutation als Bedingung. Die primäre Kombination von Olaparib mit der Angiogenesehemmung ist der alleinigen Gabe von Bevacizumab bei Patientinnen mit HRD (mit und ohne BRCA-Mutation) in der Erstlinien-Erhaltungstherapie deutlich überlegen (Reduktion des Risikos für Progression der Krankheit oder Tod um 67 % bei einem beeindruckenden medianen progressionsfreien Überleben von > 3 Jahren). Die Durchführung einer HRD-Testung bei allen nicht BRCA-mutierten OC-Patientinnen als Routinemaßnahme wäre insofern geboten, als wahrscheinlich die Hälfte aller primären OC eine HRD aufweist und die Kombination Olaparib/Bevacizumab im Augenblick dann wohl die erste therapeutische Empfehlung darstellte.

Aktuell wird untersucht, ob ein PARP-Inhibitor (Rucaparib) nach erfolgter Bevacizumab-Erhaltungstherapie vielleicht einen zusätzlichen Vorteil bedeutet (sog. „Erhaltung nach Erhaltung"). Auch für Veliparib liegen die ersten Daten vor.

Im Stadium FIGO IA, G1 (muzinöse, endometrioide, *low-grade* seröse Tumoren) darf kein zusätzlicher Effekt von einer adjuvanten Chemotherapie erwartet werden, weshalb davon Abstand zu nehmen ist. Bei der äußerst seltenen Konstellation FIGO IA, G2 oder IB, G1–2 (z. B. bei endometrioiden OC) kann eine platinbasierte Chemotherapie überlegt werden; diese vorsichtige Formulierung meint im Prinzip eine Carboplatinmonotherapie. Bei Ovarialkarzinomen FIGO IC und IIA oder FIGO IA/B, G3 ist die Chemotherapie obligat, eine alleinige Carboplatingabe ist verglichen mit der Standardkombination Pacxlitaxel/Carboplatin in diesen frühen Stadien möglicherweise genauso effektiv. Die LGSOC sind insgesamt durch eine Chemotherapie nur wenig zu beeinflussen, die Ansprechraten liegen bei höchstens 20 %. Gleichwohl wird auch bei ihnen die Standardchemotherapie noch empfohlen (Moore et al. 2018, Ray-Coquard et al. 2019, Gonzalez-Martin et al. 2019, Coleman et al. 2019b, Mirza et al. 2020, Tew et al. 2020).

Borderlinetumoren

Patientinnen mit BOT profitieren nicht von einer zusätzlichen postoperativen Chemotherapie oder anderweitigen systemischen Ansätzen. Insofern ist eine adjuvante Therapie derzeit nicht definiert. Das gilt auch für sBOT mit invasiven Implantaten (pathologisch als nicht-invasive LGSOC klassifiziert).

Keimstrangstromatumoren

Bei den Granulosazelltumoren ist die Entscheidung nicht so einfach, ob man postoperativ eine adjuvante Chemotherapie anschließen sollte, wenn die Patientin abschließend tumorfrei ist, denn möglicherweise erreicht man damit weder eine Reduktion der Rezidivwahrscheinlichkeit noch einen Lebenszeitgewinn. Bei einem Stadium FIGO IA und B wird auf eine Chemotherapie verzichtet. Ab FIGO IC ist eine platinbasierte Chemotherapie zu diskutieren. Bei hohen Stadien oder ausnahmsweise unvermeidbarem Tumorrest wird man eher zu einer postoperativen Chemotherapie greifen, z. B. mit PEB (Cisplatin/Etoposid/Bleomycin) oder PEI (Cisplatin/Etoposid/Ifosfamid, s. Kapitel 9).

Keimzelltumoren

Hier gilt für Dysgerminome und gut differenzierte unreife Teratome: keine Chemotherapie bei FIGO IA-Tumoren. Histologisch aggressive Formen FIGO IA können eine Chemotherapie mit zwei bis drei Zyklen Platin/Etoposid bekommen. Höhere Stadien erhalten wie die Granulosazelltumoren eine postoperative Therapie mit vier Zyklen PEB oder PEI, vielleicht im Einzelfall auch nur PE.

6.6 Rezidiv

Zwei Vorbemerkungen: Erstens, wann gehen wir beim OC von einem Rezidiv aus? Wenn man bildgebend einen intraperitonealen Befund sieht, der „vorher noch nicht da war", weil sich Patientin und betreuender Arzt entschlossen haben, regelmäßig im Rahmen der Nachsorge ein CT durchzuführen; wenn der Tumormarker (CA 125), der im Intervall routinemäßig bestimmt wird, ansteigt; wenn der Arzt einen klinischen Befund bei der gynäkologischen oder sonographischen Untersuchung feststellt oder nur dann, wenn die Patientin über Symptome berichtet – die Krankheit für sie also spürbar wieder aufgetreten ist? Alle beschriebenen Konstellationen, auch in möglichen Kombinationen, berechtigen letztlich zur Diagnose eines Rezidivs, wenngleich der alleinige Anstieg des CA125 oder eine Auffälligkeit im CT bei asymptomatischer Patientin nicht herbeigewünschte Situationen sind, da man sich in der Bredouille befindet, handeln zu sollen, ohne eine gute Indikation zu haben (s. Abschnitt 6.7, Nachsorge). Alles, was aus einem solchen Handeln resultiert, ist der frühere Beginn einer erneuten Chemotherapie, d. h. die Verkürzung des therapiefreien

Intervalls, sodass die Betroffenen u. U. mehr Behandlungen ohne Lebenszeitverlängerung erhalten.

Zweitens: Die starre – in der Literatur gleichwohl nicht immer konsequent gehandhabte – Einteilung in „platinsensible", „platinresistente" und „platinrefraktäre" Rezidive wurde zuletzt verlassen. Inzwischen lässt man neben dem Intervall zwischen Rezidiv und Abschluss der Primärtherapie andere Faktoren wie die Präferenz der betroffenen Patientin, die Zumutbarkeit der geplanten Therapie, bisherige Therapien und nicht zuletzt tumorbiologische Eigenschaften in die Entscheidung mit einfließen, wobei nun recht unscharfe Umschreibungen gewählt werden wie „spät", „platingeeignet" bzw. „Platin ist noch eine Option" oder umgekehrt „früh", „nicht-platingeeignet" bzw. „platinhaltige Therapie ist keine Option". Gleichwohl gilt es zu beachten, dass in zahlreichen, insbesondere älteren, Publikationen und im Rahmen der Zulassungsstudien für die meisten aktuellen medikamentösen Behandlungen die alten Definitionen noch zugrunde gelegt wurden.

Bei der asymptomatischen Patientin mit OC verbessert nach bisherigem Kenntnisstand der frühzeitige Beginn einer medikamentösen oder operativen Rezidivbehandlung z. B. aufgrund eines CA 125-Anstieges oder einer bildgebend neu aufgetretenen Läsion die Prognose nicht im Vergleich zum Beginn einer solchen Therapie „erst" nach der klinischen, d. h. symptomatischen, Manifestation des Rezidivs.

6.6.1 Chirurgische Rezidivtherapie

Zunächst müssen wir klären, ob bei einem Rezidiv, das beim HGSOC ja die übergroße Mehrheit aller Patientinnen betrifft, erneut operiert werden sollte. Auch wenn diese Frage immer individuell und nur gemeinsam mit der Patientin zu beantworten ist, gibt es einige vernünftige klinische Kriterien, die einem bei dieser Entscheidung helfen. Die Antwort ist einfacher, wenn trotz palliativer Situation eine klare klinische Indikation besteht, z. B. bei einem manifesten Ileus. Eine erneute Operation vor einer Rezidivchemotherapie ist zu erwägen – und kann möglicherweise das progressionsfreie Intervall verlängern:

- wenn das Rezidiv frühestens 6 Monate nach Abschluss der Primärtherapie auftritt (früher: „platinsensibel"),
- wenn bildgebend nur wenige Herde festzuhalten sind (ideal: unilokuläres Rezidiv),
- wenn bei der Rezidivoperation Tumorfreiheit erwartet werden darf,
- wenn der Situs nach der Primäroperation tumorfrei war,
- die Aszitesmenge < 500 ml beträgt,
- wenn sich die Patientin in einem guten Allgemeinzustand präsentiert (ECOG [= Eastern Cooperative Oncology Group] Status 0).

Die letzten drei Kriterien (AGO-Score) waren Voraussetzung für eine große multizentrische Studie (DESKTOP 3), und die bisher bekannten Ergebnisse – sekundäre Komplettresektion vorausgesetzt – zeigen tatsächlich einen Überlebensvorteil für die so ausgewählten Patientinnen, was bisher als unsicher galt. Nach der Rezidivoperation schließt sich eine erneute platinbasierte Chemotherapie an (Bommert et al. 2018, Coleman et al. 2019a).

Da für die BOT eine Chemotherapie nicht definiert ist, steht die chirurgische Rezidivtherapie hier im Vordergrund.

6.6.2 Systemische, medikamentöse Rezidivtherapie

Chemotherapie beim Rezidiv, wenn Platin eine Option ist

Häufig nennt man diese Therapie auch „Re-Induktion". Carboplatin wird dabei entweder erneut mit Paclitaxel kombiniert, wie bei der postoperativen Chemotherapie im Rahmen der Primärbehandlung, mit Gemcitabin – vor allem, wenn primär ausgeprägte neurotoxische Nebenwirkungen (Polyneuropathie) durch das Paclitaxel zu verzeichnen waren –, oder mit pegyliertem liposomalem Doxorubicin (PLD). Beim ersten Rezidiv ist zusätzlich zur Kombination aus Carboplatin und Paclitaxel oder Gemcitabin bzw. PLD die Gabe von Bevacizumab zu erwägen, sofern dies bei der Primärbehandlung nicht Bestandteil der Behandlung war. Insgesamt wird im Augenblick der Kombination Platin/pegyliertes liposomales Doxorubicin (+ Bevacizumab) der Vorzug eingeräumt.

Wenn das Rezidiv auf die platinhaltige Kombinationsbehandlung anspricht und Bevacizumab bereits im Rahmen der Erstbehandlung gegeben wurde, sollte eine sich anschließende Erhaltungstherapie mit einem PARP-Inhibitor gewählt werden. Zugelassen sind derzeit Olaparib, Niraparib und Rucaparib beim hochgradigen epithelialen Ovarialmalignom. Während für die Behandlung mit Olaparib zunächst nur Patientinnen mit HGSOC und BRCA1- und -2-Mutation in Frage kamen, sind diese Beschränkungen mit neuer Zulassung und Galenik inzwischen aufgehoben worden. Die Erhaltungstherapie mit PARP-Inhibitoren nach platinbasierter Re-Induktion verlängert das progressionsfreie Überleben (Coleman et al. 2017a, Coleman et al. 2017b, Arend et al. 2020, Mirza et al. 2020, Tew et al. 2020).

Da die LGSOC wenig chemotherapiesensibel sind, aber häufig Östrogenrezeptoren exprimieren, kommen hier auch endokrine Optionen wie z. B. Aromatasehemmer in Frage. Daneben haben sich MEK-(Mitogen-aktivierte Proteinkinase-Kinasen-)Hemmer als wirksam erwiesen – BRAF-V600-Mutation vorausgesetzt. Binimetinib zeigte in diesem Zusammenhang einen Effekt, vor allem bei KRAS-mutierten Tumoren, Trametinib war nach vorausgehender platinhaltiger Therapie mit einem verbesserten progressionsfreien Intervall assoziiert. Insofern schaut man derzeit besonders auf die MEK-Hemmer beim rezidivierten LGSOC, Studien mit dem PDL1-Hemmer Pembrolizumab sind ebenfalls unterwegs. Die Operation bleibt bei dieser Entität dennoch besonders wichtig neben der bereits geübten endokrinen Therapie und der Gabe von Bevacizumab (Pauly et al. 2020).

Chemotherapie beim Rezidiv, wenn Platin keine Option ist

In dieser Situation ist die (platinfreie) Monotherapie die Maßnahme der Wahl, da sich keine der bisher untersuchten Kombinationen überlegen zeigte. Als etwa äquieffektiv dürfen dabei Paclitaxel (z. B. als wöchentliche Gabe), pegyliertes liposomales Doxorubicin, Topotecan und Gemcitabin gelten. Wenn die Primärbehandlung ohne Bevacizumab erfolgte, ist dessen zusätzliche Gabe zu erwägen. Erscheint eine erneute Behandlung mit Carboplatin nach bereits zweimaliger Serie zwar geeignet, wegen subjektiver Unverträglichkeit aber als nicht mehr zumutbar, kann auch eine alleinige Behandlung mit dem PARP-Inhibitor Rucaparib bei BRCA-mutierten Patientinnen erfolgen (Tew et al. 2020), s. Kapitel 9.

6.6.3 Wiederholtes Rezidiv

Beim HGSOC im initialen Stadium III und IV hält der Effekt der ersten Rezidivtherapie unterschiedlich lange an. Das progressionsfreie Intervall hat sich durch die PARP-Hemmer glücklicherweise deutlich verlängert, aber irgendwann – manchmal schon nach Monaten, manchmal nach Jahren – sieht man die Patientinnen mit vielfältigen Beschwerden wieder: mit reduziertem Allgemeinzustand und Schwäche, mit gespanntem Leib (Tumormassen, Aszites), Übelkeit, mit Verdauungsproblemen, Symptomen der Darmstenose, Atemnot (Pleuraerguss), gezeichnet von der Krankheit. Dann ist guter Rat teuer: Es gibt selten ein anhaltendes Ansprechen auf die dritte Chemotherapielinie; für die Patientinnen und uns kommt jetzt das schmerzliche Eingeständnis, dass derzeit keine verlässliche antineoplastische Behandlung mehr verfügbar ist. Der Erhalt der Lebensqualität – so gut es geht – hat in dieser Situation Priorität vor einer erneuten Chemotherapie, die gleichwohl im Einzelfall als dritte oder vierte Linie begründet sein kann. Kluge Zurückhaltung mit Chemotherapeutika wird dabei oft der beste Rat sein. Beim Aszites ist z. B. zu entschieden, ob eine serielle Punktion oder der Versuch der medikamentösen intraperitonealen Therapie zu bevorzugen ist, dabei lässt man sich von der Nachlaufdynamik leiten (s. Kapitel 9). Bei Nausea und Subileuszuständen wird man eine parenterale Gabe von Antiemetika und Prokinetika favorisieren und die Anlage eines Anus praeter als palliative Operation so lange hinauszögern, wie nur möglich, und das möchte die Betroffene verständlicherweise auch. Nicht selten ist eine Transfusion angezeigt. In den meisten Zentren wurden inzwischen palliative Einheiten etabliert, in denen man sich diesen Patientinnen interdisziplinär zuwendet. Eine gute Palliation ist eine schwierige und anspruchsvolle Aufgabe. Bei rasch nachlaufendem, anders nicht zu beeinflussendem Pleuraerguss hat sich die Talkum-Pleurodese bewährt.

Falldarstellung

Eine 61-jährige Patientin wurde zu uns vom Facharzt mit einem sonographisch auffälligen, rechtsseitigen Ovarialbefund und wenig Aszites eingewiesen. Im Rahmen einer Laparoskopie erfolgten die Salpingo-Oophorektomie sowie die Entnahme peritonealer Proben. Die histologische Aufarbeitung ergab damals ein seröses Ovarialkarzinom, G2. In der Schnittbildgebung fanden sich keine Hinweise auf Fernmetastasen. Nach Staging-Laparotomie – seinerzeit noch inkl. systematischer pelviner und paraaortaler Lymphadenektomie – mit tumorfreiem Endsitus (FIGO IIIC) erhielt die Patientin Carboplatin/Paclitaxel nach Standard. Es folgten 10 krankheitsfreie Jahre: Zwar machten der Patientin anfangs neuropathische Beschwerden im Bereich der Fußsohlen noch recht zu schaffen, aber zunehmend fand sie in ihr berufliches und privates Leben ohne Einschränkungen zurück und hoffte, die Erkrankung besiegt zu haben. Nach der genannten Zeit stellte sie sich mit Defäkationsproblemen beim Hausarzt vor; in der daraufhin durchgeführten Koloskopie zeigte sich eine Stenose etwa 20 cm ab ano, die im CT mit einer 4 cm messenden Tumormanifestation am Sigma korrespondierte. Es erfolgte die Laparoskopie, die einen sonst völlig unauffälligen intraperitonealen Befund ergab, die Manifestation ließ sich in derselben Sitzung komplett minimal-invasiv entfernen. Die pathologische Untersuchung führte zur Diagnose eines low-grade serösen Karzinoms, auch die Nachbefundung der 10 Jahre alten Blöcke von der Erstdiagnose ergab ein identisches Bild (angepasst an die inzwischen eingeführten Änderungen der pathologischen Einschätzung und Nomenklatur). Nach Diskussion in der Tumorkonferenz und mit der Patientin kam es zur gemeinsamen Entscheidung – bei R0-Resektion eines LGSC-Rezidivs, jetzt auf eine Chemotherapie zu verzichten. Die Patientin konnte zwei weitere therapiefreie Jahre genießen. Dann präsentierte sie sich mit Dyspnoe. Der vermutete Pleuraerguss bestätigte sich. Bei raschem Nachlaufen entschlossen wir uns zur Pleurodese. Die thorakoskopische Intervention ergab dazu passend eine diffuse, großflächige Pleurakarzinose. Histologisch zeigte sich nun eine Konversion zu einem high-grade serösen Geschehen. Die Pleurodese war erfolgreich, und die sich sofort anschließende Re-Induktion mit Carboplatin/Gemcitabine führte zu einer erfreulichen Remission; daraufhin Erhaltungstherapie mit Olaparib, unter der es immer wieder zur transfusionspflichtigen Anämie kam. Nach einem Jahr bei guter Tumorkontrolle erlitt die Patientin einen ausgedehnten Herzinfarkt, der interventionell durch Versorgung mit Stents beherrscht werden konnte. Der Patientin wurde ein weiteres Jahr, in dem sie noch viel verreiste, bei guter Lebensqualität geschenkt. Letztlich kam sie – 14 Jahre nach der initialen Diagnose – mit ausgedehntem intraperitonealen Tumorgeschehen und Schwäche zur Aufnahme. Der Versuch einer nochmaligen platinbasierten, palliativen Chemotherapie blieb erfolglos. Es wurde eine palliative Komplexbehandlung initiiert, und die Patientin konnte ihrem Wunsch entsprechend bis zu ihrem Lebensende zu Hause bleiben.

Hypertherme intraperitoneale Chemotherapie (HIPEC)

Die HIPEC nach erneuter Tumorresektion wird derzeit viel besprochen. Einige Kliniker wenden sie analog zu verschiedenen gastrointestinalen Entitäten auch beim rezidivierten (und z. T. auch beim fortgeschrittenen primären) OC an. Ob diese Behandlung dem bisherigen Standard gleichwertig oder sogar überlegen sind, gilt es noch zu beweisen. In einigen Studien wurde ein Vorteil mit Blick auf das progressionsfreie und Gesamtüberleben gezeigt, in anderen fand sich kein Unterschied. Die Durchführung der HIPEC ist noch keine klinische Routine, bleibt ein Einzelfallentscheid und sollte zunächst idealerweise in Studien erfolgen, bevor man verzweifelten Patientinnen dadurch eine ernsthafte Verbesserung der Prognose in Aussicht stellt (van Driel et al. 2018, Koole et al. 2019, Vergote et al. 2019).

Damit wir mit dieser problematischen Erkrankung vorankommen, ist die Betreuung der Betroffenen in Studien anzustreben. Derzeit werden VEGFR-Inhibitoren, Multikinase-Inhibitoren, Checkpoint-Inhibitoren und PARP-Inhibitoren in unterschiedlichen Kombinationen und Sequenzen intensiv untersucht. Dabei wird auch der Frage nachgegangen, ob ein PARP-Inhibitor im Rezidivfall einen Effekt hervorrufen kann, wenn er bereits in der Erstlinienbehandlung gegeben wurde. Die Wirksamkeit von PARP-Inhibitoren ist theoretisch – aber interessanterweise nicht immer in der klinischen Realität – abhängig davon, ob ein Defekt der homologen Rekombination (*homologous recombination deficiency*, in manchen Arbeiten auch *-dysfunction*, HRD) vorliegt. Der Blick auf die derzeitige Studienlage und die untersuchten Substanzen lässt bezweifeln, ob die geänderte Reihenfolge oder Kombinationen der im Augenblick untersuchten Antikörper, Modulatoren oder Hemmer im Immunsystem den Verlauf der Erkrankung letztlich verhindern können. Mit den PARP-Inhibitoren sind wir dennoch einen guten Schritt nach vorn gegangen: Sie haben vielen Patientinnen ein deutlich längeres Überleben ermöglicht. Die personalisierte Medizin wird uns hier hoffentlich weitere Türen öffnen (Schmalfeld u. Wimberger 2018).

Strahlentherapie

Im Einzelfall lassen sich lokale Symptome, nicht zuletzt in der palliativen Situation, durch eine Strahlentherapie lindern, wenn eine systemische Therapie nicht gewünscht wird, sie nicht erfolgversprechend erscheint oder versagt hat. Wir erinnern uns an die Infiltration des Plexus brachialis bei einer jungen Patientin mit LGSOC, die an erheblichen neurologischen Folgen litt. Eine Systemtherapie war wirkungslos, eine chirurgische Beeinflussung (Neurolyse) half ebenfalls nicht, aber die lokale Radiatio führte dann zu einer deutlichen Besserung.

6.7 Nachsorge

Während des Krankheitsverlaufs insgesamt, aber natürlich vor allem im Rezidivfall bedarf die Patientin der seelischen Unterstützung. So wichtig die psychoonkologische Betreuung durch eigens ausgebildete Fachleute sein mag: Sie ist nicht zuletzt auch unsere Aufgabe als Ärzte und darf nicht komplett delegiert werden.

Bisher bleiben wir unseren Patientinnen den Beweis schuldig, ob mit der frühen, präklinischen Diagnose eines Rezidivs und dann einer entsprechenden therapeutischen Reaktion ein schicksalhafter Verlauf abwendbar ist. Der Gang zur Nachsorge ist für viele von ihnen ein schwerer. Nicht selten sind bereits die Tage davor von Unruhe und Ängsten geprägt. (Wir erinnern uns an die bange Erwartung des Tumormarkers im Bericht eingangs.) Eine entscheidende Aufgabe der Nachsorge beim Ovarialkarzinom dürfte insofern darin bestehen, diese Ängste aufzufangen und etwas zu mildern, der Patientin und ihren Angehörigen Halt zu geben und sie auf diesem schweren Weg zu begleiten. Daneben geht es um die Erfassung therapieassoziierter Folgen, die durchaus günstig beeinflusst werden können – und natürlich um die Feststellung eines Rezidivs. Die Entwicklung einer zweiten malignen Erkrankung sollte man als nachsorgender Arzt ebenfalls bedenken; das mag besonders für Patientinnen mit hereditärem Malignom gelten (Mammakarzinom!).

In Tab. 6.7 werden einige empfehlenswerte Maßnahmen im Rahmen der Nachsorge dargestellt (s. LL Ovarialkarzinom); die aufgeführten Intervalle dürfen dabei als Orientierung verstanden werden. Jedem Kliniker ist die Situation bekannt, bei einer symptomfreien Patientin in der Vaginalsonographie etwas freie Flüssigkeit zu sehen, die sich bei der letzten Untersuchung noch nicht gezeigt hatte und jetzt möglicherweise auf eine Aktivität der Erkrankung hinweist. Hieraus würde sich nicht reflexartig der Beginn einer Therapie ableiten, aber dies zu erklären ist oft nicht einfach. Eine andere Sache ist es, wenn die Patientin Beschwerden angibt. Man wird diese gezielt abklären, natürlich auch unter Zuhilfenahme der bildgebenden Diagnostik.

Wie bereits angeschnitten, kehren BOT und LGSOC nicht selten erst nach 7 bis 10 Jahren wieder, BOT gelegentlich noch später, weshalb die 5-Jahres-Überlebensraten hier die tatsächliche Langzeitprognose nicht unbedingt widerspiegeln – umso mehr, als die betroffenen Patientinnen z. T. ja sehr jung sind. Im Rezidiv können die BOT und LGSOC ihren Charakter ändern und jetzt auch als hochgradige Karzinome in Erscheinung treten, sie sind dann auch so zu behandeln. Granulosazelltumoren kommen im Einzelfall nach bis zu 25 und noch mehr Jahren zurück, was bei der Nachsorge Berücksichtigung finden sollte.

Mit der Entwicklung neuer Therapiemöglichkeiten, wie sich das z. B. bei den PARP-Inhibitoren abzeichnet, werden wir hoffentlich viele lange Verläufe sehen (Stichwort: „Langzeitüberleben"). Die traditionelle Empfehlung, die Nachsorge bei den meisten Malignomen nach 5 rezidivfreien Jahren zu beenden, entspricht insofern nicht mehr der aktuellen Auffassung. Es wäre darüber hinaus Illusion zu glauben, dass den meisten Betroffenen die Last der Krankheit nun von den Schultern genommen wäre. Eine lebenslange Nachsorge – nicht zuletzt hinsichtlich der psychosozialen Folgen der Erkrankung – wird den meisten Betroffenen wohl eher gerecht.

Bei asymptomatischen Patientinnen mit epithelialem Ovarialmalignom wird im Rahmen der Nachsorge von regelmäßigen Kontrollen des Tumormarkers (CA 125) und der routinemäßigen Durchführung einer Schnittbildgebung (CT, MRT) abgeraten.

Oft wird die Frage nach einem Östrogen- bzw. Östrogen-/Gestagen-Ersatz nach erfolgter Primärtherapie eines Ovarialkarzinoms gestellt. Die Datenlage ist unklar, und man wird bei den endometrioiden Typen und erst recht beim LGSOC (oft hohe ER-Expression) darauf verzichten. Eine Patientin mit HGSOC darf gleichwohl nach guter Aufklärung eine Substitutionsbehandlung bei entsprechenden, anders nicht zu beherrschenden Beschwerden erhalten (Deli et al. 2020, Tab. 6.8).

Tab. 6.7: Nachsorge bei malignen Ovarialtumoren.

	1. bis 3. Jahr	ab 4. Jahr
für alle Situationen und Nachsorgetermine verbindlich:		
gründliche Zwischenanamnese (Eigenbeobachtungen der Patientin): oft hinweisend.		
HGSOC	etwa vierteljährlich:	halbjährlich, Untersuchungen wie dargestellt; Nachsorge eher lebenslang beibehalten
	gynäkologische Untersuchung (Spekulum, vaginale und rektale Palpation, vaginale Sonographie)	
	keine Marker	
	abdominale Sonographie: Nieren gestaut? Aszites?	
	keine regelmäßige Schnittbildgebung	
LGSOC	wie HGSOC	halbjährlich, Untersuchungen wie dargestellt, Nachsorge über die „üblichen" 5 Jahre hinaus, da Rezidive noch nach 10 und mehr Jahren möglich sind
BOT	Untersuchungen wie beim HGSOC, wahrscheinlich könnte man wegen der Rezidivdynamik die Intervalle strecken	halbjährlich, Untersuchungen wie dargestellt, Nachsorge nicht nach 5 Jahren beenden, da Rezidive noch nach 15 und mehr Jahren auftreten können
Granulosazelltumoren	wie HGSOC; zusätzlich, je nach initialer Situation: Östradiol, Inhibin B, AMH, CA 125	halbjährlich, Untersuchungen wie dargestellt, Nachsorge nicht nach 5 Jahren beenden, da Spätrezidive nach bis zu 25 Jahren auftreten können: erneute Resektion im Rezidivfall lohnend
Keimzelltumoren	in den ersten 6 Monaten monatlich (!), dann vierteljährlich wie HGSOC; zusätzlich HCG, AFP und CA 125	halbjährlich, Untersuchungen wie dargestellt; keine Beendigung nach 5 Jahren

Anm.: Die traditionelle Empfehlung, die Nachsorge bei den meisten Malignomen nach 5 rezidivfreien Jahren zu beenden, entspricht nicht mehr der aktuellen Auffassung. Eine lebenslange Nachsorge – nicht zuletzt hinsichtlich der psychosozialen Folgen der Erkrankung – wird den meisten Betroffenen wohl eher gerecht. Die empfohlenen Untersuchungsintervalle gelten zunächst für die Primärsituation. Beim Rezidiv und bei symptomatischen Patientinnen sind eher Abstände von 3 Monaten angemessen.

Tab. 6.8: Synopsis Ovarialkarzinom.

Inzidenz	7.250 Frauen/Jahr in Deutschland
Heredität	in bis zu 28 % genetische Veränderungen in einem Risikogen (am häufigsten: BRCA1- und -2-Mutationen)
Prävention/Früherkennung	keine Früherkennung durch geeignete Reihenuntersuchung definiert
Vorstufen	BOT bei den Typ-I-OC, STIC bei Typ II
Frühsymptome, Warnzeichen	keine, selten früher Zufallsbefund, in ca. 75 % im fortgeschrittenen Stadium FIGO III–IV vorliegend
Symptome	unspezifische abdominale Symptome (häufig als primär gastrointestinal gedeutet), Leibesumfangszunahme (Aszites)
Diagnose	zunächst klinisch, vaginale Sonographie, letztlich histologisch im Rahmen einer Laparoskopie oder Staging-Laparotomie
Ausbreitungsdiagnostik	Becken-MRT, Abdomen- und Thorax-CT, ggf. PET-CT
Therapie	Staging-Laparotomie mit dem Ziel der kompletten Tumorentfernung, anschließend – von den sehr frühen Formen und den BOT abgesehen – Chemotherapie mit Carboplatin und Paclitaxel. Erhaltungstherapie mit Bevacizumab oder PARP-Inhibitor.
Prognose (5-Jahres-Überleben)	BOT: im Stadium FIGO I fast 100 %
	low-grade Tumoren FIGO I: sehr günstig, um 90 %, Rezidive gleichwohl nach vielen Jahren möglich
	FIGO I–IIA (darunter viele Typ-I-Tumoren): 50–80 % (abhängig vom Tumorrest und -typ)
	FIGO IIA–IV (meist HGSOC): ungünstig, max. 30 %
Östrogen-/Gestagen-Substitution	keine gute Studienlage, im Einzelfall nach entsprechender Aufklärung möglich
	Vorsicht bei endometrioiden OC!
	auf keinen Fall bei LGSOC!

„...VIVIAN (hesitantly). I should have asked more questions, because I know there's going to be a test.

I have cancer, insidious cancer, with pernicious side effects – no, the treatment has pernicious side effects.

I have stage-four metastatic ovarian cancer. There is no stage five. Oh, and I have to be very tough. It appears to be a matter, as the saying goes, of life and death.

I know all about life and death. I am, after all, a scholar of Donne's Holy Sonnets, which explore mortality in greater depth than any other body of work in the English language ..."

aus: Margaret Edson, Wit. London: Nick Hern Books, 2000

Vivian Bearing, Ph.D., ist Professorin für Englische Literatur. Sie gilt als profunde Kennerin der Sonette von John Donne (1571–1631), jenem Beschreiber dunkler, metaphysischer Geheimnisse der menschlichen Existenz. Als bei ihr ein Ovarialkarzinom FIGO IV diagnostiziert wird, betrifft die Auseinandersetzung mit dem Tod unvermittelt ihren eigenen – nachdem sie dieses abgründige Thema durch die Beschäftigung mit dem literarischen Werk Donnes jahrzehntelang begleitet hatte. Vivian wird in einem experimentellen Chemotherapiearm behandelt. Sie überlebt die hochtoxische Therapie nicht, wäre umgekehrt aber auch der fortgeschrittenen Erkrankung erlegen. Entfernt von wohlfeiler Kritik am System der modernen akademischen Medizin, sind die Reflexionen der fiktiven Patientin Vivian besonders für uns Ärzte lesenswert. Margaret Edson erhielt für ihr in den USA viel besprochenes und gelobtes Theaterstück 1999 den Pulitzer-Preis.

Literatur

Andreotti RF, Timmerman D, Strachowski LM, et al. O-RADS US Risk Stratification and Management System: A Consensus Guideline from the ACR Ovarian-Adnexal Reporting and Data System Committee. Radiology 2020;294(1):168–85.

Arend R, Westin SN, Coleman RL. Decision analysis for secondline maintenance treatment of platinum sensitive recurrent ovarian cancer: a review. Int J Gynecol Cancer 2020;30(5):684–94.

Ataseven B, Grimm C, Harter P, et al. Prognostic impact of debulking surgery and residual tumor in patients with epithelial ovarian cancer FIGO stage IV. Gynecol Oncol 2016;140(2):215–20.

Babic A, Sasamoto N, Rosner BA, et al. Association Between Breastfeeding and Ovarian Cancer Risk. JAMA Oncol 2020;6(6):e200421. doi: 10.1001/jamaoncol.2020.0421.

Bommert M, Harter P, Heitz F, du Bois A. When should Surgery be used for Recurrent Ovarian Carcinoma? Clin Oncol (R Coll Radiol) 2018;30(8):493–7.

Buys SS, Partridge E, Black A, et al., PLCO Project Team. Effect of screening on ovarian cancer mortality: the Prostate, Lung, Colorectal and Ovarian (PLCO) Cancer Screening Randomized Controlled Trial. JAMA 2011;305(22):2295–303.

Casey MJ, Synder C, Bewtra C, et al. Intra-abdominal carcinomatosis after prophylactic oophorectomy in women of hereditary breast ovarian cancer syndrome kindreds associated with BRCA1 and BRCA2 mutations. Gynecol Oncol 2005;97(2):457–67.

Chekerov R, Hilpert F, Mahner S, et al.; NOGGO; AGO TRIAS Investigators. Sorafenib plus topotecan versus placebo plus topotecan for platinum-resistant ovarian cancer (TRIAS): a multicentre, randomised, double-blind, placebo-controlled, phase 2 trial. Lancet Oncol 2018;19(9):1247–58.

Chiofalo B, Bruni S, Certelli C, et al. Primary debulking surgery vs. interval debulking surgery for advanced ovarian cancer: review of the literature and meta-analysis. Minerva Med 2019;110 (4):330–40.

Coleman RL, Brady MF, Herzog TJ, et al. Bevacizumab and paclitaxel-carboplatin chemotherapy and secondary cytoreduction in recurrent, platinum-sensitive ovarian cancer (NRG Oncology/Gynecologic Oncology Group study GOG-0213): a multicentre, open-label, randomised, phase 3 trial. Lancet Oncol 2017a;18(6):779–91.

Coleman RL, Oza AM, Lorusso D, et al.; ARIEL3 investigators. Rucaparib maintenance treatment for recurrent ovarian carcinoma after response to platinum therapy (ARIEL3): a randomised, double-blind, placebo-controlled, phase 3 trial. Lancet 2017b;390(10106):1949–61.

Coleman RL, Spirtos NM, Enserro D, et al. Secondary Surgical Cytoreduction for Recurrent Ovarian Cancer. N Engl J Med 2019a;381(20):1929–39.

Coleman RL, Fleming GF, Brady MF, et al. Veliparib with First-Line Chemotherapy and as Maintenance Therapy in Ovarian Cancer. N Engl J Med 2019b;381(25):2403–2415.

Colombo N, Sessa C, Bois AD, et al.; ESMO–ESGO Ovarian Cancer Consensus Conference Working Group. ESMO-ESGO consensus conference recommendations on ovarian cancer: pathology and molecular biology, early and advanced stages, borderline tumours and recurrent disease. Int J Gynecol Cancer 2019:ijgc-2019–000308. doi: 10.1136/ijgc-2019-000308.

Cunningham JM, Cicek MS, Larson NB, et al. Clinical characteristics of ovarian cancer classified by BRCA1, BRCA2, and RAD51C status. Sci Rep 2014;4:4026.

Deli T, Orosz M, Jakab A. Hormone Replacement Therapy in Cancer Survivors – Review of the Literature. Pathol Oncol Res 2020;26(1):63–78.

van Driel WJ, Koole SN, Sikorska K, et al. Hyperthermic Intraperitoneal Chemotherapy in Ovarian Cancer. N Engl J Med 2018;378:230–40.

Edson M. Wit. London: Nick Hern Books, 2000

Eriksson AGZ, Graul A, Yu MC, et al. Minimal access surgery compared to laparotomy for secondary surgical cytoreduction in patients with recurrent ovarian carcinoma: Perioperative and oncologic outcomes. Gynecol Oncol 2017;146:263–7.

Falcetta FS, Lawrie TA, Medeiros LR, et al. Laparoscopy versus laparotomy for FIGO stage I ovarian cancer. Cochrane Database Syst Rev. 2016 Oct 13;10(10):CD005344. doi: 10.1002/14651858. CD005344.pub4

Froyman W, Landolfo C, De Cock B, et al. Risk of complications in patients with conservatively managed ovarian tumours (IOTA5): a 2-year interim analysis of a multicentre, prospective, cohort study. Lancet Oncol 2019;20(3):448–58.

Gentry-Maharaj A, Burnell M, Dilley J, et al. Serum HE4 and diagnosis of ovarian cancer in postmenopausal women with adnexal masses. Am J Obstet Gynecol 2020;222(1):56.e1–56.e17.

Gershenson DM. Low-grade serous carcinoma of the ovary and peritoneum. Ann Oncol 2016;27 suppl 1:i45–9.

Gershenson DM. Management of borderline ovarian tumours. Best Pract Res Clin Obstet Gynaecol. 2017;41:49–59.

Gockley AA, Fiascone S, Hicks Courant K, et al. Clinical characteristics and outcomes after bowel surgery and ostomy formation at the time of debulking surgery for advanced-stage epithelial ovarian carcinoma. Int J Gynecol Cancer 2019;29(3):585–92.

González-Martín A, Pothuri B, Vergote I, et al.; PRIMA/ENGOT-OV26/GOG-3012 Investigators. Niraparib in Patients with Newly Diagnosed Advanced Ovarian Cancer. N Engl J Med 2019;381 (25):2391–402.

Gordhandas S, Norquist BM, Pennington KP, et al. Hormone replacement therapy after risk reducing salpingo-oophorectomy in patients with BRCA1 or BRCA2 mutations; a systematic review of risks and benefits. Gynecol Oncol 2019;153(1):192–200.

Gueli Alletti S, Capozzi VA, Rosati A, et al. Laparoscopy vs. laparotomy for advanced ovarian cancer: a systematic review of the literature. Minerva Med 2019;110(4):341–57.

Hackethal A, Brueggmann D, Bohlmann MK, et al. Squamous-cell carcinoma in mature cystic teratoma of the ovary: systematic review and analysis of published data. Lancet Oncol 2008;9 (12):1173–80.

Harter P, Sehouli J, Lorusso D, et al. A Randomized Trial of Lymphadenectomy in Patients with Advanced Ovarian Neoplasms. N Engl J Med 2019;380:822–32.

Hauke J, Hahnen E, Schneider S, et al. Deleterious somatic variants in 473 consecutive individuals with ovarian cancer: results of the observational AGO-TR1 study (NCT02222883). J Med Genet 2019; pii: jmedgenet-2018-105930. doi: 10.1136/jmedgenet-2018-105930

Henderson JT, Webber EM, Sawaya GF. Screening for Ovarian Cancer: Updated Evidence Report and Systematic Review for the US Preventive Services Task Force. JAMA 2018;319(6):595–606.

Hoogendam JP, Vlek CA, Witteveen PO, Verheijen R, Zweemer RP. Surgical lymph node assessment in mucinous ovarian carcinoma staging: a systematic review and meta-analysis. Brit J Obstet Gynaecol 2017;124:370–8.

Hudson CN. A radical operation for fixed ovarian tumours. J Obstet Gynaecol Br Commonw 1968;75 (11):1155–60.

Irving JA, Clement PB. Diseases of the Peritoneum. In: Kurman RJ, Hedrick Ellenson L, Ronnett BR (Eds). Blaustein's Pathology of the Female Genital Tract, 7th Edition. Cham: Springer: 2019

Jacobs IJ, Menon U, Ryan A, et al. Ovarian cancer screening and mortality in the UK Collaborative Trial of Ovarian Cancer Screening (UKCTOCS): a randomised controlled trial. Lancet 2016;387 (10022):945–56.

Konsortium familiärer Brustkrebs. https://www.konsortium-familiaerer-brustkrebs.de/ (Zugriff 6.3.2021)

Koole SN, van Driel WJ, Sonke GS. Hyperthermic intraperitoneal chemotherapy for ovarian cancer: The heat is on. Cancer 2019;125 Suppl 24:4587–93.

Konstantinopoulos PA, Norquist B, Lacchetti C, et al. Germline and Somatic Tumor Testing in Epithelial Ovarian Cancer: ASCO Guideline. J Clin Oncol 2020;38(11):1222–45.

Kotsopoulos J, Gronwald J, Karlan B, et al.; Hereditary Ovarian Cancer Clinical Study Group. Age-specific ovarian cancer risks among women with a BRCA1 or BRCA2 mutation. Gynecol Oncol 2018;150(1):85–91.

Kurman R, Shih IeM. Molecular pathogenesis and extraovarian origin of epithelial ovarian cancer – shifting the paradigm. Hum Pathol 2011;42(7):918–31.

Kurman RJ, Shih IeM. The Dualistic Model of Ovarian Carcinogenesis: Revisited, Revised, and Expanded. Am J Pathol 2016;186(4):733–47.

Lax SF. Die Pathologie: Schlüssel zur Therapie des Ovarialkarzinoms. Spectrum Pathologie Sept. 2017 (https://www.medmedia.at, Zugriff: 3.5.2019).

Leidenberger F. Klinische Endokrinologie für Frauenärzte. Berlin: Springer, 1992

Leitlinie Ovarialkarzinom. https://www.leitlinienprogramm-onkologie.de/fileadmin/user_upload/ Downloads/Leitlinien/Ovarialkarzinom/Version_4/LL_Ovarialkarzinom_Langversion_4.0.pdf (Zugriff 6.2.2021)

Lerwill MF, Young RH. Metastatic Tumors of the Ovary. In: Kurman RJ, Hedrick Ellenson L, Ronnett BR (Eds). Blaustein's Pathology of the Female Genital Tract, 7th Edition. Cham: Springer: 2019.

Lheureux S, Braunstein M, Oza AM. Epithelial ovarian cancer: Evolution of management in the era of precision medicine. CA Cancer J Clin 2019;69(4):280–304.

Lim D, Oliva E. Precursors and pathogenesis of ovarian carcinoma. Pathology. 2013;45(3):229–42.

Makar AP, Tropé CG, Tummers P, Denys H, Vandecasteele K. Advanced Ovarian Cancer: Primary or Interval Debulking? Five Categories of Patients in View of the Results of Randomized Trials and Tumor Biology: Primary Debulking Surgery and Interval Debulking Surgery for Advanced Ovarian Cancer. Oncologist 2016;21(6):745–54.

Maniar KP, Vang R. Germ Cell Tumors of the Ovary. In: Kurman RJ, Hedrick Ellenson L, Ronnett BR (Eds). Blaustein's Pathology of the Female Genital Tract, 7th Edition. Cham: Springer: 2019.

Mapes D. Squelching ovarian cancer: the not-so-silent killer. https://www.fredhutch.org/en/news/ center-news/2018/09/squelching-ovarian-cancer-the-not-so-silent-killer.html (Zugriff: 6.3.2021).

McCluggage WG, Bryson C, Lamki H, Boyle DD. Benign, borderline, and malignant endometrioid neoplasia arising in endometriosis in association with tamoxifen therapy. Int J Gynecol Pathol 2000;19(3):276–9.

McCluggage WG, Judge MJ, Clarke BA, et al.; International Collaboration on Cancer Reporting. Data set for reporting of ovary, fallopian tube and primary peritoneal carcinoma: recommendations from the International Collaboration on Cancer Reporting (ICCR). Mod Pathol 2015;28(8):1101–22.

McCluggage WG, Chong AL, de Kock L, Foulkes WD. Somatic tumour testing establishes that bilateral DICER1-associated ovarian Sertoli-Leydig cell tumours represent independent primary neoplasms. Histopathology 2020;77(2):223–30.

Melamed A, Rizzo AE, Nitecki R, et al. All-Cause Mortality After Fertility-Sparing Surgery for Stage I Epithelial Ovarian Cancer. Obstet Gynecol 2017;130:71–9.

Memtsoudis SG, Fiasconaro M, Soffin EM, et al. Enhanced recovery after surgery components and perioperative outcomes: a nationwide observational study. Br J Anaesth. 2020;124(5):638–47.

Mirza MR, Coleman RL, González-Martín A, et al. The forefront of ovarian cancer therapy: update on PARP inhibitors. Ann Oncol 2020;31(9):1148–59.

Moore K, Colombo N, Scambia G, et al. Maintenance Olaparib in Patients with Newly Diagnosed Advanced Ovarian Cancer. N Engl J Med 2018;379(26):2495–505.

Moroney MR, Post MD, Berning AA, Sheeder J, Corr BR. An Evaluation of Frozen Section and Lymph Node Dissection Results for Mucinous Ovarian Tumors. Int J Gynecol Cancer 2018;28:92–8.

Nakonechny QB, Gilks CB. Ovarian Cancer in Hereditary Cancer Susceptibility Syndromes. Surg Pathol Clin 2016;9(2):189–99

Nash Z, Menon U. Ovarian cancer screening: Current status and future directions. Best Pract Res Clin Obstet Gynaecol 2020;65:32–45.

Padhy RR, Savage J, Kurman RJ. Comprehensive Surgical Staging in Stage I Clear Cell and Endometrioid Ovarian Carcinomas: Is it Necessary? Int J Gynecol Pathol 2019;38(3):241–6.

Paluch-Shimon S, Cardoso F, Sessa C, et al.; ESMO Guidelines Committee. Prevention and screening in BRCA mutation carriers and other breast/ovarian hereditary cancer syndromes: ESMO Clinical Practice Guidelines for cancer prevention and screening. Ann Oncol 2016;27(suppl 5):v103-v10.

Pauly N, Ehmann S, Ricciardi E, et al. Low-grade Serous Tumors: Are We Making Progress? Curr Oncol Rep 2020;22(1):8. doi: 10.1007/s11912-020-0872-5

Pavanello M, Chan IH, Ariff A, et al. Rare Germline Genetic Variants and the Risks of Epithelial Ovarian Cancer. Cancers (Basel) 2020;12(10):3046. doi: 10.3390/cancers12103046.

Piedimonte S, Frank C, Laprise C, Quaiattini A, Gotlieb WH. Occult Tubal Carcinoma After Risk-Reducing Salpingo-oophorectomy: A Systematic Review. Obstet Gynecol. 2020;135(3):498–508.

Ray-Coquard I, Pautier P, Pignata S, et al.; PAOLA-1 Investigators. Olaparib plus Bevacizumab as First-Line Maintenance in Ovarian Cancer. N Engl J Med 2019;381(25):2416–28.

Rhiem K, Foth D, Wappenschmidt B, et al. Risk-reducing salpingo-oophorectomy in BRCA1 and BRCA2 mutation carriers. Arch Gynecol Obstet 2011;283(3):623–7.

RKI. https://www.krebsdaten.de/Krebs/DE/Content/Krebsarten/Eierstockkrebs/eierstockkrebs.html (Robert Koch-Institut, Zugriff 5.2.2021)

Salazar C, Campbell IG, Gorringe KL. When Is "Type I" Ovarian Cancer Not "Type I"? Indications of an Out-Dated Dichotomy. Front Oncol 2018;8:654. doi: 10.3389/fonc.2018.00654. eCollection 2018.

Schmalfeld B, Wimberger P. Personalisierte Therapie des Ovarialkarzinoms. Frauenarzt 2018;59:286–94.

Schmidt D, Ulrich U. Endometriose-assoziierte Ovarialtumoren. Pathologe 2014;35:348–54.

Schneider DT. Eierstocktumoren im Kindes- und Jugendalter. Onkol heute 2021;1:32–8.

Seidman JD, Ronnett BM, Shih IM, Cho KR, Kurman RJ. Epithelial Tumors of the Ovary. In: Kurman RJ, Hedrick Ellenson L, Ronnett BR (Eds). Blaustein's Pathology of the Female Genital Tract, 7th Edition. Cham: Springer: 2019.

Sessa C, Schneider DT, Planchamp F, et al. ESGO-SIOPE guidelines for the management of adolescents and young adults with non-epithelial ovarian cancers. Lancet Oncol 2020;21(7):e360–8.

Sioulas VD, Schiavone MB, Kadouri D, et al. Optimal primary management of bulky stage IIIC ovarian, fallopian tube and peritoneal carcinoma: Are the only options complete gross resection at primary debulking surgery or neoadjuvant chemotherapy? Gynecol Oncol 2017;145:15–20.

Slomovitz B, Gourley C, Carey MS, et al. Low-grade serous ovarian cancer: State of the science. Gynecol Oncol 2020;156(3):715–25.

Sørensen SM, Schnack TH, Høgdall C. Impact of residual disease on overall survival in women with Federation of Gynecology and Obstetrics stage IIIB-IIIC vs stage IV epithelial ovarian cancer after primary surgery. Acta Obstet Gynecol Scand 2019;98(1):34–43.

Staats PN, Young RH. Sex Cord-Stromal, Steroid Cell, and Other Ovarian Tumors with Endocrine, Paraendocrine, and Paraneoplastic Manifestations. In: Kurman RJ, Hedrick Ellenson L, Ronnett BR (Eds). Blaustein's Pathology of the Female Genital Tract, 7th Edition. Cham: Springer: 2019.

Stewart C, Ralyea C, Lockwood S. Ovarian Cancer: An Integrated Review. Semin Oncol Nurs 2019;35 (2):151–156.

Tew WP, Lacchetti C, Ellis A, et al. PARP Inhibitors in the Management of Ovarian Cancer: ASCO Guideline. J Clin Oncol 2020;38(30):3468–93.

Timmerman D, Valentin L, Bourne TH, et al.; International Ovarian Tumor Analysis (IOTA) Group. Terms, definitions and measurements to describe the sonographic features of adnexal tumors: a consensus opinion from the International Ovarian Tumor Analysis (IOTA) Group. Ultrasound Obstet Gynecol 2000;16(5):500–5.

Tozzi R, Casarin J, Baysal A, et al. Morbidity of multiple bowel resection compared to single bowel resection after debulking surgery for ovarian cancer. Eur J Obstet Gynecol Reprod Biol 2019;240:215–9.

Ulrich U, Keckstein J, Buck G. Removal of gonads in Y chromosome bearing gonadal dysgenesis and in androgen insensitivity syndrome by laparoscopic surgery. Surg Endosc 1996;10:422–5.

Ulrich U, Haverkamp F, Wolf A. Gonadendysgenesie: Klinik, Diagnostik und Therapie. Gynäkologe 1998;31:645–58.

Ulrich U, Wunschel A, Reichert VM, et al. Endometriose-assoziierte maligne Tumoren. Gynäkologe 2015;48:221–7.

Ulrich UA, Schmidt D. Endometriosis-associated malignant neoplasms. In: Mettler L, Alkatout I, Keckstein J, Meinhold-Heerlein I (Hrsg.) Endometriosis. A Concise Practical Guide to Current Diagnosis and Treatment. Tuttlingen: Endo Press, 2017.

Vang R. Diseases of the Fallopian Tube and Paratubal Region. In: Kurman RJ, Hedrick Ellenson L, Ronnett BR (Eds). Blaustein's Pathology of the Female Genital Tract, 7th Edition. Cham: Springer: 2019.

Vergote I, Coens C, Nankivell M, et al.; EORTC; MRC CHORUS study investigators. Neoadjuvant chemotherapy versus debulking surgery in advanced tubo-ovarian cancers: pooled analysis of individual patient data from the EORTC 55971 and CHORUS trials. Lancet Oncol 2018;19:1680–7.

Vergote I, Harter P, Chiva L. Hyperthermic intraperitoneal chemotherapy does not improve survival in advanced ovarian cancer. Cancer 2019;125 Suppl 24:4594–7.

Wallace S, Kumar A, Mc Gree M, et al. Efforts at maximal cytoreduction improve survival in ovarian cancer patients, even when complete gross resection is not feasible. Gynecol Oncol 2017;145:21–6.

Zweieinhalb Monate nach der Diagnose einer Blasenmole wurde die 20-jährige Fleischermeister-Ehefrau Ida T. aus Leipzig-Volkmarsdorf am 16.10.1906 stationär wegen einer Thrombophlebitis femoralis und einer schmerzhaften Leberschwellung aufgenommen. Vier Monate nach Aufnahme und 6,5 Monate nach o. g. Blasenmole ist sie am 12. Februar des Jahres 1907 um 7:45 Uhr an einer profusen Genitalblutung verstorben. Die am 13.02.1907 von Dr. W. Risel am Institut für Pathologie der Universität Leipzig durchgeführte Obduktion (Nr. 220/1907) ergab u. a. eine Leber- und Vaginal-Metastasierung eines Chorionepithelioms mit einer letalen Blutung aus letzterer (Abb. 7.1).

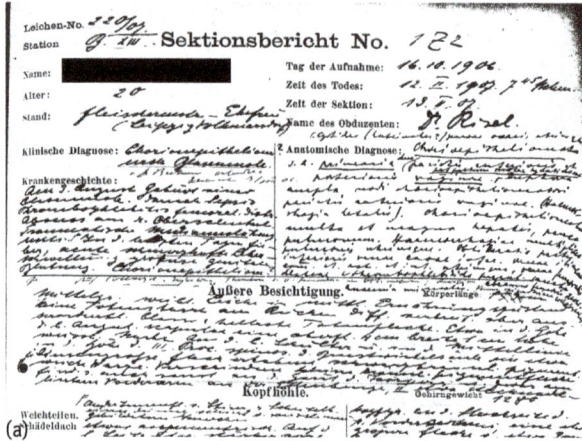

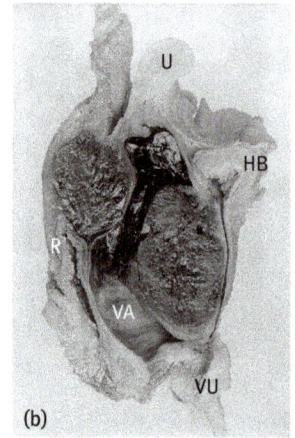

Abb. 7.1: Sektionsbefund Nummer 220/1907 einer 20-jährigen Frau vom 13. Februar 1907. (a) Ausschnitt aus dem schriftlichen Sektionsbericht von Dr. Risel vom Institut für Pathologie der Universität Leipzig. (b) Sagittalschnitt eines fixierten Exenterationspräparates mit Uterus (U), Harnblase (HB), Rectum (R), Anus (A), Vagina (VA) und Vulva (VU) mit zwei großen hämorrhagischen Metastasen eines post-molaren Chorionkarzinoms mit letaler vaginaler Blutung und Resten koagulierten Blutes im oberen Vaginalabschnitt und Fornixbereich.

7 Gestationsbedingte Trophoblasterkrankungen

Lars-Christian Horn, Christine E. Brambs

Der geschilderte Fall ist exemplarisch für eine gestationsbedingte Trophoblasterkrankung zur damaligen Zeit; er verdeutlicht den zeitlichen Verlauf und die Diagnosefolge einer Blasenmole mit Fernmetastasen.

Vaginale Metastasen von Chorionkarzinomen sind nicht selten und zumeist an der Vorderwand lokalisiert; ihre Prognose ist heute mit einem Gesamtüberleben von 81 % gut (Berry et al. 2008).

7.1 Einleitung und Epidemiologie

7.1.1 Historischer Rückblick

Die Blasenmole findet sich schon in der Antike. Hippocrates und sein Schüler Diocles von Carystos beschrieben die Blasenmole als Ursache einer Fehlgeburt. Aetius von Amida führte im 6. Jh. vor Christus den Terminus „hydatid" ein (Ober 1984). Lange Zeit wurde angenommen, dass es sich bei dieser Erkrankung um einen tierischen Parasiten handelt, da die Blasenmole makroskopisch den Echinokokkenblasen (= Hydatiden) des Hundebandwurms (Echinococcus granulosus; früher auch als Blasenwurm bezeichnet) ähnelt. Nach Angaben von Robert Meyer erkannte der niederländische Anatom Frederik Ruysch 1691 die Zugehörigkeit zur Plazenta (Meyer 1930). William Wilton beschrieb 1840 die destruierende Blasenmole (Wilton 1840). Zwischen 1867 und 1877 wurden schwangerschaftsassoziierte Tumoren publiziert, die nach heutiger Kenntnis als Chorionkarzinom zu interpretieren sind, damals aber als seltene und morphologisch besondere Malignome ohne direkten Bezug zur Gravidität eingeordnet wurden (Volkmann 1867, Maier 1876, Chiari 1877). 1889 inaugurierte Max Sänger einen Tumor mit seiner Ansicht nach histogenetischer Zuordnung zur Decidua graviditatis, den er „Sarcoma uteri deciduo-cellulare" nannte (Sänger 1889). Eine Beziehung dieses Tumors zum Trophoblastepithel stellten laut Robert Meyer bereits Ruge sowie Hartmann und Toupet her (Meyer 1930), bevor im Jahr 1895 der Leipziger Pathologe Felix Marchand das Trophoblastepithel als Ausgangsgewebe endgültig definierte und den Begriff des Chorionepithelioms (syn. Chorionkarzinom) einführte (Marchand 1895).

7.1.2 Trophoblastepithel in der normalen Plazenta

Wenn man die verschiedenen Formen der gestationsbedingten Trophoblasterkrankungen („gestational trophoblastic disease", GTD), verstehen will, muss man sich

https://doi.org/10.1515/9783110613186-007

mit den Zellen des Trophoblastepithels unter physiologischen Bedingungen auseinandersetzen.

Der Trophoblast der menschlichen Plazenta wird aufgrund seiner Lokalisation in den villösen Trophoblasten, der die Zotten umgibt und so die feto-maternale Grenze bildet, und den extravillösen Trophoblasten eingeteilt. Letzterer ist in einer *nicht-invasiven Form* im Bereich des Chorion laeve („glattes Chorion"), der intervillösen Trophoblastinseln und -septen sowie unterhalb der Chorionplatte lokalisiert und ist als *invasiver Trophoblast* im Implantations- bzw. Plazentabett, seltener auch im Chorion laeve nachzuweisen.

Im Trophoblasten der normalen Plazenta lassen sich aufgrund ihres differenten invasiven Potenzials und der Fähigkeit zur Hormonproduktion verschiedene Zellarten identifizieren (Kaufmann u. Castelucci 1997, Red-Horse et al. 2004)

Der basalmembranständige Zytotrophoblast (Langhans-Zelle) repräsentiert dabei die unreifste Zellpopulation und stellt den Reservepool des villösen sowie des extravillösen Trophoblastepithels dar (Abb. 7.2). Der Synzytiotrophoblast als Uferzelle des intervillösen Raumes mit seiner charakteristischen Morphologie ist die am höchsten differenzierte Zelle und für die hCG-Produktion verantwortlich. Die funktionell zwischen diesen beiden Zellarten stehende Population ist der intermediäre Trophoblast (Abb. 7.2). Insbesondere im ersten Trimenon der Schwangerschaft findet er sich in den Trophoblastsäulen und -inseln (Abb. 7.2) innerhalb der Plazenta, im Chorion laeve, im Epithel der Chorionzotten (sog. villöser intermediärer Trophoblast) und außerhalb der Zottenoberfläche im Bereich der Implantationsstelle interstitiell (zwischen den Deziduazellen) und intravasal in den Spiralarterien (Abb. 7.2c, Kaufmann u. Castelucci 1997, Red-Horse et al. 2004, Shih u. Kurman 2001).

Im Bereich der Implantationszone zeigt der Trophoblast physiologisch ein invasives Wachstum mit Infiltration der Spiralarterien, der Dezidua graviditatis sowie des cavumnahen Myometriums (Abb. 7.2c), das Parallelen zum Wachstumsverhalten maligner Tumoren aufweist. Trophoblastzellen können mit molekularen Techniken in der maternalen Zirkulation nachgewiesen werden (Mueller et al. 1990) und sind möglicherweise an der Triggerung der Immuntoleranz der Mutter gegenüber der (haplodifferenten) Plazenta beteiligt.

7.1.3 Definition und Einteilung der gestationsbedingten Trophoblasterkrankungen (GTD)

Gestationsbedingte Trophoblasterkrankungen umfassen eine zytogenetisch und klinisch heterogene Gruppe von Krankheitsbildern, die durch eine Fehldifferenzierung und/oder -proliferation des Trophoblastepithels gekennzeichnet ist (Ngan u. Seckl 2007, Garner et al. 2007). Empfehlungen zu Diagnostik und Therapie für gestationsbedingte Trophoblasterkrankungen wurden als interdisziplinäre S2k-Leitlinie der Arbeitsgemeinschaft für Gynäkologische Onkologie e. V. (AGO) in der Deutschen Ge-

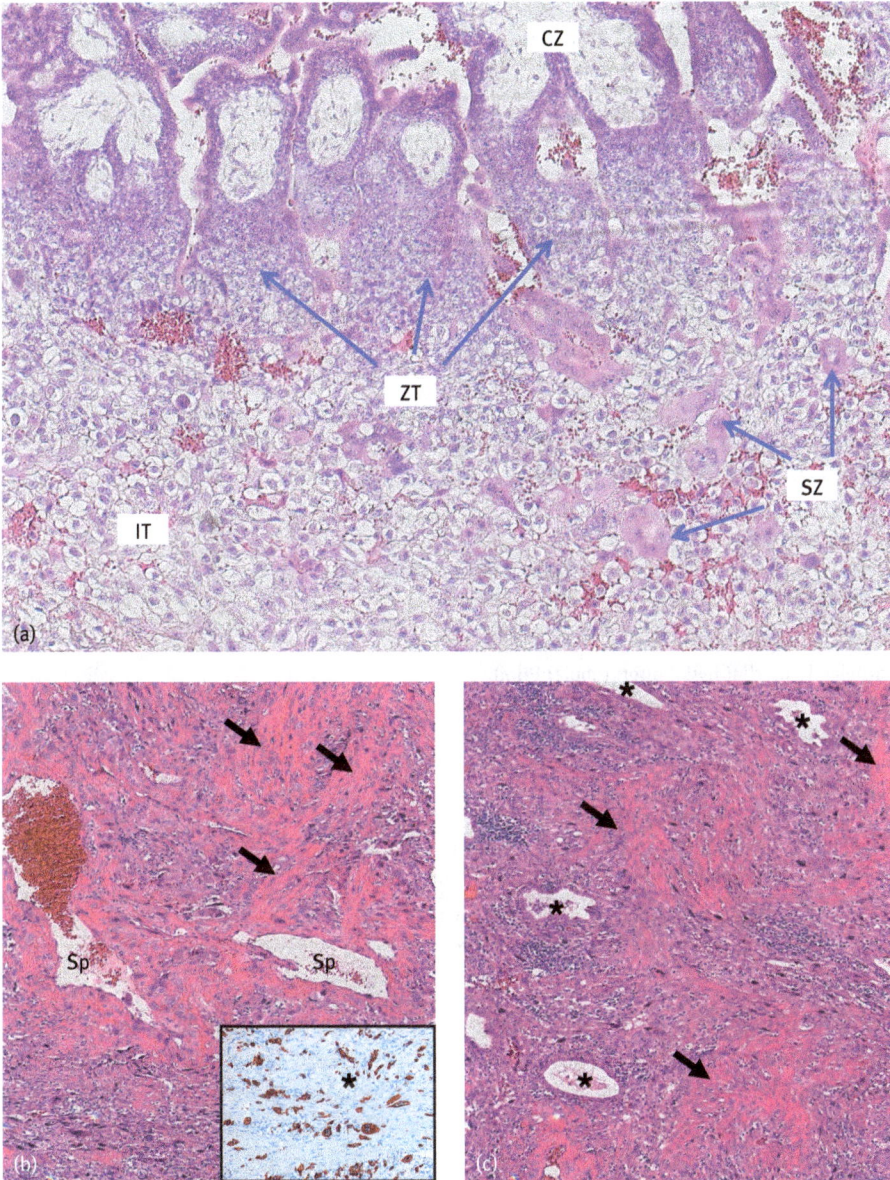

Abb. 7.2: Plazentabett des I. Trimenons mit den Epithelien des normalen Trophoblastepithels, die Ausgangspunkt der verschiedenen Formen der GTD sind: (a) normale Verteilung der einzelnen Tro-phoblastzellklassen in der 6. bis 8. SSW (CZ = Chorionzotten, ZT = Zytotrophoblastepithelien, IT = Zellen des intermediären Trophoblasten, SZ = Synzytiotrophoblast); (b) und (c) cavumnahes Myometrium im Bereich der plazentaren Insertionszone mit physiologisch invasiven Epithelien des intermediären Trophoblasten, die sich zwischen den glatten Muskelzellen des Myometriums (Pfeile) und den endometrialen Drüsen (Stern) ausbreiten. Die Wände der Spiralarterien (Sp) sind durch fi-brinoides Material und intermediäre Trophoblastepithelien ersetzt (damit Ausbildung sog. high-flow-minimal-resistance Gefäße). Insert: Immunhistochemische Darstellung der sich zwischen den Mus-kelfasern ausbreitenden intermediären Trophoblastzellen mit Zytokeratin 18 (CK 18).

sellschaft für Gynäkologie und Geburtshilfe e. V. (DGGG), der Österreichischen Gesellschaft für Gynäkologie und Geburtshilfe (OEGGG), der Schweizerischen Gesellschaft für Gynäkologie und Geburtshilfe (SGGG) und der Deutschen Krebsgesellschaft e. V. (DKG) erarbeitet (AWMF 2019, Tempfer et al. 2016).

In geringer Abänderung zur rein morphologisch orientierten WHO-Klassifikation der GTD können diese unter Berücksichtigung klinisch-pathobiologischer Gesichtspunkte in drei große Gruppen eingeteilt werden: benigne Läsionen, Molenschwangerschaften sowie trophoblastäre Neoplasien (Tab. 7.1). Je nachdem, ob Chorionzotten (lateinisch „villi") nachgewiesen können oder nicht, wird zwischen villösen (Molenschwangerschaften) und nicht-villösen GTD (benigne Läsionen, trophoblastäre Neoplasien) unterschieden (Hui et al. 2014, Horn et al. 2009).

Tab. 7.1: Einteilung gestationsbedingter Trophoblasterkrankungen (GTD) nach klinisch-pathobiologischen Kriterien, in Anlehnung an die WHO-Klassifikation (Genest et al. 2003, Hui et al. 2014, Brown et al. 2017, Horn 2019; siehe Text).

Benigne Läsionen
hyperplastische Implantationsstelle (exaggerated placental site; EPS)*
Plazentabettknoten (placental site nodule; PSN)*

Molenschwangerschaften
Partialmole (partial hydatidiform mole; PHM)
Blasenmole (complete hydatidiform mole; CHM)   } villöse GTD
invasive Mole (invasive mole; IM)

Trophoblastäre Neoplasien
Chorionkarzinom (chorioncarcinoma; CCA)*
Plazentabett-Tumor (placental site trophoblastic tumor; PSTT)*
epitheloider Trophoblasttumor (epithelial trophoblastic tumor; ETT)*

---

*Diese Formen der GTD werden auch als nicht-villöse GTD bezeichnet.

Der Überbegriff der „gestationsbedingten Trophoblasterkrankung" beinhaltet die Blasenmole und die gestationsbedingten trophoblastären Neoplasien (GTN). Die Partialmole (s. u.) wird von der Fédération Internationale de Gynécologie et d'Obstétrique (FIGO) nicht explizit als Trophoblasterkrankung erwähnt (Ngan et al. 2003, AWMF 2019, Tempfer et al. 2016). Aufgrund ihres androgenetischen Ursprunges, der morphologisch nachweisbaren trophoblastären Proliferation sowie der Möglichkeit der Entstehung einer persistierenden Trophoblasterkrankung ist sie jedoch den GTD zuzuordnen.

Laut FIGO zählen allerdings die Patientinnen mit persistierenden hCG-Werten nach Molenausräumung und/oder dem Nachweis von Metastasen, die eine Chemotherapie oder chirurgische Intervention benötigen, zu den GTN.

Minimale Anforderungen				Best Practice

Minimale Anforderungen

Best Practice

lokale Pathologie: BM oder Verdacht auf BM → Referenz-Pathologie in GTD-Zentrum innerhalb von 2 Wochen: zusätzliche Techniken

zusätzliche Techniken

keine Mole | BM oder un-klassifizierte BM | PM → Rücksprache und/oder Registrierung im GTD-Zentrum*

Entlassung | mindestens 2-wöchentliche hCG-Bestimmung bis normal → Verwendung eines vom GTD-Zentrums empfohlenen hCG-Tests oder hCG-Monitoring durch das Zentrum

monatliche hCG-Bestimmung Serum oder Urin für 6 Monate | 1 weiterer normaler hCG-Wert Serum/Urin × 1 Monat → bei sinkendem hCG keine Bildgebung

Entlassung | Trophoblast-Neoplasie, wenn hCG-Plateau × 3 Werte oder steigend über 2 Werte (FIGO Kriterien) | Entlassung → 2. Kürettage nicht routinemässig empfohlen Vorstellung GTD-Referenzzentrum

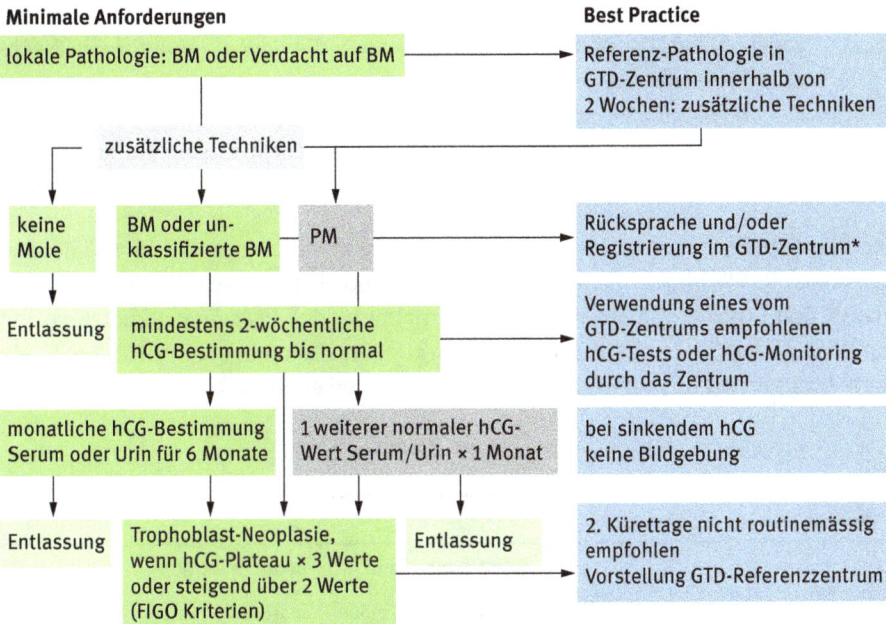

Abb. 7.3: Algorithmus zur Nachsorge zum Ausschluss/Nachweis einer persistierenden GTD postmolar (PM *und* BM) entsprechend den Empfehlungen der European Organisation for Treatment of Trophoblastic Disease (EOTTD; Lok et al. 2020). *klinisches Register für GTD der Arbeitsgemeinschaft Gynäkologische Onkologie (AGO): https://www.trophoblasttumor-register.de.

Dabei gelten folgende Definitionen (Kohorn 2001, Loke et al. 2020, AWMF 2019, Tempfer et al. 2016; Abb. 7.3):

1. GTN nach Ausräumung einer Blasenmole
   a) ≥ 4 hCG-Werte mit einer Plateaubildung (< 10 % Änderung gegenüber dem Vorwert) über mindestens 3 Wochen (Tag 1;7;14 und 21)
   b) hCG-Anstieg um ≥ 10 % gegenüber dem Vorwert bei ≥ drei konsekutiven Kontrollen über mindestens 2 Wochen (Tag 1;7;14)
   c) der histologische Nachweis eines Chorionkarzinoms
   d) persistierende hCG-Werte über 6 Monate nach Molenausräumung

2. Diagnostik von Metastasen einer GTN
   a) Nachweis von metastasenverdächtigen pulmonalen Strukturen mittels Computertomographie (CT) des Thorax, welches die noch vor einigen Jahren durchgeführte Thorax-Röntgenaufnahme als Goldstandard der Diagnostik ersetzt. Sowohl die CT-Untersuchung des Thorax als auch der Röntgen-Thorax können zur Evaluation der Anzahl der Metastasen zugrunde gelegt werden (Ngan et al. 2018).

b) Für den Nachweis intraabdominaler Metastasen sollte dem CT der Vorrang gegeben werden. Prinzipiell ist jedoch auch die Sonographie für den Nachweis einer Lebermetastasierung ausreichend.

c) Für die Diagnostik von Hirnmetastasen sollte die Magnetresonanztomographie (MRT) gegenüber der CT favorisiert werden, insbesondere zum Nachweis von Metastasen ≤ 1 cm.

Die Blasenmole, invasive Mole, das Chorionkarzinom, der placental site trophoblastic tumor (PSTT) und epitheloide Trophoblasttumor (ETT) werden nach TNM/FIGO klassifiziert (Tab. 7.2), nicht jedoch die Partialmole, das Plazentabettknötchen und die hyperplastische Implantationsstelle (AWMF 2019, Tempfer et al. 2016). Die FIGO-Einteilung ist eine anatomische Einteilung (Jorgensen et al. 2019).

Tab. 7.2: TNM-Klassifikation gestationeller Trophoblasterkrankungen.

TNM-Kategorie	FIGO-Stadium	
TX		Primärtumor kann nicht beurteilt werden
T0		kein Anhalt für einen Primärtumor
T1	I	Tumor auf den Uterus beschränkt
T2	II	Tumor breitet sich auf andere Genitalstrukturen aus: Vagina, Ovarien, Lig. latum, Tube (Metastasen oder direkte Ausdehnung)
M0		keine Fernmetastasen
M1		Nachweis von Fernmetastasen
M1a	III	Lungenmetastasen
M1b	IV	alle anderen Fernmetastasen (z. B. Hirn) mit oder ohne Lungenmetastasen

7.1.4 Epidemiologie der GTD

Die Inzidenz der GTD steigt mit zunehmendem maternalen Alter und unterliegt geografischen Schwankungen mit bekannt hoher Inzidenz in Asien (Braga et al. 2014). Im Gegensatz z. B. zum Magenkarzinom bleibt die Inzidenz bei Asiatinnen mit einem GTD mit Migrationshintergrund in England und Wales gleichbleibend hoch (Matsuzaka et al. 2007) und führt bei der asiatischen verglichen mit der nicht-asiatischen Bevölkerung zu einem 1,95-fach erhöhten Risiko für eine GTD (Tham et al. 2003).

In Großbritannien, wo alle GTD-Patientinnen in ein nationales Register aufgenommen werden, wird die Inzidenz der Blasenmole mit 1:1.000 Schwangerschaften, die der Partialmole mit 3:1.000 angegeben (Newlands et al. 1999, Ngan et al.

2018). In den USA, aber auch in Südkorea ist es zu einer Abnahme der Inzidenz der Molenschwangerschaften von 4,4:1.000 Geburten in den 1960er Jahren auf 1,6:1.000 in den 1990er Jahren gekommen (Martin & Kim 1998). Ein ähnlicher Trend zeigt sich laut SEER-Daten auch für das Chorionkarzinom in den USA (Smith et al. 2006). Eine Studie aus den Niederlanden berichtet eine Inzidenz für alle Formen der GTD von 1.67 pro 1.000 Geburten (Eysbouts et al. 2016).

Die geografischen Unterschiede bei der Inzidenz der Blasenmole in Asien und Nordamerika bzw. Europa werden unter anderem auch durch unterschiedliche sozioökonomische Faktoren sowie Ernährungsgewohnheiten erklärt (Seckl et al. 2010, Lurain 2010, Brown et al. 2017). Diätetische Faktoren können das genetische Imprinting beeinflussen, und ein Mangel an Carotin sowie tierischen Fetten ist mit einem erhöhten Molenrisiko assoziiert (Brown et al. 2017).

Die Häufigkeit eines Chorionkarzinoms in Europe beträgt ca. 1:40.000–50.000 Schwangerschaften (Ngan u. Seckl 2007, Ngan et al. 2018), bzw. 3:100.000 in den Niederlanden (Eysbouts et al. 2016). In Asien ist die Rate mit 3,3–9,2:40.000 Schwangerschaften höher (Lurain 2010).

Die einzigen beiden gesicherten Risikofaktoren für ein erhöhtes Risiko für eine GTD sind eine Molengravidität in der Anamnese und das maternale Alter (Eysbouts et al. 2016, Brown et al. 2017).

Nach einer stattgehabten Molenschwangerschaft beträgt das Risiko für eine erneute Molengravidität 1–2 % (entsprechend einer Risikoerhöhung um den Faktor 10–20), nach zwei derartigen Ereignissen 15–20 % (Garrett et al. 2008, Eagles et al. 2015). Ein Partnerwechsel ändert das Risiko nicht (Tuncer et al. 1999).

Die familiäre Blasenmole (BM) ist als das Auftreten von BM bei erstgradigen Verwandten, der Nachweis von > 2 BM bei einer Frau ohne normale Schwangerschaften und/oder dem Nachweis einer Partialmole (PM) mit biparentalem Chromosomensatz definiert (Fisher et al. 2000 und 2004a). Der mögliche Gendefekt liegt mit einer Mutation des NLRP7-Gens auf Chromosom 19q13.3–13.4 (Fisher et al. 2004b, Wang et al. 2009). Das histologische Bild einer familiären BM unterscheidet sich nicht von dem einer sporadischen BM.

Ähnlich wie bei der Spontanabortrate finden sich auch bei den GTD zwei Altersgipfel. So weisen Frauen < 21 und > 35 Jahre ein 1,9-fach, Frauen > 40 Jahre ein 7,5-fach erhöhtes Risiko für eine Partial- bzw. Blasenmole auf (Altieri et al. 2003, Altman et al. 2008, Lurain 2010a, Braga et al. 2014). Ursächlich werden hormonelle Faktoren sowie eine orale Kontrazeption diskutiert (Seckl et al. 2010). Bei der Partialmole scheint das steigende Alter keinen Risikofaktor darzustellen. Ältere Publikationen weisen auf einen potenziellen Zusammenhang zwischen einem unregelmäßigen Menstruationszyklus und der Einnahme von oralen Kontrazeptiva über einen Zeitraum von mehr als 4 Jahren und das Entstehen einer PM hin (Berkowitz et al. 1995; Berkowitz & Goldstein 2009). Andere Autoren sehen diesen Zusammenhang nicht (Seckl et al. 2010).

Für den PSTT bzw. ETT werden für die Niederlande eine Inzidenz von 0,9 bzw. 0,1 pro 100.000 Geburten angegeben (Eysbouts et al. 2016).

Für den PSN und die EPS wird eine Inzidenz von 0,08 bzw. 0,07 pro 1.000 Geburten angegeben (Eysbouts et al. 2016): Zwischen 1994 und 2013 wurde in der niederländischen Studie über eine Zunahme des PSN bzw. EPS berichtet, die jedoch auf die zunehmende Wahrnehmung dieser Läsion im Rahmen der histopathologischen Diagnostik zurückzuführen ist (Eysbouts et al. 2016).

Die generellen Aspekte zu den GTD sind in Tab. 7.3 zusammengefasst.

Tab. 7.3: Gestationsbedingte Trophoblasterkrankungen (GTD) – Allgemeine Fakten.

Definition
- zytogenetisch und klinisch heterogene Krankheitsbilder von benigne bis hochmaligne
- gekennzeichnet durch eine Fehldifferenzierung und/oder Proliferation von Trophoblastepithel
- in der Majorität assoziiert mit einem vorangegangenen Schwangerschaftsereignis
- Abstand zwischen letzter Schwangerschaft und GTD Tage bis mehrere Jahre (bis 33 Jahre)
- Diagnostik und Therapie stark interdisziplinär
- genereller Tumormarker: β-hCG
- GTN = gestationsbedingte Neoplasie; entsprechend der FIGO-Definition alle Patientinnen mit folgenden Kriterien:
    - nach Ausräumung einer Blasenmole über mehr als Wochen persistierenden hCG-Werten oder
    - hCG-Anstieg von ≥ 10 % in ≥ 3 Kontrollen über > 2 Wochen oder
    - hCG-Persistenz > 6 Monate nach Molenausräumung
    - histologischer Nachweis eines Chorionkarzinoms
- persistierende GTD: synonym gebrauchter Begriff für Patientinnen mit persistierenden/steigenden hCG-Werten (s. GTN)
- GTT = gestationsbedingte Trophoblasttumoren
    - gelegentlich benutzte Bezeichnung für alle GTD, die mit einer Tumorbildung einhergehen (können)
    - beinhaltet das Chorionkarzinom, den Plazentabett- und epitheloiden Trophoblasttumor

Inzidenz
- in Europa und Nordamerika Molenschwangerschaften ca. 1:500–1.000 bezogen auf alle Schwangerschaften
- Chorionkarzinom 1:40.000–50.000
- in Asien ca. jeweils dreifach höhere Inzidenz
- alle anderen Formen der GTD (Tab. 7.2) sehr selten

Altersverteilung und Risikofaktoren
- in der Regel Erkrankung der Prämenopause
- Molenschwangerschaften aber auch bei 50-Jährigen möglich
- GTD ausgehend vom intermediären Trophoblasten (PSTT und ETT) auch postmenopausal möglich
- Frauen < 21 und > 35/40 Jahre mit erhöhtem Risiko
- einzig gesicherte Risikofaktoren sind das Alter und eine vorangegangene GTD
- familiäres Auftreten einer BM möglich; Veränderungen des NLRP-7-Gens auf Chromosom 19q13.3–13.4 als ursächlich diskutiert

7.2 Villöse Trophoblasterkrankungen

Die Partial- und Blasenmole repräsentieren abnorme Schwangerschaftsprodukte mit besonderen chromosomalen Charakteristika infolge einer Befruchtungsstörung (Abb. 7.4). Sie leiten sich vom villösen Trophoblasten ab. Konstantes Merkmal ist der Nachweis differenzierungsgestörter Chorionzotten (Horn et al. 1991, Horn 1993, Vogel u. Horn 2004).

7.2.1 Partialmole (PM)

Pathogenese

Zytogenetisch handelt es sich bei der Partialmole in über 90 % der Fälle um eine Triploidie mit einem in absteigender Häufigkeit auftretenden Karyotyp von 69,XXX; 69, XXY und selten 69,XYY (Tab. 7.4). Die Konstellation 69,YYY ist nicht entwicklungs-

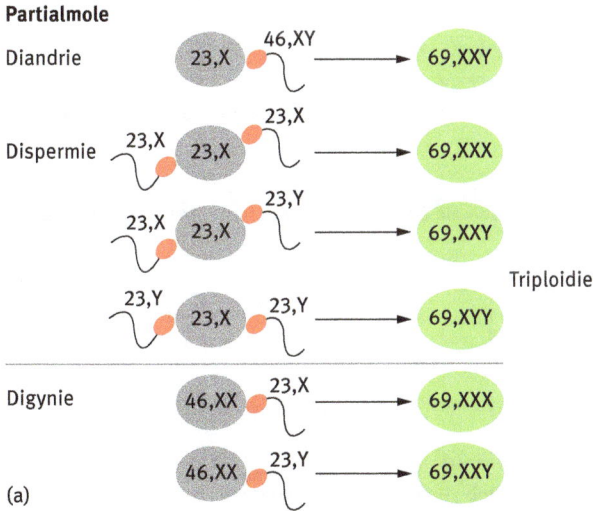

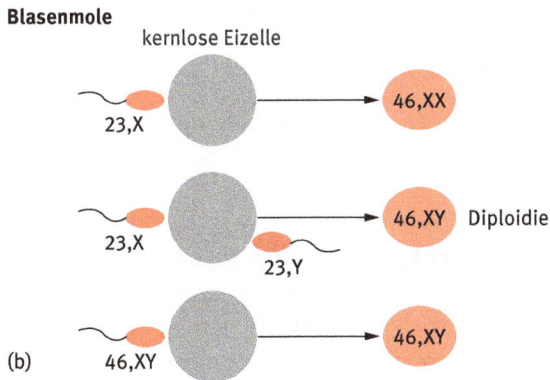

Abb. 7.4: Pathogenesewege der Partial- und Blasenmole (nach Szulman 1984, Szulman & Surti 1984, Lage 1997, Vogel & Horn 2004). (a) verschiedene Möglichkeiten der Entstehung eines triploiden Chromosomensatzes bei der Partialmole. (b) Entstehungswege einer Blasenmole mit diploidem Chromosomensatz, der ausschließlich väterliche Kern-DNA enthält (sog. androgenetischer Ursprung).

fähig. Beim morphologischen Vollbild der Partialmole ist der überzählige Chromosomensatz väterlicher Herkunft, sodass zwei Drittel des Genoms vom Vater und nur ein Drittel von der Mutter stammen (sog. androgenetischer Ursprung; Abb. 7.4a und 7.5). Demgegenüber soll die nicht molare Form eines triploiden Abortes Folge der Befruchtung einer diploiden Eizelle durch ein haploides Spermium (Digynie) sein (Lage 1997, Abb. 7.4a). Allerdings wird zunehmend in Frage gestellt, ob diploide Partialmolen existent sind oder möglicherweise fehldiagnostizierte Blasenmolen darstellen (Genest et al. 2002). Der veraltete Begriff der „partiellen Mole" sollte nicht mehr benutzt werden, um Verwechslungen mit der Blasenmole zu vermeiden, zu der sowohl zytogenetisch als auch prognostisch deutliche Unterschiede bestehen (AWMF 2019, Tempfer et al. 2016).

Tab. 7.4: Synopsis der Partialmole (PM).

Definition und Inzidenz
- Schwangerschaftsprodukt mit Plazentabildungsstörung und besonderer Chromosomenkonstellation infolge einer Befruchtungsstörung
- Inzidenz ca. 1:528–1.000 Schwangerschaften
- 25–50 % aller Molenschwangerschaften
- vermutlich relativ hohe Dunkelziffer, da klinisch und /oder histomorphologisch nicht erkannt

Pathogenese
- triploider Chromosomensatz; meist 69,XXX
- zwei Drittel des Genoms sind väterlicher und ein Drittel mütterlicher Herkunft (sog. androgenetischer Ursprung; Abb. 7.4a)

klinisches Bild
- führendes Symptom ist die vaginale Blutung (ca. 75 %)
- meist Zeichen eines Abortes (ca. 90 %)
- Fetus regelmäßig nachweisbar; Fehlbildungen möglich
- teilweise vergrößerte Plazenta mit sonographisch gelegentlich fokalem Nachweis von Zottenblasen
- Uterus in der Regel dem Gestationsalter entsprechend
- hCG nur teilweise erhöht; Werte i. d. R. deutlich niedriger als bei der BM

Therapie und Prognose
- vollständige Entfernung per abrasionem
- sequenzielle hCG-Kontrolle aller 2–3 Wochen für 3–6 Monate
- Risiko einer persistierenden GTD 0,02–1,7 %
- CAVE! Chorionkarzinome in Assoziation mit einer PM extrem selten, aber möglich

---

Klinik und Diagnostik

Die meisten Patientinnen stellen sich mit Verdacht auf eine missed abortion oder ein manifestes Abortgeschehen vor (ca. 90 % der Frauen: Lurain 2010, Tab. 7.3). Ein weiteres Symptom ist die vaginale Blutung (ca. 75 % der Fälle). Nach Evaluation des Uterus zeigt sich makroskopisch meist eine vergrößerte Plazenta, welche herdförmig

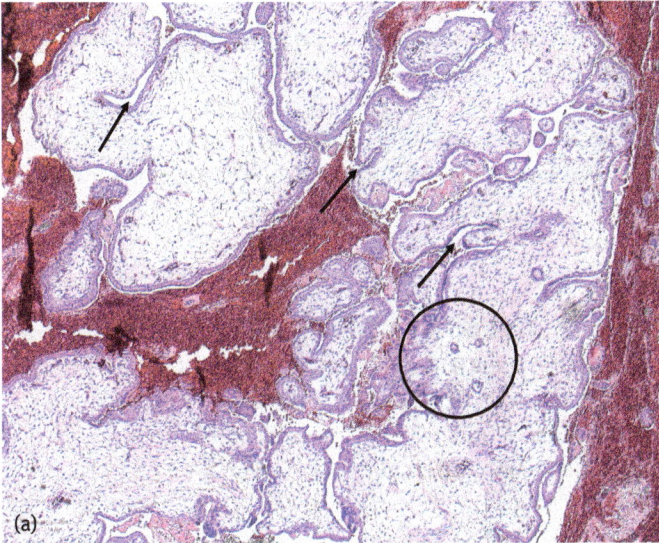

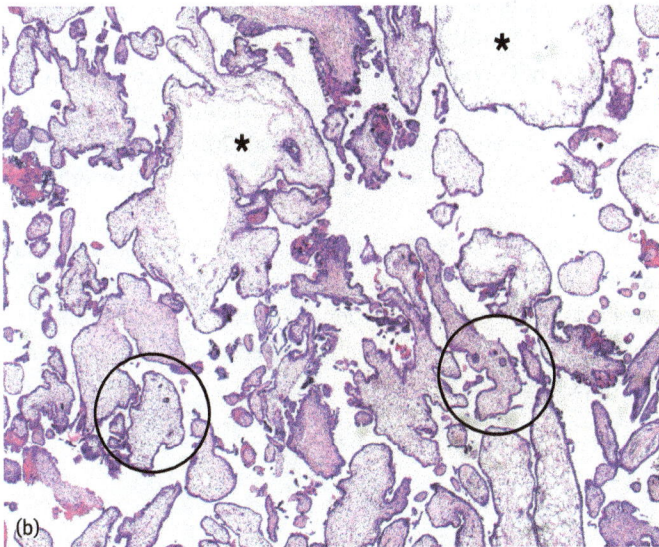

Abb. 7.5: Histologie der Partialmole. (a) Sog. frühe Partialmole: vergrößerte Chorionzotten mit (fjord-ähnlichen) Einbuchtungen der Zottenoberfläche (Pfeile) und intravillösen Trophoblastzellinseln (Kreis). (b) Partialmole des 2. Trimenons: unterschiedlich große Chorionzotten mit teilweise zystischer Transformation einzelner Zotten (Sterne). Die vergrößerten Chorionzotten mit irregulärer (fjord-ähnlicher) Außenkontur und fokal intravillösen Trophoblastzellinseln (Kreise).

von wechselnd vielen Zottenblasen durchsetzt sein kann (Abb. 7.5b). Dies kann in Einzelfällen auch sonographisch ein Hinweiszeichen auf eine Partialmole sein (Fine et al. 1989). Die hCG-Werte können erhöht sein, erreichen in der Regel jedoch nicht bei der Blasenmole vorliegende Werte von > 100.000 IU/ml (Lage et al. 1996, Lurain 2010a). Ein Embryo bzw. Fetus ist regelmäßig entwickelt und weist unterschiedlich schwerwiegende Fehlbildungen auf. In der Majorität der Fälle wird die Diagnose erst histologisch gestellt.

Therapie, Nachsorge und Prognose

Die Therapie ist prinzipiell ident zu der bei der Blasenmole (s. u.; Abb. 7.9). Therapie der Wahl ist die vollständige Entfernung aus dem Corpus uteri mittels einer Saugcurettage unter sonographischer Kontrolle (AWMF 2019, Tempfer et al. 2016). Entgegen früherer Annahmen ist das Risiko einer persistierenden GTD nach einer PM mit < 2,0 % sehr gering (Seckl et al. 2000, Feltmate et al. 2006, Medeiros et al. 2008, Wielsma et al. 2006). Nach Normalisierung des hCG-Wertes beträgt das Risiko einer persistierenden GTD bei der PM 1:3.195 (Coyle et al. 2018). Chorionkarzinome nach oder bei einer PM sind extrem selten (Seckl et al. 2000, Medeiros et al. 2008). Dennoch wird eine wöchentliche hCG-Kontrolle im Serum bis zum Nachweis von mindestens zwei aufeinanderfolgenden hCG-Werten unter der Nachweisgrenze empfohlen (Goldstein et al. 1994). Im Anschluss ist eine einmalige hCG-Kontrolle einen Monat nach Normalisierung der hCG-Werte ausreichend (Ngan et al. 2018). Bei Rhesus-negativen Patientinnen mit einer Partialmole sollte eine Anti-D-Prophylaxe erfolgen (Ngan et al. 2018).

Bei persistierenden hCG-Werten nach Evakuation einer Partialmole kann eine erneute Saugcurettage unter sonographischer Kontrolle durchgeführt werden (Pezeshki et al. 2004). Im Anschluss sind erneute wöchentliche hCG-Kontrollen bis zum Nachweis zweier konsekutiver Werte unter der Nachweisgrenze empfohlen (AWMF 2019, Tempfer et al. 2016, Ngan et al. 2018).

7.2.2 Blasenmole (BM)

Pathogenese

Bei der Blasenmole handelt es sich um eine Plazentabildungsstörung mit Synzytio- und Zytotrophoblasthyperplasie sowie -anaplasie mit der Ausbildung von Zottenblasen und dem Fehlen eines Embryos (Tab. 7.5). Die Blasenmole ist Folge einer Befruchtungsstörung mit diploidem Chromosomensatz (Vogel u. Horn 2004; Abb. 7.4b, 7.6 und 7.7). Für die Blasenmole wird der Begriff „komplette Mole" teilweise synonym verwendet, der jedoch nicht mehr benutzt werden sollte.

Tab. 7.5: Synopsis der Blasenmole (BM).

Definition und Inzidenz
- Schwangerschaftsprodukt mit Plazentabildungsstörung und besonderer Chromosomenkonstellation infolge einer Befruchtungsstörung
- Inzidenz ca. 1:528–1.000 Schwangerschaften
- 50–75 % aller Molenschwangerschaften

Pathogenese
- diploider Chromosomensatz androgenetischen Ursprungs (Abb. 7.4b)
- nur väterliche Kern-DNA, aber mütterliche mitochondriale DNA
- in 90 % Befruchtung einer kernlosen Eizelle durch ein haploides Spermium mit Verdopplung des väterlichen Genoms
- in 10 % Befruchtung durch zwei haploide Spermien
- in extrem seltenen Fällen bei dizygoter Geminigravidität

Klinisches Bild
- führendes Symptom ist die vaginale Blutung (ca. 80–90 %)
- vergrößerte Plazenta, meist mit Zystenbildung
- sonographisch z. T. Nachweis dieser Zysten (sog. „Schneegestöberbild")
- Uterus i. d. R. vergrößert (large for gestational date)
- Fruchtanlage nicht nachweisbar
- hCG generell erhöht; in ca. 50 % > 100.000 IU/ml
- seltene Symptome: ovarielle Thekaluteinzysten, Hyperemesis, Präeklampsie, lobuläre Hyperplasie der Mamma, Hyperthyreose

Therapie und Prognose
- vollständige Entfernung per abrasionem unter sonographischer Kontrolle
- Hysterektomie ohne Adnexe bei Blutungsgefahr (und bei abgeschlossener Familienplanung) möglich
- sequenzielle hCG-Kontrolle alle 2–3 Wochen für 3–6 Monate
- deutlich erhöhtes Risiko einer persistierenden GTD ca. 15 %
- bei steigenden/persistierenden hCG-Werten ggf. Re-Abrasio, Ausschluss einer invasiven Mole, ggf. Chemotherapie indiziert
    - Chemotherapie bis hCG-Werte negativ sind
    - danach (2–)3 konsolidierende Zyklen
- Kontrazeption für 1 Jahr
- spezielles Nachsorgeprogramm

Zytogenetisch lässt sich in der Mehrzahl der Fälle ein 46,XX Chromosomensatz nachweisen (Szulman 1984, Szulman & Surti 1984). Eine „leere" Eizelle – mit nicht effektivem Genom – wird durch ein haploides Spermium befruchtet. Die Folge ist eine Verdoppelung des väterlichen Genoms in der befruchteten Eizelle (Abb. 7.4b). Somit enthält die Blasenmole ausschließlich väterliche chromosomale DNA (androgenetischer Ursprung), wohingegen die mitochondriale DNA mütterlichen Ursprunges ist (Azuma et al. 1991). In ca. 10 % findet sich als Folge einer Befruchtung der leeren Eizelle durch zwei haploide Spermien ein 46,XY-Karyotyp (X und Y; Patillo et al. 1981).

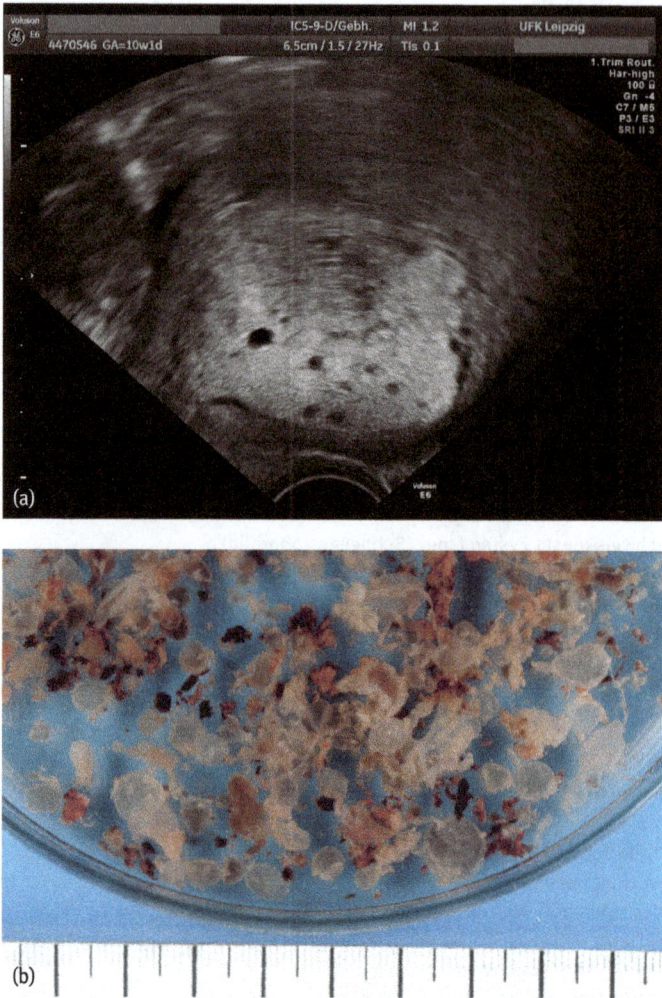

Abb. 7.6: Sonographie und Makroskopie einer Blasenmole. (a) Vaginalsonographie einer Blasenmole in der 10 + 1 SSW, hCG 82.000 mIU/ml mit fokal nachweisbaren Zysten innerhalb der Plazenta (Bild dankenswerte Weise überlassen von Herrn Dr. Jens Einenkel, Universitätsfrauenklinik Leipzig [Trier'sches Institut]); (b) Abrasiomaterial mit fragmentiertem Gewebe das zahlreiche blasig konfigurierte Chorionzotten aufweist.

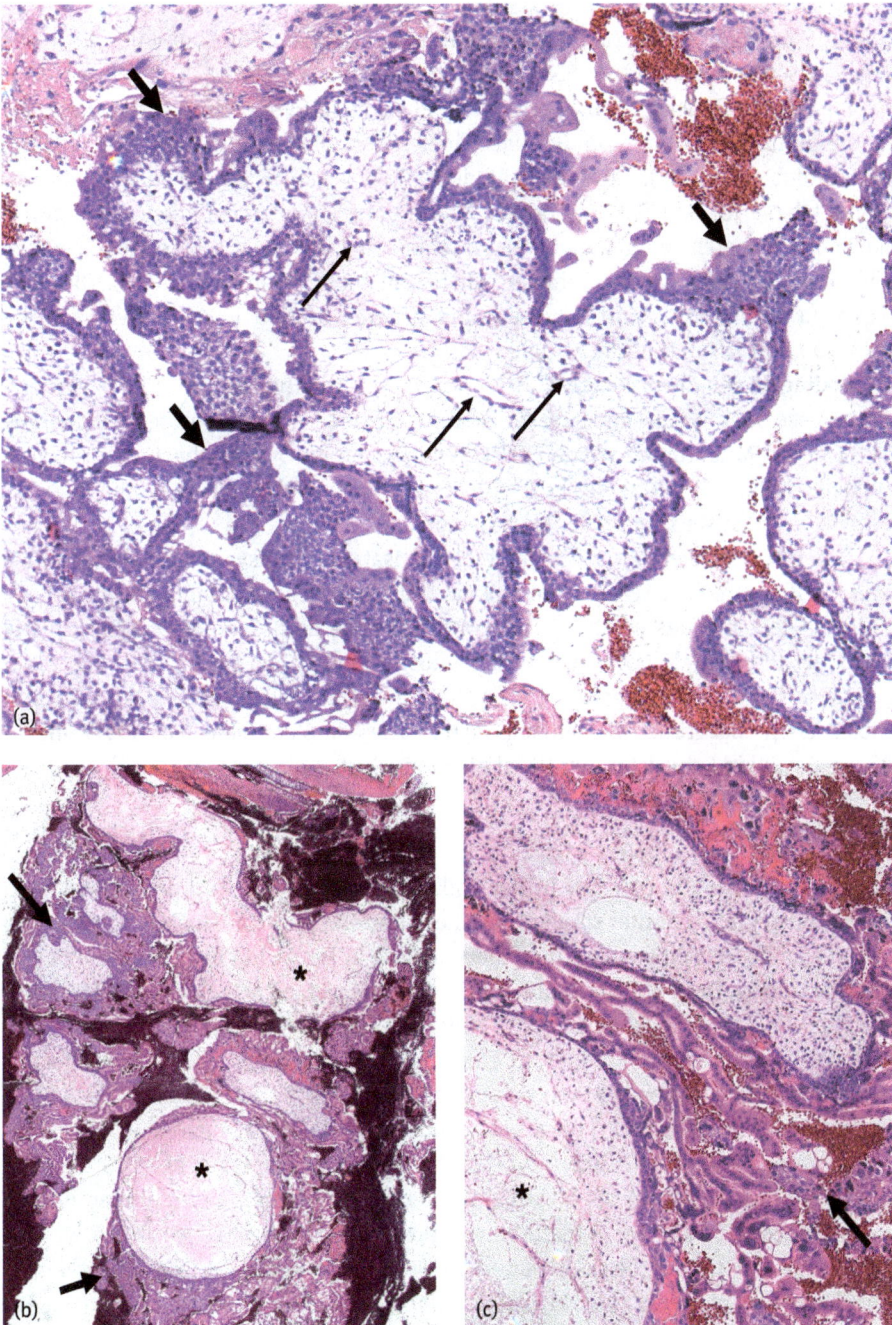

Abb. 7.7: Histologie der Blasenmole. (a) Sog. frühe Blasenmole mit (gering) vergrößerten Chorionzotten mit mesenchymalem Stroma und oberflächlicher apolarer Trophoblastproliferation bestehend aus Zyto- und Synzytiotrophoblasten (dicke Pfeile) und Nachweis einzelner dünnwandiger intravillöser Gefäße (dünne Pfeile); (b, c) Blasenmole mit hydropisch vergrößerten Chorionzotten mit zentraler pseudozystischer Transformation des Stromas (Stern) und apolaren Trophoblastproliferaten (Pfeile).

Klinik und Diagnostik

Bei der BM ist mit 80–90 % die vaginale Blutung das führende Symptom, die in der Regel zwischen der 6. und 16. SSW auftritt (Lurain 2010a, Tab. 7.5).

Im Abradat findet sich eine vergrößerte Plazenta mit Vermehrung der Zottenmasse, die diffus von traubenförmig angeordneten Zottenblasen durchsetzt ist („grapelike pattern", Abb. 7.6). Das sonographische Bild weist neben einem vergrößerten Uterus („large for date") zystische Strukturen ohne eine Fetalanlage auf. Aufgrund der immer früheren Diagnostik einer Blasenmole ist das klassische sonographische Bild eines „Schneegestöbers" immer seltener zu sehen (Hou et al. 2008). Die hCG-Werte im Serum bzw. Urin der Frau sind generell erhöht, in 50 % der Fälle sogar > 100.000 IU/ml (Lurain 2010a).

Bedingt durch die erhöhten hCG-Werte können eine Hyperemesis (8 %), eine Hyperthyreose oder Symptome einer Präeklampsie (ca. 1 %) hervorgerufen werden. Bei 15–33 % der Patientinnen werden Thekaluteinzysten im Ovar beobachtet. Durch die gestagenähnliche Wirkung des hCG kann es in seltenen Fällen zu einer lobulären Hyperplasie des Drüsenkörpers der Mamma kommen.

Durch den vermehrten routinemäßigen Einsatz der transvaginalen Sonographie wird die Blasenmole zu einem zunehmend früheren Zeitpunkt diagnostiziert (10./12. SSW), an dem sich das beschriebene morphologische Bild sowie die hCG-assoziierte Klinik der Blasenmole noch nicht voll herausgebildet haben (Abb. 7.7a). Das sonographische und makromorphologische Bild ist bei der meist vor der 10. SSW diagnostizierten sog. frühen Blasenmole (syn.: early complete mole, Fox 1997) uncharakteristisch; ein Fetus ist in der Regel nicht angelegt.

Therapie, Nachsorge und Prognose

Therapeutisch besteht das Ziel in der vollständigen Ausräumung des Cavum uteri mittels Saugcurettage unter sonographischer Kontrolle und Transfusionsbereitschaft. Ob ein Priming mit Prostaglandinen die Prognose in Bezug auf die Entstehung einer persistierenden Trophoblasterkrankung beeinflusst, ist nicht geklärt (AWMF 2019, Tempfer et al. 2016, Seckl et al. 2010). Aufgrund der hormonell bedingten Auflockerung des Uterus besteht intraoperativ eine erhöhte Perforations- und Blutungsgefahr. Im Falle stärkerer (Nach-)Blutungen oder zu deren Prävention können Uterotonika (Methylergobrevin, Oxytocin) eingesetzt werden (Lurain 2010a, Ngan et al. 2018). Die Hysterektomie stellt die Ultima ratio dar (AWMF 2019, Tempfer et al. 2016, Seckl et al. 2010). Allerdings kann bei abgeschlossener Familienplanung und älteren Frauen (Elias et al. 2010) die Hysterektomie sine Adnexe eine therapeutische Alternative darstellen, die gleichzeitig die Sterilisation bietet und das Risiko der Notwendigkeit einer Chemotherapie senkt (Lurain 2010a, Ngan et al. 2018). Bei Rhesus-negativen Patientinnen ist keine Anti-D-Prophylaxe notwendig, da das Rhesus-Antigen D von einer Blasenmole nicht exprimiert wird, wobei die Differenzierung zwischen Partial- und Blasenmole zum Zeitpunkt der Anti-D-Prophylaxe häufig nicht möglich ist und eine Prophylaxe im Zweifel indiziert ist (AWMF 2019, Tempfer et al. 2016, Ngan et al. 2018).

Nach der Uterusevakuation sollte die Patientin einer wöchentlichen hCG-Kontrolle unterzogen werden. Ab dem Erreichen zweier konsekutiver negativer Werte sollen für mindestens 6 Monate monatliche hCG-Kontrollen durchgeführt werden. Innerhalb dieses Zeitraumes ist eine hormonelle Kontrazeption empfohlen (AWMF 2019, Tempfer et al. 2016, Deicas et al. 1991, Abu-Rustum et al. 2019).

Im Fall gering erhöhter (persistierender) hCG-Werte bis 1.500 IU/ml (letzter Wert vor der Re-Kürettage) und sonographischem Verdacht auf verbliebenes Gewebe in utero kann durch eine Re-Kürettage noch in utero verbliebenes Trophoblastgewebe entfernt und so potenziell auf eine Chemotherapie verzichtet werden (Pezeshki et al. 2004, AWMF 2019, Tempfer et al. 2016, Lurain 2011, Abu-Rustum et al. 2019). Nach einer Re-Kürettage schließen sich ebenso wie nach der initialen Kürettage regelmäßige hCG-Kontrollen an. Eine invasive Mole (s. u.) ist auszuschließen. Bezüglich einer sog. ruhenden GTD („quiescent GTD") und der Problematik der hCG-Bestimmung siehe folgende Kapitel.

Die BM weist ein eindeutig erhöhtes Risiko für die Entwicklung einer persistierenden GTD bzw. einer gestationsbedingten trophoblastären Neoplasie (GTN) auf.

Bei rund 85 % der Patientinnen fallen die hCG-Werte jedoch nach erfolgter Curettage (mit vollständiger Entfernung der BM) kontinuierlich auf Null ab, ohne dass eine weitere Therapie notwendig ist (Horn et al. 2006, Kerkmeijer et al. 2006, Abu-Rustum et al. 2019). In ca. 15 % ist mit einer persistierenden GTD bzw. einer GTN zu rechnen (Hancock et al. 2006, Sun et al. 2015).

Als mögliche Risikofaktoren für eine postmolare GTN werden prätherapeutische hCG-Werte > 100.000 IU/ml, ein stark vergrößerter Uterus (> 20. SSW), ovarielle Thekaluteinzysten > 6 cm und ein maternales Alter > 40 Jahre diskutiert (Lurain 2010b, Berkowitz & Goldstein 2009). Patientinnen mit einer hCG-Normalisierungszeit von mehr als 56 Tagen nach Kürettage einer BM weisen ein 3,3-fach erhöhtes Risiko für eine GTD-Persistenz auf (Coyle et al. 2018).

Einem Chorionkarzinom geht in 50 % der Fälle eine Blasenmole voraus, in 25 % ein nicht-molarer Abort, in 22,5 % eine normale Schwangerschaft und in 2,5 % eine ektope Tubengravidität (Vogel & Horn 2004). Bemerkenswert ist, dass sich bei der BM und dem Chorionkarzinom (unabhängig vom vorausgegangenen Schwangerschaftsereignis) weitgehend idente molekularpathologische Veränderungen nachweisen lassen (Fulop et al. 2004, Shih 2007). Dabei korreliert eine bei der Blasenmole nachweisbare Promotorhypermethylierung von CDKN2A, CDKN7 sowie CDH1 ebenso wie eine EGFR-Expression signifikant mit dem Risiko der Entstehung einer persistierenden Trophoblasterkrankung (Xue et al. 2004, Tuncer et al. 2000). Blasenmolen mit dem Nachweis eines Y-Chromosoms scheinen ein höheres Risiko für eine persistierende GTD zu zeigen (Davies et al. 1984, Jelincic et al. 2003). Ungeachtet der molekularen Befunde gibt es jedoch derzeit keinen Marker für die Prognose einer BM (Horn et al. 2009).

Das Rezidivrisiko einer BM wird mit 0,5–1,7 % beziffert (Kim et al. 1998, Lorigan et al. 2000, Eagles et al. 2015, Vargas et al. 2014).

Es besteht keine Indikation für eine prophylaktische Chemotherapie bei Patientinnen mit fallenden/negativen hCG-Werten nach Molenausräumung (Kashimura et al. 1986, Bilek et al. 1994, AWMF 2019, Tempfer et al. 2016, Seckl et al. 2010, Abu-Rustum et al. 2019).

Bei hCG-Persistenz (Plateaubildung) bzw. -Anstieg ist eine Chemotherapie indiziert (s. Kapitel 9.2.5)

Während der Chemotherapie ist vor jedem Zyklus eine hCG-Kontrolle indiziert. Die Therapie muss in jedem Fall bis zum Erreichen von hCG-Werten unter der Nachweisgrenze fortgeführt werden. Eine inkomplette Chemotherapie beinhaltet das Risiko der Entstehung einer Therapieresistenz (Seckl et al. 1997). Nach Erreichen negativer hCG-Werte schließen sich zwei bis drei zusätzliche Zyklen zur Konsolidierung des Therapieergebnisses an (Horn et al. 2003, AWMF 2019, Tempfer et al. 2016, Abu-Rustum et al. 2019).

Eine Geminischwangerschaft mit einem (gesunden) Feten und einer Mole tritt extrem selten auf (1:10.000–20.000, Seckl et al. 2010). Die Schwangerschaft kann fortgeführt werden, wenn keine Komplikationen auftreten und die sonographische und genetische Diagnostik unauffällig ist (Ngan et al. 2018). Verglichen mit dem Risiko einer persistierenden Trophoblasterkrankung nach Blasenmole ist das Risiko für eine Persistenz bei Schwangerschaften mit Mole und Fetus erhöht (Ngan et al. 2018).

Nach einer BM oder GTN sollte eine orale Kontrazeption für ein Minimum von einem Jahr erfolgen, da sonst mit einer erhöhten Abortrate von 28 % zu rechnen ist und eine Differenzierung zwischen schwangerschafts- bzw. trophoblasterkrankungsabhängigem hCG unmöglich ist (Lan et al. 2001, Seckl et al. 2010, Ngan et al. 2018). Hinzu kommt, dass orale Kontrazeptiva die endogene LH-Produktion hemmen, was sich günstig auf den hCG-Nachweis im Serum auswirkt (s. dort).

Auch nach Abschluss einer Chemotherapie wird ebenfalls eine effektive Kontrazeption für ein Jahr zur Vermeidung eines potenziellen teratogenen Effektes der Chemotherapie und der Verwechslung eines schwangerschaftsbedingten hCG-Anstieges mit dem eines GTD-Rezidivs notwendig. Wird eine Frau dennoch innerhalb von 12 Monaten nach einer GTD schwanger, ist ein Abbruch der Schwangerschaft nicht notwendig, wohl aber eine engmaschige Überwachung und Ausschluss einer Rezidiverkrankung (Seckl et al. 2010, Ngan et al. 2018). Eine Überprüfung der hCG-Werte sollte 6 und 10 Wochen postpartal erfolgen.

Nach einer GTD und unabhängig von der Therapie wird über eine Schwangerschaftsrate von 83 % berichtet. Die Zahl angeborener Fehlbildungen scheint nicht erhöht zu sein (Woolas et al.1998, Ngan et al. 2018).

7.2.3 Invasive Mole (IM)

Pathogenese

Die IM, früher auch als Chorioadenoma destruens bezeichnet, ist durch den Nachweis von Molenzotten im Myometrium (Tab. 7.6, Abb. 7.8), seltener auch nach vaskulärer Verschleppung in extrauterine Lokalisation wie vaginal und pulmonal, gekennzeichnet. In der Regel entsteht sie als Komplikation einer BM (Tab. 7.5).

Tab. 7.6: Synopsis der invasiven Mole (IM).

Definition, Inzidenz und Pathogenese
- Nachweis von Molenzotten außerhalb des Cavum uteri
- Risiko für eine IM nach Blasenmole: ca. 15 %
- Komplikation einer Blasenmole

klinisches Bild
- persistierende bzw. ansteigende hCG-Werte nach Ausräumung einer BM
- seltener vaginale Blutung
- sonstige Symptome wie bei der BM
- sonographisch gelegentlich Nachweis von Einblutungen und echodichten Bezirken im Myometrium
- Ausschluss einer Metastasierung notwendig

Therapie und Prognose
- bei abgeschlossener Familienplanung Hysterektomie ohne Adnexe
- bei bestehendem Kinderwunsch und/oder Metastasierung Chemotherapie
- Chemotherapie und Nachsorge wie bei der Blasenmole
- Nachsorgeprogramm wie bei der BM

Klinik und Diagnostik

Das Risiko einer IM nach einer BM wird mit 15 % angegeben (Berkowitz u. Goldstein 2009). Klinisch manifestiert sich die IM durch persistierende und/oder ansteigende hCG-Werte. Vaginalsonographisch lässt sie sich durch den Nachweis von Einblutungen bzw. echodichten Bezirken im Myometrium (Abb. 7.8a) vermuten bzw. bestätigen. Zusätzlich können ovarielle Thekaluteinzysten und die bei der BM aufgeführten Symptome vorkommen. Eine bereits bestehende Metastasierung sollte klinisch und radiologisch ausgeschlossen werden (CT-Thorax, CT-Abdomen, Schädel-MRT, AWMF 2019, Tempfer et al. 2016, Abu-Rustum et al. 2019). Die Empfehlungen der European Organisation of Trophoblastic Disease (EOTTD) sind in Abb. 7.9 zusammengefasst.

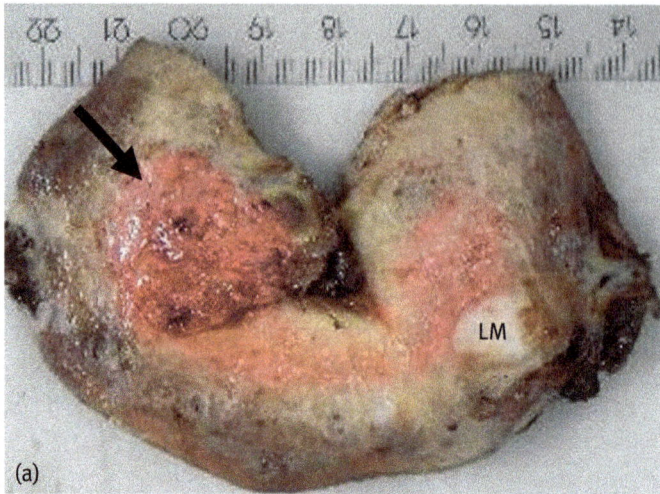

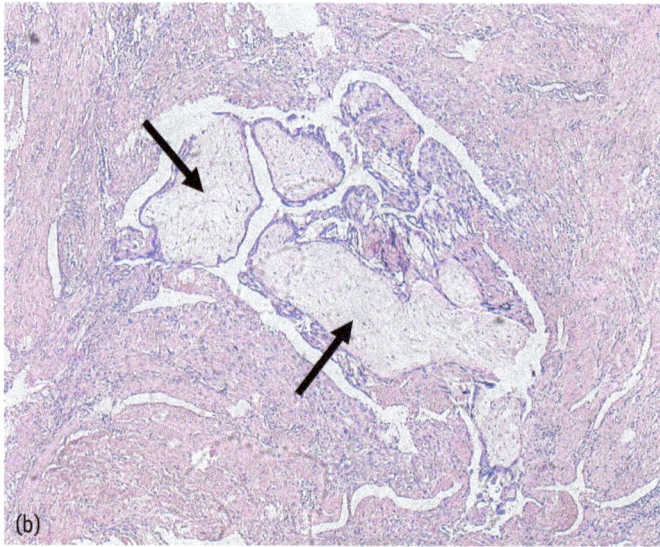

Abb. 7.8: Makroskopie und Histologie der invasiven Mole (IM). (a) Querschnitt durch einen Uterus mit hämorrhagisch durchsetzten Anteilen (Pfeil) der invasiven Mole und einem Leiomyom (LM; Bild dankenswerter Weise überlassen von Frau Dr. Kerstin Herrmann, Magdeburg/Bremen); (b) Invasion von Chorionzotten einer Blasenmole in das Myometrium des Uterus (Pfeile) mit umgebender Trophoblastzellproliferation.

Minimale Anforderungen **Best Practice**

dringende Patienten-Vorstellung → dringende Überweisung an ein GTD-Zentrum

Anamnese, Untersuchung, Serum-hCG, (Doppler-) Sonographie Becken, Röntgen-Thorax → Erstvorstellung im GTD-Zentrum

Röntgen-Thorax unauffällig — Verdacht auf pulmonale Metastasen

CT Thorax unauffällig — CT: Metastasen ≥ 1 cm

keine weitere Bildgebung — MRI Schädel mit KM* CT o. MRI Abdomen → MRI Becken optional

FIGO Score → Bildgebung und Serum-hCG innerhalb von 24 Stunden vor Therapiebeginn

*KM = Kontrastmittel

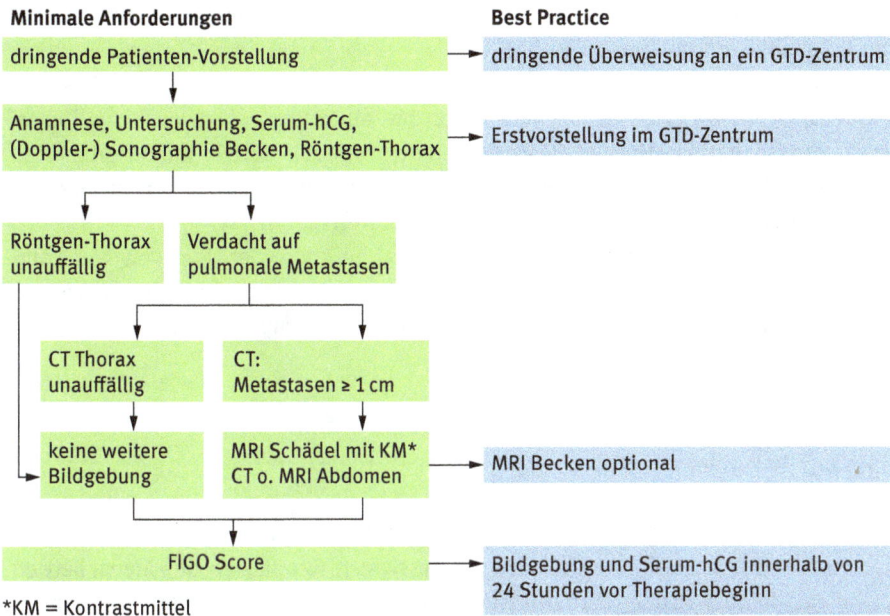

Abb. 7.9: Algorithmus zum klinischen Management einer Patientin mit persistierender GTD nach einer Partial- bzw. Blasenmole entsprechend den Empfehlungen der European Organisation for Treatment of Trophoblastic Disease (EOTTD; Lok et al. 2020).

Therapie, Nachsorge und Prognose

Abhängig vom Vorliegen einer low risk- oder high risk-Situation ist eine Chemotherapie mit Methotrexat (low risk) bzw. mit EMA-CO (high risk) indiziert (AWMF 2019, Tempfer et al. 2016, s. Kapitel 9.2.5). Die anschließenden hCG-Kontrollen erfolgen analog dem Vorgehen bei der Blasenmole (s. Kapitel 7.2.2, AWMF 2019, Tempfer et al. 2016). Nach Durchführung einer Hysterektomie gibt es auch Daten zur alleinigen Operation ohne Chemotherapie. Ebenso gibt es wenige Daten zur fertiltätserhaltenden Operation (AWMF 2019, Tempfer et al. 2016).

7.3 Nicht-villöse Trophoblasterkrankungen

Die nicht-villösen Trophoblasterkrankungen zeichnen sich nicht durch den Nachweis fehldifferenzierter Zotten aus (AWMF 2019, Tempfer et al. 2016). Entsprechend der WHO-Klassifikation (Genest et al. 2003, AWMF 2019, Tempfer et al. 2016, Ngan et al. 2018), werden der Plazentabettknoten (placental site nodule, PSN), die hyperplastische Implantationsstelle (exaggerated placental site, EPS), das Chorionkarzinom (CCA), der Plazentabett-Tumor (placental site trophoblastic tumor; PSTT) und der epitheloide Trophoblasttumor (ETT) zu den schwangerschaftsassoziierten nicht-villösen Trophoblasterkrankungen gezählt.

Kompliziert wird die strenge Trennung zwischen villösen und nicht-villösen GTD dadurch, dass eine Blasenmole nicht selten mit einer hyperplastischen Implantationsstelle assoziiert ist (Horn et al. 2009) und die trophoblastäre Proliferation im Rahmen einer Blasenmole so stark ausgeprägt sein kann, dass bereits ein intramolares Chorionkarzinom zu diagnostizieren ist (Vogel u. Horn 2004).

Entgegen verschiedener Literaturangaben schließt also der Nachweis von Chorionzotten die Diagnose eines Chorionkarzinoms keinesfalls aus. So finden sie sich sowohl beim intraplazentaren CCA (Fox u. Laurini 1988, Ganapathi et al. 2010) als auch beim intramolaren Chorionkarzinom.

7.3.1 Chorionkarzinom (CCA)

Das CCA stellt aufgrund einer ausgeprägten Blutungsneigung (Abb. 7.10) und frühen hämatogenen Metastasierung eine der aggressivsten Neoplasien des Menschen dar (siehe einleitender Fallbericht) und ist unbehandelt mit einer Letalität von mehr als 90 % behaftet (Tab. 7.7).

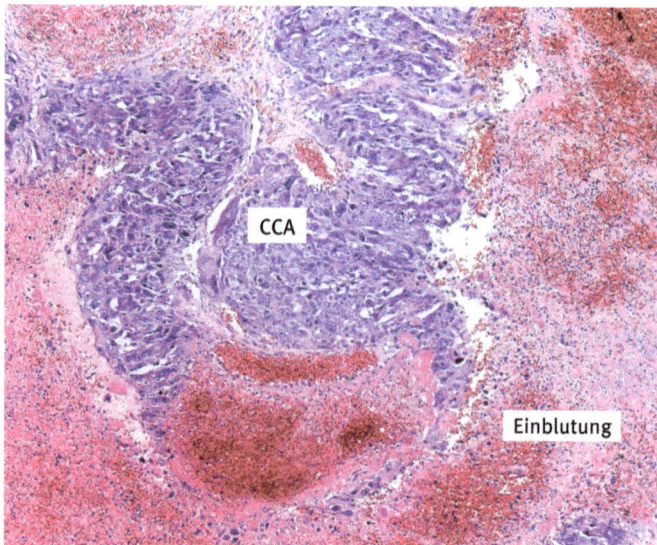

Abb. 7.10: Chorionkarzinom (CCA): Tumor mit ausgedehnten Hämorrhagien.

Tab. 7.7: Synopsis des Chorionkarzinoms (CCA).

Definition und Inzidenz
- hochmaligner Tumor ausgehend vom Trophoblastepithel mit starker Blutungsneigung und früher hämatogener Metastasierung
- unbehandelt Letalität > 90 %, bei adäquater Therapie 75–100%ige Heilungschance
- Chorionkarzinom 1:40.000–50.000 Schwangerschaften

Pathogenese
- > 50 % entstehen aus einer Blasenmole
- CCA aber auch nach PM, nach (unauffälliger) Term-Schwangerschaft und bei EU möglich
- pathogenetisch Dysregulation von Zellzyklusregulatoren und Differenzierungsgenen des Trophoblastepithels

klinisches Bild
- bei nicht-metastasierten Fällen führendes Symptom vaginale Blutung
- hCG-Werte i. d. R. stark erhöht
- sonographisch kann ein Tumor im Uterus nachweisbar sein
- 4 % sind zum Zeitpunkt der Diagnose fernmetastasiert
- bei erfolgter Metastasierung ggf. metastasenassoziierte Symptome
- Metastasenlokalisation: Lunge > Scheide > Leber > Hirn
- CAVE! Außergewöhnliche Metastasenlokalisation möglich

Therapie und Prognose
- Hysterektomie i. d. R. nur bei Komplikationen (z. B. lebensbedrohlichen Blutungen)
- Therapie der Wahl ist die Chemotherapie
    - Schema richtet sich nach dem FIGO-Risikoscore (Tab. 7.8)
    - schneller Beginn verbessert Prognose
    - Chemotherapie bis hCG-Werte negativ sind
    - danach (2–)3 konsolidierende Zyklen
- hCG-Kontrollen streng nach Schema
- Kontrazeption wie bei Blasenmole

Als sog. intraplazentares inzidentelles Chorionkarzinom wird ein CCA bezeichnet, welches in einer sonst unauffälligen Plazenta auftritt und weder Symptome noch Metastasen aufweist (Vogel u. Horn 2004, Fox u. Laurini 1988, Ganapathi et al. 2010). Patientinnen mit einem intraplazentaren inzidentellen Chorionkarzinom sollten eine hCG-Kontrolle sowie eine Bildgebung zum Ausschluss von Metastasen erhalten und im Anschluss nach FIGO-Risikoeinteilung chemotherapeutisch behandelt werden (Jiao et al. 2016). Frauen mit einem intraplazentaren inzidentellen Chorionkarzinom und normalen hCG-Werten in Abwesenheit von Metastasen können mit Hilfe lebenslanger hCG-Kontrollen und guter Prognose überwacht werden (Jiao et al. 2016),

Pathogenese

In der Majorität der Fälle (> 50 %) entsteht das CCA aus einer Blasenmole. Es wird aber auch bei tubaren Extrauteringraviditäten beobachtet (Horn et al. 1994). Prognostisch ungünstig ist das Auftreten nach einer vorangegangenen Term-Gravidität (Baergen 1997, Horn et al. 1997). Der einzig validierte Risikofaktor für ein CCA ist eine vorangegangene Blasenmole (Horn u. Vogel 2004, Seckl et al. 2010). Das Auftreten eines CCAs nach einer Blasenmole ist 1.000-mal wahrscheinlicher als nach jedem anderen Schwangerschaftsereignis (Lurain 2010b, Seckl 2000). Als weitere Risikofaktoren werden ein höheres maternales Alter, eine lange Einnahme oraler Kontrazeptiva (≥ 7 Jahre), die Zugehörigkeit zur Blutgruppe A und bestimmte ethnische Abstammungen (Asiatinnen, Afro-Amerikanerinnen und amerikanische Ureinwohner häufiger betroffen) diskutiert (Lurain 2010b), sind aber nicht allgemein anerkannt.

Die genaue Pathogenese des CCAs ist nach wie vor unklar. Fest steht, dass es zu einer Dysregulation von Zellzyklusregulatoren und Differenzierungsgenen im Trophoblastepithel kommt. Molekularpathologisch sind zahlreiche Tumorsuppressor- und Onkogene, unter anderem NECC1, EGFR, Her-2/neu, c-myc, c-fms und bcl-2, involviert (Brown et al. 2017). Immunhistochemisch findet man eine Überexpression von p53, allerdings ohne Nachweis somatischer Mutationen (Shih 2007). Zusätzlich zeigt sich eine Hypermethylierung von E-Cadherin, HIC-1, p16 und TIMP3 (Shih 2007) sowie eine Überexpression von Matrixmetalloproteinasen (MMPs) und ein verminderter Nachweis von deren Inhibitoren (TIMPs; Vegh et al. 1999).

Bezüglich der zellulären Komposition entspricht das CCA dem Trophoblasten der prävillösen Blastozyste und stellt somit die am wenigsten differenzierte (primitivste) Form der Trophoblasttumoren dar (Shih 2007). Diese relative Unreife und möglicherweise auch die Downregulation von HSP-27 (Garrido et al. 1997, Shih 2007) sind verantwortlich für die in der Regel gute Chemotherapiesensitivität des CCAs.

Klinik und Diagnostik

Die Symptomatologie des CCAs wird wesentlich davon beeinflusst, ob bereits Metastasen vorliegen oder nicht.

Führendes Symptom ist auch hier die vaginale Blutung aus dem intrauterinen Tumor oder einer vaginalen Metastase (Tab. 7.7). Die hCG-Werte sind in der Regel stark erhöht (> 100.000 U/l) und sonographisch ist intrauterin meist ein Tumor sichtbar. Aufgrund der hCG-Produktion kann es wie bei der Blasenmole zu unspezifischen Symptomen kommen. Bei klinischem Verdacht auf ein CCA sollte eine Saugkürettage unter sonographischer Kontrolle und Transfusionsbereitschaft durchgeführt werden (AWMF 2019, Tempfer et al. 2016, Abu-Rustum et al. 2019). Auch hier bestehen eine starke Blutungsneigung und eine erhöhte Perforationsgefahr (s. Kapitel 7.2.2).

Chorionkarzinome ohne vorangegangene Molengravidität haben keine spezifischen Symptome. Die Symptomatologie ist meist assoziiert mit der lokalen Tumorinvasion oder einer bereits bestehenden Metastasierung. Bei Frauen mit postpartalen Blutungen und einem nicht adäquat rückgebildeten Uterus sollte eine GTD ausgeschlossen werden.

Die Zellen des CCAs weisen einen ausgeprägten Angiotropismus auf. So zeigen rund 4 % der Patientinnen zum Zeitpunkt der Diagnose eine (hämatogene) Metastasierung (Berkowitz u. Goldstein 2009). In ca. 2,5 % der Fälle wird klinisch der Primärtumor nicht erkannt und erst die Entfernung einer Metastase führt zur Diagnose (Bilek et al. 1994, Li et al. 2016).

Metastasen werden am häufigsten in der Lunge beobachtet (80 %), gefolgt von vaginalen (30 %), zerebralen (10 %) und hepatischen Metastasen (10 %; Berkowitz u. Goldstein 2009). Hirn- und Lebermetastasen treten im Allgemeinen nicht ohne Lungen- bzw. Vaginalmetastasen auf. Atypische Metastasenlokalisationen können andere Erkrankungen vortäuschen (Einenkel et al. 2010). Durch die ausgeprägte Neoangiogenese innerhalb des CCAs kommt es sehr häufig zu intra- und peritumoralen Blutungen. Daher ist eine bioptische Bestätigung der Metastasierung bei bekannter Diagnose eines CCAs aufgrund einer sehr hohen Blutungsneigung in der Regel nicht indiziert. 87–96 % der Frauen mit zerebraler Metastasierung weisen neurologische Symptome auf (Bakri et al. 1994, Athanassiou et al. 1983). Demgegenüber sind nur 26 % derjenigen mit Lebermetastasen symptomatisch (Bakri et al. 1993).

Bei einem histologisch bestätigten Chorionkarzinom empfiehlt sich neben einer Transvaginalsonographie eine CT-Thorax und -Abdomen, eine MRT des Gehirns sowie eine Thoraxübersichtsaufnahme (AWMF 2019, Tempfer et al. 2016, Abu-Rustum et al. 2019). Auch der Einsatz der FDG-PET kann in Einzelfällen hilfreich sein (Dhillon et al. 2006, Dhillon et al. 2005, Chang et al. 2006, Mapelli et al. 2013).

Die hCG-Bestimmung im Liquorpunktat kann Hinweis auf eine Hirnbeteiligung geben, allerdings ist ein einzelner Wert der hCG-Ratio Plasma zu Liquor nicht aussagefähig (Berkowitz & Goldstein 2009). Daher ist eine Liquorpunktion nicht generell zu empfehlen.

Therapie, Nachsorge und Prognose

Die Therapie richtet sich nach den Empfehlungen der S2k-Leitlinie der Arbeitsgemeinschaft Gynäkologische Onkologie (AWMF 2019, Tempfer et al. 2016).

Von einer primären Hysterektomie ist abzuraten, da aufgrund der intraoperativen Manipulation am Uterus Tumorzellen während der Operation über den Blutweg disseminiert werden, was zu einer extrem schnell entstehenden pulmonalen Metastasierung führen kann (Horn et al. 2004), die nicht oder nur schwer chemotherapeutisch beherrscht werden kann. Die Indikation zur Hysterektomie ohne/mit Adnektomie wird in der Regel bei schweren, lebensbedrohlichen Hämorrhagien gestellt (Seckl et al. 2010, Clark et al. 2010). Dabei ist zu beachten, dass die Hysterektomie zwar den Tumor in utero kurativ therapiert, das Risiko der Metastasierung jedoch nicht wesentlich beeinflusst.

Die Wahl des Chemotherapieschemas richtet sich nach dem FIGO-Staging- und Risiko-System (Tab. 7.8), von deren schnellstmöglichem Beginn die Prognose entscheidend beeinflusst wird. Je nach der Risiko-Stratifizierung in die low risk- oder high risk-Gruppe wird die Therapie als Monotherapie mit Methotrexat (50 mg i. m. Tag 1,3,5,7 und Folsäure 15 mg p. o. Tag 2,4,6) oder als Poly-Chemotherapie nach dem EMA-CO-Schema durchgeführt (AWMF 2019, Tempfer et al. 2016). Bei Hochrisiko-Patientinnen (FIGO > 12) kann eine Induktions-Chemotherapie mit ein bis drei Zyklen Etoposid erwogen werden, um frühe (bis 4 Wochen nach Therapiebeginn) hämorrhagiebedingte Todesfälle zu reduzieren (AWMF 2019, Tempfer et al. 2016). Zur Auswahl der Chemotherapie siehe Kapitel 9.2.5 in diesem Buch.

Tab. 7.8: FIGO-Risiko-Score (Kohorn et al. 2001, Seckl et al. 2010, Brown et al. 2017).

Punktewert				
FIGO-Score	**0**	**1**	**2**	**4**
Alter (in Jahren)	≤ 40	> 40	–	–
vorangegangene Schwangerschaft als	Mole	Abort	Term-Gravidität	–
Intervall zwischen vorangegangener Schwangerschaft und Beginn der Chemotherapie (Monate)	< 4	4–6	7–12	> 12
hCG-Wert (IU/l) vor Therapiebeginn	≤ 10^3	10^3–10^4	10^4–10^5	> 10^5
größter Tumordurchmesser (einschließlich der intrauterinen Lokalisation)	–	3–4 cm	5 cm	–
Metastasen-Lokalisation	Lunge	Milz, Nieren	Gastrointestinal-Trakt	Hirn, Leber
Zahl der Metastasen	0	1–4	5–8	> 8
vorangegangene Chemotherapie	–	–	Monotherapie	≥ 2 Medikamente

*Ermittlung des Score-Wertes durch Addition der einzelnen Punktwerte
Einstufung: 0–6 Punkte: *low risk group*; ≥ 7 Punkte: *high risk group*

Eine Beendigung der Chemotherapie erfolgt erst bei drei konsekutiven negativen wöchentlichen hCG-Bestimmungen im Serum. In Analogie zur Chemotherapie bei der Blasenmole (s. Kapitel 7.2.2) sollten auch bei der Behandlung des CCAs mit Methotrexat, Actinomycin-D oder EMA-CO zur Reduktion des Risikos einer Therapieresistenz drei konsolidierende Chemotherapiezyklen erfolgen (AWMF 2019, Tempfer et al. 2016, Abu-Rustum et al. 2019). Eine Konsolidierungstherapie bei der Behandlung mit EMA-EP oder BEP ist nicht empfohlen (AWMF 2019, Tempfer et al. 2016).

Nach Beendigung der Chemotherapie sollte eine monatliche hCG-Kontrolle für ein Jahr erfolgen (AWMF 2019, Tempfer et al. 2016).

Eine Resistenz gegenüber der Chemotherapie ist definiert als (Sita-Lumsden et al. 2012):
– vier oder mehr konsekutive hCG-Werte mit einer Plateaubildung (< 10 % Änderung zum jeweiligen Vorwert) über mindestens 3 Wochen,
– Anstieg der hCG-Werte um mindestens 10 % gegenüber dem Vorwert über 2 Wochen oder kontinuierlicher Anstieg bei mindestens drei konsekutiven Messungen über mindestens 2 Wochen.

Beim Auftreten einer Chemotherapieresistenz sollte ein Re-Staging mittels CT-Thorax und -Abdomen sowie MRT des Gehirns durchgeführt werden (AWMF 2019, Tempfer et al. 2016). Im Rahmen der technischen Verfügbarkeit kann die PET bzw. die PET-CT zur Metastasensuche eingesetzt werden (Dhillon et al. 2005, Mapelli et al. 2013). Bei persistierendem Tumor im Uterus oder singulären (pulmonalen) Metastasen sollte zur Tumorreduktion die Möglichkeit eines chirurgischen Vorgehens geprüft werden (Seckl et al. 2010, Berkowitz & Goldstein 2009). Nach operativer Therapie ist die GTD zusätzlich zum FIGO-Risikoscore nach dem TNM-System zu klassifizieren (Tab. 7.2, Tab. 7.8).

Innerhalb eines low risk-FIGO-Risikoscores weisen diejenigen Patientinnen mit einem post-molaren CCA (Odds-Ratio 2,67), einem prä-therapeutischen hCG-Wert von > 10.000 mIU/ml (Odds-Ratio 2,62) und einem höheren FIGO-Risikoscore (Score 3–4 Odds-Ratio 2,02 und Score 5–6 Odds-Ratio 5,56) eine signifikant erhöhte Resistenzrate gegenüber der First-Line-MTX-Therapie auf (Strohl u. Lurain 2016). Das Gesamtüberleben unterscheidet sich jedoch nicht.

Nahezu alle Patientinnen in der low risk-Situation (FIGO-Score 0–6 Punkte) sind unter Einsatz einer adäquaten Therapie heilbar. Die kumulative 5-Jahres-Überlebensrate von Patientinnen mit einer high risk-Erkrankung (FIGO-Score ≥ 7 Punkte) beträgt 75–90 % (Seckl et al. 2010, Lurain 2011, Lurain 2010b). Bei ca. 30 % der Patientinnen mit einer high risk-GTD ist mit einer Therapieresistenz bzw. einem Rezidiv nach der Erstlinien-Chemotherapie zu rechnen (Lurain 2011). Dennoch zeigen Frauen mit einer Resistenzentwicklung mit einer Heilungsrate von 100 % in der low risk- und 50–85 % in der high risk-Situation eine günstige Prognose (Powles et al. 2007; Hoekstra et al. 2008).

Innerhalb der high risk-Patientinnen mit einem FIGO-Score ≥ 7 Punkte zeigen diejenigen mit einem Score-Wert von ≥ 12 bzw. ≥ 13 Punkten eine besonders ungünstige Prognose (Bolze et al. 2016, Kong et al. 2017, Jiang et al. 2018) und werden daher als Ultra high risk-GTD bezeichnet (Brown et al. 2017, Lok et al. 2020).

Bei der Interpretation der bildgebenden Befunde nach Abschluss der Chemotherapie ist zu bedenken, dass bedingt durch eine ausgeprägte resorptive Entzündung aufgrund der die pulmonalen Metastasen begleitenden Nekrosen und Hämorrhagien, die bildgebenden Veränderungen noch mehrere Monate nach Beendigung der Chemotherapie persistieren können. Diese sind bei negativen hCG-Werten nicht fälschlicherweise als persistierende Metastasen zu interpretieren. Bezüglich der Kontrazeption bzw. Fertilität nach Abschluss der Therapie siehe Kapitel 7.2.2.

Generell besteht derzeit kein Anhalt für ein erhöhtes Risiko für Zweitmalignome nach chemotherapierten GTD (Lurain 2010b, Seckl et al. 2010). Eine Ausnahme bilden dabei etoposidhaltige Schemata, bei denen ein erhöhtes Risiko für akute myeloische Leukämien, Non-Hodkin-Lyphome, Mamma- und kolorektale Karzinome (Rustin et al. 1996, Sisti et al. 2014) sowie Schilddrüsenkarzinome (Sisti et al. 2014) besteht.

7.3.2 Plazentabettknoten (PSN)

Der Plazentabettknoten (placental site nodule, PSN) ist eine tumorähnliche Läsion des intermediären Trophoblasten aus dem Chorion laeve (Horn u. Vogel 2004, Tab. 7.9). PSNs können mit Aborten, Abruptiones, Term-Schwangerschaften oder Extrauteringraviditäten assoziiert sein, wobei der Abstand zum vorangegangenen Schwangerschaftsereignis sehr variabel ist und mehr als 90 Monate betragen kann (Young et al. 1994, Huettner u. Gersell 1994). Bei Patientinnen mit vorangegangener Tubensterilisation ist unklar, ob der PSN ein Residuum einer vorangegangenen Schwangerschaft oder eine erneute Gravidität bei nicht vollständig erfolgter Tubenligatur ist. Rund zwei Drittel der Läsionen befinden sich im unteren Uterinsegment (Baergen u. Rutgers 1997). Das mediane Alter der Patientinnen wird mit 33 Jahren angegeben (Eysbouts et al. 2016).

Tab. 7.9: Synopsis des Plazentabettknötchens (PSN).

Definition und Inzidenz
– benigne tumorähnliche Läsion
– ausgehend vom intermediären Trophoblasten

Pathogenese
– Folge retinierten Trophoblastepithels

klinisches Bild
– meist histologischer Zufallsbefund
– kann dysfunktionelle Blutungen verursachen

Therapie und Prognose
– histologisch Abgrenzung vom epitheloiden Trophoblasttumor und anderen Läsionen unabdingbar
– generell benigne Läsion
– spezielle Nachkontrolle nicht nötig (Ausnahme: histologischer Nachweis eines sog. atypischen PSN)

Pathogenese

Der PSN ist Folge retinierten Trophoblastepithels im Bereich der Implantationsstelle. Histologisch handelt es sich um eine Läsion mit polymorphen Zellen des intermediären Trophoblasten, die keine Mitosen aufweisen und in ein dichtes hyalinisiertes Material eingelagert sind (Abb. 7.11a).

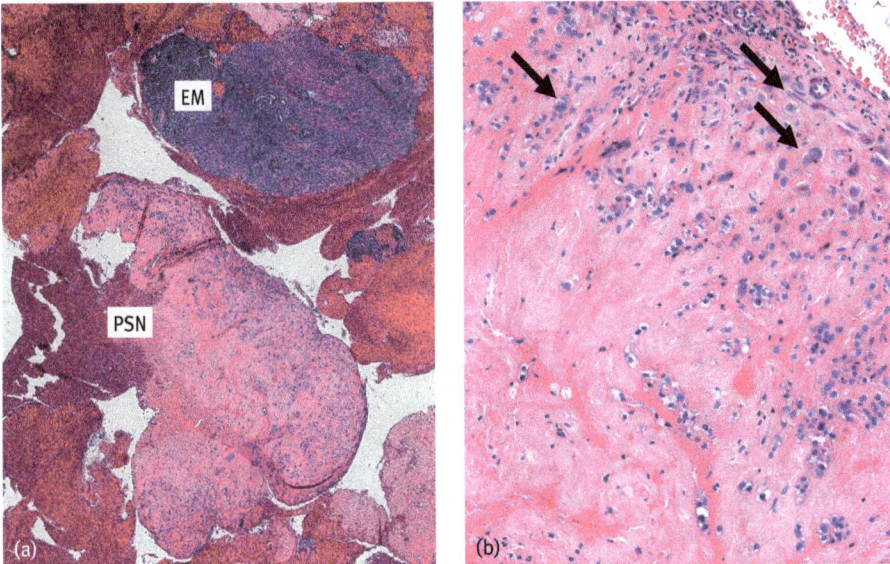

Abb. 7.11: Histologie des Plazentabettknötchens (PSN). (a) Abradat mit wenig Endometrium (EM) und einem scharf begrenzten hyalinen, nodulär konfigurierten PSN; (b) stärkere Vergrößerung des PSN mit polymorphen intermediären Trophoblastzellen (Pfeile), eingebettet in ein hyalinisiertes Gewebe.

Klinik und Diagnostik

Der PSN ist meist ein histologischer Zufallsbefund im Abradat oder Hysterektomiepräparat prämenopausaler Frauen. Er kann aber auch Ursache einer dysfunktionellen Blutung sein (Huettner u. Gersell 1994, Shih u. Kurman 2001). Sehr selten kann der PSN als Zufallsbefund in der Tube vorkommen (Choi u. Emmadi 2014).

Therapie, Nachsorge und Prognose

PSNs sind generell benigne (Shih & Kurman 2001, Young et al. 1994), eine klinische Nachkontrolle mit hCG-Bestimmung ist nicht indiziert (AWMF 2019, Tempfer et al. 2016). Aufgrund morphologischer Veränderungen lässt sich in Einzelfällen eine sichere Unterscheidung zwischen einem PSN und einem epitheloiden Trophoblasttumor (ETT, s. u.) nicht treffen. Diese Läsionen werden als „atypische PSN" bezeichnet (Mao et al. 2006; Kurman & Shih 2014, Kaur et al. 2015, Horn 2019; Abb. 7.12).

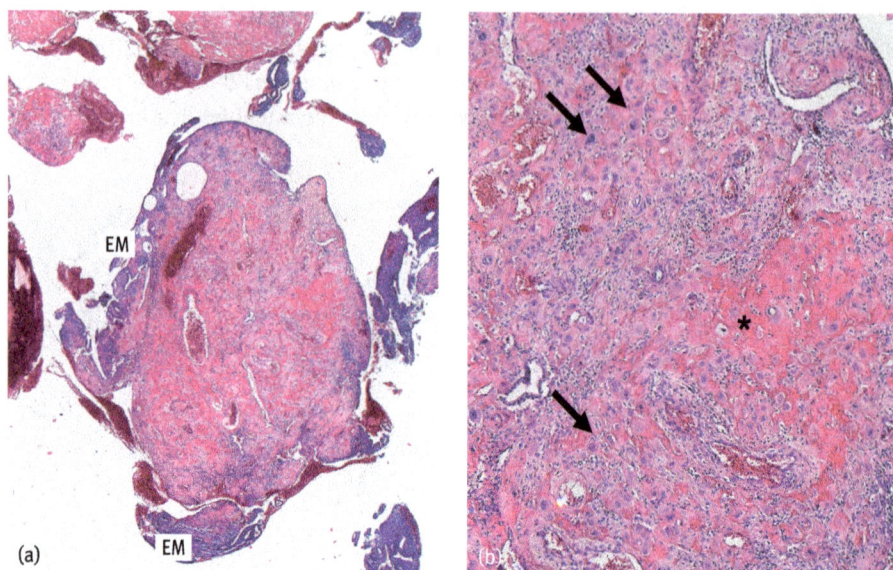

Abb. 7.12: Atypischer Plazentabettknoten (aPSN). (a) Abrasiopräparat mit nodulärer Läsion und randlich wenig Endometrium (EM); (b) Zellreiche, dichtliegende Proliferation atypischer Zellen des intermediären Trophoblasten (Pfeile), eingebettet in eine hyalinisierte Matrix und beginnenden Nekrosen (Stern) sowie randlich unscharfer Begrenzung.

Der atypische PSN beinhaltet ein Risiko für die Entstehung eines ETT (Mao et al. 2006, Tsai et al. 2008, Dholakia et al. 2020) bzw. anderer GTN (Kaur et al. 2015, Dholakia et al. 2020). Dabei wird die neoplastische Transformation von Zellen des (Zyto-)Trophoblasten mit potenziellem Stammzellcharakter postuliert. Das wäre insofern schlüssig, als dass sich sowohl der PSN als auch der ETT histogenetisch vom sog. „chorionic type" intermediären Trophoblasten ableiten (Shih 2007, Horn et al. 2009, Dholakia et al. 2020, Kaur et al. 2015). In den seltenen Fällen eines histologischen Nachweises eines atypischen PSN sollten zum Ausschluss einer Tumorentwicklung ein bildgebendes Staging sowie eine sequenzielle hCG-Bestimmung erfolgen (AWMF 2019, Tempfer et al. 2016, Kaur et al. 2015).

7.3.3 Hyperplastische Implantationsstelle (EPS)

Die hyperplastische Implantationsstelle (exaggerated placental site, EPS) wurde in der älteren Literatur als „syncytiale Endometritis" (Marchand 1895) bezeichnet und stellt eine Hyperproliferation des intermediären Trophoblasten im Bereich der plazentaren Implantationsstelle dar. Eine makroskopisch sichtbare Tumorbildung fehlt (Tab. 7.10).

Tab. 7.10: Synopsis der hyperplastischen Implantationsstelle (EPS).

Definition und Inzidenz
- zumeist benigne tumorähnliche Läsion mit Hyperproliferation des Trophoblastepithels im Bereich der plazentaren Implantationsstelle
- ausgehend vom intermediären Trophoblasten
- selten; unter Aborten des 1. Trimenons 1–2 %

Pathogenese
- unklar; diskutiert wird Störung wachstumsregulierender Gene des intermediären Trophoblasten
- in ca. 15 % EPS assoziiert mit einer BM; ganz selten mit einer PM

klinisches Bild
- meist histologischer Zufallsbefund im Rahmen eines Abortes
- selten Ursache dysfunktioneller Blutungen
- Tumorbildung fehlt
- hCG-Werte nicht oder nur gering erhöht (Ausnahme: Assoziation mit BM!)

Therapie und Prognose
- Befund zumeist mit Abrasio entfernt
- spezielle Nachkontrolle nicht notwendig; Ausnahme: EPS in Assoziation mit BM (dann Nachkontrolle wie bei der BM!)
- erhöhtes Risiko für persistierende GTD nur bei Fällen, die mit einer BM kombiniert sind

---

In der WHO-Klassifikation von 2003 wurde die EPS definiert als eine „überschießende Proliferation des Trophoblastepithels im Bereich der plazentaren Implantationsstelle, die über das physiologische Maß hinaus geht" (Genest et al. 2003; Abb. 7.13). In der WHO-Klassifikation von 2014 wird die EPS auch als morphologische Variante der plazentaren Implantationsstelle diskutiert (Hui et al. 2014). Diese Ansicht erscheint nicht unproblematisch, da die EPS nicht selten mit einer Blasenmole (Horn et al. 2009), insbesondere der „early complete mole", assoziiert ist (Horn 2019). Die EPS ist die seltenste Form der GTD, das mediane Alter der Patientinnen wird mit 32 Jahren angegeben (Eysbouts et al. 2016).

Pathogenese

Die Häufigkeit der EPS unter Aborten des ersten Trimenons beträgt 1,6 % (Shih u. Kurman 2001). Eine Assoziation mit einer Schwangerschaft am Termin ist extrem selten; differentialdiagnostisch müssen in dieser Konstellation morphologisch immer ein intraplazentares Chorionkarzinom (s. Kapitel 7.3.1) bzw. ein Plazentabett-Tumor ausgeschlossen werden. Die Pathogenese der EPS in diesen beiden Konstellationen ist völlig unklar; diskutiert wird eine Störung in wachstumsregulierenden Genen des intermediären Trophoblasten (Horn et al. 2009). Eine mit 14,5 % nicht seltene Kondition stellt die EPS in Kombination mit der (frühen) Blasenmole dar (Horn et al. 2009, Horn 2019). Hier ist die vermehrte trophoblastäre Proliferation pathogenetisch

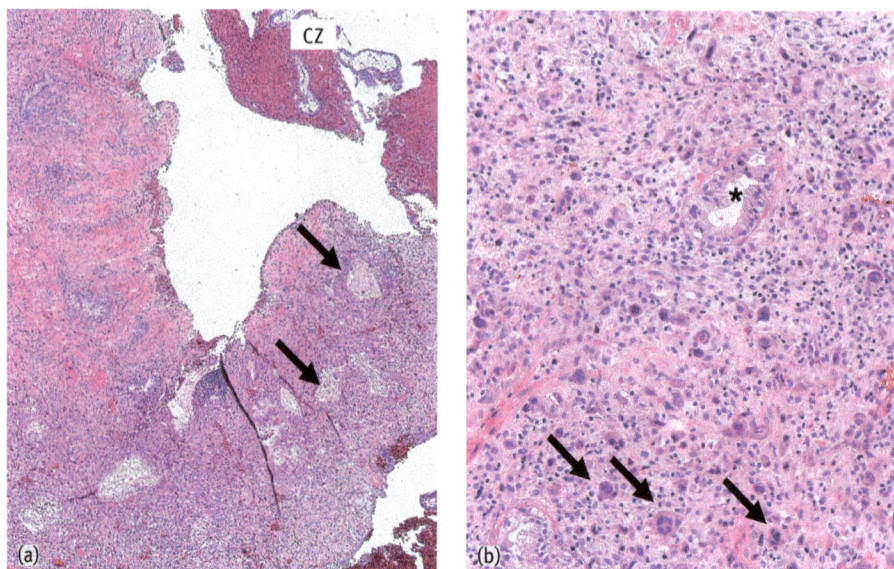

Abb. 7.13: Histologie der hyperplastischen Implantationsstelle (EPS). (a) Randlich einzelne Chorionzotten des 1. Trimenons (CZ) und solide Läsion mit cavumnahen Myometrium (links oben) und darin gelagerten Trophoblastzellen sowie einzelne sekretorisch transformierte Endometriumdrüsen (Pfeile); (b) in stärkerer Vergrößerung dicht liegende Proliferation intermediärer Trophoblastzellen, die endometriale Drüsen umwachsen (Stern); daneben zahlreiche Riesenzellen (Pfeile).

mit der Entstehung der Blasenmole assoziiert (Horn et al. 2009, Shih und Kurman 2001). Ganz selten wird die EPS bei einer Partialmole beobachtet (Horn et al. 2009).

Klinik und Diagnostik

In der Regel ist auch die EPS ein histologischer Zufallsbefund im Rahmen eines Abortes; selten die Ursache einer dysfunktionellen Blutung. Die hCG-Werte im Serum bzw. Urin sind i. d. R. nicht oder nur geringfügig erhöht. Eine Ausnahme bildet die EPS in Kombination mit einer BM, bei der aufgrund der BM deutlich erhöhte Werte beobachtet werden.

Insbesondere in Biopsien und Abradaten mit wenig Material kann die Differentialdiagnose zwischen der EPS, dem Chorionkarzinom oder dem Plazentabett-Tumor schwierig sein (Nigam u. Dass 2003). Die EPS ist histologisch von der gesteigerten Plazentabettreaktion abzugrenzen (Horn 2019). Hilfreich können hier der Nachweis/ Ausschluss einer tumorösen Läsion, die hCG-Werte und immunhistochemische Untersuchungen sein (Horn et al. 2009).

Therapie, Nachsorge und Prognose

Eine spezielle Nachkontrolle ist nicht nötig. Eine Ausnahme stellen die mit einer Blasenmole oder persistierenden vaginalen Blutungen assoziierten Fälle dar. Hier erfolgt die Nachsorge wie bei der Blasenmole beschrieben mittels hCG-Kontrolle (AWMF 2019, Tempfer et al. 2016). Bei persistierenden hCG-Werten sollten eine transvaginale Sonographie und gegebenenfalls eine Re-Kürettage erwogen werden (AWMF 2019, Tempfer et al. 2016).

Das erhöhte Risiko einer EPS für eine persistierende Trophoblasterkrankung in Kombination mit einer Mole geht in erster Linie auf die Trophoblastproliferation der Mole zurück (Shih u. Kurman 2001).

Zum gegenwärtigen Zeitpunkt gibt es keine histo- bzw. molekularpathologischen Hinweise, dass die EPS eine direkte Vorläuferläsion des Plazentabett-Tumors (PSTT) ist (Dotto u. Hui 2008, Yeasmin et al. 2010, s. u.).

7.3.4 Plazentabett-Tumor (PSTT)

Mit 0,2 % aller bzw. 1,7 % der persistierenden GTD ist der Plazentabett-Tumor (placental site trophoblastic tumor, PSTT) selten (Hassadia et al. 2005, Zhao et al. 2006, Tab. 7.11). Unter den im Trophoblasttumorregister der Arbeitsgemeinschaft Gynäkologische Onkologie erfassten GTD wurde der PSTT mit 2,4 % erfasst (Horn et al. 2009). In der anglo-amerikanischen Literatur ist die Bezeichnung „placental site trophoblastic tumor" gebräuchlich, deren Abkürzung PSTT auch Eingang in den deutschen klinischen Sprachgebrauch gefunden hat. In der Erstbeschreibung lautete die Bezeichnung „trophoblastärer Pseudotumor" (Kurman et al. 1976). Von Felix Marchand wurde dieser Tumor aufgrund seiner vom Chorionkarzinom abweichenden Morphologie 1895 als „atypisches Chorionepitheliom" bezeichnet (Marchand 1895). Auch bei Robert Meyer (1930) finden sich Abbildungen und Beschreibungen der Ausbreitung des PSTTs.

Tab. 7.11: Synopsis des Plazentabett-Tumors (PSTT).

Definition und Inzidenz
- seltener Tumor ausgehend vom intermediären Trophoblasten mit sehr variablem prognostischem Verhalten
- sehr selten; 0,2–2,4 % aller GTD

Pathogenese
- genaue Pathogenese unklar
- für die Entwicklung offenbar X-Chromosom eine wesentliche Voraussetzung
- Stammzelltheorie

klinisches Bild
- Auftreten meist im Reproduktionsalter; aber große Alterspanne (19–62 Jahre)
- meist nach Aborten auftretend, seltener nach einer Molengravidität
- Intervall zur vorangegangenen Schwangerschaft im Mittel 3 Jahre (bis 33 beschrieben)
- führendes Symptom azyklische Blutung; selten Amenorrhö
- in ca. 25 % Uterus vergrößert
- 75–80 % der Patientinnen mit erhöhten hCG-Werten im Serum (ca. 1.000–2.000 IU/ml)

Therapie und Prognose
- wichtigstes Ziel: vollständige Tumorentfernung
- sicherste Option: Hysterektomie ohne Adnexe mit pelviner und para-aortaler LNE
- bei jungen Frauen mit Kinderwunsch evtl. organerhaltende OP möglich
- meist benigner Verlauf
- CAVE: Dignitätseinschätzung mittels klinischer und morphologischer Faktoren kaum möglich
- 10–15 % der PSTT sind maligne
  - bis ca. 50 % zum Zeitpunkt der Diagnose bereits metastasiert
  - zwei Drittel der Patientinnen mit Lymphknotenmetastasen mit gleichzeitig vorliegender nicht-nodaler Metastasierung
  - obwohl schlechtes Ansprechen, ist Chemotherapie indiziert (Radiotherapie nicht erfolgsversprechend)
  - Überlebensrate ohne Metastasen ca. 100 %; mit Metastasen 50–60 %
- hCG ist Tumormarker; Nachsorge wie beim Chorionkarzinom

Pathogenese

Die genaue Pathogenese ist weitgehend ungeklärt. Für die Entwicklung eines PSTT ist offenbar ein väterliches X-Chromosom eine wesentliche Voraussetzung (Hui et al. 2007, Hassadia et al. 2005). Histologisch stellt der PSTT mit einem disseziierenden, nicht destruktiven Wachstum in das Myometrium ohne die beim CCA nachweisbaren Hämorrhagien und Nekrosen eine Proliferation des intermediären Trophoblasten dar (Abb. 7.14a–d).

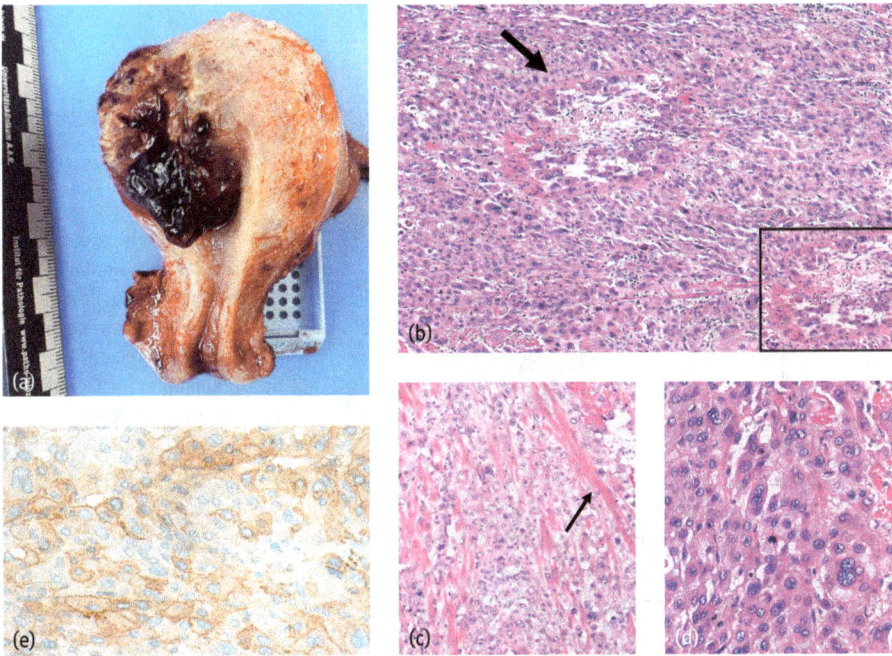

Abb. 7.14: Plazentabett-Tumor (PSTT). (a) Hysterektomiepräparat mit dem sich in das Cavum uteri vorwölbenden, partiell eingebluteten PSTT; (b) dichte Proliferation intermediärer Trophoblastzellen. Die Gefäßwände intratumoraler Gefäße (Pfeil) sind durch fibrinoides Material und Trophoblastzellen ersetzt (sog. pale rings intratumoral). Inset: stärkere Vergrößerung der Gefäßveränderungen; (c) Fasern des uterinen Myometriums werden umwachsen und auseinandergedrängt (Pfeile); jedoch nicht destruiert (sog. disseziierendes Wachstum); (d) mononukleäre und multinukleäre Zellen (Pfeil) des intermediären Trophoblasten; (e) immunhistochemisch positive Reaktion der intermediären Trophoblastzellen gegenüber einem Antikörper gegen PD-L1 (clone 28–8).

Klinik und Diagnostik

Der PSTT tritt überwiegend im Reproduktionsalter auf (mittleres Alter 30 Jahre mit einer Spanne von 19 bis 62 Jahren; Baergen & Rutgers 1997). Die führenden Symptome sind azyklische Blutungen (Schmid et al. 2009, Alexander et al. 2020), seltener eine Amenorrhö. Rund ein Viertel der Patientinnen weist einen vergrößerten Uterus auf (Alexander et al. 2020), 75–80 % erhöhte hCG-Werte im Serum (Rutgers et al. 1995, Alexander et al. 2020), die jedoch mit 1.000–2.000 IU/ml deutlich niedriger sind als beim CCA.

Die meisten Fälle treten nach Aborten oder unauffälligen Schwangerschaften auf. Nur 5–8 % der Patientinnen haben eine Blasenmole in der Anamnese (Kurman 1991), was in deutlichem Gegensatz zum CCA steht, dem in ca. 50 % eine Blasenmole vorausgeht (s. Kapitel 7.3.1), Einzelfälle wurden nach einer Partialmole beschrieben

Minimale Anforderungen	Best Practice
V. a. PSTT/ ETT falls hCG gering erhöht für Krankheitsvolumen in der Bildgebung	dringende Überweisung an ein GTD-Zentrum
histologische Sicherung	Überprüfung Pathologie und Patientin im GTD-Zentrum
histologische Sicherung	Registrierung in der ISSTD-Datenbank für ETT/ PSTT: http://stdc.group.shef.ac.uk/psttuhr/
histologische Sicherung	

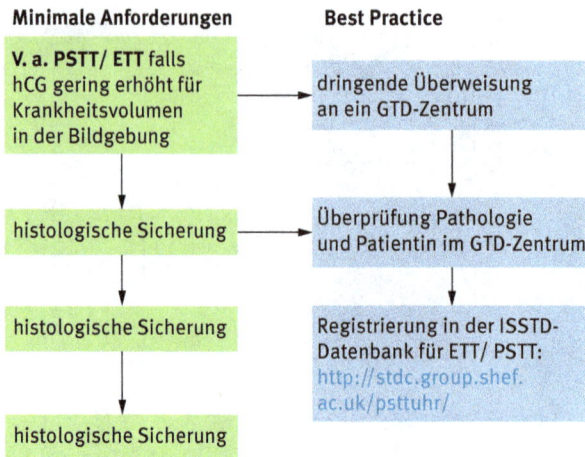

Abb. 7.15: Algorithmus zu klinischem Management einer Patientin mit Verdacht auf einen PSTT/ETT entsprechend den Empfehlungen der European Organisation for Treatment of Trophoblastic Disease (EOTTD; Lok et al. 2020).

(Palmieri et al. 2005). Das Intervall zur vorangegangenen Gravidität beträgt im Mittel 3 Jahre, kann aber bis zu 18, seltener bis zu 33 Jahren betragen (Baergen u. Rutgers 1995, Rutgers et al. 1995, Lan et al. 2010, Alexander et al. 2020). Die klinische Diagnostik ist, entsprechend den Empfehlungen der European Organisation of Trophoblastic Disease (EOTTD), in Abb. 7.15 zusammengefasst.

Therapie, Nachsorge und Prognose

In der Majorität handelt es sich beim PSTT um benigne Tumoren. 10–15 % sind klinisch maligne (Shih u. Kurman 2001, Hassadia et al. 2005, Zhao et al. 2006). Bei adäquater Therapie wird die Überlebensrate mit 100 % für die nicht-metastasierte und mit 50–60 % für die metastasierte Situation angegeben (Papadopoulos et al. 2002, Hassaida et al. 2005, Schmid et al. 2009), mit einer mittleren Überlebenszeit von 9 Jahren. 26–54 % der Fälle weisen zum Zeitpunkt der Diagnose bereits Metastasen auf; weitere 10 % entwickeln diese im Verlauf der Erkrankung (Hassaidia et al. 2005, Baergen et al. 2006, Feltmate et al. 2001, Papadopoulos et al. 2002).

Neben der gynäkologischen Untersuchung sollten zum Ausschluss von Metastasen eine CT-Thorax und -Abdomen, eine Transvaginalsonographie sowie eine MRT des Gehirns durchgeführt werden (AWMF 2019, Tempfer et al. 2016, Abu-Rustum et al. 2019). Die Durchführung einer FDG-PET/CT-Untersuchung kann bei Verdacht auf Metastasen hilfreich sein (Mapelli et al. 2013).

In einer Analyse von Fällen aus der Literatur wird von einer 3–6%igen Metastasierungswahrscheinlichkeit in retroperitoneale Lymphknoten berichtet (Lan et al. 2010), vor allem para-aortal (Lan et al. 2010). Die Rate der lymphogenen Metastasierung nimmt mit steigendem Tumorstadium zu; möglicherweise ist auch beim PSTT eine tiefe myometrane Infiltration (> 50 %) ein Risikofaktor (Lan et al. 2010). Rund 30 % der Patientinnen mit lymphogener Metastasierung zeigen im CT/MRT vergrößerte Lymphknoten.

Fast zwei Drittel der Patientinnen mit Lymphknotenmetastasen zeigen auch eine nicht-nodale Metastasierung, sodass bei gesicherter lymphogener Ausbreitung der Ausschluss bzw. Nachweis von Fernmetastasen erfolgen sollte.

Das wichtigste therapeutische Ziel ist die vollständige Tumorentfernung, so lange er noch auf den Uterus bzw. das Genitale begrenzt ist. Dabei wird die einfache Hysterektomie empfohlen (AWMF 2019, Tempfer et al. 2016). Die Therapie- und Nachsorgeempfehlungen der European Organisation of Trophoblastic Disease (EOTTD) sind in den Abbildungen 7.16 und 7.17 zusammengefasst.

Im Falle der operativen Therapie erfolgt die Stadieneinteilung postoperativ nach dem FIGO-/TNM-System (Tab. 7.8). Bei jungen Frauen mit einem PSTT wurde bei klinisch identifizierbarer Tumorlokalisation über eine organerhaltende operative Therapie berichtet (Pfeffer et al. 2007, Seckl et al. 2010, Alexander et al. 2020), jedoch gleichzeitig darauf hingewiesen, dass immer das Risiko eines multifokalen PSTT im Uterus besteht, was das Überleben beeinträchtigen kann. Eine pathologische Zweitmeinung bei Verdacht auf PSTT ist bei prämenopausalen Frauen mit Kinderwunsch vor einer Hysterektomie empfohlen (AWMF 2019, Tempfer et al. 2016, Abu-Rustum et al. 2019).

Im Gegensatz zum CCA spricht der PSTT nur schlecht auf eine Chemotherapie an. Eine Radiotherapie ist nicht erfolgsversprechend. Nach den Resultaten des Charing Cross Hospitals in London, dem Zentrum mit den meisten Erfahrungen in Europa, hat sich das EMA-CO-, bei Therapieresistenz das EP/EMA-Schema, als erfolgversprechend erwiesen und ist bei PSTT im FIGO-Stadium II bis IV empfohlen (Papadopoulos et al. 2002, AWMF 2019, Tempfer et al. 2016; Abb. 7.16). Zur Chemotherapie siehe Kapitel 9.2.5 sowie zum Risiko von Zweitmalignomen nach Chemotherapie die Ausführungen zum Chorionkarzinom (s. Kapitel 7.3.1). Auch bei oligometastatischer Erkrankung kann eine Heilung möglich sein (Alexander et al. 2020).

Die klinische und morphologische Einschätzung des Malignitätsgrades von PSTT ist histologisch extrem schwierig. Mögliche Indikatoren für einen malignen Verlauf sind (Chang et al. 1999, Feltmate et al. 2001, Papadopoulos et al. 2002, Baergen et al. 2006, Piura 2006):
- ein den Uterus überschreitendes Wachstum,
- hochgradige nukleäre und zelluläre Polymorphie,
- (ausgedehnte) koagulative Nekrosen,
- destruktives Wachstum,
- tiefe myometrane Infiltration (> 30 %),
- Nachweis von Trophoblastzellen mit wasserhellem Zytoplasma,
- > 5 Mitosefiguren pro 10 HPF,
- ein Ki-67 labeling index von > 50 %.

In einer univariaten Analyse klinischer Parameter waren das Tumorstadium, ein maximaler hCG-Wert von > 1.000 mIU/ml, das Alter > 35 Jahre und ein Abstand zur letzten Schwangerschaft > 24 Monate prognostisch relevant (Seckl et al. 2010, Baergen et al. 2006); nicht jedoch die Eingruppierung in den FIGO-Risiko-Score (Seckl et al. 2010). Inwieweit der immunhistochemische Nachweis von p53 eine prognostische Relevanz besitzt (Nagai et al. 2007), kann derzeit noch nicht beantwortet werden.

Obwohl sich im PSTT (immun-)histologisch nur wenige hCG-produzierende Zellen nachweisen lassen, sollten in der Nachsorge wie bei der Blasenmole und dem

Minimale Anforderungen

Best Practice

Stadium I

vorherige Schwangerschaft < 48 Monate
· Hysterektomie und Nachsorge

vorherige Schwangerschaft ≥ 48 Monate
· Hysterektomie und Platin-basierte Kombinations-Chemotherapie (z. B. EP/EMA) + Nachsorge
· HDC/klinische Studien erwägen

Stadium II, III

vorherige Schwangerschaft < 48 Monate
· Hysterektomie und Platin-basierte Kombinations-Chemotherapie (z. B. EP/EMA) +
Resektion residuellen Tumors nach Chemotherapie + Nachsorge

vorherige Schwangerschaft ≥ 48 Monate
· Hysterektomie und Platin-basierte Kombinations-Chemotherapie (z. B. EP/EMA) +
Resektion residuellen Tumors nach Chemotherapie + Nachsorge
· HDC/klinische Studien erwägen

Stadium IV

vorherige Schwangerschaft < oder ≥ 48 Monate
· Hysterektomie und Platin-basierte Kombinations-Chemotherapie (z. B. EP/EMA) +
Resektion residuellen Tumors nach Chemotherapie + Nachsorge
· HDC/klinische Studien erwägen

· tumorfreie Absetzungsränder sind essentiell
· Salpingektomie erwägen (um tumorfreie Absetzungsränder sicherzustellen)
· radikale Hysterektomie abhängig von der Tumor-Lokalisation
· laparoskopische Operation bei ausgewählten Fällen
· auffällige Lymphknoten sollten entfernt werden
· genetische Untersuchungen, um den Schwangerschafts-assoziierten Ursprung zu bestimmen und die assoziierte Schwangerschaft zu identifizieren
· Möglichkeit der Änderung der Behandlungsfolge in höheren Stadien

· Ein Fertilitätserhalt ist experimentell.

Abb. 7.16: Stadienbasierte Therapie eines PSTT/ETT entsprechend den Empfehlungen der European Organisation for Treatment of Trophoblastic Disease (EOTTD; Lok et al. 2020).

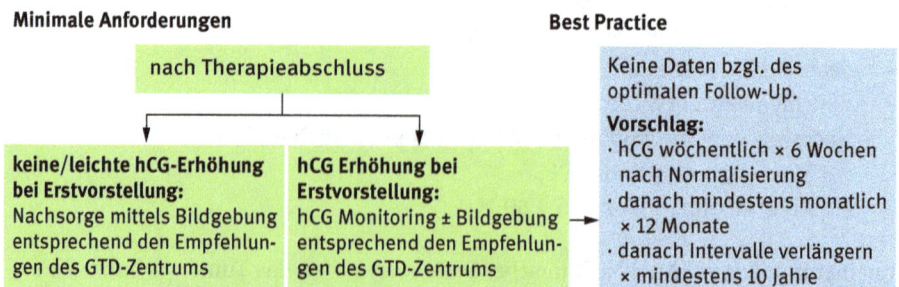

Minimale Anforderungen

Best Practice

nach Therapieabschluss

keine/leichte hCG-Erhöhung bei Erstvorstellung:
Nachsorge mittels Bildgebung entsprechend den Empfehlungen des GTD-Zentrums

hCG Erhöhung bei Erstvorstellung:
hCG Monitoring ± Bildgebung entsprechend den Empfehlungen des GTD-Zentrums

Keine Daten bzgl. des optimalen Follow-Up.
Vorschlag:
· hCG wöchentlich × 6 Wochen nach Normalisierung
· danach mindestens monatlich × 12 Monate
· danach Intervalle verlängern × mindestens 10 Jahre

Abb. 7.17: Algorithmus zum Follow up einer Patientin mit einem PSTT/ETT entsprechend den Empfehlungen der European Organisation for Treatment of Trophoblastic Disease (EOTTD; Lok et al. 2020).

Chorionkarzinom hCG-Kontrollen erfolgen. Untersuchungen deuten darauf hin, dass der Nachweis von hCG ein Marker für einen PSTT ist (Harvey et al. 2008; Abb. 7.17).

Bezüglich der Bedeutung des von den Zellen des intermediären Trophoblasten produzierten humanen Plazentalaktogens (hPL) als Tumormarker liegen sehr widersprüchliche Erfahrungen vor (Baergen & Rutgers 1997, Kim et al. 2003).

Erwähnenswert ist, dass bei Patientinnen mit einem PSTT ein nephrotisches Syndrom auftreten kann (Denny et al. 1995), sodass in der Nachsorge der Kreatininwert kontrolliert werden sollte.

7.3.5 Epitheloider Trophoblasttumor (ETT)

Mit knapp 100 publizierten Fällen ist der epitheloide Trophoblasttumor (epitheloid trophoblastic tumor, ETT) die seltenste Form der GTD (Yang et al. 2019, Palmer et al. 2008, McGregor et al. 2020, Tab. 7.12). In Ausnahmefällen kann der ETT primär extrauterin auftreten (Macdonald et al. 2008, Noh et al. 2008), was insbesondere morphologisch differentialdiagnostische Probleme bereiten kann (Horn et al. 2009, Shih 2007).

Tab. 7.12: Synopsis des epitheloiden Trophoblasttumors (ETT).

Definition und Inzidenz
- Tumor ausgehend vom intermediären Trophoblasten mit sehr variablem prognostischem Verhalten
- extrem selten; derzeit 52 publizierte Fälle
- Einzelfälle können primär extra-uterin auftreten

Pathogenese
- genaue Pathogenese unklar
- De-novo-Genese aus retiniertem intermediären Trophoblasten
- Persistenz eines (poly-)chemotherapierten Chorionkarzinoms in Form eines ETT (Abb. 7.18)
- Stammzelltheorie

klinisches Bild
- meist Patientinnen im reproduktiven Alter
- zwei Drittel der Fälle treten nach unauffälligen Schwangerschaften auf
- führendes Symptom dysfunktionelle Blutung
- hCG-Werte nahezu immer erhöht (um die 2.500 IU/ml)
- intrauterine Tumorbildung möglich

Therapie und Prognose
- Therapie der Wahl: Hysterektomie mit pelviner und para-aortaler LNE
- Einschätzung der Dignität mittels klinischer und morphologischer Faktoren sehr eingeschränkt
- ca. 25 % mit malignem Verlauf
  - ein Drittel der Patientinnen zum Diagnosezeitpunkt mit Metastasen
  - mit ca. einem Fünftel überwiegt die pulmonale Metastasierung
  - Chemotherapie in Analogie zum PSTT
  - Letalität ca. 13 %
- hCG ist Tumormarker; Nachsorge wie beim Chorionkarzinom

Pathogenese

Der ETT geht vom „chorionic type" des intermediären Trophoblasten aus (Shih u. Kurman 1998, Genest et al. 2003; Abb. 7.18 und Abb. 7.19).

Wie bereits erwähnt, wird die Entstehung des ETT aus einem atypischen Plazentabettknötchen diskutiert (Abb. 7.18). Ein zweiter pathogenetischer Weg wird beim ETT seit Kurzem vermutet (Shih 2007, Lu et al. 2016). Mazur (1989) sowie Duncan u. Mazur (1989) beschrieben Trophoblasttumoren mit einer ETT-ähnlichen Morphologie nach intensiver Polychemotherapie eines Chorionkarzinoms. Dies legt die Vermutung nahe, dass durch die Therapie die chemosensitiven Zellen des Chorionkarzinoms abgetötet wurden, die resistenteren Klone jedoch unter dem Bild eines ETT persistierten, was das schlechte chemotherapeutische Ansprechen eines ETT erklären könnte (Palmer et al. 2008). Jedoch erscheint die De-novo-Entstehung aus retiniertem Trophoblastepithel ebenfalls möglich (Abb. 7.18; Shih 2007, Palmer et al. 2008).

Klinik und Diagnostik

Die Patientinnen mit einem ETT befinden sich meist im reproduktiven Alter, wobei es sich bei der vorangegangenen Schwangerschaft in 67 % um eine unauffällige Geburt, in 16 % um Spontanaborte und in 16 % um Blasenmolen handelt, mit einem Intervall zum Tumor von ein bis 18 Jahren (median 6,2 Jahre; Shih u. Kurman 1998, Allison et al. 2006, McGregor et al. 2020). Selten tritt der ETT postmenopausal auf (Coulson et al. 2000, McGregor et al. 2020).

Das führende Symptom ist auch hier die dysfunktionelle Blutung, gefolgt vom Tumornachweis (McGregor et al. 2020). Das Serum-hCG ist nahezu immer (gering) erhöht (McGregor et al. 2020); wobei die Majorität der Fälle einen hCG-Wert um 2.500 IU/ml aufweist (Palmer et al. 2008; Allison et al. 2006; Hamazaki et al. 1999), höhere Werte jedoch den ETT keinesfalls ausschließen.

Tumorigenese des ETTs

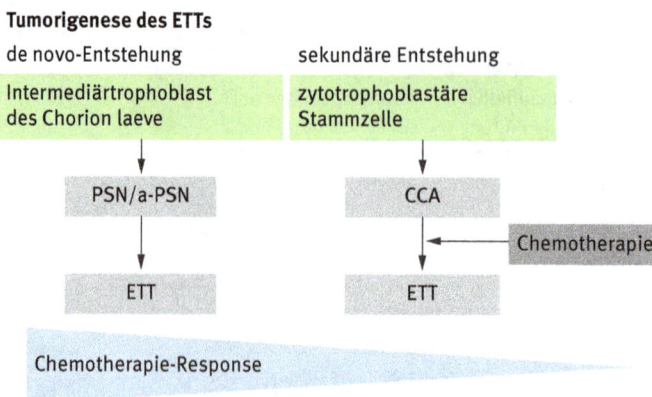

Abb. 7.18: Pathogenesewege des epitheloiden Trophoblasttumors (ETT; nach Horn et al. 2009, Shih 2007, Mao et al. 2006, Tsai et al. 2008).

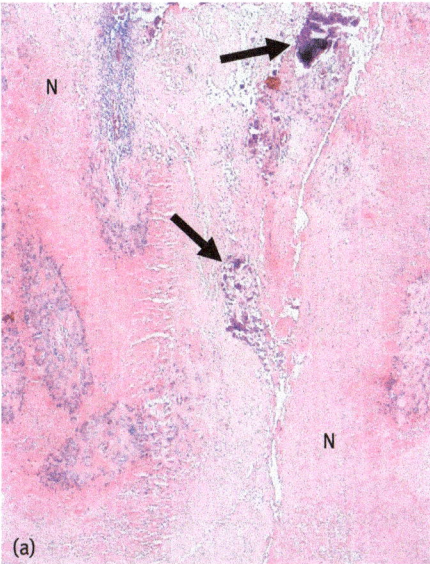

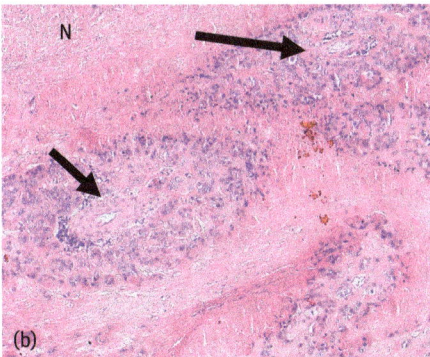

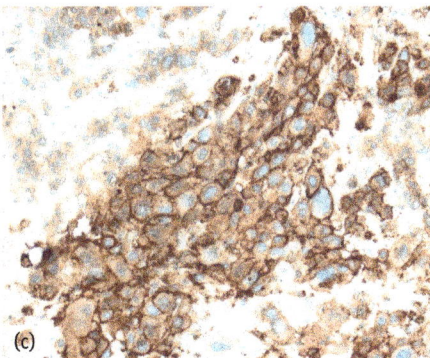

Abb. 7.19: Epitheloider Trophoblasttumor (ETT). (a) Tumor mit landkartenartigen Nekrosen (N), fokalen Kalzifizierungen (Pfeile) und dichtliegender Proliferation intermediärer Trophoblastzellen; (b) stärkere Vergrößerung von (a) mit intratumoralen Gefäßen (Pfeil), die von den Trophoblastzellen umwachsen und nicht destruiert werden; die Gefäßwände sind nicht durch fibrinoides Material und Trophoblastzellen ersetzt (vgl. Abb. 7.14a); (c) immunhistochemisch positive Reaktion der intermediären Trophoblastzellen gegenüber einem Antikörper gegen PD-L1 (clone 22-C3).

Die mediane Tumorgröße beträgt 4 cm (Spanne 0,5–9 cm; McGregor et al. 2020). Die Tumoren sind zumeist solid-zystisch mit gelegentlichen Kalzifizierungen und Einblutungen, die ein entsprechendes Korrelat in den bildgebenden Verfahren hervorrufen können.

35 % der Patientinnen haben zum Zeitpunkt der Diagnose bereits Metastasen, vor allem pulmonal (Palmer et al. 2008, Zhang et al. 2013).

Die klinische Diagnostik ist entsprechend den Empfehlungen der European Organisation of Trophoblastic Disease (EOTTD) in Abb. 7.15 zusammengefasst.

Therapie und Prognose

Therapie der Wahl ist beim ETT die Hysterektomie (AWMF 2019, Tempfer et al. 2016). Postoperativ erfolgt auch hier die Stadieneinteilung nach dem FIGO-/TNM-System (Tab. 7.8). Bei Vorliegen von Metastasen ist eine Polychemotherapie in Analogie zum ETT empfohlen (AWMF 2019, Tempfer et al. 2016, Abu-Rustum et al. 2019). Zur Chemotherapie beim ETT s. Kapitel 9.2.5. Die Therapie- und Nachsorgeempfehlungen der European Organisation of Trophoblastic Disease (EOTTD) sind in den Abbildungen 7.16 und 7.17 zusammengefasst.

Die Dignität des ETT ist variabel, rund ein Viertel der Patientinnen zeigen einen malignen Verlauf (Shih u. Kurman 2001). Ein langes Intervall zwischen letzter Schwangerschaft und Diagnose eines ETT ist prognostisch ungünstig (Davis et al. 2015). Die Letalität schwankt zwischen 13 und 28 % (Plamer et al. 2008, Frijstein et al. 2019).

Ungünstige klinische Prognosefaktoren sind ein Intervall zur letzten Schwangerschaft von > 48 Monaten sowie ein FIGO-Stadium >II (Frijstein et al. 2019).

Ident zum PSTT ist die prognostische Einschätzung des ETT morphologisch problematisch. Ein möglicher morphologischer Indikator für einen malignen Verlauf ist eine hohe mitotische Aktivität, ohne eindeutig definierbaren Cut-off-Wert (Fadare et al. 2006). Die Tumorgröße, der Nachweis und die Ausdehnung von Nekrosen sowie die zelluläre Atypie sind hier wenig aussagekräftig. Daher sollten die betroffenen Patientinnen engmaschig onkologisch und mittels hCG-Bestimmungen kontrolliert werden. Obwohl sich immunhistochemisch nur gelegentlich hCG-positive Zellen im Tumor finden, kann das Serum-hCG als Tumormarker genutzt werden. Bei Patientinnen mit initial bereits sehr niedrigen oder negativen hCG-Werten ist über die Möglichkeit des Monitorings mittels der isolierten Bestimmung der β-Kette des hCGs berichtet worden (Rinne et al. 1999). Die hCG-Bestimmung sollte wie bei der Blasenmole erfolgen. Ob sich das α-Inhibin, das immunhistochemisch im ETT nachweisbar ist, als Tumormarker im Follow-up nutzen lässt, ist unklar (Zhang et al. 2013). Präliminäre Ergebnisse bei der Blasenmole deuten darauf hin, dass sowohl Activin-α als auch Inhibin-α im Serum von Patientinnen mit einer GTD erhöht sind (Florio et al. 2002).

7.3.6 Gemischte GTD, intermediäre Trophoblasttumoren (ITT) und unklassifizierbare GTD

Die Zellen des intermediären Trophoblasten stehen morphologisch sowie funktionell zwischen dem eher unreifen Zyto- und dem hormonell aktiven, funktionell am höchsten differenzierten Synzytiotrophoblasten (Kurman u. Shih 2014, Cierna et al. 2016). Innerhalb der GTN (CCA, PSTT, ETT) lassen sich immunhistochemisch identische Oberflächenantigene und eine idente HLA-G-Expression nachweisen (Feng et al. 2008, Kalhor et al. 2009).

Insbesondere nach vorangegangener Chemotherapie kann es bei GTD-Persistenz zum Übergang von einer invasiven Mole bzw. einem Chorionkarzinom zum ETT kommen (Chen et al. 2013, Yoo et al. 2016, Lu et al. 2016, Kong et al. 2019). Aufgrund eines klonalen Selektionsdruckes durch die Chemotherapie werden hierbei die chemosensitiven Zellen (des Zyto- und Synzytiotrophoblasten) eradiziert, wohingegen die chemoresistenten Zellen (mit intermediär-trophoblastären Charakteristika) persistieren (Abb. 7.20). Diese pathogenetische Theorie wird unterstützt durch die Tatsache, dass das Chorionkarzinom sehr chemosensitiv ist, der PSTT und ETT jedoch eher chemoresistent sind. Zudem sprechen mixed GTD mit höherem CCA-Anteil offenbar besser auf eine Chemotherapie an (Kong et al. 2019).

Histopathologisch lassen sich in einem Teil der GTN morphologische Kriterien nachweisen, die sowohl einem CCA, einem PSTT als auch ETT entsprechen (Luk u. Friedlander 2013, Frijstein et al. 2019, McGregor et al. 2020). Weiterhin existieren GTN, die morphologisch einer Kombination aus PSTT und ETT entsprechen; Läsionen, die vom intermediären Trophoblasten ausgehen (Zhang et al. 2015, Chen et al. 2013, Dholakia et al. 2020). Alle GTN mit gemischter Morphologie entsprechen mixed GTD (Abb. 7.20). Diejenigen, die morphologisch einem gemischten PSTT/ETT entsprechen, deren Ursprungszelle der intermediäre Trophoblast ist, werden in der Literatur als intermediäre Trophoblasttumoren (intermediate trophoblastic tumor, ITT) bezeichnet (Brown et al. 2017, Horn 2019, Zhang et al. 2019, Dholakia et al. 2020; Abb. 7.20). Der Terminus ITT wird auch für Tumoren verwendet, bei denen histomorphologisch eine Unterscheidung zwischen PSTT und ETT nicht gelingt.

Gemischte (mixed) GTD sind selten. In einer Literaturübersicht wird das mittlere Alter mit 33,5 Jahren (22–50 Jahre), eine Tumorgröße von 2,5–7 cm und das Intervall zur vorangegangenen Schwangerschaft mit 14 Wochen bis 38 Jahre angegeben (Kong et al. 2019). Die Majorität der Patientinnen (83,3 %) zeigt ein Chorionkarzinom mit koexistentem ITT (Kong et al. 2019, Lu et al. 2016). Die vaginale Blutung steht als Symptom im Vordergrund. Das hCG ist zumeist > 10.000 IU/l. Die Patientinnen scheinen mit einem Gesamtüberleben von mehr als 93 % von einer Kombination aus Chemotherapie und operativem Vorgehen zu profitieren, wobei rund 33 % ein Rezidiv erleiden (Kong et al. 2019). Die Chemosensitivität scheint dabei mit dem Anteil des Chorionkarzinoms in den mixed GTD zu korrelieren. Daher sollte im histopathologischen Befundbericht der Prozentsatz der einzelnen Komponenten im Tumor an-

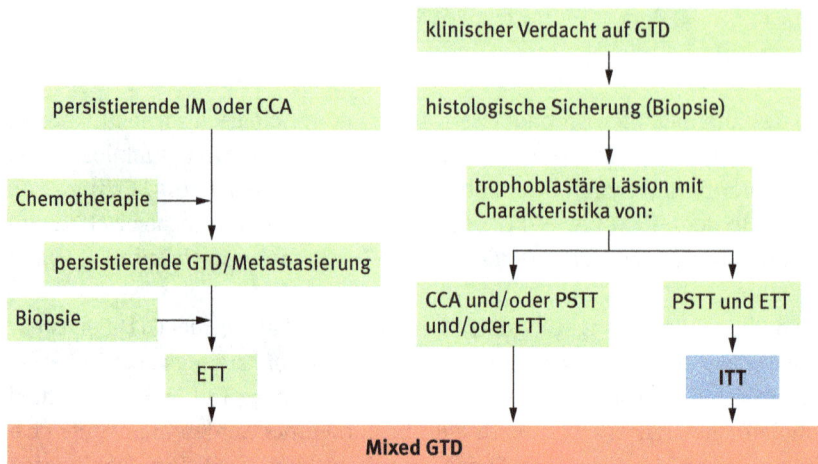

Abb. 7.20: Schematische Darstellung des Konzeptes des intermediate trophoblastic tumors (ITT) und der mixed GTD (s. Text; Brown et al. 2017, Horn 2019, Zhang et al. 2019, Dholakia et al. 2020; Yoo et al. 2016, MacGregor et al. 2020).

gegeben werden. Pembrolizumab ist offenbar auch bei den mixed GTD eine Therapieoption (Chen et al. 2013, Tse et al. 2018).

In seltenen Fällen kann die Menge bioptisch gewonnenen Gewebes für eine adäquate histopathologische Diagnostik nicht ausreichend bzw. die Morphologie uneindeutig sein, sodass eine definitive Einordnung in die oben genannten Entitäten der GTD nicht gelingt. Bei diesen Fällen handelt es sich um unklassifizierbare GTD (Horn 2019). Bei diesen Patientinnen sind ein sequenzielles hCG-Monitoring und der klinisch-radiologische Metastasenausschluss indiziert.

7.4 Aspekte der hCG-Bestimmung

Das humane Choriongonadotropin (hCG) ist ein für die GTD spezifischer Tumormarker. Der exakte Nachweis von hCG und dessen Verlauf sind entscheidend für die Therapieentscheidung und die Überwachung der Patientin im Follow up (AWMF 2019, Tempfer et al. 2016, Lurain 2010b, Seckl et al. 2010, Berkowitz u. Goldstein 2009).

Das hCG aus der normalen Plazenta besteht aus einer α- und β-Kette. Die α-Untereinheit findet sich in identer Zusammensetzung auch in anderen Glykoproteinhormonen wie dem TSH und LH, wohingegen die β-Untereinheit plazentaspezifisch ist. Die Gemeinsamkeit der α-Kette im hCG mit anderen Hormonen erklärt z. T. die unspezifischen Symptome (s. Kapitel 7.2.2).

Das hCG-Molekül, das vom Trophoblastepithel der normalen Plazenta produziert wird, ist intakt und liegt im ersten Trimenon vermehrt in seiner hyperglykosilierten

Form vor. Im Gegensatz dazu ist das im Rahmen einer GTD produzierte hCG sehr heterogen mit einem höheren Anteil freier β-Ketten, verkürzten hCG-Molekülen (sog. nicked hCG ohne das C-terminale Ende), fragmentierten β-Kettenanteilen, hyperglykosiliertem hCG u. a. Varianten (AWMF 2019, Tempfer et al. 2016, Hancock 2006, Mitchell et al. 2006, Mitchell u. Seckl 2007).

Beim Management der GTD ist es daher wichtig, Assays zu verwenden, die sowohl das intakte hCG als auch seine Varianten detektieren (Berkowitz u. Goldstein 2009, Seckl et al. 2010). Hierbei ist zu erwähnen, dass es weltweit keinen empfohlenen und lizensierten hCG-Test für das Management von GTD gibt. Daher sollten für die Diagnose und das Follow-up einer Trophoblasterkrankung hCG-Assays verwendet werden, die bereits im Rahmen von klinischen Studien für entsprechende Fragestellungen validiert oder verwendet wurden (Harvey et al. 2010, Stenman et al, 2006, Cole u. Sutton 2003).

Bei der hCG-Bestimmung kann es zu einer Kreuzreaktion mit dem luteinisierenden Hormon (LH) kommen. Besondere Bedeutung gewinnt dies bei Frauen mit chemotherapierter GTD und (altersbedingt) eingeschränkter Ovarialfunktion. Bedingt durch die ovarielle Dysfunktion kommt es zum Anstieg von LH, was aufgrund der Kreuzreaktivität im hCG-Nachweisverfahren zu falsch-positiven hCG-Werten führen kann. Die Einnahme von oralen Kontrazeptiva führt zur Suppression von LH. Im Einzelfall können bei Patientinnen mit fehlendem klinischem Nachweis einer GTD und negativer Bildgebung, aber persistierenden/steigenden hCG-Werten durch die Anwendung oraler Kontrazeptiva falsch-positive hCG-Werte ausgeschlossen werden (Hancock 2006). Diesen Effekt macht man sich indirekt bei der Empfehlung zur Kontrazeption nach GTD zunutze (s. Kapitel 7.2.2).

Eine andere Ursache für falsch-positive hCG-Werte kann der Nachweis von sog. „Phantom-hCG" sein. Phantom-hCG wird definiert als der Nachweis erhöhter hCG-Werte aufgrund des Vorhandenseins von im Serum der Patientin zirkulierenden heterophilen Antikörpern (Khanlian u. Cole 2006). Diese heterophilen Antikörper kommen bei 3–4 % der gesunden Bevölkerung vor (Lurain 2010b) und werden nicht über den Urin ausgeschieden (Cole et al. 2001). Daher kann sog. Phantom-hCG durch die parallele Untersuchung von Serum und Urin ausgeschlossen werden, da Frauen mit Phantom-hCG im Serum kein hCG im Urin zeigen (Berkowitz & Goldstein 2009, Lurain 2010b, Seckl et al. 2010). Zusätzlich lässt sich beim Vorliegen von Phantom-hCG im Rahmen von Verdünnungsserien im Labor kein verdünnungsabhängiger Abfall induzieren (Lurain 2010b). Aufgrund der genannten Probleme erscheint es immer sinnvoll, den hCG-Nachweis parallel im Serum *und* Urin der Patientin durchzuführen.

Neuere Untersuchungen deuten darauf hin, dass eine erhöhte Ratio von hyperglykosiliertem hCG zu Gesamt-hCG indikativ für eine aktive/aggressive GTD sein könnte (Cole et al. 2006). Der Nachweis freien β-hCGs im Serum könnte ein Marker für den PSTT darstellen (s. o.; Harvey et al. 2008).

7.5 Ruhende GTD

Der Begriff ruhende („quiescent") GTD ist definiert durch:
- persistierende, stabil-niedrige (echte) hCG-Werte (< 200 IU/ml),
- hCG-Persistenz ≥ 3 Monate,
- bekannte, vorangegangene GTD oder Spontanabort,
- zum gegebenen Zeitpunkt keine klinisch nachweisbare GTD (Lurain 2010).

Dabei lassen sich die hCG-Werte durch eine Chemotherapie oder zusätzliche chirurgische Maßnahmen nicht beeinflussen. In diesem Zusammenhang sei darauf hingewiesen, dass der Begriff „quiescent GTD" bzw. die Existenz einer solchen Form der GTD von sehr erfahrenen Klinikern nicht unwidersprochen ist (Seckl et al. 2010, Sasaki et al. 2010). Möglicherweise ist das klinische Bild einer „quiescent GTD" eher Folge einer inadäquat therapierten GTD als eine eigenständige Entität. Daher muss das Management von Patientinnen mit genannter Symptomatik sehr gewissenhaft erfolgen.

Bei diesen Patientinnen wird folgendes Management vorgeschlagen (Cole u. Muller 2010, Lurain 2010b):
- Ausschluss falsch-positiver hCG-Werte,
- Ausschluss einer GTD durch klinische und bildgebende Verfahren,
- keine Indikation für eine sofortige Chemotherapie oder chirurgische Maßnahmen,
- langes hCG-Monitoring (Serum und Urin),
- orale Antikonzeption.

Rund ein Viertel der betroffenen Patientinnen entwickeln eine aktive GTD, die mit einem Anstieg des Gesamt- und hyperglykosilierten hCGs einhergeht (Cole et al. 2006, Khanlian et al. 2006) und entsprechend zu therapieren ist.

7.6 Neue Aspekte der Pathogenese und Therapie der GTD

Bei den nicht-villösen GTD wird pathogenetisch eine Stammzelltheorie diskutiert (Abb. 7.21, Tab. 7.13). Diese resultiert aus einem identen immunhistochemischen Markerprofil, z. B. beim PSN und ETT (Mao et al. 2006, Shih 2007), dem gemeinsamen Nachweis von humanem Leukozytenantigen-G (HLA-G) in Chorionkarzinomen, PSTT und ETT (Singer et al. 2002, Kalhor et al. 2009) sowie der diskutierten malignen Transformation vom PSN zum ETT (Tsai et al. 2008) und des Überganges eines chemotherapierten Chorionkarzinoms in einen ETT (Mazur 1989, Duncan u. Mazur 1989, Shih 2007; s. o.). Zum ITT siehe oben und Abb. 7.20. Auch Stammzellantigene konnten bei den GTD nachgewiesen werden (Feng et al. 2008). Das sicherlich elegante pathogenetische Stammzellkonzept der GTD beinhaltet jedoch auch Probleme bei

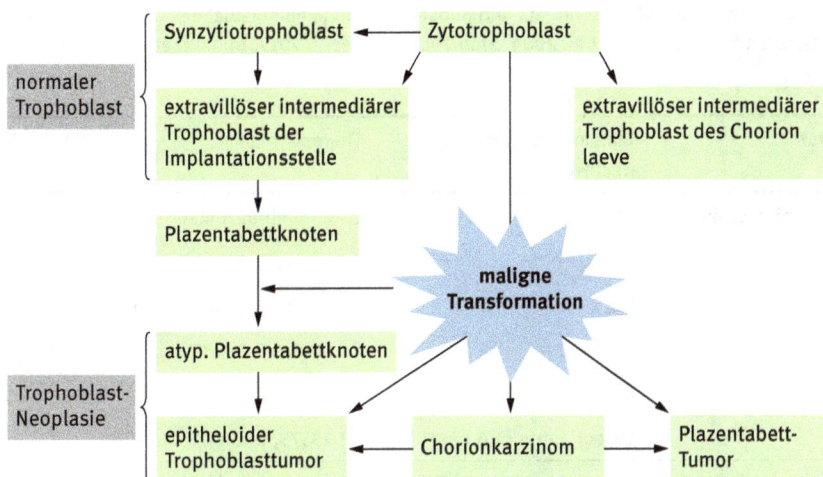

Abb. 7.21: Stammzellkonzept der Pathogenese gestationsbedingter Trophoblastläsionen (nach Shih 2007, Kalhor et al. 2009, Feng et al. 2008, Horn et al. 2009).

der klinisch-morphologischen Klassifikation sowie bei der Festlegung der adäquaten Therapie im Einzelfall, sodass es derzeit noch nicht etabliert ist.

Eine Vielzahl von zellzyklusregulierenden Molekülen sind in den verschiedenen Entitäten der GTD in den letzten Jahren untersucht worden (Shih 2007, Veras et al. 2017).

Vielversprechend scheint bei GTN eine Checkpoint-Inhibition zu sein, insbesondere beim Auftreten einer Chemoresistenz (Choi et al. 2019, Ghorani et al. 2017, Huang et al. 2017). Die TROPHIMMUN-Studie konnte die Wirksamkeit des PD-L1-Inhibitors Avelumab bei über 50 % von Patientinnen mit methotrexatresistenten GTD zeigen (You et al. 2020). Dabei scheint der immunhistochemische Nachweis einer PD-L1-Expression (Abb. 7.14e und Abb. 7.19c) für das Ansprechen keine Rolle zu spielen.

Andere und teilweise in klinischen Phase-I-Studien getestete molekulare Targets bzw. deren Inhibitoren sind in Tab. 7.13 zusammengefasst.

Tab. 7.13: Mögliche therapeutische Targets und Substanzen mit immunhistochemisch nachweisbaren Zielstrukturen bei GTD (Fulop et al. 2004, Shih 2007, Choi et al. 2019, Ghorani et al. 2017, Huang et al. 2017).

Zielstruktur	immunhistochemischer Nachweis	Therapeutikum
Checkpoint-Inhibitoren	(PD-L1*)	z. B. Pembrolizumab
c-myc	c-myc	Antisense-Nukleotide
EGFR	EGFR	Cetuximab, Gefitinib, Erlotinib
MAPK	MAPK	CL-1040, PD 59089
MMP	MMPs	Marimastat
m-TOR	Osteopontin, CEA-CAM1	AP 23573, RAD 001, CCl-779

*Der immunhistochemische Nachweis von PD-L1 auf den Trophoblastzellen (s. Abb. 7.14e, 7.19c) ist keine Voraussetzung für den Einsatz von Checkpoint-Inhibitoren.
EGFR = epithelial growth factor; MAPK = mitogen activated protein kinase; MMP = matrix metallo proteinase; mTOR = mammalian target of rapamycin; CEA CAM-1 = carcinoembryonic antigen-related cell adhesion molecule 1

Literatur

Abu-Rustum NR, Yashar CM, Bean S, et al. Gestational Trophoblastic Neoplasia, Version 2.2019, NCCN Clinical Practice Guidelines in Oncology. J Natl Compr Canc Netw. 2019;17(11):1374–1391.

Alexander AL, Strohl AE, Maniar KP, Lurain JR. Placental site trophoblastic tumor: Successful treatment of 13 cases. Gynecol Oncol Rep. 2020;32:100548.

Allison KH, Love JE, Garcia RL. Epithelioid trophoblastic tumor: review of a rare neoplasm of the chorionic-type intermediate trophoblast. Arch Pathol Lab Med 2006;130(12):1875–1877.

Altieri A, Franceschi S, Ferlay J, Smith J, La Vecchia C. Epidemiology and aetiology of gestational trophoblastic diseases. Lancet Oncol 2003;4(11):670–678.

Altman AD, Bentley B, Murray S, Bentley JR. Maternal age-related rates of gestational trophoblastic disease. Obstet Gynecol 2008;112(2 Pt 1):244–50.

Athanassiou A, Begent RH, Newlands ES, et al. Central nervous system metastases of choriocarcinoma. 23 years' experience at Charing Cross Hospital. Cancer 1983;52(9):1728–35.

AWMF (2019). S2k-Leitlinie Diagnostik und Therapie Gestationsbedingter Trophoblasterkrankungen. https://www.awmf.org/uploads/tx_szleitlinien/032-049l_S2k_Gestationelle_nichtgestationelle_Trophoblasterkrankungen_2019-05.pdf.

Azuma C, Saji F, Tokugawa Y, et al. Application of gene amplification by polymerase chain reaction to genetic analysis of molar mitochondrial DNA: the detection of anuclear empty ovum as the cause of complete mole. Gynecol Oncol 1991;40(1):29–33.

Baergen RN, Rutgers JL, Young RH, Osann K, Scully RE. Placental site trophoblastic tumor: A study of 55 cases and review of the literature emphasizing factors of prognostic significance. Gynecol Oncol 2006;100(3):511–20.

Baergen RN, Rutgers JL. Trophoblastic lesions of the placantal site. Gen Diagn Pathol 1997;143:143–158.

Baergen RN. Gestational choriocarcinoma. Gen Diagn Pathol 1997;143:127–141.

Bakri YN, Berkwoitz RS, Goldstein DP. Brain metastases of gestational trophoblastic tumor. J Reprod Med 1994;39:179–84.

Bakri YN, Subhi J, Amer M, et al. Liver metastases of gestational trophoblastic tumor. Gynecol Oncol 1993;48(1):110–3.

Berkowitz RS, Bernstein MR, Harlow BL, et al. Case-control study of risk factors for partial molar pregnancy. Am J Obstet Gynecol 1995;173(3 Pt 1):788–94.

Berkowitz RS, Goldstein DP. Current management of gestational trophoblastic diseases. Gynecol Oncol 2009;112(3):654–62.

Berry E, Hagopian GS, Lurain JR. Vaginal metastases in gestational trophoblastic neoplasia. J Reprod Med 2008;53(7):487–92.

Bilek K, Horn LC, Abu Hmeidan F, Pretzsch G. Gestationsbedingte Trophoblasterkrankungen – Ergebnisse der Jahre 1976–1992. Geburtsh Frauenheilk 1994; 54:519–523.

Bolze PA, Riedl C, Massardier J, et al. Mortality rate of gestational trophoblastic neoplasia with a FIGO score of ≥ 13. Am J Obstet Gynecol. 2016;214(3):390.e1–8.

Braga A, Uberti EM, Fajardo Mdo C, et al. Epidemiological report on the treatment of patients with gestational trophoblastic disease in 10 Brazilian referral centers: results after 12 years since International FIGO 2000 Consensus. J Reprod Med 2014;59:241–247.

Brown J, Naumann RW, Seckl MJ, Schink J. 15 years of progress in gestational trophoblastic disease: Scoring, standardization, and salvage. Gynecol Oncol. 2017;144(1):200–207.

Chang YL, Chang TC, Hsueh S, et al. Prognostic factors and treatment for placental site trophoblastic tumor-report of 3 cases and analysis of 88 cases. Gynecol Oncol 1999;73(2):216–22.

Chang TC, Yen TC, Li YT, et al. The role of 18F-Fluorodeoxycglucose positron emission tomography in gestational trophoblastic tumours: a pilot study. Eur J Nucl Med Mol Imaging 2006;33(2):156–163.

Chen BJ, Cheng CJ, Chen WY. Transformation of a post-cesarean section placental site nodule into a coexisting epithelioid trophoblastic tumor and placental site trophoblastic tumor: a case report. Diagn Pathol. 2013;8:85.

Chiari H. Über drei Fälle von primärem Karzinom in Fundus und Corpus des Uterus. Med Jahrb 1877;7:364–368.

Choi JJ, Emmadi R. Incidental placental site nodule in a fallopian tube. Int J Surg Pathol. 2014 Feb;22(1):90–2.

Choi MC, Oh J, Lee C. Effective anti-programmed cell death 1 treatment for chemoresistant gestational trophoblastic neoplasia. Eur J Cancer. 2019;121:94–97.

Cierna Z, Varga I, Danihel L Jr, et al. Intermediate trophoblast–A distinctive, unique and often unrecognized population of trophoblastic cells. Ann Anat. 2016;204:45–50.

Clark RM, Nevadunsky NS, Ghosh S, Goldstein DP, Berkowitz RS. The evolving role of hysterectomy in gestational trophoblastic neoplasia at the New England Trophoblastic Disease Center. J Reprod Med 2010;55(5–6):194–198.

Cole LA, Butler SA, Khanlian SA, et al. Gestational trophoblastic diseases: 2. Hyperglycosylated hCG as a reliable marker of active neoplasia. Gynecol Oncol 2006;102(2):151–159.

Cole LA, Muller CY. Hyperglycosylated hCG in the management of quiescent and chemorefractory gestational trophoblastic diseases. Gynecol Oncol 2010;116(1):3–9.

Cole LA, Shahabi S, Butler SA, et al. Utility of commonly used commercial human chorionic gonadotropin immunoassays in the diagnosis and management of trophoblastic diseases. Clin Chem 2001; 47(2):308–315.

Cole LA, Sutton JM. HCG tests in the management of gestational trophoblastic diseases. Clin Obstet Gynecol 2003;46(3):523–540.

Coulson LE, Kong CS, Zaloudek C. Epithelioid trophoblastic tumor of the uterus in a postmenopausal woman: a case report and review of the literature. Am J Surg Pathol 2000;24(11):1558–1562.

Coyle C, Short D, Jackson L, et al. What is the optimal duration of human chorionic gonadotrophin surveillance following evacuation of a molar pregnancy? A retrospective analysis on over 20,000 consecutive patients. Gynecol Oncol. 2018;148(2):254–257.

Davis GA, Survit EA, Garay JP, Fortier JJ. Sex assignment in gestational trophoblastic neoplasia. Am J Obstet Gynecol 1984;148:722–725.

Davis MR, Howitt BE, Quade BJ, et al. Epitheliod trophoblastic tumor: A single institution case series at the New England Trophoblastic Disease Center. Gynecol Oncol 2015;137(3):456–461.

Deicas RE, Miller DS, Radmaker AW, Lurain JR. The role of contraception in the development of post-molar gestational trophoblastic tumor. Obstet Gynecol 1991;78(2):221–226.

Denny LA, Dehaeck K, Nevin J, et al. Placental site trophoblastic tumor: Three case reports and litera-ture review. Gynecol Oncol 1995;59:300–303.

Dhillon T, Palmieri C, Newlands E, Franks J, Seckl M: PET in residual disease in GTT. Proc ASCO 2005: #5109.

Dhillon T, Palmieri C, Sebire NJ, et al. Value of whole body 18FDG-PET to identify the active site of gestational trophoblastic neoplasia. J Reprod Med 2006;51(11):879–887.

Dholakia J, Chen W, O'Malley DM, Ronnett BM. A Rare Case of Atypical Placental Site Nodule With an Emerging Intermediate Trophoblastic Tumor. Int J Gynecol Pathol. 2020;39(3):238–246.

Dotto J, Hui P. Lack of genetic association between exaggerated placental site reaction and placental site trophoblastic tumor. Int J Gynecol Pathol 2008;27(4):562–567.

Duncan DA, Mazur MT. Trophoblastic tumors: Ultrastructural comparison of choriocarcinoma and pla-cental site trophoblastic tumor. Hum Pathol 1989;20:370–381.

Eagles N, Sebire NJ, Short D, et al. Risk of recurrent molar pregnancies following complete and par-tial hydatidiform moles. Hum Reprod 2015;30(9):2055–2063.

Einenkel J, Handzel R, Horn LC. Persisting pregnancy of unknown location–keep your eyes peeled for choriocarcinoma. Eur J Obstet Gynecol Reprod Biol 2010;153(2):229–231.

Elias KM, Goldstein DP, Berkowitz RS. Complete hydatidiform mole in women older than age 50. J Reprod Med 2010;55(5–6):208–212.

Eysbouts YK, Bulten J, Ottevanger PB, et al. Trends in incidence for gestational trophoblastic disease over the last 20 years in a population-based study. Gynecol Oncol. 2016;140(1):70–5.

Fadare O, Parkash V, Carcangiu ML, Hui P. Epithelioid trophoblastic tumor: clinicopathological fea-tures with an emphasis on uterine cervical involvement. Mod Pathol 2006;19(1):75–82.

Feltmate CM, Growdon WB, Wolfberg AJ, et al. Clinical characteristics of persistent gestational tro-phoblastic neoplasia after partial hydatidiform molar pregnancy. J Reprod Med 2006;51 (11):902–906.

Feltmate CM, Genest DR, Wise L, et al. Placental site trophoblastic tumor: a 17-year experience at the New England Trophoblastic Disease Center. Gynecol Oncol 2001;82(3):415–419.

Feng HC, Tsao SW, Ngan HY, et al. Overexpression of prostate stem cell antigen is associated with gestational trophoblastic neoplasia. Histopathology 2008;52(2):167–174.

Fine C, Bundy AL, Berkowitz RS. Sonographic diagnosis of partial hydatidiform mole. Obstet Gynecol 1989;73:414–420.

Fisher RA, Hodges MD, Newlands ES. Familial recurrent hydatidiform mole: a review. J Reprod Med 2004a;49(8):595–601.

Fisher RA, Khatoon R, Paradinas FJ, Roberts AP, Newlands ES. Repetitive complete hydatidiform mole can be biparental in origin and either male or female. Hum Reprod 2000;15:594–598.

Fisher RA, Nucci MR, Thaker HM, et al. Complete hydatidiform mole retaining a chromosome 11 of maternal origin: molecular genetic analysis of a case. Mod Pathol 2004b;17(9):1155–1160.

Florio P, Severi FM, Cobellis L, et al. Serum activin A and inhibin A. New clinical markers for hydatidi-form mole. Cancer 2002;94:2618–2622.

Fox H, Laurini RN. Intraplacental choriocarcinoma: A report of two cases. J Clin Pathol 1988;41:1085–1088.

Fox H. Differential diagnosis of hydatidiform mole. Gen Diagn Pathol 1997;143:117–125.

Frijstein MM, Lok CAR, van Trommel NE, et al.; all the contributors to the ISSTD PSTT/ETT database. Management and prognostic factors of epithelioid trophoblastic tumors: Results from the International Society for the Study of Trophoblastic Diseases database. Gynecol Oncol. 2019;152 (2):361–367.

Fulop V, Mok SC, Berkowitz RS. Molecular biology of gestational trophoblastic neoplasia: a review. J Reprod Med 2004;49(6):415–422.

Gamer EI, Garrett A, Goldstein DP, Berkowitz RS. Significance of chest computed tomography findings in the evaluation and treatment of persistent gestational trophoblastic neoplasia. J Reprod Med 2004;49(6):411–414.

Ganapathi KA, Paczos T, George MD, et al. Incidental finding of placental choriocarcinoma after an uncomplicated term pregnancy: a case report with review of the literature. Int J Gynecol Pathol 2010;29(5):476–478.

Garner EI, Goldstein DP, Feltmate CM, Berkowitz RS. Gestational trophoblastic disease. Clin Obstet Gynecol 2007;50(1):112–122.

Garrett LA, Garner EI, Feltmate CM, Goldstein DP, Berkowitz RS. Subsequent pregnancy outcomes in patients with molar pregnancy and persistent gestational trophoblastic neoplasia. J Reprod Med 2008;53(7):481–486.

Garrido C, Ottavi P, Fromentin A, et al. HSP27 as a mediator of confluence-dependent resistance to cell death induced by anticancer drugs. Cancer Res 1997;57(13):2661–2667.

Genest DR, Berkowitz RS, Fisher RA, Newlands ES, Fehr M. Gestational trophoblastic disease. In: Tavassoli FA, Devilee P (eds.): World Health Organization Classification of Tumors. Tumors of the breast and female genital tract. Lyon: IARC Press, 2003. pp. 250–254.

Genest DR, Ruiz RE, Weremowicz S, et al. Do nontriploid partial hydatidiform moles exist? A histologic and flow cytometric reevaluation of nontriploid specimens. J Reprod Med 2002;47(5):363–368.

Ghorani E, Kaur B, Fisher RA, et al. Pembrolizumab is effective for drug-resistant gestational trophoblastic neoplasia. Lancet. 2017;390(10110):2343–2345.

Goldstein DP, Berkowitz RS. Current management of complete and partial molar pregnancy. J Reprod Med 1994;39:139–146.

Hamazaki S, Nakamoto S, Okino T. Epitheloid trophoblastic tumor: Morphological and immunohistochemical study of three lesions. Hum Pathol 1999;30:1321–1327.

Hancock BW. hCG measurement in gestational trophoblastic neoplasia: a critical appraisal. J Reprod Med 2006;51(11):859–860.

Hancock BW, Nazir K, Everard JE. Persistent gestational trophoblastic neoplasia after partial hydatidiform mole incidence and outcome. J Reprod Med 2006;51(10):764–766.

Harvey RA, Pursglove HD, Schmid P, et al. Human chorionic gonadotropin free beta-subunit measurement as a marker of placental site trophoblastic tumors. J Reprod Med 2008;53(8):643–648.

Harvey RA, Mitchell HD, Stenman UH, et al. Differences in total human chorionic gonadotropin immunoassay analytical specificity and ability to measure human chorionic gonadotropin in gestational trophoblastic disease and germ cell tumors. J Reprod Med 2010;55(7–8):285–295.

Hassadia A, Gillespie A, Tidy J, et al. Placental site trophoblastic tumour: clinical features and management. Gynecol Oncol 2005;99(3):603–607.

Hoekstra AV, Lurain JR, Rademaker AW, Schink JC. Gestational trophoblastic neoplasia: treatment outcomes. Obstet Gynecol 2008;112(2 Pt 1):251–258.

Horn LC, Bilek K, Nenning H. Postpartal gestational choriocarcinoma fatally misdiagnosed as squamous cell cancer of the uterine cervix. Gen Diagn Pathol 1997;143(2–3):191–196.

Horn LC, Bilek K, Pretzsch G, Baier D: Chorionkarzinom bei tubarer Extrauteringravidität. Geburtsh Frauenheilk 1994;54:375–377.

Horn LC, Einenkel J, Vogel M. Histopathology of gestational trophoblastic disease. An update. Pathologe 2009;30(4):313–323.

Horn LC. Gestational Trophoblastic Disease. In: Vogel M, Turowski G (Eds.) Clinical Pathology oft he Placenta. Berlin, Boston: deGruyter, 2019. pp. 289–340.

Horn LC, Kowalzik J, Bilek K, Richter CE, Einenkel J. Clinicopathologic characteristics and subsequent pregnancy outcome in 139 complete hydatidiform moles. Eur J Obstet Gynecol Reprod Biol 2006;128(1–2):10–4.

Horn LC, Rosenkranz M, Bilek K. Wertigkeit der Plazentahistologie für die Erkennung genetisch bedingter Aborte. Z Geburtsh Perinatol 1991;195:47–53.

Horn LC, Vogel M, Bilek K, Einenkel J. Villöse und nicht-villöse Trophoblasterkrankungen. Eine Übersicht. Geburtshilfe Frauenheilk 2003;63:1233–1245.

Horn LC, Vogel M, Schmidt D, Ulrich UA. Trophoblasttumorregister der Arbeitsgemeinschaft Gynäkologische Onkologie (AGO). Geburtshilfe Frauenheilk 2009;69:834–835.

Horn LC, Vogel M. Gestationsbedingte Trophoblasterkrankungen. Nicht-villöse Trophoblasterkrankungen. Pathologe 2004;25:292–291.

Horn, LC. Genetisch bedingte Frühaborte. Gynäkol Prax 1993;17:21–32.

Hou JL, Wan XR, Xiang Y, Qi QW, Yang XY. Changes of clinical features in hydatidiform mole: analysis of 113 cases. J Reprod Med 2008;53(8):629–633.

Huang M, Pinto A, Castillo RP, Slomovitz BM. Complete Serologic Response to Pembrolizumab in a Woman With Chemoresistant Metastatic Choriocarcinoma. J Clin Oncol. 2017;35(27):3172–3174.

Huettner PC, Gersell DJ. Placental site nodule: A clinicopathologic study of 38 cases. Int J Gynecol Pathol 1994;13:191–198.

Hui P, Baergen R, Cheung ANY, et al. Gestational Trophoblastic Disease. In: Kurman RJ, Carcangiu ML, Herrington CS, Young RH (Eds.) WHO Classification of Tumours of Female Reproductive Organs. IARC Lyon 2914, pp. 158–67

Hui P, Wang HL, Chu P, et al. Absence of Y chromosome in human placental site trophoblastic tumor. Mod Pathol 2007;20(10):1055–1060.

Jelincic D, Hudelist G, Singer CF, et al. Clinicopathologic profile of gestational trophoblastic disease. Wien Klin Wochenschr 2003;115: 29–35.

Jiang F, Wan XR, Xu T, et al. Evaluation and suggestions for improving the FIGO 2000 staging criteria for gestational trophoblastic neoplasia: A ten-year review of 1420 patients. Gynecol Oncol. 2018;149(3):539–544.

Jiao J, Ghorani E, Sebire NJ, Seckl MJ. Intraplacental choriocarinoma: systematic review and management guidance. Gynecol Oncol 2016;141:624–631.

Kalhor N, Ramirez PT, Deavers MT, Malpica A, Silva EG. Immunohistochemical studies of trophoblastic tumors. Am J Surg Pathol 2009;33(4):633–638.

Kashimura Y, Kashimura M, Masamichi K, et al. Prophylactic chemotherapy for hydatidiform mole. Cancer 1986;58:624–629.

Kaufmann P, Castelucci M. Extravillous trophoblast in the human placenta. Trophobl Res 1997;10:21–65.

Kaur B, Short D, Fisher RA, et al. Atypical placental site nodule (APSN) and association with malignant gestational trophoblastic disease; a clinicopathologic study of 21 cases. Int J Gynecol Pathol. 2015;34(2):152–8.

Kerkmeijer L, Wielsma S, Bekkers R, et al. Guidelines following hydatidiform mole: a reappraisal. Aust N Z J Obstet Gynaecol 2006;46(2):112–118.

Khanlian SA, Cole LA. Management of gestational trophoblastic disease and other cases with low serum levels of human chorionic gonadotropin. J Reprod Med 2006;51(10):812–818.

Kong Y, Tao G, Zong L, et al. Diagnosis and Management of Mixed Gestational Trophoblastic Neoplasia: A Study of 16 Cases and a Review of the Literature. Front Oncol. 2019;9:1262.

Kong Y, Yang J, Jiang F, et al. Clinical characteristics and prognosis of ultra high-risk gestational trophoblastic neoplasia patients: A retrospective cohort study. Gynecol Oncol. 2017;146(1):81–86.

Khoo SK, Sidhu M, Baartz D, Yip WL, Tripcony L. Persistence and malignant sequelae of gestational trophoblastic disease: Clinical presentation, diagnosis, treatment and outcome. Aust N Z J Obstet Gynaecol 2010;50(1):81–86.

Kim SJ, Bae SN, Kim JH, et al. Epidemiology and time trends of gestational trophoblastic disease in Korea. Int J Gynaecol Obstet 1998;60 Suppl 1:S33–38.

Kim SJ, Park SE, Lee C, et al. Altered imprinting, promoter usage, and expression of insulin-like growth factor-II gene in gestational trophoblastic diseases. Gynecol Oncol 2003;88(3):411–418.

Kohorn EI. The new FIGO 2000 staging and risk factor scoring system for gestational trophoblastic disease: Description and critical assesssment. Int J Gynecol Cancer 2001;11:73–77.

Kurman RJ, Scully RE, Norris HJ. Trophoblastic pseudotumor of the uterus: An exaggerated form of „syncytial endometritis" simulating a malignant tumor. Cancer 1976;38:1214–1226.

Kurman RJ, Shih IeM. Discovery of a cell: reflections on the checkered history of intermediate trophoblast and update on its nature and pathologic manifestations. Int J Gynecol Pathol. 2014;33 (4):339–47.

Kurman RJ. The morphology, biology and pathology of the intermediate trophoblast: A look back to the present. Hum Pathol 1991;22:847–855.

Lage JM, Bagg A, Berchem GJ. Gestational trophoblastic disease. Curr Opin Obstet Gynecol 1996;8:79–82.

Lage JM, Sheikh SS. Genetic aspects of gestational trophoblastic disease: A general overview with emphasis on new approaches in determining genetic composition. Gen Diagn Pathol 1997;143:109–115.

Lan Z, Hongzaho S, Xiuyu Y, Yang X. Pregnancy outcomes of patients who conceived within 1 year after chemotherapy for gestational trophoblastic tumor: A clinical report of 22 patients. Gynecol Oncol 2001;83:146–148.

Lan C, Li Y, He J, Liu J. Placental site trophoblastic tumor: lymphatic spread and possible target markers. Gynecol Oncol 2010;116(3):430–437.

Li HM, Hou WC, Kai YJ, et al. Gestational choriocarcinoma with renal and pulmonary metastases lacking a primary uterine origin. Taiwan J Obstet Gynecol 2016;55(6):881–885.

Lok C, van Trommel N, Massuger L, Golfier F, Seckl M on behalf of the Clinical Working Party of the EOTTD. Practical clinical guidelines of the EOTTD foro the treatment and referral of gestational trophoblastic disease. Eur J Cancer 2020;130:228–240.

Lorigan PC, Sharma S, Bright N, Coleman RE, Hancock BW. Characteristics of women with recurrent molar pregnancies. Gynecol Oncol 2000;78:288–292.

Lu B, Zhang X, Liang Y. Clinicopathologic analysis of postchemotherapy gestational trophoblastic neoplasia: an entity overlapping with epitheliod trophoblastic tumor. Int J Gynecol Pathol 2016;35(6):516–524.

Luk WY, Friedlander M. A fibroid or cancer? A rare case of mixed choriocarcinoma and epithelioid trophoblastic tumour. Case Rep Obstet Gynecol. 2013;2013:492754.

Lurain JR. Gestational trophoblastic disease I: epidemiology, pathology, clinical presentation and diagnosis of gestational trophoblastic disease, and management of hydatidiform mole. Am J Obstet Gynecol 2010a;203(6):531–539.

Lurain JR. Gestational trophoblastic disease II: classification and management of gestational trophoblastic neoplasia. Am J Obstet Gynecol 2011;204(1)11–18.

Lurain JR, Singh DK, Schink JC. Management of metastatic high-risk gestational trophoblastic neoplasia: FIGO stages II-IV: risk factor score > or = 7. J Reprod Med 2010b;55(5–6):199–207.

Macdonald MC, Palmer JE, Hancock BW, Tidy JA. Diagnostic challenges in extrauterine epithelioid tro-
    phoblastic tumours: a report of two cases. Gynecol Oncol 2008;108(2):452–454.

Maier R. Über Geschwulstbildung mit dem Bau des Deciduagewebes. Vich Arch Pathol Anat
    1876;67:55–71.

Mao TL, Seidman JD, Kurman RJ, Shih IeM. Cyclin E and p16 immunoreactivity in epithelioid tropho-
    blastic tumor–an aid in differential diagnosis. Am J Surg Pathol 2006;30(9):1105–10.

Mapelli P, Mangili G, Picchio M, et al. Role of 18F-FDG PET in the management of gestational tropho-
    blastic neoplasia. Eur J Nucl Med Mol Imaging 2013;40(4):505–513.

Marchand F. Über die sogenannten „decidualen Geschwülste" in Anschluß an normale Geburten,
    Aborte, Blasenmole und Extrauterinschwangerschaften. Monatsschr Geburtsh Gynaekol
    1895;1:419–438 und 531–562.

Martin BH, Kim JH. Changes in gestational trophoblastic tumors over four decades. A Korean experi-
    ence. J Reprod Med 1998;43(1):60–68.

Matsui H, Sekiya S, Hando T, Wake N, Tomoda Y. Hydatidiform mole coexistent with a twin live fetus:
    a national collaborative study in Japan. Hum Reprod 2000;15(3):608–611.

Matsuzaka M, Fukuda S, Takahashi I, et al. The decreasing burden of gastric cancer in Japan. Tohoku
    J Exp Med 2007;212(3):207–219.

Mazur MT. Metastatic gestational choriocarcinoma. Unusual pathologic variant following therapy.
    Cancer 1989;63(7):1370–1377.

McGregor SM, Furtado LV, Montag AG, Brooks R, Lastra RR. Epithelioid Trophoblastic Tumor: Expand-
    ing the Clinicopathologic Spectrum of a Rare Malignancy. Int J Gynecol Pathol. 2020;39(1):8–18.

Medeiros F, Callahan MJ, Elvin JA, et al. Intraplacental choriocarcinoma arising in a second trimester
    placenta with partial hydatidiform mole. Int J Gynecol Pathol 2008;27(2):247–251.

Meyer R. Mola hydaidiformis und Chorionepithelioma malignum. In: Frankl O, Kaufmann K, Meyer R,
    et al. Weibliche Geschlechtsorgane. Erster teil. In: Henke F, Lubarsch O. Handbuch der Speziel-
    len Pathologischen Anatomie und Histologie. Berlin: Julius Springer, 1930. S. 672–801.

Mitchell H, Bagshawe KD, Newlands ES, Savage P, Seckl MJ. Importance of accurate human chorionic
    gonadotropin measurement in the treatment of gestational trophoblast disease and testicular
    cancer. J Reprod Med 2006;51(11):868–870.

Mitchell H, Seckl MJ. Discrepancies between commercially available immunoassays in the detection
    of tumour-derived hCG. Mol Cell Endocrinol 2007;260–262:310–313.

Mueller UW, Hawes CS, Wright AE, et al. Isolation of fetal trophoblast cells from peripheral blood of
    pregnant women. Lancet 1990;336(8709):197–200.

Nagai Y, Kamoi S, Matsuoka T, et al. Impact of p53 immunostaining in predicting advanced or recur-
    rent placental site trophoblastic tumors: a study of 12 cases. Gynecol Oncol 2007;106(3):446–
    452.

Newlands ES, Paradinas FJ, Fisher RA. Recent advances in gestational trophoblastic disease. Hematol
    Oncol Clin North Am 1999;13(1):225–244.

Ngan HY, Bender H, Benedet JL, et al.; FIGO Committee on Gynecologic Oncology. Gestational tropho-
    blastic neoplasia. FIGO 2000 staging and classification. Int J Gynaecol Obstet 2003;83(Suppl
    1);175–177.

Ngan S, Seckl MJ. Gestational trophoblastic neoplasia management: an update. Curr Opin Oncol
    2007;19(5):486–491.

Ngan HYS, Seckl MJ, Berkowitz RS, et al. Update on the diagnosis and management of gestational
    trophoblastic disease. Int J Gynaecol Obstet 2018;143(Suppl 2):79–85.

Nigam S, Dass R. Exaggerated placental site reaction mimicking choriocarcinoma. Acta Obstet Gyne-
    col Scand 2003;82(6):587–588.

Noh HT, Lee KH, Lee MA, et al. Epithelioid trophoblastic tumor of paracervix and parametrium. Int J
    Gynecol Cancer 2008;18(4):843–846.

Ober WB. Choriocarcinoma: Historical notes. In: Szulman AE, Buchsbaum HJ (Eds.). Gestational Trophoblastic disease. New York, Berlin: Springer, 1984. S. 1–6.

Palmer JE, Macdonald M, Wells M, Hancock BW, Tidy JA. Epithelioid trophoblastic tumor: a review of the literature. J Reprod Med 2008;53(7):465–475.

Palmieri C, Fisher RA, Sebire NJ, et al. Placental site trophoblastic tumour arising from a partial hydatidiform mole. Lancet 2005;366(9486):688.

Papadopoulos AJ, Foskett M, Seckl MJ, et al. Twenty-five years' clinical experience with placental site trophoblastic tumors. J Reprod Med 2002;47(6):460–464.

Pattillo RA, Sasaki S, Katayama KP, Roesler M, Mattingly RF. Genesis of 46,XY hydatidiform mole. Am J Obstet Gynecol 1981;141(1):104–105.

Pezeshki M, Hancock BW, Silcocks P, et al. The role of repeat uterine evacuation in the management of persistent gestational trophoblastic disease. Gynecol Oncol 2004;95(3):423–429.

Pfeffer PE, Sebire N, Lindsay I, et al. Fertility-sparing partial hysterectomy for placental-site trophoblastic tumour. Lancet Oncol 2007;8(8):744–746.

Piura B. Placental site trophoblastic tumor–a challenging rare entity. Eur J Gynaecol Oncol 2006;27 (6):545–551.

Powles T, Savage PM, Stebbing J, et al. A comparison of patients with relapsed and chemo-refractory gestational trophoblastic neoplasia. Br J Cancer 2007;96(5):732–737.

Red-Horse K, Zhou Y, Genbacev O, et al. Trophoblast differentiation during embryo implantation and formation of the maternal-fetal interface. J Clin Invest. 2004;114(6):744–754.

Rinne K, Shahabi S, Cole L. Following metastatic placental site trophoblastic tumor with urine β-core fragment. Gynecol Oncol 1999;74:302–303.

Rustin GJ, Newlands ES, Lutz JM, et al. Combination but not single-agent methotrexate chemotherapy for gestational trophoblastic tumors increases the incidence of second tumors. J Clin Oncol 1996;14(10):2769–2773.

Rutgers JL, Baergen RN, Young RH, Scully RE. Placental site trophoblastic tumor: Clinicopathologic study of 64 cases. Mod Pathol 1995;8:96A.

Sänger M. Zwei außergewöhnliche Fälle von Abortus. Zentralbl Gynäkol 1889;13:132–134.

Sasaki S, Sasaki Y, Iono K. Recurrent gestational trophoblastic disease in a case of suspected quiescent gestational trophoblastic disease: a case report. J Reprod Med 2010;557(7–8):317–320.

Savage P, Williams J, Wong SL, et al. The demographics of molar pregnancies in England and Wales from 2000–2009. J Reprod Med 2010;55(7–8):341–345.

Schmid P, Nagai Y, Agarwal R, et al. Prognostic markers and long-term outcome of placental-site trophoblastic tumours: a retrospective observational study. Lancet 2009;374(9683):48–55.

Sebire NJ, Foskett M, Paradinas FJ, et al. Outcome of twin pregnancies with complete hydatidiform mole and healthy co-twin. Lancet 2002;359(9324):2165–2166.

Seckl MJ, Fisher RA, Salerno G, et al. Choriocarcinoma and partial hydatidiform moles. Lancet 2000;356:1443–1444.

Seckl MJ, Newlands ES. Treatment of gestational trophoblastic disease. Gen Diagn Pathol 1997;143:159–171.

Seckl MJ, Savage PM, Hancock BW, et al. Hyperglycosylated hCG in the management of quiescent and chemorefractory gestational trophoblastic diseases. Gynecol Oncol 2010;117(3):505–506; author reply 506–507.

Seckl MJ, Sebire NJ, Berkowitz RS. Gestational trophoblastic disease. Lancet. 2010;376(9742):717–729.

Shih IeM. Gestational trophoblastic neoplasia–pathogenesis and potential therapeutic targets. Lancet Oncol 2007;8(7):642–650.

Shih IeM. Trophogram, an immunohistochemistry-based algorithmic approach, in the differential diagnosis of trophoblastic tumors and tumorlike lesions. Ann Diagn Pathol 2007;11(3):228–234.

Shih IM, Kurman RJ. Epitheloid trophoblastic tumor. Am J Surg Pathol 1998;22:1393–1403.

Shih IM, Kurman RJ. The pathology of the intermediate trophoblastic tumors and tumorlike lesions. Int J Gynecol Pathol 2001;20:31–47.

Singer G, Kurman RJ, McMaster MT, Shih IeM. HLA-G immunoreactivity is specific for intermediate trophoblast in gestational trophoblastic disease and can serve as a useful marker in differential diagnosis. Am J Surg Pathol 2002;26(7):914–920.

Sisti G, Kanninen TT, Asciutti S, Sorbi F, Fambrini M. Rate of second primary tumors following diagnosed choriocarcinoma: a SEER analysis (1973–2010). Gynecol Oncol. 2014;134(1):90–5.

Sita-Lumsden A, Short D, Lindsay I, et al. Treatment outcomes for 618 women with gestational trophoblastic tumours following a molar pregnancy at the Charing Cross Hospital, 2000–2009. Br J Cancer 2012;107(11):1810–1814.

Smith HO, Wiggins C, Verschraegen CF, et al. Changing trends in gestational trophoblastic disease. J Reprod Med 2006;51(10):777–784.

Stenman UH, Tiitinen A, Alfthan H, Valmu L. The classification, functions and clinical use of different isoforms of HCG. Human Reprod Update 2006;12(6):769–784.

Strohl AE, Lurain JR. Postmolar choriocarcinoma: An independent risk factor for chemotherapy resistance in low-risk gestational trophoblastic neoplasia. Gynecol Oncol. 2016;141(2):276–280.

Sun SY, Melamed A, Goldstein DP, et al. Changing presenation of complete hydatidiform mole at the New England Trophoblastic Disease Center over the past three decades: Does early diagnosis alter risk for gestational trophoblastic neoplasia? Gynecol Oncol 2015;138(1):46–49.

Szulman AE, Surti U. Complete and partial hydatidiform moles: cytogenetic and morphological aspects. In: Patillo RA, Hussa RC (Hrsg.): Human Trophoblast. London, New York: Plenum Press, 1984. p. 135–146.

Szulman AE. Syndromes of hydatidiform moles. Partial versus complete. J Reprod Med 1984;29:788–791.

Tempfer C, Horn LC, Ackermann S, et al. Gestational and Non-gestational Trophoblastic Disease. Guideline of the DGGG, OEGGG and SGGG (S2k Level, AWMF Registry No. 032/049, December 2015). Geburtshilfe Frauenheilkd. 2016;76(2):134–144.

Tham BW, Everard JE, Tidy JA, Drew D, Hancock BW. Gestational trophoblastic disease in the Asian population of Northern England and North Wales. BJOG 2003;110(6):555–559.

Tidy JA, Gillespie AM, Bright N, et al. Gestational trophoblastic disease: a study of mode of evacuation and subsequent need for treatment with chemotherapy. Gynecol Oncol 2000;78(3 Pt 1):309–312.

Tsai HW, Lin CP, Chou CY, et al. Placental site nodule transformed into a malignant epithelioid trophoblastic tumour with pelvic lymph node and lung metastasis. Histopathology 2008;53 (5):601–604.

Tse KY, Chiu KWH, Chan KKL, et al. A Case Series of Five Patients With Pure or Mixed Gestational Epithelioid Trophoblastic Tumors and a Literature Review on Mixed Tumors. Am J Clin Pathol. 2018;150(4):318–332.

Tuncer ZS, Bernstein MR, Wang J, Goldstein DP, Berkowitz RS. Repetitive hydatidiform mole with different male partners. Gynecol Oncol 1999;75(2):224–226.

Tuncer ZS, Vegh GL, Fulop V, et al. Expression of epidermal growth factor receptor-related family products in gestational trophoblastic diseases and normal placenta and its relationship with development of postmolar tumor. Gynecol Oncol 2000;77(3):389–393.

Vargas R, Barroilhet LM, Esselen K, et al. Subsequent pregnancy outcomes after complete and partial molar pregnancy, recurrent molar pregnancy, and gestational trophoblastic neoplasia: an update from the New England Trophoblastic Disease Center. J Reprod Med 2014;59(5–6):188–194.

Vegh GL, Selcuk Tuncer Z, Fulop V, et al. Matrix metalloproteinases and their inhibitors in gestational trophoblastic diseases and normal placenta. Gynecol Oncol 1999;75(2):248–253.

Veras E, Kurman RJ, Wang TL, Shih IM. PD-L1 expression in human placentas and gestational tropho-blastic dieases. Int J Gynecol Pathol 2017;36(2):146–153.

Vogel M, Horn L-C. Gestationsbedingte Trophoblasterkrankungen. Villöse Trophoblasterkrankungen. Pathologe 2004,25:269–280.

Volkmann R. Ein Fall von interstitieller, destruierender Molenbildung. Virch Acrh Pathol Anat 1867;41:528–534.

Wang CM, Dixon PH, Decordova S, et al. Identification of 13 novel NLRP7 mutations in 20 families with recurrent hydatidiform mole; missense mutations cluster in the leucine-rich region. J Med Genet 2009;46(8):569–575.

Wielsma S, Kerkmeijer L, Bekkers R, et al. Persistent trophoblast disease following partial molar pregnancy. Aust N Z J Obstet Gynaecol 2006;46(2):119–123.

Wilton W. Hydatids, terminating fatally, by heamorrhage. Lancet 1840;1:691–693.

Young RH, Kurman RJ, Scully RE. Placental site nodules and plaques: A clinicopathologic analysis of 20 cases. Am J Surg Pathol 1990;14:1001–1009.

Woolas RP, Bower M, Newlands ES, et al. Influence of chemotherapy for gestational trophoblastic disease on subsequent pregnancy outcome. Br J Obstet Gynaecol 1998;105(9):1032–1035.

Xue WC, Chan KY, Feng HC, et al. Promoter hypermethylation of multiple genes in hydatidiform mole and choriocarcinoma. J Mol Diagn 2004;6(4):326–334.

Yang J, Zong L, Wang J, et al. Epitheliod trophoblastic tumors: treatments, outcomes, and potential therapeutic targets. J Cancer 2019;10(1):11–19.

Yeasmin S, Nakayama K, Katagiri A, et al. Exaggerated placental site mimicking placental site tro-phoblastic tumor: case report and literature review. Eur J Gynaecol Oncol 2010;31:586–9.

Yoo SH, Kim KR, Robboy SJ. Invasive hydatidiform mole of the lung with an implantation site interme-diate trophoblast: Report of a case supporting the pathways of trophoblast differentiation. Pa-thol Int. 2016;66(7):413–4.

You B, Bolze PA, Lotz JP, et al. Avelumab in patients with gestational trophoblastic tumors resistant to monochemotherapy. ASCO20 Virtual Scientific Program. Abstract LBA6008.

Young RH, Kurman RJ, Scully RE. Placental site nodules and plaques: A clinicopathologic analysis of 20 cases. Am J Surg Pathol 1990;14:1001–1009.

Zhang X, Lü W, Lü B. Epitheloid trophoblastic tumor: an outcome-based literature review of 78 report-ed cases. Int J Gynecol Cancer 2013;23(7):1334–1338.

Zhang X, Zhou C, Yu M, Chen X. Coexisting epithelioid trophoblastic tumor and placental site tropho-blastic tumor of the uterus following a term pregnancy: report of a case and review of literature. Int J Clin Exp Pathol. 2015;8(6):7254–9.

Zhang Y, Zhang S, Huang W, et al. Intermediate trophoblastic tumor: the clinical analysis of 62 cases and prognostic factors. Arch Gynecol Obstet. 2019;299(5):1353–1364.

Zhao J, Xiang Y, Wan XR, Cui QC, Yang XY. Clinical and pathologic characteristics and prognosis of placental site trophoblastic tumor. J Reprod Med 2006;51(12):939–944.

„Die Gynäkologenkongresse der Vorkriegszeit führten nach München (1911) [...], nach Berlin (1912) [...] und nach Halle (1913) unter dem Präsidium von Veit. Dieser Hallenser Kongress ist historisch be-merkenswert geworden durch den ‚Radium-Jubel‘, den er auslöste und der sich schrankenlos bis zu den ältesten Geheimräten hinauf austobte.

Ich erinnere mich noch heute der Erregung im Saal, als die Vertreter der Freiburger Frauenklinik ihren Vortrag mit Bekanntgabe erster Primärerfolge beendet hatten. Alles diskutierte wild durch-einander. Ein sehr bekannter Operateur sprang auf, hochrot im Gesicht, und rief pathetisch: ‚Gestern habe ich zum letzten Mal ein Messer angefaßt! Nie wieder werde ich es in die Hand nehmen!‘. Würdige Herren umarmten sich. Ein Dozent, der hinter mir saß, verkündete feierlich: ‚Die Krebsgefahr ist gebannt, die Menschheit darf aufatmen!‘ Noch nie hatte uns, so schien es, ein Mittel von so starker Zerstörungskraft auf Karzinomzellen zur Verfügung gestanden ...“

Walter Stoeckel über die ersten Mitteilungen zur
Strahlentherapie des Zervixkarzinoms mit Radium auf dem
15. Kongress der Deutschen Gesellschaft für Gynäkologie 1913 in Halle/S.

aus: Walter Stoeckel,
Erinnerungen eines Frauenarztes.
München: Kindler Verlag, 1966

8 Radioonkologische Therapie der gynäkologischen Malignome

Simone Marnitz

8.1 Ovarialkarzinome

Ein Meilenstein in der Therapie des Ovarialkarzinoms stellte die Einführung der platinbasierten Chemotherapie in den 90er Jahren dar. Trotz dieser Fortschritte ist die Letalität immer noch über 50 %, seit 20 Jahren haben sich die Therapieergebnisse nur wenig verbessern lassen (RKI, Zentrum für Krebsregisterdaten).

Vor Einführung einer wirksamen Chemotherapie hatte die intraperitoneale Anwendung von ^{32}P (Fields et al. 2017) einen Stellenwert. Diese toxische Therapie brachte vergleichbare Ergebnisse in der adjuvanten wie konsolidierenden Therapie im Vergleich mit „Erstgenerations-Chemotherapien" wie z. B. Melphalan. In den folgenden Jahren war die Ganzabdomenbestrahlung der Standard der adjuvanten Therapie, bevor die Anwendung der platinhaltigen Doubletten auch sie verdrängte.

Seither ist das Ovarialkarzinom von den Radioonkologen bezüglich der Indikationsstellung der Strahlentherapie fast vergessen worden. Deshalb soll im Folgenden auf sinnvolle und zeitgemäße Indikationen im Rahmen individueller Heilversuche eingegangen werden.

8.1.1 Stellenwert der Strahlentherapie

8.1.1.1 Ganzabdomenbestrahlung

Vor Einführung der adjuvanten Chemotherapie wurde viele Jahre intraperitoneal ^{32}P angewandt, um die hohe intraperitoneale Rezidivrate zu senken. Verglichen mit Melphalan, einer älteren Substanz, wies ^{32}P eine höhere gastrointestinale Nebenwirkungsrate, Melphalan hingegen eine höhere Rate an Sekundärneoplasien auf. ^{32}P wurde im Folgenden durch die Ganzabdomenbestrahlung abgelöst, welche bis zur Einführung der platinhaltigen Chemotherapie der Standard im Stadium III war. Leider war diese Therapie mit den damaligen Techniken toxisch, aber im Vergleich mit den frühen Chemotherapien äquieffektiv in der adjuvanten und konsolidierenden Situation. Leider existieren keine randomisierten Vergleiche von Patientinnen mit fortgeschrittenen Ovarialkarzinomen nach OP gefolgt von Chemotherapie ± Ganzabdomenbestrahlung. Lediglich eine einarmige Phase-II-Studie zeigte (erneut) die Machbarkeit und vertretbare Toxizität in der IMRT-Ära (Arians et al. 2017). Im Zusammenhang mit den zunehmend eingesetzten PARP-Inhibitoren scheint der Ansatz, einen PARP-Inhibitor mit einer Niedrigdosis-Ganzabdomenbestrahlung zu kombinieren, vielversprechend, aber noch in der Phase I (Reiss et al. 2017).

https://doi.org/10.1515/9783110613186-008

8.1.1.2 Zeitgemäße Strahlentherapie-Indikationen

Trotz des routinemäßigen Einsatzes der adjuvanten Chemotherapie hat die Radiotherapie bei dieser Erkrankung durchaus ihren Stellenwert (Fields et al. 2017).

- Die Strahlentherapie kann erwogen werden für *„involved field"*-Regionen bei Symptomatik bzw. kleinen progredienten Volumina (z. B. Lymphknotenregionen) bei Patientinnen mit bereits mehrfachen Chemotherapien;
- als stereotaktische Radiochirurgie für die oligometastasierte Patientin, um hohe Dosen in kleinen Tumorvolumina zu applizieren (Lazzari et al. 2018). Hier werden hohe lokale Kontrollraten erzielt (Tab. 8.1).
- Für die hirnmetastasierte Patientin steht die Radiochirurgie bzw. die Ganzhirnbestrahlung zur Verfügung. Hohe lokale Kontrollraten nach ein und 2 Jahren bei einem medianen Überleben von 16 Monaten machen die Radiochirurgie zu einer Option, die erwogen und mit der Patientin diskutiert werden sollte (Johnston et al. 2017, Jereczek-Fossa et al. 2014).

Wegen der Radiosensitivität des Ovarialkarzinoms stellt die kleinvolumige Strahlentherapie distinkter progredienter Areale, wie z. B. Lymphknotenpakete, eine sinnvolle Ergänzung oder Alternative („Chemo-Urlaub") bei der massiv vorbehandelten Patientin dar. Für die Patientin mit Hirnmetastasen stellen die Ganzhirnbestrahlung bzw. bei wenigen Hirnmetastasen die stereotaktische Radiochirurgie eine sinnvolle Erweiterung der therapeutischen Möglichkeiten mit exzellenter lokaler Kontrolle in den behandelten Arealen dar.

Tab. 8.1: Ergebnisse der Body-Stereotaxie bei Patientinnen mit Ovarialkarzinomen (Fields et al. 2017).

Study	N	Inclusion criteria	SBRT dose	Local control	Distant progression
Phase II Cleveland SBRT trial Kunos et al. 2012	50 pts (103 lesions)	≤ 4 metastatic sites, ovarian, cervical, endometrial cancers	8 Gy × 3 fractions daily	96 % at 6 months	62 % at 6 months
Italy Deodato et al. 2009	11 pts (12 lesions)	Confirmed recurrent/metastatic ovarian, cervical, endometrial cancers	6 Gy × 5 fractions daily	66.6 % at 2 years	46 % at 2 years
UNC Higginson et al. 2011	16 patients	Pelvic, PA nodes, metastatic disease, or substitute for brachytherapy for ovarian, vaginal, cervical, and endometrial cancers	12–54 Gy × 3–5 fractions daily	79 % at 2 years	43 % at 2 years
University of California Mesko et al. 2017	28 patients (47 lesions)	Confirmed recurrent/metastatic ovarian, vaginal, cervical, endometrial cancers	Median of 8 Gy × 5 fractions	34 % stable disease, 32 % partial response and 17 % complete response at 1 year	57 % at 1 years
Phase I Ohio Kunos et al. 2015	12 (28 lesions)	≤ 4 metastatic sites, ovarian, primary peritoneal, endometrial cancers	Carboplatin + gemcitabine + SBRT to 8 Gy × 3 fractions	79 % partial response, 21 % stable disease at 6 weeks	75 % at 6 weeks

8.2 Endometriumkarzinom

Fast 40 % der Neuerkrankungen gehen, nach vorsichtigen Schätzungen, auf Fehlernährung und Diabetes zurück – das wären 121.700 von 317.000 Erkrankungen in den USA, Tendenz steigend (Pearson-Stuttard et al. 2018).

Auch für die Radioonkologie sind bei Therapieentscheidungen zunehmend die genomischen Klassifikationen interessant, obwohl noch nicht in der Leitlinie verankert. Therapieentscheidungen werden in Zukunft von folgenden Subgruppen aus bestimmt werden (Cancer Genome Atlas Research Network 2013).

1. POLE (ultramutierte Tumoren) mit hoher Mutationsrate; Mutationen in PTEN, PIK3R1, PIK3CA, FBXW7, KRAS mit sehr günstiger Prognose
2. die Mikrosatelliten-instabile (MSI [hypermutierte]) Gruppe endometrioider Tumoren, charakterisiert durch hohe Mutationsraten, KRAS- und PTEN-Mutationen; intermediäre Prognose
3. endometrioide Tumoren mit niedriger *copy-number*, enthalten Mikrosatelliten-stabile Grade 1 und 2 endometrioide Tumoren mit niedriger Mutationsrate, häufige CTNNB1-Mutationen; intermediäre Prognose
4. *serous-like* Tumoren mit extensiver *copy-number*-Aberration und niedrigen Mutationsraten, häufig TP53-, FBXW7- und PPP2R1A-Mutationen, gelegentlich PTEN und KRAS-Mutationen und einem schlechten Outcome

Eingang in die Leitlinie und Therapietriage hat diese Einteilung bisher nicht gefunden. In der bei Drucklegung dieses Buches noch gültigen Leitlinie werden klassisch die Typ-I- und Typ-II-EC unterschieden (S3-Leitlinie 2018).

8.2.1 Konventionelle Risikofaktoren und Therapieentscheidung

Die Definition der Risikofaktoren folgt international keiner einheitlichen Klassifikation. Grading, Myometriuminfiltration, Alter der Patientin, V, L (LVSI) und FIGO-Stadium gehen in die Risikoklassifikation ein (Morice et al. 2016). Zunehmendes Alter der Patientin, schlechtere Differenzierung, höheres FIGO-Stadium stehen für eine ungünstigere Prognose.

Die Lymphadenektomie hat einen (möglicherweise) therapeutischen und einen diagnostischen Stellenwert. Durch den Rückgang ihrer Anwendung werden Therapieentscheidungen leider oft auf die o. g. klinische Risikoeinteilung reduziert.

8.2.2 Operative Therapie

Standard ist nach wie vor die Hysterektomie mit bilateraler Salpingo-Oophorektomie mit bzw. ohne pelvine ± paraaortale Lymphadenektomie. Hierzu sei auf das entsprechende Kapitel verwiesen.

8.2.2.1 Sentinel-Node-Biopsie zur Vermeidung der Lymphadenektomie

In Analogie zum Zervixkarzinom wird auch das Sentinelverfahren zunehmend bei Patientinnen eingesetzt. Hintergrund ist, den Patientinnen im Falle negativer Sentinel-Lymphknoten die Morbidität der kompletten Lymphadenektomie zu ersparen. Der Einsatz der Sentinelmethode hat Implikationen für die adjuvante Therapie.

In einer prospektiven multizentrischen Kohortenstudie aus zehn Zentren mit 18 verschiedenen Chirurgen aus akademischen und nicht akademischen Häusern in den USA wurden 385 Patientinnen mit FIGO-Stadium-I-Endometriumkarzinomen eingeschlossen. Alle Patientinnen erhielten eine intrazervikale Injektion von Indocyaningrün ICG und eine pelvine ± paraaortale Lymphknotendissektion. Im Falle negativer Sentinelknoten erfolgte zusätzlich zu der konventionell histologischen Aufarbeitung auch ein Ultrastaging mit Immunhistochemie. Primärer Endpunkt war die Sensitivität der Sentinelmethode, also der Anteil der Patientinnen mit histologisch gesicherten Lymphknotenmetastasen, die auch durch einen positiven Sentinel hätten gesichert werden können. Von 340 Patientinnen fanden sich bei 41 Patientinnen Lymphknotenmetastasen (12 % aller Patientinnen), von diesen 41 hatten 36 auch mittels Sentinel eine erfolgreiche Detektion. 35/36 Patientinnen hatten positive Sentinelknoten, was einer Sensitivität von 97 % entspricht. Vier Patientinnen hatten nach der Sentinelprozedur neurologische Komplikationen, eine Patientin hatte eine Ureterläsion erlitten. Die Autoren schlussfolgern, dass das Sentinelverfahren bei einer Rate falsch-negativer Befunde von nur 3 % eine Option darstellt, Patientinnen mit Endometriumkarzinomen die Morbidität der Lymphadenektomie zu ersparen (Rossi et al. 2017).

Interessanterweise war bei 60 % der Sentinel-positiven Patientinnen die lymphogene Metastasierung lediglich beschränkt auf den Sentinel selbst, 40 % wiesen jedoch Lymphknotenmetastasen in sog. Nicht-Sentinelknoten auf. Neunzehn von 36 Sentinel-positiven Patientinnen wiesen sog. *low-volume*-Befunde auf, die nur mittels Ultrastaging detektiert werden konnten.

Diese Befunde wären der konventionellen histologischen Untersuchung entgangen. Neun dieser 19 Patientinnen (47 %) hatten Mikrometastasen, zehn (53 %) lediglich isolierte Tumorzellen. Die Bewertung dieser Befunde stellt ein Problem dar, da es sie nach konventioneller Lymphadenektomie nicht oder nur ganz zufällig gab. Der Bedeutung für die adjuvante Therapie wird kontrovers diskutiert (Plante et al. 2017).

8.2.2.2 Adjuvante Strahlentherapie – bisherige Evidenz

Abhängig von den Risikofaktoren haben Endometriumkarzinom-Patientinnen drei Risiken nach der Operation:

- die Entstehung eines pelvinen Rezidivs;
- die Entstehung eines Scheidenstumpfrezidivs;
- die Entstehung von Fernmetastasen;
- eine Kombination aus den oben genannten Möglichkeiten.

Die aktuellen Empfehlungen zur adjuvanten Therapie in der interdisziplinären LL (S3-Leitlinie 2018) werden durch neue Erkenntnisse zur genomischen Charakterisierung des Endometriumkarzinoms überholt. Siehe dazu Abschnitt 8.2.3.

Adjuvante perkutane Strahlentherapie

Für die frühen Stadien FIGO I, II untersuchten mehrere randomisierte Studien den Wert der perkutanen Strahlentherapie (EBRT) vs. Nachbeobachtung bzw. den Wert der vaginalen Brachytherapie (VBT) vs. perkutaner Therapie im Stadium I, II (Creutzberg 2004, Creutzberg et al. 2011, Creutzberg et al. 2000, Aalders et al. 1980, Ko et al. 2011, Keys et al. 2004). In allen Studien fand sich eine signifikante Senkung der Rate an lokalen pelvinen *und* vaginalen Rezidiven (EBRT) bzw. der vaginalen Rezidive (VBT). Keine der Studien konnte einen Überlebensvorteil nachweisen, da dies nicht primärer Endpunkt der Studien war. Subgruppenanalysen der GOG-Studie zeigten jedoch, dass Patientinnen mit *high-intermediate risk* (Tab. 8.2) ohne Radiotherapie eine 2-Jahres-Rezidivrate von 26 % vs. 6 % (mit Strahlentherapie) hatten. Die kumulative 4-Jahres-Endometriumkarzinom-bedingte Sterberate betrug 26 % ohne EBRT vs. 12 % mit EBRT. Die Daten zeigen, dass Subgruppen sehr wohl *quoad vitam* von der Bestrahlung profitieren können (Keys et al. 2004) und diese deshalb den entsprechenden Patientinnen nicht vorenthalten werden sollte.

Tab. 8.2: Risikoeinteilung des Endometriumkarzinoms. Vergleich der verschiedenen Systeme (Morice et al. 2016).

	Low risk	Intermediate risk	High intermediate risk	High risk
PORTEC 1	Grade 1 endometrial adenocarcinoma Stage IA	Endometrial adenocarcinoma Stage I based on uterine factors Grade 1 histology and myometrial invasion of ≥ 50 % Grade 2 histology with any myometrial invasion Grade 3 histology with myometrial invasion < 50 %	Age > 60 years with grade 1 or 2 histology and myometrial invasion > 50 % Age > 60 years with grade 3 histology and myometrial invasion < 50 %	Stage III–IV disease Uterine serous carcinoma or clear-cell carcinoma of any stage

Tab. 8.2: (fortgesetzt)

	Low risk	Intermediate risk	High intermediate risk	High risk
GOG-99	Grade 1 or 2 endometrioid cancers confined to the endometrium Stage IA	Age ≤ 50 years and ≤ 2 pathological risk factors* Age 50–69 years and ≤ 1 pathological risk factors* Age ≥ 70 years and no pathological risk factors*	Any age and 3 pathological risk factors Age 50–69 years and ≥ 2 pathological risk factors Age ≥ 70 years and ≥ 1 pathological risk factors*	Stage III–IV disease, irrespective of histology or grade Uterine serous carcinoma or clear-cell carcinoma of any stage
SEPAL	Stage IA or IB endometrioid type cancers with no LVSI	Stage IA grade 3 endometrioid adenocarcinoma with any grade of non-endometrioid carcinoma† or any LVSI Stage IB, grade 1–2 endometrioid adenocarcinoma with LVSI Stage IB, grade 3 endometrioid adenocarcinoma with any grade of non-endometrioid carcinoma or any LVSI Stage IC, stage II, any grade, any LVSI	–	Stage III or IV, any grade, any LVSI
ESMO	Stage IA grade 1 and grade 2 endometrioid type	Stage IA grade 3 endometrioid type Stage IB grade 1 and grade 2 endometrioid type	–	Stage IB grade 3 endometrioid type Non-endometrioid disease of all stages
ESMO modified	Stage IA grade 1 and grade 2 endometrioid type with no LVSI	Stage IA grade 1 and grade 2 endometrioid type with LVSI Stage IA grade 3 endometrioid type with no LVSI Stage IB grade 1 and grade 2 endometrioid type with no LVSI	Stage IA grade 3 endometrioid type with LVSI Stage IB grade 1 and grade 2 endometrioid type with LVSI Stage IB grade 3 endometrioid type with no LVSI	Stage IB grade 3 endometrioid type with positive LVSI Non-endometrioid disease of all stages

PORTEC 1 = Post-Operative Radiation Therapy in Endometrial Carcinoma. GOG = Gynaecologic Oncology Group adjuvant radiation for intermediate-risk endometrial cancers. LVSI = lymphovascular space invasion. SEPAL = Survival Effect of Para-Aortic Lymphadenectomy in endometrial cancer. ESMO = European Society for Medical Oncology. *Risk factors: grade 2 or 3 histology, positive LVSI, myometrial invasion to outer third. † Serous adenocarcinoma, clear cell adenocarcinoma, or other type of carcinoma.

Adjuvante Brachytherapie

Die PORTEC-2-Studie (Nout et al. 2010) legte den Grundstein für die Empfehlungen zur alleinigen vaginalen Brachytherapie bei Patientinnen mit frühen Stadien ohne Hochrisiko-Parameter. In diese Studie wurden 427 Patientinnen der FIGO-Stadien I oder IIA in einen Arm mit perkutaner Strahlentherapie (EBRT, 46 Gy, 23 Fraktionen; n = 214) oder vaginaler Brachytherapie (VBT, 21 Gy; n = 213) randomisiert. Der primäre Endpunkt in der Nichtunterlegenheitsstudie war ein Unterschied von 6 % der vaginalen Rezidive. Erwartungsgemäß traten wenig lokoregionäre Rezidive auf, 5 % nach VBT, 2 % nach EBRT (n. s.). Die alleinige vaginale Rezidivrate betrug 0,5 % (EBRT) vs. 1,5 % (VBT). Das Gesamtüberleben unterschied sich nicht, war aber auch nicht Endpunkt der Studie. Bezüglich der Toxizität berichteten 54 % vs. 13 % (EBRT vs. VBT) gastrointestinale Akuttoxizität und verminderte QOL-Parameter (Nout et al. 2012).

Stellenwert der alleinigen Chemotherapie in der Hochrisiko-Situation

Trotz vieler Studienansätze gibt es keine Evidenz aus methodisch sauberen Studien, die eine Gleichwertigkeit bzw. Überlegenheit der Chemotherapie gegenüber der Radiotherapie belegen. Von den drei randomisierten Studien aus Japan (Susumu et al. 2008), Italien (Maggi et al. 2006) und der GOG (Randall et al. 2006) blieben die beiden erstgenannten negativ. Die GOG-122 Studie (Randall et al. 2006) zeigte für Patientinnen mit Hochrisiko-Erkrankung und z. T. mit makroskopischem Tumorrest von bis 2 cm einen onkologischen Vorteil einer toxischen Chemotherapie verglichen mit einer (nicht indizierten) Ganzabdomenbestrahlung. Aufgrund dieser gravierenden methodischen und ethischen Probleme der Studie ist sie aus meiner Sicht nicht im Sinne einer Evidenz pro Chemotherapie zu werten.

Trotz der recht erdrückenden Evidenz gegen eine alleinige Chemotherapie beim Hochrisiko-Endometriumkarzinom unternahm die GOG einen weiteren Versuch, die alleinige adjuvante Chemotherapie zu etablieren und ist damit gescheitert (Matei et al. 2019).

> Die GOG-258 Studie zeigt für die EC-Patientin in der Hochrisikosituation, dass der Verzicht auf die perkutane Strahlentherapie zugunsten der alleinigen Chemotherapie zu einer inakzeptabel hohen Rate an lokalen Rezidiven führt, die sich in der bisherigen Analyse gleichwohl nicht auf das Gesamtüberleben auswirken.

Stellenwert der Radiochemotherapie

Nachdem die Risiken in der Hochrisikosituation sowohl das hohe Lokalrezidivrisiko als auch die distanten Metastasen sind, erscheint das kombinierte Vorgehen aus Bestrahlung und Chemotherapie sinnvoll und logisch. Retrospektive Daten belegten eindeutig einen Überlebensvorteil für selektionierte Patientengruppen mit lokal fortgeschrittenen Befunden (Alvarez Secord et al. 2007, Boothe et al. 2016) mit der Sequenz aus Radiatio gefolgt von Chemotherapie (Greven et al. 2006).

Für die fortgeschrittenen Stadien bzw. für Patientinnen mit frühen Stadien, aber Hochrisikofaktoren ist die 2018 publizierte PORTEC-3-Studie (de Boer et al. 2018a) von großer Bedeutung. Verglichen wurde der Einsatz der Radiotherapie gegen eine kombinierte Radiochemotherapie gefolgt von einer adjuvanten Chemotherapie. Die Durchführung einer zusätzlichen vaginalen Brachytherapie war den Zentren freigestellt und wurde in weniger als der Hälfte der Patientinnen durchgeführt. Die Studie ist in Abb. 8.1 schematisch zusammengefasst. International erwartet wurde in diesem Hochrisikokollektiv ein klarer Vorteil für die Kombination aus simultaner Radiochemotherapie gefolgt von adjuvanter Chemotherapie. Primäre Endpunkte waren das Gesamtüberleben (*overall survival*, OS) und das rezidivfreie Überleben (*failure-free survival*, FFS). Die mediane Nachbeobachtung betrug 5 Jahre (de Boer et al. 2018a).

In der Gesamtpopulation unterschieden sich zwischen Arm A und Arm B weder das Gesamtüberleben noch das rezidivfreie Überleben statistisch signifikant. Das 3J- und 5J-OS betrug für die Radiochemotherapie + Chemotherapie (CRT-Ch) vs. RT 84,4 % vs. 83,9 %, und 81,8 % vs. 76,7 % (P = 0,183).

Patientinnen im Stadium III hatten den größten Vorteil durch die CRT-Ch mit einem 5-J-FFS von 69,3 % vs. 58 % mit alleiniger RT (P = 0,032) bzw. einem 5-J-OS von 78,7 % vs. 69,8 % (P = 0,114). Patientinnen > 70 Jahre und solche mit seröser und klarzelliger Histologie profitierten eher von der Kombination.

Interessanterweise konnte durch die zusätzliche Chemotherapie auch die Rate der Fernmetastasen nicht signifikant verbessert werden (22 % im kombinierten Arm, 28 % im Arm mit alleiniger Bestrahlung). Eines der wichtigsten Ergebnisse dieser Studie ist die sehr geringe Rate an pelvinen Rezidiven mit 2 % (RT) und 1 % (RCT-Ch) und isolierten vaginalen Rezidiven von lediglich 1 % in beiden Armen.

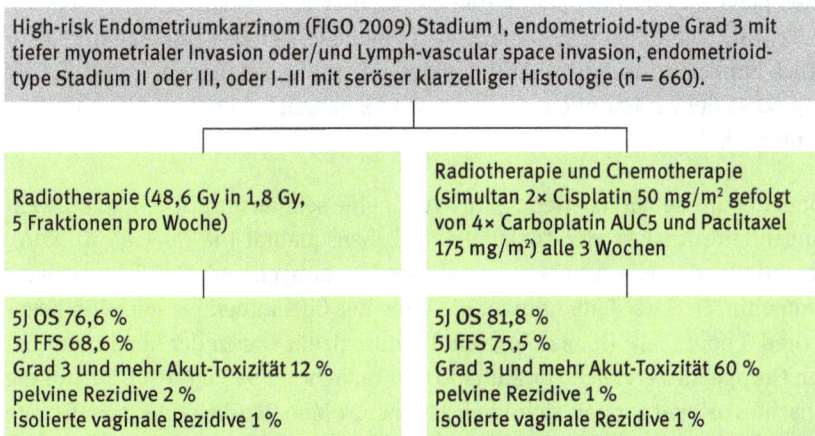

High-risk Endometriumkarzinom (FIGO 2009) Stadium I, endometrioid-type Grad 3 mit tiefer myometrialer Invasion oder/und Lymph-vascular space invasion, endometrioid-type Stadium II oder III, oder I–III mit seröser klarzelliger Histologie (n = 660).

Radiotherapie (48,6 Gy in 1,8 Gy, 5 Fraktionen pro Woche)	Radiotherapie und Chemotherapie (simultan 2× Cisplatin 50 mg/m² gefolgt von 4× Carboplatin AUC5 und Paclitaxel 175 mg/m²) alle 3 Wochen
5J OS 76,6 % 5J FFS 68,6 % Grad 3 und mehr Akut-Toxizität 12 % pelvine Rezidive 2 % isolierte vaginale Rezidive 1 %	5J OS 81,8 % 5J FFS 75,5 % Grad 3 und mehr Akut-Toxizität 60 % pelvine Rezidive 1 % isolierte vaginale Rezidive 1 %

Abb. 8.1: Flow Chart der PORTEC-3-Studie. OS = Overall Survival, FFS = Failure Free Survival, AUC = Area under the Curve (de Boer et al. 2018a).

Damit belegt die PORTEC-3-Studie sehr eindrücklich den Stellenwert der postoperativen EBRT bei Patientinnen in der Hochrisikosituation nach Operation eines Endometriumkarzinoms. Das Statement der deutschen Leitlinie, die wenige Tage vor Erscheinen der Originalpublikation der PORTEC-3-Studie erschienen ist, wird damit überholt. Daher sollte eine perkutane Strahlentherapie immer für Patientinnen mit Hochrisiko-Endometriumkarzinom empfohlen werden, wobei die zusätzliche Chemotherapie kritisch abzuwägen ist. Die Aufarbeitung der Histologie ergab bei 43 % der Patientinnen eine Abweichung von der lokalen Histologie im Vergleich zur zentralen Histologie in mindestens einem pathologischen Parameter, die aber bei 8 % der Studienpopulation zu einem Ausschluss aus der Studie führte (de Boer et al. 2018b).

Worin sind nun die Gründe zu suchen, warum die PORTEC-3-Studie die Erwartungen an die klare Überlegenheit von Radiochemotherapie verglichen mit Radiotherapie allein nicht erfüllen konnte?

1. Wie in vielen anderen Studien war die Patientenselektion fragwürdig: Es wurden sowohl lokal fortgeschrittene als auch Frühbefunde mit ungünstiger Histologie und aggressivem biologischem Verhalten zusammengefasst.
2. Die Subgruppenanalyse für das „FIGO-Stadium III" ist unbrauchbar, weil das FIGO-Stadium III biologisch sehr unterschiedliche Tumoren beherbergt: Patientinnen mit positiver Peritoneallavage, Patientinnen mit Adnexbefall, Patientinnen mit positiven pelvinen (IIIC1) oder/und positiven paraaortalen Lymphknoten (IIIC2) (Todo et al. 2011, Mariani et al. 2002).
3. Da weniger als zwei Drittel der Patientinnen eine Lymphadenektomie erhielten, fehlt bei einer großen Anzahl der Patientinnen der wichtigste Prognosefaktor. Sicher wäre das Bild der Studie klarer gewesen, wenn hier eine saubere Subgruppenzuordnung möglich wäre.
4. Todo et al. (2011) konnten zeigen, dass die Prognose von Patientinnen mit gesicherten pelvinen und/oder paraaortalen Lymphknotenmetastasen besonders ungünstig war, sofern keine systematische Lymphadenektomie durchgeführt wurde. Dies impliziert für die PORTEC-3 leider eine große Befangenheit und für die knapp 40 % der Patientinnen ohne Lymphadenektomie ein potenziell schlechteres Outcome.

Die Autoren der Studie publizierten 2 Jahre zuvor eine sehr ausführliche und aufwendig dokumentierte Analyse der Toxizität und Lebensqualität (de Boer et al. 2016). Gab es im Strahlentherapie-Arm sehr wenig Unterbrechungen und Abbrüche, so wurde bei immerhin 19 % der Patientinnen die Gabe der Chemotherapie vorzeitig beendet. Die Grad 3 oder mehr (hämatologische) Akuttoxizität war in der kombiniert behandelten Gruppe im Vergleich zur Radiatio verfünffacht (12 % vs. 60 %). Bis auf die neurologische Toxizität fanden sich nach 12 bzw. 24 Monaten keinerlei signifikante Unterschiede zwischen den Armen. Deshalb sollten Patientinnen über die sensorische Neuropathie > Grad 2 als Spätnebenwirkung in 10 % der kombiniert behandelten vs. < 1 % der lediglich bestrahlten Patientinnen aufgeklärt werden.

Die PORTEC-3-Daten überraschten sowohl Gynäkologen als auch Radioonkologen, stehen aber nicht allein. Bereits vor 10 Jahren hatte eine randomisierte finnische Studie bei einem vergleichbaren, aber konsequent lymphadenektomierten Patientengut keinen Vorteil durch die („Sandwich"-)Gabe von Cyclophosphamid, Epirubicin und Cisplatin erbracht (Kuoppala et al. 2008).

Die perkutane Strahlentherapie ist und bleibt der Standard in der adjuvanten Therapie der Hochrisikopatientin (Einschlusskriterien PORTEC-3) und der Patientin im Stadium III. Die EBRT ist wenig toxisch und führt zu einer exzellenten lokalen Kontrolle mit oder ohne Chemotherapie. Wie die Autoren der PORTEC-Studie treffend zusammenfassen: *"Chemotherapy 'could' be given additionally, but should be weighed against the severity and duration of toxicity of combined treatment, especially since overall survival was not significantly improved"* (de Boer et al. 2018a).

8.2.3 Genomic Profiling und seine Implikationen für die adjuvante Therapie

Die Endometriumkarzinome (EC) haben es nach langen Jahren eines wissenschaftlichen Dornröschenschlafes derzeit zu dem dynamischsten und interessantesten Forschungsfeld in der gynäkologischen Onkologie geschafft. Seit Jahrzehnten wurde und wird das Endometriumkarzinom in einen Typ I mit guter Prognose (hormonabhängig) und einen Typ II mit schlechter Prognose (östrogenunabhängig) eingeteilt (Bokhman 1983). Von diesem Paradigma verabschieden wir uns zunehmend.

State-of-the-Art-Therapie ist und bleibt die Operation. Diese ist auch sinnvoll im Rahmen eines sog. Debulking mit maximaler Reduktion der Tumormasse. Abhängig von den Risikofaktoren ist eine Lymphonodektomie indiziert.

Die Basis für unsere bisherigen Therapieentscheidungen beruht auf rein klinischen Faktoren, die a) international unterschiedlich gehandhabt werden und b) z. T. schlecht reproduzierbar sind, wie z. B. das Grading. Der Übergang in die neue Welt des Endometriumkarzinoms wurde im Jahre 2013 durch die genomische Einteilung verschiedener Subgruppen begonnen. Diese zeigt zwar Überlappungen mit der rein klinischen Risikostratifizierung, weicht aber in vielen Bereichen deutlich davon ab. Sie beantwortet damit die Frage, warum manche als low-risk eingeschätzte Tumoren schnell progredient waren und andere, für high-risk angesehene Karzinome einen klinisch günstigen Verlauf nahmen (Cancer Genome Atlas Research Network 2013). (Siehe dazu auch Radio-Onko-Update-Manuskript 2019.)

Aufgrund der Dynamik der Wissensgenerierung klafft derzeit eine erhebliche inhaltliche Lücke zwischen aktuellen Forschungsergebnissen und den Empfehlungen mancher Guidelines aus der „alten Welt" des EC, die mit ihrer turnusmäßigen Aktualisierung mit dieser Dynamik nicht Schritt halten können. Dies trifft auch auf die 2018 konsentierte Deutsche Leitlinie zu (S3-Leitlinie 2018). Die Leitlinie verwendet in ihrer Risikostratifizierung lediglich klinische Parameter, die zum einen nicht valide sind und zum zweiten präoperativ zum Teil nicht vorliegen. Drittens sind weitere interna-

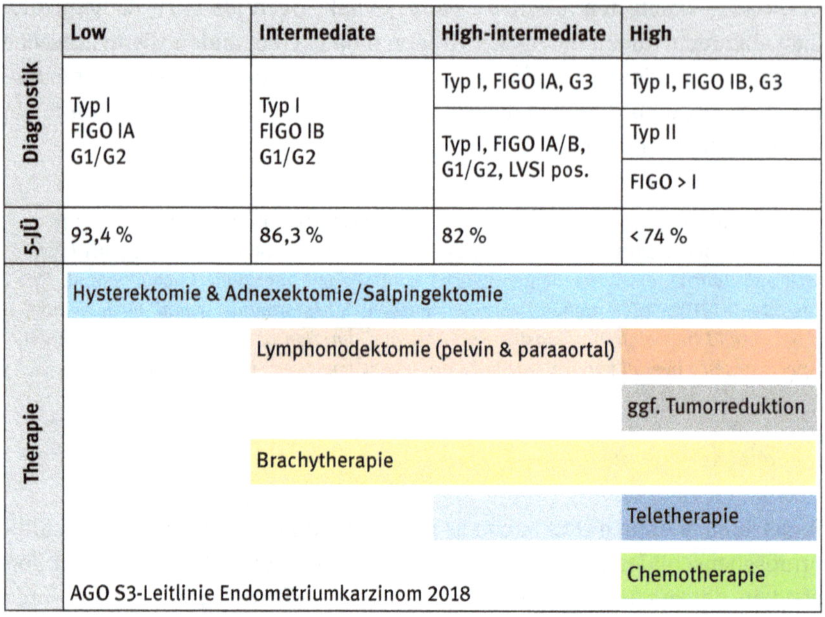

	Low	Intermediate	High-intermediate	High
Diagnostik	Typ I FIGO IA G1/G2	Typ I FIGO IB G1/G2	Typ I, FIGO IA, G3 Typ I, FIGO IA/B, G1/G2, LVSI pos.	Typ I, FIGO IB, G3 Typ II FIGO > I
5-JÜ	93,4 %	86,3 %	82 %	< 74 %

Therapie	Hysterektomie & Adnexektomie/Salpingektomie
	Lymphonodektomie (pelvin & paraaortal)
	ggf. Tumorreduktion
	Brachytherapie
	Teletherapie
	Chemotherapie
	AGO S3-Leitlinie Endometriumkarzinom 2018

Abb. 8.2: Interdisziplinäre Leitlinie Endometriumkarzinom (S3-Leitlinie 2018).

tional anerkannte klinische Risikofaktoren wie Alter und Tumorgröße gar nicht berücksichtigt (Abb. 8.2).

Wichtig ist, dass der Nachweis von Lymphknotenmetastasen immer eine Hochrisikosituation darstellt und adjuvant mit einer perkutanen Strahlentherapie (± Chemotherapie) behandelt werden sollte, z. B. analog PORTEC-3-Studie (s. Radio-Onko-Update 2019).

Ob „low-volume lymph node metastases" wie Mikrometastasen oder isolierte Tumorzellen ggf. einer adjuvanten Therapie bedürfen, ist unklar. Alle bisher veröffentlichten (retrospektiven) Daten sprechen in meinen Augen *für* eine Therapie von Mikrometastasen und auch isolierten Tumorzellen (Plante et al. 2017, Pineda et al. 2020, Gomez-Hidalgo et al. 2019, Ignatov et al. 2019, Todo et al. 2016).

Der Krebsgenomatlas (TCGA) (Raffone et al. 2019) ist die bislang größte molekulare Studie zum Endometriumkarzinom. Es wurde vorgeschlagen, dass diese molekularen Merkmale nicht nur zur Klassifizierung/Risikostratifizierung von Patienten verwendet werden können, sondern auch zur individuelleren Anpassung der operativen Radikalität, der Durchführung von Lymphadenektomien, der adjuvanten Strategien und der Nachsorge führen können.

Die von TCGA angewandten Methoden waren jedoch im klinischen Kontext nicht umsetzbar. Inzwischen wurden vereinfachte, unkomplizierte und leichter anwendbare molekulare Klassifikationen entwickelt: „ProMisE" (Proactive Molecular Risk

Classifier for Endometrial Cancer). Mit ProMisE können vier molekulare Subtypen identifiziert werden, analog – gleichwohl nicht identisch – den vier in TCGA beschriebenen genomischen Subtypen. Nach der Entwicklung und Bestätigung wurde die Klassifikationen in einer großen bevölkerungsbasierten Serie validiert. Das Tool kann unter Verwendung von Endometriumbiopsien oder Hysterektomieproben auf formalinfixiertem Standardgewebe mit eingebettetem Paraffin angewendet werden (Talhouk et al. 2015).

Das neuronale Zelladhäsionsmolekül L1CAM hat als spezifischer Prognosefaktor bei Endometriumkarzinomen des Typs I im Frühstadium an Bedeutung gewonnen. Mehrere Studien haben die prognostische Bedeutung der L1CAM-Immunhistochemie gezeigt (IHC). Es wurde vorgeschlagen, den Begriff „Endometriumkarzinom mit geringem Risiko" auf L1CAM-negative Tumoren zu beschränken. Während gezeigt wurde, dass die L1CAM-Proteinexpression mit dem serösen und klarzelligen Zelltyp sowie dem abnormalen p53-Status zusammenhängt (was anschließend mit einem schlechteren Outcome korreliert), gibt es auch Hinweise auf ein p53-unabhängiges L1CAM in molekularen Subtypen des Endometriumkarzinoms (Abb. 8.3).

Obwohl L1CAM-positive Tumoren eindeutig ein schlechteres Outcome aufweisen, ist es ratsam, die ursprünglichen TCGA-Tumor-Untergruppen beizubehalten und L1CAM-Tumoren nicht als eigenständigen Subtyp zu betrachten, sondern als prognostische Untergruppe der großen p53-Wildtyp-Gruppe ohne spezifisches molekulares Risikoprofil (no specific molecular profile = NSMP). Ohne Zweifel wird die molekulare Klassifizierung sowie die L1CAM-Immunhistochemie eine Schlüsselrolle in zukünftigen Algorithmen spielen, um die adjuvante Behandlung und die Follow-up-Strategien für die Patientinnen anzupassen.

Dies wurde bereits für die neue ESGO-Guideline umgesetzt. Diese berücksichtigt bereits die molekulare Klassifikation (rechte Spalte) und wird in Kürze publiziert werden. Die Empfehlungen zur adjuvanten Therapie werden in Kürze angepasst werden (Marnitz et al. 2020a). Die adjuvante Strahlentherapie sollte nicht später als 8 Wochen postoperativ eingeleitet werden (Ghanem et al. 2020).

Die 10-Jahres-Daten der PORTEC-2-Studie wurden retrospektiv anhand der genomischen Daten analysiert und zeigten distinkte Ergebnisse entsprechend der neuen Klassifikation (Wortman et al. 2018, Wortman et al. 2019). Sie zeigten z. B., dass Patientinnen mit substanziellem LVSI oder p53-Mutationen signifikant von der perkutanen Radiatio profitieren. Dies beendet eine 30 Jahre andauernde Studienodyssee, wo mit insuffizienten klinischen Parametern Studien aufgelegt wurden, die Patientinnen detektieren sollten, die von der Lymphadenektomie oder Radiotherapie des Beckens profitieren (Creutzberg et al. 2011, Creutzberg et al. 2000, Nout et al. 2010, Greven et al. 2006, Creutzberg et al. 2015, Group et al. 2009, Kong et al. 2012). Auch die immer noch andauernde Diskussion, welche Patientinnen von einer Chemotherapie in der adjuvanten Situation profitieren, wird sich über das Genom des Tumors beantworten lassen (Abb. 8.4).

Risk Group	Molecular Classification Un-Known	Molecular Classification Known
Low	· Stage IA Endometrioid + grade 1–2 + LVSI negative	· *Stage I–III POLE mutant* · Stage IA Endometrioid + grade 1–2 + LVSI negative
Intermediate	· Stage IB Endometrioid + grade 1–2 + LVSI negative · Stage IA Endometrioid + grade 3 + LVSI negative	· Stage IB Endometrioid + grade 1–2 + LVSI negative *MMRd or NSMP* · Stage IA Endometrioid + grade 3 + LVSI negative *MMRd or NSMP*
High-intermediate	· Stage I Endometrioid + substantial LVSI, regardless of grade and depth of invasion · Stage IB Endometrioid + grade 3, regardless of LVSI status · Stage II	· Stage I Endometrioid + substantia LVSI, regardless of grade and depth of invasion, *MMRd or NSMP* · Stage IB Endometrioid grade 3, regardless of LVSI status, *MMRd or NSMP* · Stage II, *MMRd or NSMP*
High	· Stage III with no residual disease · Non endometrioid (serous, clear cell, undifferentiated carcinoma, carcinosarcoma, mixed)	· *p53abn regardless of type or stage* · Stage III with no residual disease, *MMRd or NSMP* · Non endometrioid (serous, clear cell, undifferentiated carcinoma, carcinosarcoma, mixed)
Advanced Metastatic	· Stage III with residual disease & IVA · Stage IVB	· Stage III with residual disease & IVA · Stage IVB

Abb. 8.3: Vergleich der klassisch-klinischen Klassifikation (links) und der molekularen Risikostratifizierung (rechte Spalte) beim Endometriumkarzinom.

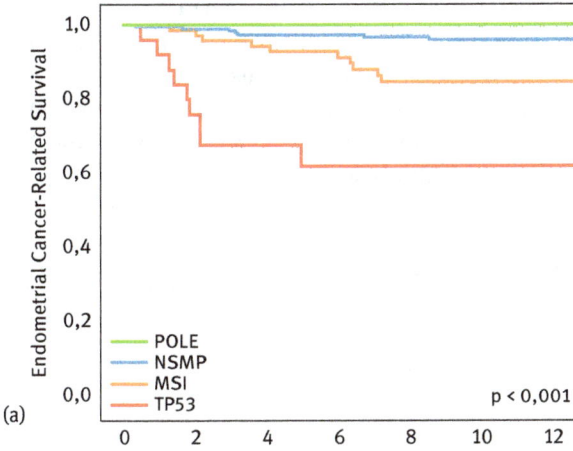

Number at risk							
POLE	16	16	16	16	14	11	3
NSMP	199	193	184	175	148	98	20
MSI	77	71	64	58	49	31	6
TP53	25	19	14	10	8	6	2

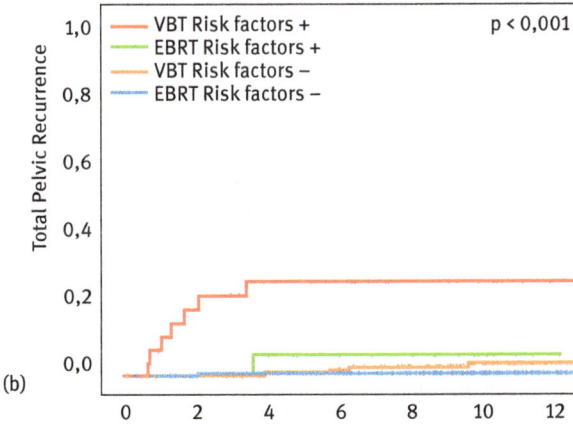

Number at risk							
VBT RF +	29	21	16	15	11	8	2
EBRT RF +	21	19	16	13	11	5	1
VBT RF –	140	134	127	121	107	76	16
EBRT RF –	154	147	138	126	106	67	15

Abb. 8.4: Analyse der 10-Jahres-Daten der PORTEC-2-Studie. Patientinnen mit P53-Mutationen profitieren deutlicher als andere Subgruppen von der Verbesserung der lokalen Kontrolle durch die EBRT (Wortman et al. 2019). In der oberen Abbildung zeigt sich die exzellente Prognose der POLE-mutierten Patientinnen im Gegensatz zu den P53-mutierten Tumoren. Die untere Grafik zeigt, dass Patientinnen mit exzellenter Prognose **nicht** von adjuvanten Therapien profitieren können (EBRT Risk factors –), hingegen Patientinnen mit hohem Risiko, die lediglich eine Brachytherapie erhalten (VBT Risk factors +), untertherapiert sind.

Die laufende PORTEC-4a-Studie randomisiert 2:1 Patientinnen mit intermediärem Risiko nach genomischer Analyse in eine Gruppe, die nach herkömmlicher klinisch basierter Therapieempfehlung behandelt wird und eine Gruppe, für die sich die Therapieempfehlungen nach der neuen Klassifikation richten. Endpunkte sind die vaginale, pelvine und distante Rezidivrate, das OS, Lebensqualität und Beschwerdefreiheit verbunden mit einer gesundheitsökonomischen Analyse (Abb. 8.5).

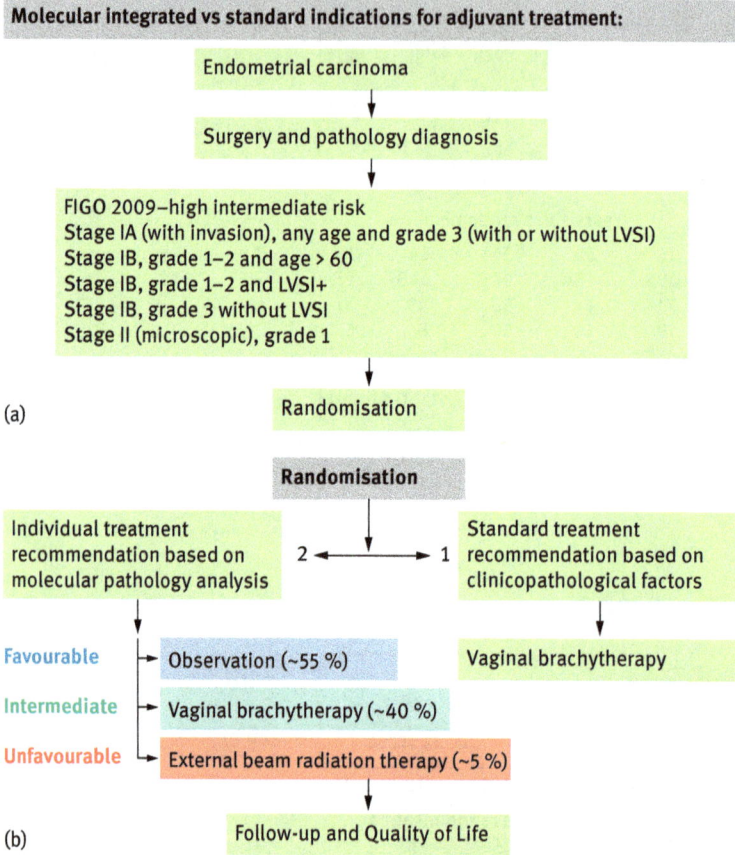

Molecular integrated vs standard indications for adjuvant treatment:

Endometrial carcinoma

Surgery and pathology diagnosis

FIGO 2009–high intermediate risk
Stage IA (with invasion), any age and grade 3 (with or without LVSI)
Stage IB, grade 1–2 and age > 60
Stage IB, grade 1–2 and LVSI+
Stage IB, grade 3 without LVSI
Stage II (microscopic), grade 1

(a)

Randomisation

Randomisation

Individual treatment recommendation based on molecular pathology analysis

2 ← → 1

Standard treatment recommendation based on clinicopathological factors

Favourable → Observation (~55 %)

Vaginal brachytherapy

Intermediate → Vaginal brachytherapy (~40 %)

Unfavourable → External beam radiation therapy (~5 %)

(b)

Follow-up and Quality of Life

Wortmann et al., Gynecol Oncol 2018

Abb. 8.5: Einschlusskriterien und Design der PORTEC-4a-Studie. Dank an C. Creutzberg. Nach der 2:1 Randomisierung werden Patientinnen, die nach genomischer Analyse „favourable" sind, lediglich nachbeobachtet. Dies bedeutet eine Deeskalation bei 55 % der Population, 40 % erhalten (wie sonst auch empfohlen) eine Brachytherapie, 5 % benötigen eine Eskalation mittels EBRT.

8.3 Zervixkarzinom

8.3.1 Operatives Staging

Bildgebende Verfahren wie CT, MRT und PET-CT weisen eine ungenügende Genauigkeit in der Darstellung von Lymphknotenmetastasen auf. Das operative laparoskopische Staging ermöglicht ohne Erhöhung der Morbidität und ohne Verzögerung der Radiochemotherapie eine sichere Erfassung des genauen Tumorstadiums und vermeidet so Unter- oder Übertherapie der Patientinnen. Darüber hinaus verbessert es im FIGO-Stadium IIB die Prognose der Patientinnen signifikant (Marnitz et al. 2020b) (Abb. 8.6).

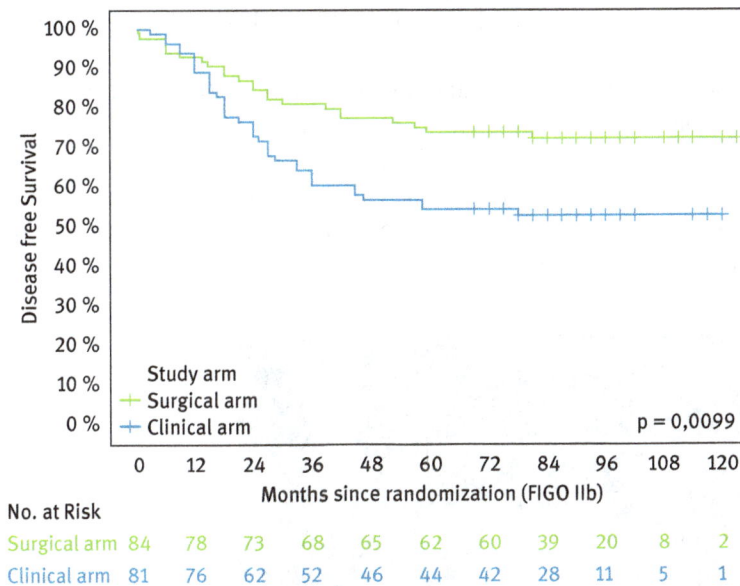

No. at Risk	0	12	24	36	48	60	72	84	96	108	120
Surgical arm	84	78	73	68	65	62	60	39	20	8	2
Clinical arm	81	76	62	52	46	44	42	28	11	5	1

Abb. 8.6: Onkologische Ergebnisse der Uterus-11-Studie. Rot: Patientinnen im FIGO-Stadium IIB nach operativem Staging und Radiochemotherapie. Blau: Patientinnen nach Radiochemotherapie ohne operatives Staging (Marnitz et al. 2020b).

8.3.2 Radiochemotherapie

Seit dem NCI Alert von 1999 stellt die kombinierte Radiochemotherapie mit Cisplatin den Standard in der primären und adjuvanten Therapie des Zervixkarzinoms dar. Die simultane Gabe der Chemotherapie verbessert sowohl die lokale Kontrolle als auch das krankheitsfreie und Gesamtüberleben (Alberts et al. 2010). Standard ist die wöchentliche Applikation von Cisplatin mono 40 mg/m^2 für 5–6 Gaben, obwohl auch überzeugende Daten für die Gabe von 20 mg/m² Tag 1–5 der Woche 1 und 5 existieren (Nagy et al. 2012).

Integrale Bestandteile einer onkologisch adäquaten Therapie sind der Einsatz moderner Techniken (IMRT, IGRT) für die perkutane Strahlentherapie, die Kombination mit einer adäquat dosierten Brachytherapie (EQD2 im Tumor sollte 80–85 Gy sein), 5–6 Zyklen einer simultanen Chemotherapie und die Einhaltung einer Therapiedauer von maximal 8–10 Wochen in einer Einrichtung mit Erfahrung (≥ 28 primäre Radiochemotherapien/Jahr). Leider werden diese Kriterien bei immer weniger Patientinnen erfüllt (Lin et al. 2014, Mazeron et al. 2015, Shaverdian et al. 2013, Showalter et al. 2016, Smith und Eifel 2014, Smith et al. 2015). Ein perkutaner Boost ist kein adäquater Ersatz für eine Brachytherapie. Zentren ohne Brachytherapie müssen Patientinnen an entsprechende Einrichtungen zur Brachytherapie verweisen, wollen sie nicht für ein Kompromittieren von lokaler Kontrolle und Überleben verantwortlich sein.

Für die in Abb. 8.7 und 8.8 dargestellte Organinfiltration (FIGO IVA) lassen sich aus der Literatur keine klaren Empfehlungen für eine Primärtherapie ableiten. Die Patientin sollte interdisziplinär über die primäre Exenteration und die primäre Radiochemotherapie aufgeklärt werden. Die Therapieentscheidung muss sich an den Erwartungen der Patientin, den zu erwartenden Komplikationen und der Beeinträchtigung der Lebensqualität orientieren.

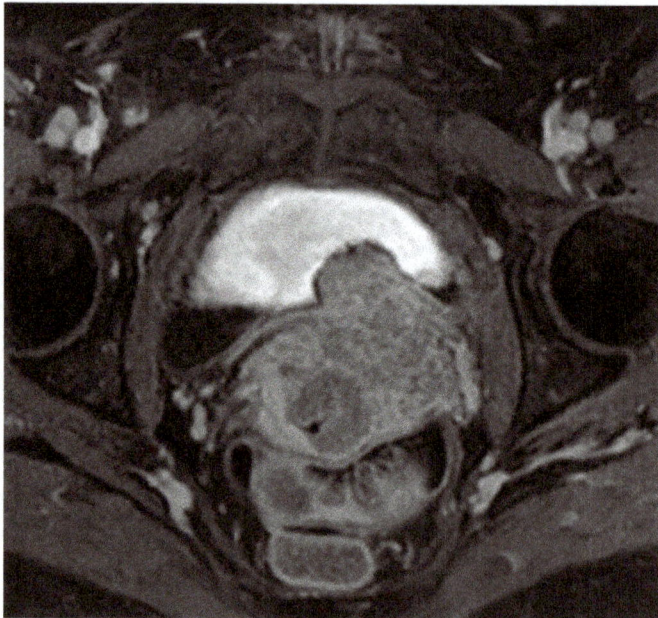

Abb. 8.7: Transversales MRT einer Patientin mit einer langstreckigen Infiltration des Zervixkarzinoms in die Harnblase.

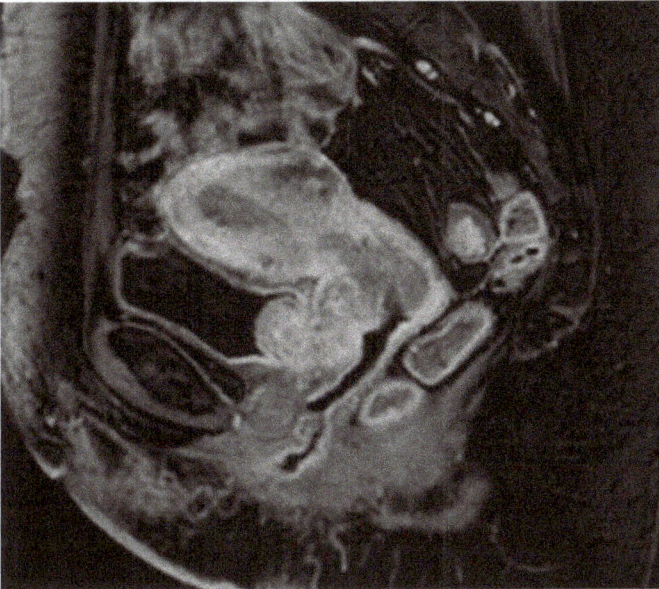

Abb. 8.8: Sagittales MRT einer Patientin mit einer langstreckigen Infiltration des Zervixkarzinoms in die Harnblase.

8.3.2.1 Paraaortale Metastasen

Paraaortale Metastasen sind per definitionem Fernmetastasen ($pM1_{LYM}$) (Abb. 8.9). Die Wahrscheinlichkeit für pelvine und/oder paraaortale Lymphknotenmetastasen steigt mit dem FIGO-Stadium deutlich an (Tab. 8.3, Tab. 8.4). Über ein Drittel der Patientinnen im FIGO-Stadium III und IV entwickeln paraaortale Lymphknotenmetastasen. Sowohl CT, MRT als auch PET-CT sind in der Sensitivität dem operativen Staging

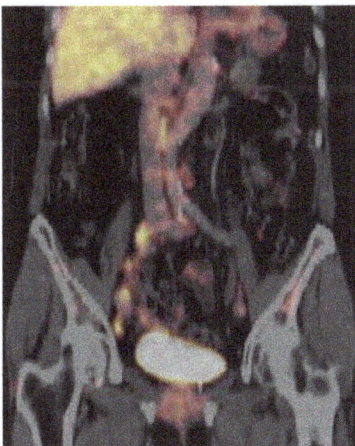

Abb. 8.9: 18-FDG-PET-CT mit Nachweis mehrspeichernder pelviner und paraaortaler Lymphknotenmetastasen bei einer Patientin mit histologisch gesichertem Zervixkarzinom.

unterlegen (Atri et al. 2016). Selbst bei befallenen pelvinen LK weist das PET-CT eine zweistellige Falsch-Negativ-Rate auf und wird deshalb, völlig zu Recht, auch nicht als primäre Methode für das LK-Staging empfohlen und nicht vergütet (Ramirez et al. 2011, Gouy et al. 2012).

Die LiLACS-Studie evaluiert den Wert des PET-CTs vs. laparoskopisches paraaortales Staging für eine „personalisierte" Anpassung des Bestrahlungsvolumens und die Implikation für lokale Kontrolle und Überleben (Frumovitz et al. 2014).

Die Therapie der paraaortalen Region bedeutet ein höheres Risiko für eine gastrointestinale und hämatologische Toxizität. Die V20, 30, 45 des Knochenmarks korrelieren gut mit der hämatologischen Toxizität Grad ≥ 3. Schlanke Patientinnen haben ein höheres Risiko für eine höhergradige Hämatotoxizität im Vergleich zu adipösen Patientinnen. Problematisch an der Hämatotoxizität ist, dass sie die Gesamtbehandlungszeit verlängert und die Patientinnen kumulativ eine geringere Cisplatindosis erhalten. Deshalb ist im Sinne der Optimierung der Therapiequalität mittels moderner Techniken auch die Senkung der V30, 45 im Knochenmark ein Kriterium (Yan et al. 2018).

8.3.2.2 Therapeutische paraaortale Bestrahlung

Die Befallshäufigkeit der Lymphknoten aus der Uterus-11-Studie zeigen die folgenden Tabellen.

Tab. 8.3: Histologisch gesicherte pelvine Lymphknotenmetastasen nach laparoskopischem Staging (Tsunoda et al. 2017).

	Negative pelvic lymph nodes	Positive pelvic lymph nodes	Total
FIGO IIB	47 (55 %)	38 (45 %)	85
FIGO IIIA	2 (67 %)	1 (33 %)	3
FIGO IIIB	8 (29 %)	20 (71 %)	28
FIGO IVA	1 (33 %)	2 (67 %)	3

Tab. 8.4: Histologisch gesicherte paraaortale Lymphknotenmetastasen (PALNs) nach laparoskopischem Staging (Tsunoda et al. 2017).

	Negative PALNs	Positive PALNs	Total
FIGO IIB	68 (80 %)	17 (20 %)	85
FIGO IIIA	3 (100 %)	0 (0 %)	3
FIGO IIIB	17 (63 %)	10 (37 %)	27
FIGO IVA	2 (67 %)	1 (33 %)	3

Das Ausmaß der Lymphadenektomie (inframesenterisch vs. infrarenal) wird kontrovers diskutiert (Azais et al. 2017).

Die Prognose der Patientinnen mit paraaortalen Lymphknotenmetastasen ist kritisch, dennoch sollte der Ansatz eine kurative Radiochemotherapie sein und nicht primär eine palliative Chemotherapie (Abb. 8.10, Abb. 8.11). Empfohlen wird ein operatives (laparoskopisches) Staging mit pelviner und paraaortaler LNE gefolgt von einer einzeitigen kombinierten Radiochemotherapie unter Einschluss der pelvinen und paraaortalen Lymphknoten. Die damit berichteten Ergebnisse weisen einen Anteil von 25 % bis über 50 % Patientinnen aus, die langfristig ein erkrankungsfreies Überleben erreichen (Chantalat et al. 2015, Marnitz et al. 2015, Yoon et al. 2015). Die erreichte lokale Kontrolle ist exzellent, die Patientinnen versterben in der Regel an Fernmetastasen. Deshalb wäre auch hier über eine Intensivierung der adjuvanten Systemtherapie (bzw. Immuntherapie) nachzudenken.

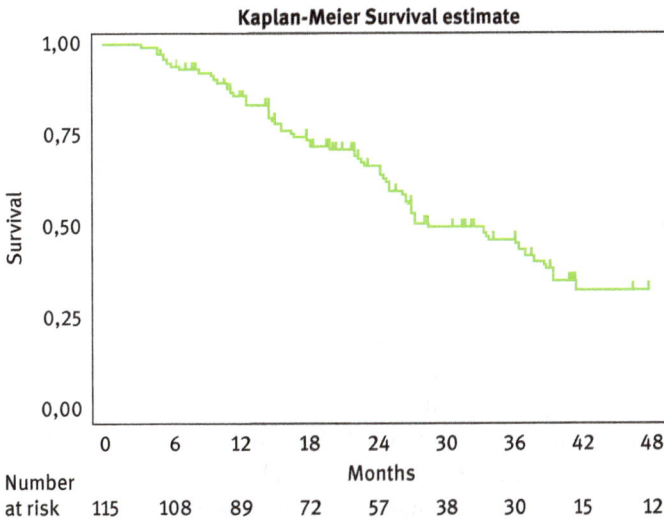

Abb. 8.10: Gesamtüberleben (*overall survival*) der Patientinnen nach „*extended field*"-Radiochemotherapie (Azais et al. 2017).

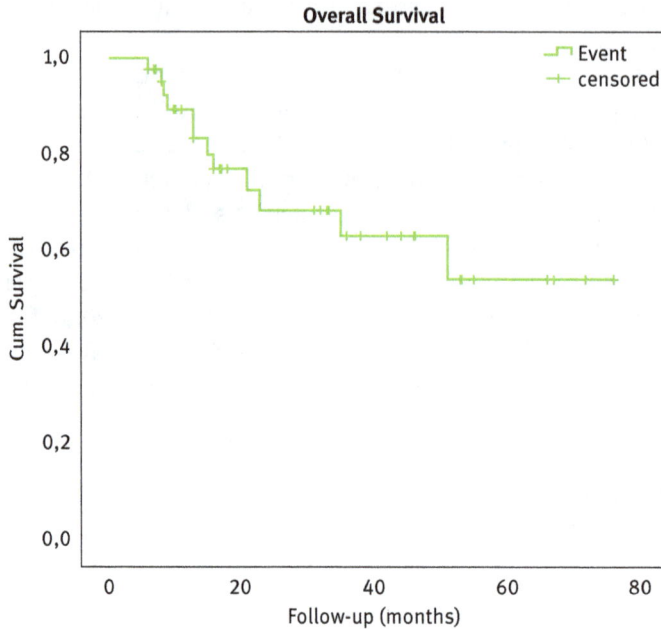

Abb. 8.11: Gesamtüberleben (*overall survival*) der Patientinnen nach „*extended field*"-Radiochemotherapie (Marnitz et al. 2015).

8.3.2.3 Prophylaktische paraaortale Bestrahlung

Ein seit 30 Jahren totgeglaubtes Thema wurde im letzten Jahr wieder ans Tageslicht befördert und bearbeitet. Der prophylaktischen Bestrahlung der paraaortalen Lymphknoten widmeten sich vor 30 Jahren zwei randomisierte Studien. Die RTOG-97–20- (Rotman et al. 1995) und die EORTC-Studie (Haie et al. 1988). Die RTOG-Studie blieb für alle Endpunkte ohne signifikante Unterschiede zwischen den lediglich pelvin vs. pelvin plus paraaortal behandelten Patientinnen. Die EORTC-Studie wies für die mit *extended field* behandelten Patientinnen zwar ein besseres OS aus, jedoch ohne Unterschiede im DFS. Eine schlüssige Erklärung blieben die Autoren schuldig. Formal gibt es für die kombinierte Radiochemotherapie keine randomisierte Studie mit dieser Fragestellung. In den letzten 1–2 Jahren sind dazu einige retrospektive Arbeiten erschienen (Yan et al. 2018, Wang et al. 2018, Manders et al. 2018, Oh et al. 2017, Lee et al. 2017).

Hier (Wang et al. 2018) wurden die Daten von Patientinnen ohne bekannte paraaortale Metastasen, die zwischen 2011 und 2014 eine kombinierte Radiochemotherapie erhielten, ausgewertet. Die Indikation zur prophylaktischen EFRT wurde gestellt, wenn iliakal kommune, beidseitige pelvine Lymphknotenmetastasen vermutet wurden oder ein FIGO-Stadium III vorlag. Gesamtüberleben, lokale Kontrolle, DFS und paraaortale Lymphknotenrezidive wurden untersucht. In einer dann durchgeführten *Matched Pair* Analyse wurden je 108 Patientinnen mit und ohne EFRT verglichen. Das 3-Jahres-OS, DFS und die lokale Kontrolle sowie die Fernmetastasenrate waren für die pelvin vs. paraaortal bestrahlten Patientinnen 87,1 % vs. 85,7 % (P = 0,681), 71 % vs. 80,6 % (P = 0,199), 86,6 % vs. 85,0 % (P = 0,695), 21,7 % vs. 7 % (P = 0,016) und 6,6 % vs. 0 % (P = 0,014). Grad ≥ 3 therapiebedingte Toxizitäten waren in der EFRT-Gruppe nahezu verdoppelt mit 3,5 % vs. 6,5 % (P = 0,097).

> Die prophylaktische paraaortale Bestrahlung ist eine geübte Praxis, die fast zu einer Verdopplung der therapiebedingten Toxizität führt. Es gibt keine hinreichende Evidenz, dass das onkologische Outcome (Gesamtüberleben, krankheitsfreies Überleben) dadurch günstig beeinflusst wird. Im Gegensatz dazu sollte die EFRT im Falle histologisch gesicherter Lymphknotenmetastasen paraaortal durchgeführt werden, obwohl diese Situation eine Fernmetastasierung darstellt. Diese Patientinnen erreichen nach EFRT eine exzellente lokale Kontrolle paraaortal. Etwa die Hälfte dieser Patientinnen erreicht ein Langzeitüberleben.

8.3.2.4 Adjuvante oder primäre Radiochemotherapie

Ziel der Bemühungen sollte sein, Patientinnen möglichst monomodal zu therapieren, d. h. entweder mit einer Operation ODER mit einer Radiochemotherapie. Über das ODER entscheiden die bekannten Risikofaktoren wie Parametranbefall (alte FIGO IIB), Lymphknotenbefall (pN1 oder pM1 Lym) bzw. „weiche" Risikofaktoren, die bei Vorliegen von zwei oder mehr eine Indikation zur Radiochemotherapie darstellen, das sind junges Alter, Grading 3, L1 und V1 (Landoni et al. 1997). Bei konsequenter Anwendung des operativen Stagings sind lediglich 10 % adjuvante Radiochemotherapien zu erwarten. Dies ist ein sinnvoller Benchmark-Parameter, zumal die Rate adjuvanter Therapien nach Hysterektomie zwischen 7–80 % berichtet wird (Marnitz et al. 2012). Die im Folgenden ausgeführte Arbeit beleuchtet das Problem eindrücklich:

Die retrospektive Kohortenstudie (Yagur et al. 2018) aus Israel analysierte 199 Patientinnen, die zwischen 2000 und 2015 in zehn Zentren wegen eines frühen Zervixkarzinoms FIGO IB1 und IIA1 behandelt wurden. Das relative Risiko, eine adjuvante Therapie zu erhalten, wurde entsprechend der vorliegenden Risikofaktoren analysiert. Der Anteil der adjuvanten Therapien nach Hysterektomie ist in der folgenden Abbildung verdeutlicht (Abb. 8.12). Hundertneunundneunzig Patientinnen wurden eingeschlossen, 21 davon wiesen ein FIGO-Stadium IIA1 auf. Letztere hatten ein höheres Risiko für knappe Resektionsränder, was sich in einer adjuvanten Therapierate von 23,8 % im Vergleich zu 8,5 % im Stadium FIGO IB1 niederschlägt (p = 0,03).

Die Häufigkeit des mikroskopischen paraaortalen Befalls und die Verteilung der intermediären Risikofaktoren unterschied sich nicht zwischen den Gruppen FIGO IB1 und IIA1, wohl aber die Häufigkeit nachgewiesener Lymphknotenmetasen (33,3 % vs. 17,6 %, p = 0,08). 98/199 Patientinnen benötigten eine adjuvante Therapie (= 49,3 %), Patientinnen im Stadium FIGO IIA1 erhielten sogar zu 76 % eine adju-

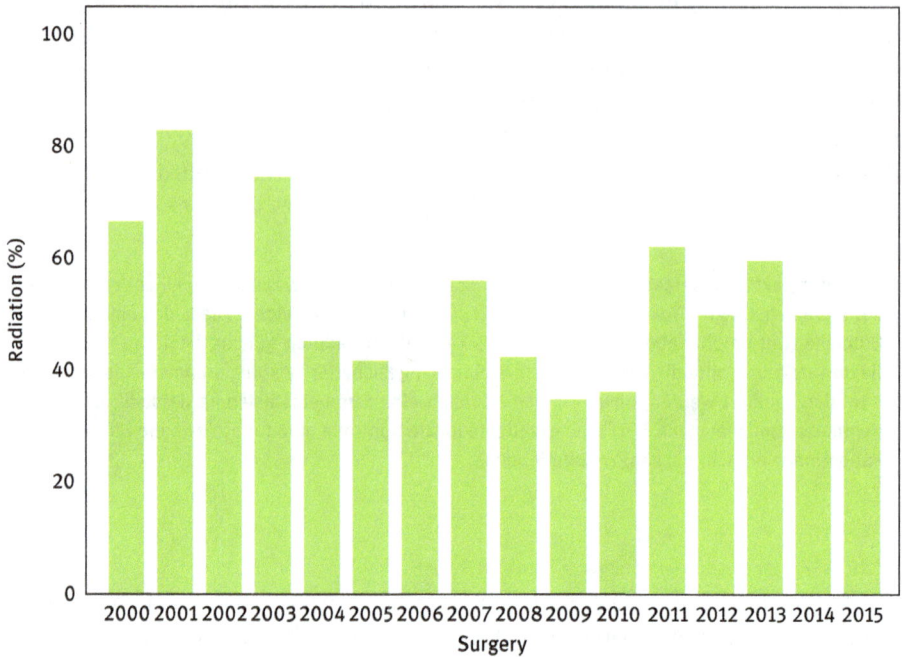

Abb. 8.12: Anteil der adjuvanten Strahlentherapie (Ordinate) nach Hysterektomie der Jahre 2000–2015 (Abszisse) (Yagur et al. 2018).

vante Therapie; Patientinnen im FIGO-Stadium IB1 immerhin noch zu 46 % (RR = 1,65 (1,24–2,2), p = 0,011). Interessanterweise führte der Einsatz des präoperativen MRT oder PET-CT nicht zu einer Reduktion der Rate an adjuvanten Therapien.

8.3.3 Neoadjuvante Chemotherapie

Bislang existierte lediglich eine randomisierte Studie (Gupta et al. 2018), die eine Überlegenheit der NACT + OP gegenüber einer alleinigen Radiatio nachgewiesen hatte. Sie war bereits in ihrem Erscheinungsjahr (2002 im JCO!) überholt, da seit 1999 die kombinierte Radiochemotherapie der Standard der Therapie war (Benedetti-Panici et al. 2002). Daten, die eine Überlegenheit der NACT + OP gegenüber einer kombinierten Radiochemotherapie nachweisen, existieren bis heute nicht. In Analogie zum Ovarialkarzinom konnte von Benedetti-Panici et al. gezeigt werden, dass dosisdichte Schemata auch beim Zervixkarzinom zu verbesserten Responseraten gegenüber den dreiwöchentlichen Schemata führen (Benedetti-Panici et al. 2015). Weiterhin postulierten Landoni et al. (2014), dass *optimal responders* der FIGO-Stadien IB2–IIB nach dosisdichter NACT und OP keine weitere Strahlentherapie und/oder Chemotherapie benötigen. Patientinnen wiederum mit *suboptimal response* würden mittels einer adjuvanten Chemotherapie bzgl. des rezidivfreien Überlebens profitieren. Die Autoren behaupten weiterhin, dass die Prognose von Patientinnen mit extrazervikaler residueller Erkrankung (also R1/2 nach NACT + Operation) weder durch Strahlen- noch Chemotherapie verbessert werden könnte. Somit wäre die NACT ein Instrument, frühzeitig *optimal responder* zu entdecken und ihnen eine trimodale Therapie zu ersparen, aber die Prognose der anderen Patientinnen nicht zu verschlechtern. Die erwähnte Arbeit stellte u. a. die Grundlage für interdisziplinäre Überlegungen für ein strahlentherapiefreies Konzept nach neoadjuvanter Chemotherapie dar, die im Rahmen einer randomisierten Studie der AGO/ARO/NOGGO umgesetzt werden soll.

In einer 2018 publizierten randomisierten Phase-III-Studie (Gupta et al. 2018) wurden Patientinnen zwischen 18–65 Jahren mit einem Plattenepithelkarzinom der Cervix uteri der FIGO-Stadien IB2, IIA oder IIB in einen Arm mit neoadjuvanter Chemotherapie (NACT) gefolgt von radikaler Hysterektomie (OP) und einen Arm mit Radiochemotherapie (RCTX) eingeschlossen. Arm A (NACT) bestand aus drei Zyklen Paclitaxel (175 mg/m^2) und Carboplatin (AUC5–6) alle 3 Wochen. Die NACT-Patientinnen wurden bei Vorliegen von Risikofaktoren zudem postoperativ radio-(chemo-)therapiert. Der primäre Endpunkt war das erkrankungsfreie Überleben (*disease free survival*, DFS), die sekundären Endpunkte das Gesamtüberleben und die Toxizität. Die mediane Nachbeobachtungszeit betrug 58,5 Monate. Das 5-Jahres-DFS betrug 69,3 % vs. 76,7 % für NACT vs. RCTX (P = 0,038). Das 5-Jahres-Gesamtüberleben unterschied sich nicht signifikant mit 75,4 % vs. 74,7 % für NACT vs. RCTX (P = 0,87). Die rektale, urogenitale und vaginale Spättoxizität war mit 3,5 %, 3,5 % und 26 % nach Radiochemotherapie höher verglichen mit 2 %, 1,6 % und 12 % im NACT-Arm. Grad 3 und 4 GU und GI-Toxizitäten unterschieden sich nicht. Arm A (NACT) wies mehr Grad 3 und 4 hämatologische Toxizitäten auf. Die Autoren schlussfolgern, dass die primäre kombinierte Radiochemotherapie gegenüber der NACT gefolgt von OP (± Radiochemotherapie) nicht zu einem verbesserten DFS führt.

Worin sind die Ursachen zu sehen?

1. Es wurde kein dosisdichtes Chemotherapieschema eingesetzt. Die FIGO-Stadien sind rein klinische Stadien, obwohl klar ist, dass das operative Staging vor Therapie zu einem Upstaging bei ca. 30 % der Patientinnen führt (Marnitz et al. 2016).
2. Klare Aussagen zum Befall der Lymphknoten und damit zum wichtigsten Prognoseparameter finden sich nicht, ein chirurgisches Staging fand nicht statt.
3. Mehr als 20 % der für die neoadjuvante Therapie randomisierten Patientinnen wurden nicht operiert, sondern erhielten eine primäre Radiochemotherapie. Dies stellt die Machbarkeit des neoadjuvanten Konzeptes in Frage.
4. Weitere 10 % bzw. 13 % der Patientinnen im Arm A erhielten trotz neoadjuvanter Chemotherapie und Operation eine postoperative Radiotherapie bzw. Radiochemotherapie, also eine Triple-Therapie, die sicher die Gesamttoxizität erhöht. Die dafür verwendeten Parameter bleiben unklar, da, wie bereits erwähnt, kein präoperatives Staging durchgeführt wurde.

Bezüglich des Gesamtüberlebens (sekundärer Endpunkt) und der höhergradigen „Grad ≥ 3"-GI- und GU-Toxizitäten unterschieden sich die Arme nicht. Die hämatologische Toxizität war im neoadjuvanten Arm erwartungsgemäß häufiger und schwerer in der Ausprägung. Es ist bedauerlich, dass diese Studie, die über 13 Jahre mehr als 600 Patientinnen rekrutierte, nichts Neues beisteuern konnte.

> Die neoadjuvante Chemotherapie gefolgt von Hysterektomie konnte auch in der jüngsten Studie keine onkologische Überlegenheit gegenüber der Standard-Radiochemotherapie nachweisen und sollte deshalb nur im Rahmen von Studien erfolgen. Eine solche Studie der ARO/AGO/NOGGO (Akronym „NACOPRAD") rekrutiert derzeit.

8.3.4 Immuntherapien in Kombination mit Radio-(chemo-)therapie

Somatische Mutationen in Tumorzellen können die Erkennung von Tumorzellen als „fremd" durch das Immunsystem verhindern. Tumoren mit einer hohen somatischen Mutationslast werden wegen ihres Ansprechens auf Immuntherapeutika als „immunogen" bezeichnet. Dazu gehören, neben den bekannten NSCLC und Melanomen, auch Zervixkarzinome (Hollebecque et al. 2017, Schellens et al. 2017, Curran et al. 2010, Hodi et al. 2016, Sznol et al. 2017). Derzeit hat sich eine vielfältige Studienlandschaft entwickelt, die neben dem Einsatz der Immuntherapien in der metastasierten Situation auch den onkologischen Gewinn simultan zur primären Radiochemotherapie, als Kombinationspartner der Radiotherapie und Ersatz für die simultane Chemotherapie, in der adjuvanten Situation und in der Erhaltungstherapie testet (Wendel et al. 2020).

Tab. 8.5: Übersicht über derzeit laufende Studien zur Immuntherapie beim Zervixkarzinom (aus Wendel et al. 2020).

	NCT	Setting	Phase	Agents	n	Estimated completion date
Checkpoint inhibitors						
EMPOWER – CEVICAL 1/GOG 3016/ ENGOT-Ccx9	NCT0325-7267	Second-line metastatic	Phase III	Cemiplimab Chemotherapy (Investigator's choice)	534	June 2023
Checkpoint inhibitors + radiation						
NiCOL	NCT0329-8893	Locally advanced untreated cervical cancer	Phase I	Cisplatin + WPRT + Nivolumab	21	May 2022
UVA-LACC-PD201	NCT0263-5360	Locally advanced untreated cervical cancer	Randomized Phase I	Cisplatin + WPRT + Pembrolizumab Cisplatin + WPRT followed by Pembrolizumab	88	May 2021
ENGOT-cx11/ KEYNOTE-A 18	NCT0422-1945	Locally advanced untreated cervical cancer	Phase III	Cisplatin + WPRT + Placebo Cisplatin + WPRT + Pembrolizumab	980	February 2024
GOG-9929	NCT0171-1515	Node (+) cervical cancer	Phase I	Cisplatin + WPRT + Ipilimumab	34	June 2017
NRG GY017/ NCl-2018–02791	NCT0373-8228	Locally advanced cervical cancer	Randomized Phase I	Cisplatin + WPRT + Atezolizumab Atezolizumab followed by WPRT + Cisplatin	40	November 2021
CALLA	NCT0383-0866	Locally advanced untreated cervical cancer	Phase III	Cisplatin + WPRT + Durvalumab Cisplatin + WPRT + Placebo	714	April 2024
ATEZOLACC	NCT0361-2791	Locally advanced untreated cervical cancer	Randomized Phase II	Cisplatin + WPRT Cisplatin + WPRT + Atezolizumab	190	July 2022
MCC-19662/ ML40521	NCT0361-4949	First-line metastatic	Phase II	Radiation + Atezolizumab	26	December 2022

Tab. 8.5: (fortgesetzt)

	NCT	Setting	Phase	Agents	n	Estimated completion date
Checkpoint inhibitors + chemotherapy						
KEYNOTE-826/ MK-3475–826	NCT0363-5567	First-line metastatic	Ran-domized Phase III	Paclitaxel + platinum ± bevacizumab + pembrolizumab Paclitaxel + platinum ± bevacizumab + placebo	600	November 2022
BEATcc/GOG-3030/ ENGOTc-x10/ JGOG 1084/ GEICO 68-C	NCT0355-6839	First-line metastatic		Paclitaxel + Cisplatin + bevacizumab + atezolizumab Paclitaxel + Cisplatin + bevacizumab + placebo	404	July 2023
PD-1 and CTLA-4 combinations						
C-550–01	NCT034-95882	Second-line metastatic	Phase I/ II	AGEN2034 + AGEN 1884	154	March 2023
RaPiDS/GOG-3028/ C-750–01	NCT038-94215	Second-line metastatic	Ran-domized Phase II	AGEN2034 ± AGEN 1884	200	August 2023

Als immunogener Tumor stellt das Zervixkarzinom ein gutes Target für die Checkpoint-Inhibition und andere Immuntherapeutika dar. Erste Daten lassen auch für das metastasierte Zervixkarzinom eine Synergie durch die simultane Strahlentherapie annehmen.

8.4 Vulvakarzinom

Die onkologischen Ergebnisse in der Therapie des Vulvakarzinoms stagnieren auf einem unbefriedigenden Niveau. Seit einigen Jahren zeigt sich eine deutliche Zunahme der Karzinome bei jüngeren Frauen, oft funktionell kritische Regionen wie die periurethrale und periklitoridale Region betreffend (Hampl et al. 2008). Die Tumoren zeigen, je nach Entstehung, distinkte genetische Profile, die in Zukunft ggf. eine andere Therapiestrategie implizieren könnten (Weberpals et al. 2017, Halec et al. 2017).

Hier leistet die Radio-(chemo-)therapie ihren Beitrag:
- Zum einen geht es um die Vermeidung lokaler Rezidive (lokale adjuvante Strahlentherapie),
- zum zweiten um die Reduktion lokoregionärer Rezidive (Strahlentherapie der Lymphabflusswege) und damit um die Verbesserung des erkrankungsfreien Überlebens
- sowie um Organ- und Funktionserhalt (neoadjuvante bzw. primäre Radiochemotherapie) im Rahmen des interdisziplinären Therapiekonzeptes.

HPV-assoziierte Vulvakarzinome zeigten in den Jahren 1999–2015 eine Zunahme in den USA (Van Dyne et al. 2018). Zur prognostischen bzw. prädiktiven Bedeutung von HPV existieren beim Vulvakarzinom widersprüchliche Daten. Eine kürzlich publizierte Arbeit beschreibt ein günstigeres PFS und weniger Infield-Rezidive für p16-positive Tumoren nach Vulvektomie und adjuvanter Radiatio, allerdings bei kleinen Fallzahlen (Dohopolski et al. 2019).

In einer retrospektiven Analyse untersuchten die Autoren (Horne et al. 2018) die p16-Positivität als Surrogatparameter für HPV-Positivität und deren Einfluss auf die Prognose. Es wurden 73 Patientinnen mit Vulvakarzinomen, die von 2000–2016 eine neoadjuvante oder definitive Radiochemotherapie erhielten, ausgewertet. Das mediane Alter der Gesamtkohorte war 73 Jahre, die der HPV-positiven Patientinnen allerdings 60 Jahre. Insgesamt waren nahezu die Hälfte (n = 33, 45,2 %) der Tumoren p16-positiv. Signifikant mehr Patientinnen mit p16-positiven Tumoren erzielten eine Komplettremission im Vergleich zu p16-negativen Tumoren (64 % vs. 35 %) (p = 0,014). Interessanterweise setzten sich die besseren Responseraten auch um in eine zugunsten der p16-positiven verbesserte lokale Kontrolle nach 2 Jahren (75 % vs. 50 %, p = 0,008) (Horne et al. 2018). Keine der p16-positiven Frauen entwickelte Fernmetastasen, jedoch 7 Patientinnen mit p16-negativen Tumoren (p = 0,013). Das Gesamtüberleben unterschied sich nicht signifikant, was am ehesten der kleinen Zahl geschuldet ist. Hierbei handelt es sich um die größte, wenn auch retrospektive Serie, die HPV-Status (als Surrogatparameter mittel p16) und Ansprechraten bzw. onkologischen Outcome korreliert. Da Vulvakarzinome nur ca. 5 % der gynäkologischen Malignome repräsentieren, ist die Kohorte naturgemäß klein. Der Anteil HPV-positiver Vulvakarzinome schwankt in den Angaben anderer Autoren zwischen 20–45 %. Die vorliegenden Ergebnisse decken sich sehr gut mit den Daten der Oropharynxkarzinome, die bei HPV-Positivität auch bessere Responseraten und Überlebensraten aufweisen. Die Diskussion, ob eine Dosisdeeskalation auch bei HPV-positiven Vulvakarzinomen gerechtfertigt ist, hat bisher, im Gegensatz zum Oropharynxkarzinom, keine Datengrundlage. Da 20 % der HPV-negativen Vulvakarzinompatientinnen Fernmetastasen entwickelten, aber keine einzige HPV-positive Patientin, könnte dies die Diskussion über eine HPV-basierte Empfehlung zur adjuvanten Therapie eröffnen.

8.4.1 Lymphknotenmetastasen

Weder CT noch MRT noch PET-CT haben eine ausreichende Genauigkeit in der Lymphknotendiagnostik des Vulvakarzinoms (Crivellaro et al. 2017). Bei unklaren Leistenbefunden wird eine sonographiebasierte Feinnadelbiopsie empfohlen. Im Rahmen der Primärtherapie ist ab 1 mm Invasionstiefe der Einsatz der Sentineltechnik angezeigt, bei positivem Sentinel gefolgt von bilateraler Lymphadenektomie. Sollte keine SLN-Indikation bestehen (Tumor in der Mittellinie, > 4 cm), muss eine primäre systematische Lymphadenektomie durchgeführt werden.

8.4.1.1 Sentineltechnik

Der Einsatz der Sentineltechnik hat in der Diagnostik des Vulvakarzinoms zu einer deutlichen Reduktion der therapiebedingten Morbidität durch den möglichen Verzicht auf die inguinale Lymphadenektomie bei Patientinnen geführt, die sentinel-negativ sind (Hantschmann 2006). Hierzu sei auf Kapitel 1 verwiesen.

8.4.1.2 Strahlentherapie bei inguinalen Lymphknotenmetastasen

Zwei randomisierte Studien haben bereits vor über 30 Jahren Evidenz generiert: Die GOG-37-Studie untersuchte bei Patientinnen mit mindestens einem positiven inguinalen Lymphknoten nach Tumorresektion und inguinofemoraler Lymphadenektomie den Wert der Leistenbestrahlung (Kunos et al. 2009, Homesley et al. 1986). Die Studie etablierte den bis heute gültigen Standard der adjuvanten inguinalen Radiotherapie bei einem tumorbefallenen Leistenlymphknoten, sofern die Größe der Metastase > 5 mm ist, ab zwei Metastasen bzw. in jedem Fall bei verbackenen oder exulzerierten Lymphknoten und/oder extrakapsulärem Wachstum. Wahrscheinlich profitieren auch Patientinnen mit einem befallenen Lymphknoten unabhängig von der Größe (Xanthopoulos et al. 2018).

Die zweite ältere GOG-Studie (Stehman et al. 1992) beschäftigte sich mit der Frage, ob bei T1–3-Tumoren die Radiatio bei klinisch unauffälligen Leisten (cN0) eine Lymphadenektomie ersetzen kann (Stehman et al. 1992). Es traten 18,5 % Leistenrezidive in der nicht operierten Gruppe auf. In der anderen Gruppe (n = 25) erfolgte eine Lymphadenektomie der Leisten und bei Befall eine Radiatio. Es traten keine Leistenrezidive auf. Das Gesamtüberleben unterschied sich in beiden Gruppen deutlich zugunsten der operierten ± bestrahlten Patientinnen mit 88 % vs. 63 % bei den Patientinnen mit alleiniger Radiatio. Jüngere Daten dazu existieren nicht.

Patientinnen mit positiven Sentinellymphknoten müssen systematisch inguinal lymphadenekto-miert werden. Patientinnen mit zwei positiven Leistenlymphknoten oder einem befallenen Lymph-knoten mit einer Metastasengröße von 5 mm und mehr sollten eine postoperative Radio-(chemo-)therapie erhalten (LL-Empfehlung). Es gibt neue Evidenz aus einem großen Register, die einen Benefit *quoad vitam* durch die Leistenbestrahlung auch bei Patientinnen mit nur einem befalle-nen Leisten-LK (unabhängig von der Größe, da nicht dokumentiert) nahelegt. Diese Daten sollten trotz der fehlenden LL-Empfehlung mit der Patientin besprochen werden. Die Radiotherapie der Leisten ersetzt in keinem Falle die Sentinel- oder systematische Lymphadenektomie.

8.4.1.3 Strahlentherapie bei pelvinen Lymphknotenmetastasen

Der Befall pelviner Lymphknoten stellt eine fernmetastasierte Situation dar. Das Risi-ko für pelvine Lymphknotenmetasen beträgt insgesamt ca. 10 %, bei einem Tumor unter 2 cm Größe lediglich ca. 2 %. Bei positiven Leistenlymphknoten haben weniger als ein Drittel der Patientinnen pelvine Lymphknotenmetastasen. Das heißt, dass die pelvine Bestrahlung selbst für Patientinnen mit positiven inguinalen Lymphknoten in ca. 70 % eine Übertherapie darstellt, von der die Patientinnen nicht onkologisch profitieren, aber Toxizität erleiden (Hacker et al. 1983, Konidaris et al. 2011, Jackson et al. 2006). Deshalb wird in der aktuellen deutschen Leitlinie empfohlen, zunächst ein operatives Staging durchzuführen und Patientinnen ohne histologischen Nach-weis pelviner Lymphknotenmetastasen die potenziell toxische Radiatio der pelvinen Lymphabflusswege zu ersparen (Klemm et al. 2005).

Patientinnen mit pelvinen Lymphknotenmetastasen haben nach alleiniger Ope-ration eine sehr ungünstige Prognose mit < 25 % Langzeitüberleben (Homesley et al. 1986). Thaker et al. (2015) untersuchten 20 Patientinnen mit befallenen pelvinen Lymphknoten, die entweder histologisch gesichert wurden, PET-CT positiv waren bzw. in der konventionellen CT eine Lymphknotengröße von 1,5 cm oder mehr auf-wiesen. Nach simultaner Radiochemotherapie und Fortführung der Chemotherapie bei einigen Patientinnen konnte eine erkrankungsfreie 5-Jahres-Überlebensrate von fast 50 % erzielt werden. Dies zeigt, dass für Patientinnen mit makroskopisch auffäl-ligen pelvinen Lymphknoten bzw. gesicherten Metastasen mit der Radiochemothera-pie eine kurative Option zur Verfügung steht. Daten, ob die pelvine Lymphadenekto-mie vor Radiochemotherapie die Ergebnisse weiter zu verbessern mag, existieren nicht (Thaker et al. 2015).

Die pelvinen Lymphabflusswege sollten nur bei histologisch gesicherten Lymphknotenmetasta-sen bestrahlt werden. Pelvine Lymphknotenmetastasen stellen formal eine Fernmetastasierung dar. Sie sind praktisch immer mit dem Vorhandensein inguinaler Lymphknotenmetastasen ver-bunden. Nach histologischer Sicherung stellt die kombinierte Radiochemotherapie der pelvinen Lymphnotenstationen für diese Patientinnen gleichwohl eine kurative Therapieoption dar.

8.4.2 Resektionsränder

In einer aktuellen Übersichtsarbeit (n = 3.000) unterstrichen die Autoren den Wert der adjuvanten Therapie bei positiven Schnitträndern, allerdings hatten auch fast die Hälfte der Patientinnen Lymphknotenmetastasen, sodass hier wieder zwei Effekte zum Tragen kommen – die Radiatio des Tumorbettes und die Radiatio der Lymphabflusswege. Das 3-Jahres-Gesamtüberleben verbesserte sich durch die Bestrahlung von 58,5 % auf 67,4 % (Chapman et al. 2017).

Auch unabhängig vom Resektionsstatus sind Risikofaktoren wirksam, die mit einem höheren (lokalen) Rezidivrisiko korrelieren (Minar et al. 2018). So ergaben die retrospektiven Daten der AGO-Care-1-Studie (Mahner et al. 2015), dass schnittrandunabhängig bei positiven Lymphknoten die adjuvante Strahlentherapie das progressionsfreie Überleben verbessert. Allerdings wird die retrospektive Auswertung bzgl. der unscharfen Definition der Zielvolumina bei der Strahlentherapie kritisiert, weshalb die Aussage nicht verallgemeinert werden kann.

> Die Diskussion um den Einfluss der Resektionsränder und den sicheren Mindestabstand beim Vulvakarzinom ist nicht abgeschlossen. Sie ist von der Definition des lokalen Rezidivs und den gewählten Endpunkten abhängig. Sicher ist, dass positive Schnittränder prognostisch ungünstig sind und eine Strahlentherapie die lokale Kontrolle und das Überleben verbessert. Obwohl immer als erste Option empfohlen, liegt keine Evidenz für die Nachresektion vor. Die aktuelle deutsche Leitlinie empfiehlt derzeit einen Resektionsrand von mindestens 3 mm im Gesunden.

8.4.3 Radio-(chemo-)therapie

Die Radiotherapie kommt als (neo)adjuvante oder primäre Therapie zum Einsatz. Daten zur Überlegenheit der simultanen Radiochemotherapie im Vergleich zur Radiotherapie allein existieren nicht. Jedoch wird in Analogie zum Zervixkarzinom oder Analkarzinom eine simultane Radiochemotherapie empfohlen. Unklar ist, welche Substanzen die beste Wirksamkeit bei entsprechender therapeutischer Breite haben. Zur Anwendung kommen Cisplatin mono, 5-FU und Mitomycin C, 5-FU und andere. Die Therapie sollte mit modernen Strahlentherapietechniken erfolgen. Obsolet ist der Einsatz klinischer Elektronenfelder für die Leisten. Mit den heutigen modernen Techniken gelingt mit Photonen eine adäquate Abdeckung des Zielvolumens unter gleichzeitiger Schonung der Risikoorgane. Nicht mehr anzuwenden sind früher übliche sog. *split course regimens*, die eine geplante Therapiepause beinhalten. Bei starken Schleimhaut- und Hautreaktionen kann gleichwohl eine Therapieunterbrechung, die so kurz wie möglich gehalten werden sollte, helfen.

Nach der neoadjuvanten Radiochemotherapie, die für lokal fortgeschrittene Befunde Anwendung findet, zeigen sich in den meisten Publikationen sehr gute Responseraten (Moore et al. 1998). In einer gepoolten Auswertung von über 2.000 Patientinnen konnte gezeigt werden, dass bei Anwendung von Dosen über 55 Gy die alleinige simultane Radiochemotherapie der neoadjuvanten Radiochemotherapie gefolgt von der Operation onkologisch nicht unterlegen war und ggf. in Zukunft eine Option böte, selektionierten Patientinnen mit nachgewiesener klinischer und pathologischer Komplettremission nach multiplen Biopsien die Operation zu ersparen. Wünschenswert wäre hierzu eine randomisierte Studie, die aber unrealistisch ist (Natesan et al. 2016, Mitra et al. 2018).

8.5 Vaginalkarzinom

Vaginalkarzinome stellen insgesamt seltene Tumoren dar. Jährlich erkranken geschätzt ca. 500 Patientinnen in Deutschland an diesem Tumor (RKI, Zentrum für Krebsregisterdaten). Randomisierte Daten zu jeglichen Aspekten der Diagnostik und Therapie von Vaginalkarzinomen fehlen gänzlich. Dies macht eine evidenzbasierte Empfehlung unmöglich und erlaubt lediglich Analogieschlüsse und -empfehlungen mit Blick auf andere gynäkologische Tumoren. Der Anteil HPV-positiver Tumoren wird mit bis zu 90 % angegeben. HPV-positive Vaginalkarzinome weisen ein günstigeres onkologisches Outcome nach Radiatio als HPV-negative Tumoren auf, was derzeit noch keine Implikationen für die Therapie hat (Alonso et al. 2012).

Das lymphogene Ausbreitungsmuster der Vaginalkarzinome ist nicht gut vorhersagbar. Entgegen dem früheren klinischen Dogma, dass Tumoren der oberen Vagina eher die pelvine und Tumoren der unteren Vagina eher die inguinale lymphogene Ausbreitung bevorzugen, muss dies angezweifelt werden (Frumovitz et al. 2008). Deshalb gibt es die Empfehlung zum operativen LK-Staging inguinal *und* pelvin auch bei primärem Tumorsitz in der distalen Vagina.

Das Sentinelverfahren ist beim Vaginalkarzinom nicht ausreichend validiert (Hertel et al. 2013), ebenso fehlen belastbare Daten zum PET-CT in der Lymphknotendiagnostik (Oldan und Patel 2016; Cho, Kim und Viswanathan 2015). Dies birgt erhebliche Herausforderungen und Probleme in Therapieplanung und Indikationsstellung. Die primäre Radio-(chemo-)therapie ist das etablierte Therapieverfahren (Guerri et al. 2018). Der Einsatz der Brachytherapie und damit die Applikation hoher biologischer Dosen führt zu verbessertem Überleben (Orton et al. 2016).

Beim seltenen Vaginalkarzinom wird die Therapie oft an die des Vulvakarzinoms angelehnt, mit der Ausnahme, dass die Empfehlung zum operativen Staging der inguinalen UND pelvinen Lymphabflusswege primär gegeben werden kann. Die Strahlentherapie ist die Standardtherapie. Der Einsatz der Brachytherapie verbessert die Prognose. Ob der Einsatz der kombinierten Radiochemotherapie gegenüber der alleinigen Radiatio Vorteile bietet, ist unklar.

Literatur

Aalders J, Abeler V, Kolstad P, Onsrud M. Postoperative external irradiation and prognostic parameters in stage I endometrial carcinoma: clinical and histopathologic study of 540 patients. Obstetrics and gynecology 1980;56(4):419–427.

Alberts DS, Brady M, Cikaric S, et al. Reducing uncertainties about the effects of chemoradiotherapy for cervical cancer: individual patient data meta-analysis. Cochrane Db Syst Rev 2010(1).

Alonso I, Felix A, Torne A, et al. Human papillomavirus as a favorable prognostic biomarker in squamous cell carcinomas of the vagina. Gynecol Oncol 2012;125(1):194–199.

Alvarez Secord A, Havrilesky LJ, Bae-Jump V, et al. The role of multi-modality adjuvant chemotherapy and radiation in women with advanced stage endometrial cancer. Gynecol Oncol 2007;107 (2):285–291.

Arians N, Kieser M, Benner L, et al. Adjuvant Intensity Modulated Whole-Abdominal Radiation Therapy for High-Risk Patients With Ovarian Cancer (International Federation of Gynecology and Obstetrics Stage III): First Results of a Prospective Phase 2 Study. International journal of radiation oncology, biology, physics 2017;99(4):912–920.

Atri M, Zhang Z, Dehdashti F, et al. Utility of PET-CT to evaluate retroperitoneal lymph node metastasis in advanced cervical cancer: Results of ACRIN6671/GOG0233 trial. Gynecol Oncol 2016, 142 (3):413–419.

Azais H, Ghesquiere L, Petitnicolas C, et al. Pretherapeutic staging of locally advanced cervical cancer: Inframesenteric paraaortic lymphadenectomy accuracy to detect paraaortic metastases in comparison with infrarenal paraaortic lymphadenectomy. Gynecol Oncol 2017;147(2):340–344.

Benedetti Panici P, Palaia I, Marchetti C, et al. Dose-Dense Neoadjuvant Chemotherapy plus Radical Surgery in Locally Advanced Cervical Cancer: A Phase II Study. Oncology 2015;89(2):103–110.

Benedetti-Panici P, Greggi S, Colombo A, et al. Neoadjuvant chemotherapy and radical surgery versus exclusive radiotherapy in locally advanced squamous cell cervical cancer: results from the Italian multicenter randomized study. J Clin Oncol 2002;20(1):179–188.

Bokhman JV. Two pathogenetic types of endometrial carcinoma. Gynecol Oncol 1983;15(1):10–17.

Boothe D, Orton A, Odei B, et al. Chemoradiation versus chemotherapy or radiation alone in stage III endometrial cancer: Patterns of care and impact on overall survival. Gynecol Oncol 2016;141 (3):421–427.

Cancer Genome Atlas Research N, Kandoth C, Schultz N, Cherniack AD, et al. Integrated genomic characterization of endometrial carcinoma. Nature 2013;497(7447):67–73.

Chantalat E, Vidal F, Leguevaque P, et al. Cervical cancer with paraaortic involvement: do patients truly benefit from tailored chemoradiation therapy? A retrospective study on 8 French centers. European journal of obstetrics, gynecology, and reproductive biology 2015;193:118–122.

Chapman BV, Gill BS, Viswanathan AN, et al. Adjuvant Radiation Therapy for Margin-Positive Vulvar Squamous Cell Carcinoma: Defining the Ideal Dose-Response Using the National Cancer Data Base. International journal of radiation oncology, biology, physics 2017;97(1):107–117.

Cho LP, Kim CK, Viswanathan AN. Pilot study assessing (18)F-fluorothymidine PET/CT in cervical and vaginal cancers before and after external beam radiation. Gynecol Oncol Rep 2015;14:34–37.

Creutzberg CL, Nout RA, Lybeert ML, et al. Fifteen-year radiotherapy outcomes of the randomized PORTEC-1 trial for endometrial carcinoma. International journal of radiation oncology, biology, physics 2011;81(4):e631–638.

Creutzberg CL, van Putten WL, Koper PC, et al. Surgery and postoperative radiotherapy versus surgery alone for patients with stage-1 endometrial carcinoma: multicentre randomised trial. PORTEC Study Group. Post Operative Radiation Therapy in Endometrial Carcinoma. Lancet 2000;355(9213):1404–1411.

Creutzberg CL, van Stiphout RGPM, Nout RA, et al. Nomograms for Prediction of Outcome With or Without Adjuvant Radiation Therapy for Patients With Endometrial Cancer: A Pooled Analysis of PORTEC-1 and PORTEC-2 Trials. Int J Radiat Oncol 2015;91(3):530–539.

Creutzberg CL. GOG-99: ending the controversy regarding pelvic radiotherapy for endometrial carcinoma? Gynecol Oncol 2004;92(3):740–743.

Crivellaro C, Guglielmo P, De Ponti E, et al. 18F-FDG PET/CT in preoperative staging of vulvar cancer patients: is it really effective? Medicine 2017;96(38):e7943.

Curran MA, Montalvo W, Yagita H, Allison JP: PD-1 and CTLA-4 combination blockade expands infiltrating T cells and reduces regulatory T and myeloid cells within B16 melanoma tumors. P Natl Acad Sci USA 2010;107(9):4275–4280.

de Boer SM, Powell ME, Mileshkin L, et al. Adjuvant chemoradiotherapy versus radiotherapy alone for women with high-risk endometrial cancer (PORTEC-3): final results of an international, open-label, multicentre, randomised, phase 3 trial. The Lancet Oncology 2018a;19(3):295–309.

de Boer SM, Powell ME, Mileshkin L, et al. Toxicity and quality of life after adjuvant chemoradiotherapy versus radiotherapy alone for women with high-risk endometrial cancer (PORTEC-3): an open-label, multicentre, randomised, phase 3 trial. The Lancet Oncology 2016;17(8):1114–1126.

de Boer SM, Wortman BG, Bosse T, et al. Clinical consequences of upfront pathology review in the randomised PORTEC-3 trial for high-risk endometrial cancer. Ann Oncol 2018b;29(2):424–430.

Deodato F, Macchia G, Grimaldi L, et al. Stereotactic radiotherapy in recurrent gynecological cancer: a case series. Oncol Rep 2009;22(2):415–419.

Dohopolski MJ, Horne ZD, Pradhan D, et al. The prognostic significance of p16 status in patients with vulvar cancer treated with vulvectomy and adjuvant radiation. Int J Radiat Oncol Biol Phys. 2019;103(1):152–160.

Fields EC, McGuire WP, Lin L, Temkin SM. Radiation Treatment in Women with Ovarian Cancer: Past, Present, and Future. Frontiers in oncology 2017;7:177.

Frumovitz M, Gayed IW, Jhingran A, et al. Lymphatic mapping and sentinel lymph node detection in women with vaginal cancer. Gynecol Oncol 2008;108(3):478–481.

Frumovitz M, Querleu D, Gil-Moreno A, et al. Lymphadenectomy in Locally Advanced Cervical Cancer Study (LiLACS): Phase III Clinical Trial Comparing Surgical With Radio logic Staging in Patients With Stages IB2-IVA Cervical Cancer. J Minim Invas Gyn 2014;21(1):3–8.

Garcia Pineda V, Hernandez Gutierrez A, Gracia Segovia M, et al. Low-Volume Nodal Metastasis in Endometrial Cancer: Risk Factors and Prognostic Significance. J Clin Med 2020;9(6):1999.

Ghanem AI, Modh A, Burmeister C, Mahmoud O, Elshaikh MA: Does the Interval Between Hysterectomy and Start of Adjuvant Radiation Treatment Influence Survival in Women With Endometrial Carcinoma?: A National Cancer Database analysis. American journal of clinical oncology 2020;43(8):602–606.

Gomez-Hidalgo NR, Ramirez PT, Ngo B, et al. Oncologic impact of micrometastases or isolated tumor cells in sentinel lymph nodes of patients with endometrial cancer: a meta-analysis. Clin Transl Oncol. 2020;22(8):1272–1279.

Gouy S, Morice P, Narducci F, et al. Nodal-staging surgery for locally advanced cervical cancer in the era of PET. Lancet Oncology 2012;13(5):E212–E220.

Greven K, Winter K, Underhill K, et al. Final analysis of RTOG 9708: adjuvant postoperative irradiation combined with cisplatin/paclitaxel chemotherapy following surgery for patients with high-risk endometrial cancer. Gynecol Oncol 2006;103(1):155–159.

Group AES, Blake P, Swart AM, et al. Adjuvant external beam radiotherapy in the treatment of endometrial cancer (MRC ASTEC and NCIC CTG EN.5 randomised trials): pooled trial results, systematic review, and meta-analysis. Lancet 2009;373(9658):137–146.

Guerri S, Perrone AM, Buwenge M, et al. Definitive Radiotherapy in Invasive Vaginal Carcinoma: A Systematic Review. Oncologist. 2019 Jan;24(1):132-141. doi: 10.1634/theoncologist.2017-0546. Epub 2018 Aug 23.

Gupta S, Maheshwari A, Parab P, et al. Neoadjuvant Chemotherapy Followed by Radical Surgery Versus Concomitant Chemotherapy and Radiotherapy in Patients With Stage IB2, IIA, or IIB Squamous Cervical Cancer: A Randomized Controlled Trial. J Clin Oncol 2018:JCO2017759985.

Hacker NF, Berek JS, Lagasse LD, Leuchter RS, Moore JG. Management of regional lymph nodes and their prognostic influence in vulvar cancer. Obstet Gynecol 1983;61(4):408–412.

Haie C, Pejovic MH, Gerbaulet A, et al. Is prophylactic para-aortic irradiation worthwhile in the treatment of advanced cervical carcinoma? Results of a controlled clinical trial of the EORTC radiotherapy group. Radiotherapy and oncology: journal of the European Society for Therapeutic Radiology and Oncology 1988;11(2):101–112.

Halec G, Alemany L, Quiros B, et al. Biological relevance of human papillomaviruses in vulvar cancer. Mod Pathol 2017;30(4):549–562.

Hampl M, Deckers-Figiel S, Hampl JA, Rein D, Bender HG. New aspects of vulvar cancer: changes in localization and age of onset. Gynecol Oncol 2008;109(3):340–345.

Hantschmann P. Minimizing operative morbidity. Sentinel-lymphonodectomy in vulvar cancer – quo vadis? Zentralbl Gynakol 2006;128(1):38–40.

Hertel H, Soergel P, Muecke J, et al. Is There a Place for Sentinel Technique in Treatment of Vaginal Cancer? Feasibility, Clinical Experience, and Results. Int J Gynecol Cancer 2013;23(9):1692–1698.

Higginson DS, Morris DE, Jones EL, et al. Stereotactic body radiotherapy (SBRT): technological innovation and application in gynecologic oncology. Gynecol Oncol 2011;120(3):404–412.

Hodi FS, Chesney J, Pavlick AC, et al. Combined nivolumab and ipilimumab versus ipilimumab alone in patients with advanced melanoma: 2-year overall survival outcomes in a multicentre, randomised, controlled, phase 2 trial. The Lancet Oncology 2016;17(11):1558–1568.

Hollebecque A, Meyer T, Moore KN, et al. An open-label, multicohort, phase I/II study of nivolumab in patients with virus-associated tumors (CheckMate 358): Efficacy and safety in recurrent or metastatic (R/M) cervical, vaginal, and vulvar cancers. J Clin Oncol 2017;35(15 suppl):5504–5504.

Homesley HD, Bundy BN, Sedlis A, Adcock L. Radiation therapy versus pelvic node resection for carcinoma of the vulva with positive groin nodes. Obstetrics and gynecology 1986;68(6):733–740.

Horne ZD, Dohopolski MJ, Pradhan D, et al. Human papillomavirus infection mediates response and outcome of vulvar squamous cell carcinomas treated with radiation therapy. Gynecol Oncol 2018;151(1):96–101.

Ignatov A, Lebius C, Ignatov T, et al. Lymph node micrometastases and outcome of endometrial cancer. Gynecol Oncol 2019;154(3):475–479.

Jackson KS, Fankam EF, Das N, et al. Unilateral groin and pelvic irradiation for unilaterally node-positive women with vulval carcinoma. Int J Gynecol Cancer 2006;16(1):283–287.

Jereczek-Fossa BA, Piperno G, Ronchi S, et al. Linac-based stereotactic body radiotherapy for oligometastatic patients with single abdominal lymph node recurrent cancer. American journal of clinical oncology 2014;37(3):227–233.

Johnston H, McTyre ER, Cramer CK, et al. Stereotactic radiosurgery in the treatment of brain metastases from gynecologic primary cancer. J Radiosurg SBRT 2017;5(1):55–61.

Keys HM, Roberts JA, Brunetto VL, et al.; Gynecologic Oncology Group. A phase III trial of surgery with or without adjunctive external pelvic radiation therapy in intermediate risk endometrial adenocarcinoma: a Gynecologic Oncology Group study. Gynecol Oncol 2004;92(3):744–751.

Klemm P, Marnitz S, Kohler C, et al. Clinical implication of laparoscopic pelvic lymphadenectomy in patients with vulvar cancer and positive groin nodes. Gynecol Oncol 2005;99(1):101–105.

Ko E, Funk M, Brewster W: Have PORTEC 1 and GOG 99 changed practice patterns in the United States? Gynecol Oncol 2011;121(1):S100-S100.

Kong A, Johnson N, Kitchener HC, Lawrie TA. Adjuvant Radiotherapy for Stage I Endometrial Cancer: An Updated Cochrane Systematic Review and Meta-analysis. J Natl Cancer I 2012;104(21):1625–1634.

Konidaris S, Bakas P, Gregoriou O, Kalampokas T, Kondi-Pafiti A. Surgical management of invasive carcinoma of the vulva. A retrospective analysis and review. Eur J Gynaecol Oncol 2011;32 (5):505–508.

Kunos C, Brindle JM, Debernardo R. Stereotactic radiosurgery for gynecologic cancer. J Vis Exp 2012; (62):3793.

Kunos CA, Sherertz TM, Mislmani M, et al. Phase I trial of carboplatin and gemcitabine chemotherapy and stereotactic ablative radiosurgery for the palliative treatment of persistent or recurrent gynecologic cancer. Front Oncol 2015;5:126.

Kuoppala T, Maenpaa J, Tomas E, et al. Surgically staged high-risk endometrial cancer: randomized study of adjuvant radiotherapy alone vs. sequential chemo-radiotherapy. Gynecol Oncol 2008;110(2):190–195.

Landoni F, Maneo A, Colombo A, et al. Randomised study of radical surgery versus radiotherapy for stage Ib-IIa cervical cancer. Lancet 1997;350(9077):535–540.

Landoni F, Sartori E, Maggino T, et al. Is there a role for postoperative treatment in patients with stage Ib(2)-IIb cervical cancer treated with neo-adjuvant chemotherapy and radical surgery? An Italian multicenter retrospective study. Gynecol Oncol 2014;132(3):611–617.

Lazzari R, Ronchi S, Gandini S, et al. Stereotactic Body Radiation Therapy for Oligometastatic Ovarian Cancer: A Step Toward a Drug Holiday. International journal of radiation oncology, biology, physics 2018;101(3):650–660.

Lee J, Lin JB, Chang CL, et al. Prophylactic lower para-aortic irradiation using intensity-modulated radiotherapy mitigates the risk of para-aortic recurrence in locally advanced cervical cancer: A 10-year institutional experience. Gynecol Oncol 2017;146(1):20–26.

Lin JF, Berger JL, Krivak TC, et al. Impact of facility volume on therapy and survival for locally advanced cervical cancer. Gynecol Oncol 2014;132(2):416–422.

Maggi R, Lissoni A, Spina F, et al. Adjuvant chemotherapy vs radiotherapy in high-risk endometrial carcinoma: results of a randomised trial. Br J Cancer 2006;95(3):266–271.

Mahner S, Jueckstock J, Hilpert F, et al. Adjuvant therapy in lymph node-positive vulvar cancer: the AGO-CaRE-1 study. J Natl Cancer Inst 2015;107(3):dju426.

Manders DB, Sims TT, Bailey A, et al. The Significance of Para-Aortic Nodal Size and the Role of Adjuvant Systemic Chemotherapy in Cervical Cancer: An Institutional Experience. American journal of clinical oncology 2018;41(12):1225–1230.

Mariani A, Webb MJ, Keeney GL, Aletti G, Podratz KC: Assessment of prognostic factors in stage IIIA endometrial cancer. Gynecol Oncol 2002;86(1):38–44.

Marnitz S, Kohler C, Affonso RJ, et al. Validity of laparoscopic staging to avoid adjuvant chemoradiation following radical surgery in patients with early cervical cancer. Oncology 2012;83(6):346–353.

Marnitz S, Martus P, Köhler C, et al. Role of Surgical Versus Clinical Staging in Chemoradiated FIGO Stage IIB-IVA Cervical Cancer Patients—Acute Toxicity and Treatment Quality of the Uterus-11 Multicenter Phase III Intergroup Trial of the German Radiation Oncology Group and the Gynecologic Cancer Group. International journal of radiation oncology, biology, physics 2016;94 (2):243–253.

Marnitz S, Schram J, Budach V, et al. Extended field chemoradiation for cervical cancer patients with histologically proven para-aortic lymph node metastases after laparaoscopic lymphadenectomy. Strahlentherapie und Onkologie: Organ der Deutschen Röntgengesellschaft [et al] 2015;191 (5):421–428.

Marnitz S, Tsunoda A, Martus P, et al. Surgical versus Clinical Staging prior to Primary Chemoradiation in Patients with Cervical Cancer FIGO Stages IIB-IVA: Oncologic Results of a Prospective Randomized International Multicentric Trial (Uterus-11 Intergroup Study of German AGO, NOGGO and ARO). Int Journal of Gynecology Cancer 2020b, accepted.

Marnitz S, Walter T, Schomig-Markiefka B, et al. A Modern Approach to Endometrial Carcinoma: Will Molecular Classification Improve Precision Medicine in the Future? Cancers (Basel) 2020a;12(9).

Matei D, Filiaci V, Randall ME, et al. Adjuvant Chemotherapy plus Radiation for Locally Advanced Endometrial Cancer. The New England Journal of medicine 2019;380(24):2317–2326.

Mazeron R, Castelnau-Marchand P, Dumas I, et al. Impact of treatment time and dose escalation on local control in locally advanced cervical cancer treated by chemoradiation and image-guided pulsed-dose rate adaptive brachytherapy. Radiotherapy and oncology: journal of the European Society for Therapeutic Radiology and Oncology 2015;114(2):257–263.

Mesko S, Sandler K, Cohen J, et al. Clinical outcomes for stereotactic ablative radiotherapy in oligometastatic and oligoprogressive gynecological malignancies. Int J Gynecol Cancer 2017:27 (2):403–408.

Minar L, Felsinger M, Cihalova M, Zlamal F, Bienertova-Vasku J: Vulvar cancer recurrence – an analysis of prognostic factors in tumour-free pathological margins patients group. Ginekologia polska 2018;89(8):425–432.

Mitra S, Sharma MK, Kaur I, et al. Vulvar carcinoma: dilemma, debates, and decisions. Cancer Manag Res 2018;10:61–68.

Moore DH, Thomas GM, Montana GS, et al. Preoperative chemoradiation for advanced vulvar cancer: a phase II study of the Gynecologic Oncology Group. International journal of radiation oncology, biology, physics 1998;42(1):79–85.

Morice P, Leary A, Creutzberg C, Abu-Rustum N, Darai E. Endometrial cancer. Lancet 2016;387 (10023):1094–1108.

Nagy VM, Ordeanu C, Coza O, et al. Randomized phase 3 trial comparing 2 cisplatin dose schedules in 326 patients with locally advanced squamous cell cervical carcinoma: long-term follow-up. Int J Gynecol Cancer 2012;22(9):1538–1544.

Natesan D, Susko M, Havrilesky L, Chino J. Definitive Chemoradiotherapy for Vulvar Cancer. Int J Gynecol Cancer 2016;26(9):1699–1705.

Nout RA, Putter H, Jurgenliemk-Schulz IM, et al. Five-year quality of life of endometrial cancer patients treated in the randomised Post Operative Radiation Therapy in Endometrial Cancer (PORTEC-2) trial and comparison with norm data. European journal of cancer 2012;48(11):1638–1648.

Nout RA, Smit VT, Putter H, et al. Vaginal brachytherapy versus pelvic external beam radiotherapy for patients with endometrial cancer of high-intermediate risk (PORTEC-2): an open-label, non-inferiority, randomised trial. Lancet 2010;375(9717):816–823.

Oh J, Seol KH, Lee HJ, et al. Prophylactic extended-field irradiation with concurrent chemotherapy for pelvic lymph node-positive cervical cancer. Radiat Oncol J 2017;35(4):349–358.

Oldan JD, Patel PS. Positron Emission Tomography/Computed Tomography for Gynecologic Malignancies. Obstet Gynecol Surv 2016;71(9):545–556.

Orton A, Boothe D, Williams N, et al. Brachytherapy improves survival in primary vaginal cancer. Gynecol Oncol 2016;141(3):501–506.

Pearson-Stuttard J, Zhou B, Kontis V, et al. Worldwide burden of cancer attributable to diabetes and high body-mass index: a comparative risk assessment. Lancet Diabetes Endocrinol 2018;6 (2):95–104.

Plante M, Stanleigh J, Renaud MC, et al. Isolated tumor cells identified by sentinel lymph node mapping in endometrial cancer: Does adjuvant treatment matter? Gynecol Oncol 2017;146(2):240–246.

Raffone A, Travaglino A, Mascolo M, et al. TCGA molecular groups of endometrial cancer: Pooled data about prognosis. Gynecol Oncol 2019;155(2):374–383.

Ramirez PT, Jhingran A, Macapinlac HA, et al. Laparoscopic extraperitoneal para-aortic lymphadenectomy in locally advanced cervical cancer: a prospective correlation of surgical findings with positron emission tomography/computed tomography findings. Cancer 2011;117(9):1928–1934.

Randall ME, Filiaci VL, Muss H, et al.; Gynecologic Oncology Group Study. Randomized phase III trial of whole-abdominal irradiation versus doxorubicin and cisplatin chemotherapy in advanced endometrial carcinoma: a Gynecologic Oncology Group Study. J Clin Oncol 2006;24(1):36–44.

Reiss KA, Herman JM, Armstrong D, et al. A final report of a phase I study of veliparib (ABT-888) in combination with low-dose fractionated whole abdominal radiation therapy (LDFWAR) in patients with advanced solid malignancies and peritoneal carcinomatosis with a dose escalation in ovarian and fallopian tube cancers. Gynecol Oncol 2017;144(3):486–490.

RKI. Zentrum für Krebsregisterdaten. Robert-Koch-Institut, Datenbankabfrage. http://www.krebsdaten.de (Zugriff: 24.01.2021)

Rossi EC, Kowalski LD, Scalici J, et al. A comparison of sentinel lymph node biopsy to lymphadenectomy for endometrial cancer staging (FIRES trial): a multicentre, prospective, cohort study. The Lancet Oncology 2017;18(3):384–392.

Rotman M, Pajak TF, Choi K, et al. Prophylactic extended-field irradiation of para-aortic lymph nodes in stages IIB and bulky IB and IIA cervical carcinomas. Ten-year treatment results of RTOG 79–20. Jama 1995;274(5):387–393.

Schellens JHM, Marabelle A, Zeigenfuss S, et al. Pembrolizumab for previously treated advanced cervical squamous cell cancer: Preliminary results from the phase 2 KEYNOTE-158 study. J Clin Oncol 2017;35(15 suppl):5514.

Shaverdian N, Gondi V, Sklenar KL, et al. Effects of treatment duration during concomitant chemoradiation therapy for cervical cancer. International journal of radiation oncology, biology, physics 2013;86(3):562–568.

Showalter TN, Camacho F, Cantrell LA, Anderson RT. Determinants of Quality Care and Mortality for Patients With Locally Advanced Cervical Cancer in Virginia. Medicine (Baltimore) 2016;95(8): e2913.

S3-Leitlinie Diagnostik, Therapie und Nachsorge der Patientinnen mit Endometriumkarzinom. Version 1.0 – April 2018. AWMF-Registernummer: 032/034-OL. 2018: https://www.awmf.de.

Smith GL, Eifel PJ. Trends in the utilization of brachytherapy in cervical cancer in the United States. In regard to Han et al. International journal of radiation oncology, biology, physics 2014;88 (2):459–460.

Smith GL, Jiang J, Giordano SH, Meyer LA, Eifel PJ. Trends in the Quality of Treatment for Patients With Intact Cervical Cancer in the United States, 1999 Through 2011. Int J Radiat Oncol 2015;92 (2):260–267.

Stehman FB, Bundy BN, Thomas G, et al. Groin dissection versus groin radiation in carcinoma of the vulva: a Gynecologic Oncology Group study. International journal of radiation oncology, biology, physics 1992;24(2):389–396.

Susumu N, Sagae S, Udagawa Y, et al.; Japanese Gynecologic Oncology Group. Randomized phase III trial of pelvic radiotherapy versus cisplatin-based combined chemotherapy in patients with intermediate- and high-risk endometrial cancer: a Japanese Gynecologic Oncology Group study. Gynecol Oncol 2008;108(1):226–233.

Sznol M, Ferrucci PF, Hogg D, et al.: Pooled Analysis Safety Profile of Nivolumab and Ipilimumab Combination Therapy in Patients With Advanced Melanoma. J Clin Oncol 2017;35(34):3815–3822.

Talhouk A, McConechy MK, Leung S, et al. A clinically applicable molecular-based classification for endometrial cancers. Br J Cancer 2015;113(2):299–310.

Thaker NG, Klopp AH, Jhingran A, et al. Survival outcomes for patients with stage IVB vulvar cancer with grossly positive pelvic lymph nodes: time to reconsider the FIGO staging system? Gynecol Oncol 2015;136(2):269–273.

Todo Y, Kato H, Minobe S, et al. A validation study of the new revised FIGO staging system to estimate prognosis for patients with stage IIIC endometrial cancer. Gynecol Oncol 2011;121(1):126–130.

Todo Y, Kato H, Okamoto K, et al. Isolated tumor cells and micrometastases in regional lymph nodes in stage I to II endometrial cancer. J Gynecol Oncol 2016;27(1):e1.

Tsunoda AT, Marnitz S, Soares Nunes J, et al. Incidence of Histologically Proven Pelvic and Para-Aortic Lymph Node Metastases and Rate of Upstaging in Patients with Locally Advanced Cervical Cancer: Results of a Prospective Randomized Trial. Oncology 2017;92(4):213–220.

Van Dyne EA, Henley SJ, Saraiya M, et al. Trends in Human Papillomavirus-Associated Cancers – United States, 1999–2015. MMWR Morb Mortal Wkly Rep 2018;67(33):918–924. doi: 10.15585/mmwr.mm6733a2.

Vulvakarzinoms ISkLzDTd: AWMF Leitlinien 2015, https://www.awmf.de.

Wang W, Liu X, Meng Q, Zhang F, Hu K. Prophylactic Extended-Field Irradiation for Patients With Cervical Cancer Treated With Concurrent Chemoradiotherapy: A Propensity-Score Matching Analysis. Int J Gynecol Cancer 2018;28(8):1584–1591.

Weberpals JI, Lo B, Duciaume MM, et al. Vulvar squamous cell carcinoma (VSCC) as two diseases: HPV status identifies distinct mutational profiles including oncogenic fibroblast growth factor receptor 3. Clin Cancer Res 2017;23(15):4501–4510.

Wendel Naumann R, Leath CA, 3 rd. Advances in immunotherapy for cervical cancer. Curr Opin Oncol 2020;32(5):481–487.

Wortman BG, Creutzberg CL, Putter H, et al. Ten-year results of the PORTEC-2 trial for high-intermediate risk endometrial carcinoma: improving patient selection for adjuvant therapy. Brit J Cancer 2018;119(9):1067–1074.

Wortman BG, Nout RA, Bosse T, Creutzberg CL. Selecting Adjuvant Treatment for Endometrial Carcinoma Using Molecular Risk Factors. Curr Oncol Rep 2019;21(9):83.

Xanthopoulos EP, Grover S, Puri PM, et al. Survival Benefit of Adjuvant Radiation Therapy in Node-positive Vulvar Cancer. American journal of clinical oncology 2018;41(9):845–850.

Yagur Y, Weitzner O, Gemer O, et al. Postoperative radiation rates in stage IIA1 cervical cancer: Is surgical treatment justified? An Israeli Gynecologic Oncology Group Study. Gynecol Oncol 2018;150(2):288–292.

Yan K, Ramirez E, Xie XJ, et al. Predicting severe hematologic toxicity from extended-field chemoradiation of para-aortic nodal metastases from cervical cancer. Practical radiation oncology 2018;8(1):13–19.

Yoon HI, Cha J, Keum KC, et al. Treatment outcomes of extended-field radiation therapy and the effect of concurrent chemotherapy on uterine cervical cancer with para-aortic lymph node metastasis. Radiat Oncol 2015;10:18.

„Kein Weg ist zu weit für den, der langsam und ohne Eile vorwärtsschreitet,
und kein lockendes Ziel liegt zu fern für den, der sich mit Geduld rüstet."

Jean de la Bruyère (1645–1696)

„Auch den Sisyphos sah ich, von schrecklicher Mühe gefoltert,
Einen schweren Marmor mit großer Gewalt fortheben.
Angestemmt, arbeitet' er stark mit Händen und Füßen,
Ihn von der Au aufwälzend zum Berge. Doch glaub' er ihn jetzo
Auf den Gipfel zu drehn, da mit einmal stürzte die Last um;
Hurtig mit Donnergepolter entrollte der tückische Marmor.
Und von vorn arbeitet' er, angestemmt, daß der Angstschweiß
Seinen Gliedern entfloß und Staub sein Antlitz umwölkte."

Homer, Odyssee, 11. Gesang, 590–597;
um 700 v. Chr.

9 Antineoplastische Systemtherapie der gynäkologischen Tumoren

Christian M. Kurbacher

„Machst Du wieder mit?" Das war die Frage meines Freundes und Herausgebers in Vorbereitung der zweiten Auflage dieses Buches vor mehr als einem Jahr. „Natürlich", antwortete ich, wobei mir rasch klar wurde, worauf ich mich einließ, denn in der Systemtherapie gynäkologischer Tumoren steht seit 2013 praktisch kein Stein mehr auf dem anderen, ich musste daher dieses Kapitel völlig neu konzipieren.

Heutzutage eine umfassende Abhandlung über die Systemtherapie gynäkologischer Tumoren zu schreiben, lässt sich durchaus mit den Leiden des Sisyphos vergleichen. Bei der raschen Wirkstoffwirkung, die auch in unserer Disziplin zu beobachten ist, und die in regelmäßigen und immer kürzeren Abständen zur Entstehung völlig neuer Substanzklassen und therapeutischer Konzepte führt, wird man im Grunde genommen nie fertig. Ein Text, mit dem man heute noch zufrieden war, ist nur wenig später bereits veraltet. Dennoch muss man auch einen derartigen Beitrag irgendwann einmal abschließen, und so repräsentiert das vorliegende Kapitel dieses Buches den wissenschaftlichen Stand Ende März 2021, wobei sich der Autor völlig im Klaren darüber ist, dass er es vermutlich schon in einem halben Jahr wieder anders schreiben würde. Ich hoffe daher auf wohlwollende Nachsicht der geschätzten Leserschaft.

Ich schätze die Aphorismen des großen französischen Moralisten Jean de la Bruyère (1645–1696) über alles. Zu fast jeder Lebenslage hat er etwas Sinnvolles gesagt, und vieles davon ist heute noch genau so aktuell wie vor gut 350 Jahren. „Alles ist möglich und auch das Gegenteil von allem". Diesen Aphorismus hatte ich dem entsprechenden Kapitel der ersten Auflage vorangestellt und er traf auch exakt die Situation in der Systemtherapie in der gynäkologischen Onkologie zu Beginn dieses Jahrzehnts.

9.1 Allgemeiner Teil

9.1.1 Einleitung

Die medikamentöse Tumortherapie, basierend auf den Säulen Chemotherapie, endokrine Therapie, zielgerichtete Therapie und Supportivtherapie inklusive antiresorptiver Therapie, war auch damals in unserer Disziplin bereits weit elaboriert, und man hatte auch eine zumindest einigermaßen konkrete Vorstellung davon, wohin die Wirkstoffentwicklung führen könnte. Man wusste aber noch nicht genau, welche der zahlreichen neuen Substanzen wirklich reüssieren, wohin die Reise also gehen würde. Mittlerweile sind lediglich 7 Jahre ins Land gegangen, aber das, was sich in der Zwischenzeit in der Systemtherapie solider Tumoren ereignet hat, kann man ohne

https://doi.org/10.1515/9783110613186-009

Übertreibung als revolutionär bezeichnen. Wirkstoffe wie Inhibitoren von mTOR oder den cyclinabhängigen Kinasen oder auch der Poly(ADP-Ribose)-Polymerase (PARP) waren 2013 noch experimentell oder zumindest innovativ, heute gehört ihr Einsatz bei zahlreichen Tumorentitäten bereits zum klinischen Alltag.

Genauso verhält es sich mit der medikamentösen Immuntherapie von Tumorerkrankungen, die mehr als drei Dekaden lang nicht viel mehr als ein uneingelöstes Versprechen war. Die Entdeckung der sogenannten immunologischen Checkpoints hat in den letzten Jahren eine rasante Wirkstoffentwicklung losgetreten und von Patienten- und Therapeutenseite teilweise Erwartungen geweckt, die realistischerweise kaum einzulösen sind. Anfang dieses Jahrzehnts stand noch der CTLA4-Rezeptor, der neben hämatologischen Neoplasien vor allem beim malignen Melanom von Bedeutung ist, im Mittelpunkt des allgemeinen Interesses. Mit Ipilimumab wurde hier ein therapeutischer CTLA4-Antikörper eingeführt, der die Behandlung des metastasierten malignen Melanoms revolutioniert hat. CTLA4 ist in der gynäkologischen Onkologie, abgesehen von den Plattenepithelkarzinomen der Zervix, Vagina und Vulva, aber vermutlich von eher marginaler Bedeutung. Inzwischen haben jedoch der sog. Programmed-Cell-Death-Rezeptor (PD-1) und sein Ligand (PD-L1) CTLA-4 in der Bedeutung in der Immuntherapie solider Tumoren abgelöst, und die letzten Jahre haben eine rasante und immer noch nahezu ungebremste Entwicklung in der Entwicklung von Antikörpern gegen PD-1/PD-L1 gesehen. Bereits für bestimmte Indikationen zugelassene oder in der fortgeschrittenen klinischen Entwicklung befindliche Substanzen sind hier neben Nivolumab (Melanom, nicht-kleinzelliges Bronchialkarzinom, Plattenepithelkarzinom der Zervix in Kombination mit dem anti-CTLA-4-Antikörper Ipilimumab) und Pembrolizumab (Melanom, nicht-kleinzelliges Bronchialkarzinom, HPV-positives Zervixkarzinom, vortherapierte solide mismatch-repair defiziente Tumoren des Erwachsenenalters, Hirntumoren oder Metastasen unabhängig vom Ursprungstumor, Endometriumkarzinom in Kombination mit Lenvatinib, primärer und metastasierter triple-negativer Brustkrebs), Avelumab (metastasiertes Merkelzellkarzinom, rekurrente schwangerschaftsbedingte Trophoblasttumoren), Atezolizumab (metastasiertes Urothelkarzinom, metastasiertes triple-negatives Mammakarzinom), Durvalumab (nicht-kleinzelliges Bronchialkarzinom), Dostarlimab (metastasiertes Endometrium-Karzinom), Balstilimab alleine oder in Kombination mit dem anti-CTLA-4-Wirkstoff Zalifrelimab und viele andere.

Ein anderes Beispiel sind die Inhibitoren der Poly-(Adenosin-Ribose)-Polymerase (PARP). 2013 noch Zukunftsmusik, sind mit Olaparib, Niraparib und Rucaparib mittlerweile drei PARP-Inhibitoren im klinischen Alltag bei der Therapie des Ovarialkarzinoms angekommen, und weitere wie Talazoparib oder Veliparib werden vermutlich in Kürze folgen. Demgegenüber werden klassische Zytostatika kaum noch entwickelt. Eribulin, Trabectedin und Lurbinectedin sind nur Ausnahmen von der neuen Regel der onkologischen Wirkstoffentwicklung. Diese Entwicklung mag als „Chemodämmerung" bezeichnet werden.

„Alles ist möglich" – aus meiner Sicht ein ganz klares JA, „und auch das Gegenteil von Allem", hier doch eher ein zaghaftes NEIN. Ich persönlich erwarte in der Zukunft – basierend auf den Fortschritten der molekularbiologischen Diagnostik – zunehmende Erkenntnisse, welcher Tumor am besten mit einer spezifischen, zielgerichteten Therapie zu behandeln ist, wodurch Therapieversager zunehmend weniger wahrscheinlich sein dürften.

Ein weiteres Thema, was hierdurch bislang aber noch eher unzureichend abgedeckt wird, ist der individuelle Stoffwechsel unserer Patientinnen. In der modernen Onkologie (und nicht nur hier) werden zunehmend orale Fertigarzneimittel in Fixdosierung eingesetzt – und das unabhängig vom Alter, Geschlecht, Körpergewicht und vor allem den individuellen Stoffwechseleigenschaften der jeweiligen Patienten. Viele Therapeuten wundern sich immer noch, warum die eine Patientin auf eine solche Therapie gut anspricht, die andere aber keineswegs, und warum eine Betroffene die Behandlung exzellent verträgt, eine andere aber schwere Nebenwirkungen entwickelt. Mich persönlich wundert das schon lange nicht mehr, und es ist mir völlig schleierhaft, warum auch heute noch pharmakologische Erkenntnisse zur individuellen Pharmakodynamik und -kinetik inklusive der Betrachtung möglicher Substanzinteraktionen nur höchst selten bei klinischen Entscheidungsfindungsprozessen berücksichtigt werden. Die einzige pharmakogenetische Untersuchung, die bislang in der klinischen Routine angekommen ist, stellt die mittlerweile vorgeschriebene Analyse auf DPD-Defizienz vor Beginn einer Therapie mit Fluoropyrimidinen (5-Fluorouracil, Floxuridin, Capecitabin) dar.

Insgesamt nehmen die Möglichkeiten der Systemtherapien, über die wir in der gynäkologischen Onkologie verfügen, stetig zu. Obgleich gynäkologische Onkologen grundsätzlich natürlich auch immer operativ orientiert sind, was sie ja grundlegend von den internistischen Kollegen unterscheidet, muss man objektiv konstatieren, dass künftig die Bedeutung von Radikal- und Ultraradikaloperationen auch bei Tumoren des weiblichen Genitales zunehmend zurückgedrängt werden wird. Operative Eingriffe in der gynäkologischen Onkologie werden in der Zukunft neben der anders nicht zu bewerkstelligen Symptomkontrolle vor allem dem Informationsgewinn über die zu behandelnde Krebserkrankung dienen. Einen ersten Beleg hierfür liefern die Ergebnisse der LION-Studie zur Bedeutung der systematischen retroperitonealen Lymphadenektomie nach intraperitonealer R0-Resektion des fortgeschrittenen Ovarialkarzinoms. Obwohl wir alle die Lymphadenektomie als unverzichtbaren Bestandteil der Primäroperation angesehen und das auch über mehr als 3 Jahrzehnte propagiert haben, scheint ihre Bedeutung beim fortgeschrittenen Ovarialkarzinom nach makroskopischer Komplettresektion – zumindest unter Studienbedingungen – eher vernachlässigbar zu sein (s. Kapitel 6). Ähnlich zeichnet sich dies in der operativen Therapie des Zervixkarzinoms ab. Noch vor 20 Jahren wurden Tumoren bis zum FIGO-Stadium IIB gerade bei jungen Frauen großzügig einer operativen Therapie zugeführt. Heute dagegen werden die meisten Patientinnen ab FIGO-Stadium IB2–IIA primär zumeist mit einer primären Radiochemotherapie behandelt, ohne dass dadurch die Heilungsraten negativ beeinflusst würden (s. Kapitel 3 und 8). Bei Patientinnen mit gestationsbedingter Trophoblasterkrankung (GTD) ist selbst im frühen Stadium die Hysterektomie schon lange obsolet (s. Kapitel 7). Die Therapie von zahlreichen weiblichen Genitaltumoren wird in vielen Fällen also höchstwahrscheinlich denselben Weg nehmen, der in der Brustkrebsbehandlung bereits seit Mitte der 1970er Jahre seinen Ausgang genommen hat. Auch hier hat man – für viele passionierte Operateure durchaus nicht immer leicht zu akzeptieren – in den letzten Jahrzehnten zur Kenntnis nehmen müssen, dass die chirurgische Therapie im Armamentarium dieser Erkrankung ein eher stumpfes Schwert darstellt. Infolgedessen wurde zunächst an der Brust selbst als Ursprungsorgan und in der Folge auch im Bereich der regionären Lymphknoten die Operationsradikalität immer weiter zurückgefahren, ohne dass dadurch die Dauerheilungsraten der betroffenen Patientinnen nennenswert geschmälert wurden. Dies war natürlich nur durch die Verbesserung in der prä- und postoperativen Systemtherapie möglich, worauf auch der Löwenanteil der seit Mitte der 1990er Jahre andauernden Mortalitätsreduktion bei gleichzeitig kontinuierlich steigender Inzidenz zurückzuführen sein dürfte. Entsprechend der klinischen Realität bei der operativen Brustkrebsbehandlung konnten Wächterlymphknotensysteme auch für das Endometrium-, Zervix-, Vulva- und vermutlich auch das Vaginalkarzinom identifiziert werden (s. die entsprechenden Organkapitel dieses Buches). Auch hier ist daher zu erwarten, dass die operative Radikalität in der Primärbehandlung künftig mehr und mehr an Bedeutung verlieren wird. Die sich dadurch auftuenden therapeutischen Freiräume werden voraussichtlich in erster Linie von der Systemtherapie ausgefüllt werden. Trotz stetiger Verbesserungen und eines zunehmenden Wissenzugewinns die molekularen Grundlagen betreffend, sind in der gynäkologischen Onkologie bahnbrechende Fortschritte in der Systemtherapie auch gegenwärtig noch keineswegs die Regel, sieht man einmal von der Einführung der Hemmstoffe der PARP ab. Auch heute noch ist daher der diesem Kapitel vorangestellte Aphorismus von Jean de la Bruyère genauso aktuell wie vor 350 Jahren.

9.1.2 Historischer Überblick

Die Systemtherapie ist in der gynäkologischen Onkologie so lange verankert wie in kaum einer anderen onkologischen Disziplin. Bereits seit Mitte des 19. Jahrhunderts wurden wiederholt Beobachtungen publiziert, die auf eine Zyklusabhängigkeit von tumorassoziierten Symptomen bei jungen Frauen mit metastasiertem Brustkrebs hindeuteten. Im Jahr 1898 wurde dann erstmals gezeigt, dass eine bilaterale Salpingo-Oophorektomie zur Rückbildung von Metastasen bei einer jungen Frau mit fortgeschrittenem Brustkrebs führte. Bei Tumoren des weiblichen Genitales fristet trotz nachgewiesener Hormonabhängigkeit vieler Endometrium- und Ovarialkarzinome sowie verschiedener Sarkome des Uterus die endokrine Systemtherapie bislang aber immer noch eher ein Schattendasein. Durch Neuentwicklungen in der kombinierten antihormonellen Therapie des metastasierten Mammakarzinoms dürften in näherer Zukunft aber auch hier wesentliche Veränderungen zu erwarten sein.

Die antineoplastische Chemotherapie, bei Tumoren des weiblichen Genitales immer noch die bedeutsamste Form der medikamentösen Behandlung, ist demgegenüber deutlich jünger. Anfang des letzten Jahrhunderts machte Paul Ehrlich die Beobachtung, dass sich bestimmte Farbstoffe in histologischen Präparaten vorzugsweise in Mikroorganismen anreicherten, aber weit weniger stark in den eukaryoten Wirtszellen. Er schlussfolgerte daraus, dass eine derartige Zellspezifität pharmakologisch aktiver Substanzen in der Therapie bakterieller Infektionen von Vorteil sein könnte. Den Begriff *Chemotherapie* selbst prägte er zusammen mit seinem Mitarbeiter Sahachiro Hata bei der Entwicklung von Arsphenamin (Salvarsan®), welches als erstes spezifisch wirkendes Chemotherapeutikum ab 1909 erfolgreich in der Behandlung der Syphilis und anderer Infektionskrankheiten eingesetzt wurde.

Die Entwicklungen der meisten Chemotherapeutika gegen Tumorerkrankungen sind auch gegenwärtig noch das Resultat von Empirie, Glück, Zufall oder „Trial and Error". Erst in den letzten Jahren wurde dieses Vorgehen, ausgelöst durch die Entwicklung bahnbrechender molekulare Techniken, mehr und mehr durch zielgerichtete, dass heißt auf intrazelluläre Zielstrukturen ausgerichtete, Forschung abgelöst. Wie viele andere Erfolge in der Medizin des 20. Jahrhunderts basiert auch die Etablierung der ersten klinisch verwendeten Zytostatika auf militärischen Entwicklungen. Ausgangspunkt der ersten Zytostatika war Senfgas (Schwefel-Lost), ein Kampfgas, welches im 1. Weltkrieg eingesetzt wurde. Die Knochenmarkaplasie, die viele der Senfgas-Opfer entwickelten, rückte die Substanz bald in den Fokus von Onkologen, die nach Therapieoptionen für die damals noch unbehandelbaren Neoplasien des blutbildenden Systems suchten. Aus Schwefel-Lost wurden noch während des ersten Weltkriegs Stickstofflost-Derivate (N-Loste) entwickelt. Es dauerte aber noch bis zum Ende des 2. Weltkriegs, bis Nitrogen-Mustard (Mechlorethamin) als erstes Chemotherapeutikum in der Behandlung maligner Lymphome routinemäßig eingesetzt wurde.

Die antineoplastische Wirkung von Cisplatin, bis heute einer der aktivsten Substanzen in der Behandlung solider Tumoren, wurde rein zufällig während elektrochemischer Versuche entdeckt. Hierbei sollte das Wachstum von Bakterien in einem galvanischen Feld studiert werden, wobei sich an den verwendeten Platinelektroden eine bis dahin unbekannte stark antiproliferativ wirkende Komplexverbindung mit Ammonium- und Chlorid-Ionen bildete, die kurz darauf als cis-Diaminodichloro-Platin(II) beschrieben wurde. Diese Substanz war der erste klinisch genutzte zytostatisch wirksame Schwermetallkomplex überhaupt und Ausgangspunkt der Entwicklung einer Reihe weiterer Platin(II)-Verbindungen mit antineoplastischer Aktivität.

Das Bemühen, den gesteigerten Stoffwechsel von Tumorzellen und insbesondere ihren pathologisch gesteigerten Nukleinsäure-Umsatz therapeutisch auszunutzen, führte in der nächsten Phase zur Entwicklung sogenannter Antimetabolite. Bis heute sind hier drei Substanzgruppen von maßgeblicher Bedeutung, die Antifolate sowie die Purin- und die Pyrimidin-Antagonisten. Die ersten klinisch verwendeten Pharmaka dieser Wirkstoffgruppe stellten die Folsäure-Antagonisten dar. Folsäure bzw. sein biologisch aktiver Metabolit ist ein entscheidendes Koenzym in der Biosynthese von Purinen und Thymidin. Die klinisch eingesetzten Antifolate wirken durch Hemmung des Enzyms Dihydrofolat-Reduktase, welche die schrittweise Reduzierung von Folsäure in ihren biologisch aktiven Metabolit Tetrahydrofolsäure katalysiert. Methotrexat, der nach wie vor klinisch bedeutsamste Folsäure-Antagonist, spielt seit vielen Jahren in der gynäkologischen Onkologie eine wichtige Rolle, vor allem in der Behandlung gestationsbedingter Trophoblasterkrankungen sowie in der Kombinationschemotherapie des Brustkrebses. Die Methotrexat-Behandlung eröffnete bei schwangerschaftsassoziierten Trophoblasterkrankungen erstmals bei einem soliden Tumortyp des Erwachsenenalters selbst im metastasierten Stadium die Aussicht auf definitive Heilung allein durch Chemotherapie.

Die zunehmenden Kenntnisse des spezifischen Tumorstoffwechsels ermöglichten in den frühen 1950er Jahren die Möglichkeit der gezielten pharmakologischen Entwicklung neuerer Zytostatika. Mit dem Pyrimidin-Analogon 5-Fluorouracil lag Ende des Jahrzehnts die erste dieser sogenannten Designer-Substanzen vor, die erfolgreich zur Behandlung bösartiger Erkrankungen verwendet wurden. 5-Fluorouracil ist auch heute noch eine wichtige Substanz in der Behandlung zahlreicher solider Neoplasien einschließlich des Mamma-, Kolorektum- und Zervixkarzinoms. Seit dieser Zeit wurden zahlreiche neue Chemotherapeutika mit unterschiedlichsten molekularen Wirkmechanismen und verschiedenen chemischen Strukturen entwickelt, von denen zahlreiche auch in der gynäkologischen Onkologie Verwendung finden. Eine besondere Bedeutung hatte hier die Einführung der Anthrazykline bei der Behandlung von Mamma- und Ovarialkarzinomen ab Mitte der 1970er Jahre, die Entwicklung der bereits erwähnten Platin-Analoga, die seit Anfang der 1980er Jahre vor allem beim Ovarialkarzinom, später aber auch beim Zervix- und Endometriumkarzinom erfolgreich eingesetzt wurden, und die Einführung der Taxane, Wirkstoffe aus Bestandteilen der Eibe, die seit den 1990er Jahren bei zahlreichen soliden Tumoren wie dem Mamma-, Bronchial-, Ovarial-, Zervix- und Endometriumkarzinom zu den aktivsten Zytostatika überhaupt zählen, deren antineoplastische Wirkung aber schon knapp 20 Jahre früher entdeckt wurde. Die für die gynäkologische Onkologie bedeutsamen Zytostatika-Gruppen werden weiter unten näher spezifiziert.

Durch Fortschritt in der molekularen Diagnostik können Chemotherapeutika heute exakt auf definierte Zielstrukturen hin entwickelt werden. Von diesem sogenannten Drug-Engineering, das in der Onkologie vor gut 50 Jahren mit dem 5-Fluorouracil seinen Anfang nahm, erhofft man sich eine tumorspezifischere Wirkung neuerer Zytostatika und damit verbunden ein verbessertes Nebenwirkungsprofil gegenüber älteren Substanzen. Durch verbesserte bzw. neue galenische Formulierungen können Zytostatika heute unter Schonung der normalen Gewebe viel gezielter an die Tumorzelle gebracht werden. Ein gutes Beispiel hierfür, das in der onkologischen Routine bereits umgesetzt wird, ist die liposomale Enkapsulierung verschiedener Zytostatika, insbesondere der kardiotoxischen Anthrazykline Daunorubicin und Doxorubicin. Auch die Anwendung der Nanotechnologie ist mit der Markteinführung des an Nanopartikel-Albumin gebundenen Paclitaxels (*nab*-Paclitaxel) bereits klinische Realität geworden.

Die meisten der auch heute noch eingesetzten Zytostatika sind natürlichen oder allenfalls halbsynthetischen Ursprungs. Beispiele in der gynäkologischen Onkologie sind Anthrazykline und Mitomycin C, die aus verschiedenen *Streptomyces*-Arten isoliert wurden, Epipodophyllotoxine, Camptothecin-Analoga, Vinca-Alkaloide, Bleomycin, Dactinomycin und die bereits erwähnten Taxane. Zunehmende Kenntnisse in der zellpharmakologischen bzw. molekularen Analytik haben nicht nur zu einer zielgerichteten Medikamentenentwicklung beigetragen, sondern helfen auch in zunehmendem Maße, die biochemischen Wirkmechanismen natürlich vorkommender zytotoxischer Substanzen zu entschlüsseln. Aufgrund ihres Artenreichtums werden gegenwärtig vor allem die Weltmeere und die tropischen Regenwälder als nahezu unerschöpfliche Quellen neuer Chemotherapeutika mit bislang noch unbekannter Wirkungsweise angesehen, von denen man sich unter anderem eine relative Unempfindlichkeit gegenüber verschiedenen Zytostatika-Resistenzen erhofft. Das erste kommerziell verfügbare Chemotherapeutikum mariner Herkunft ist Trabectedin, eine Substanz, die aus der marinen Seescheide (*Ecteinascidia turbinata*) gewonnen wird und die mittlerweile zur Behandlung rekurrenter Ovarialkarzinome und Weichteilsarkome zugelassen ist. Ein weiteres Chemotherapeutikum marinen Ursprungs ist Eribulin-Mesylat, ein Abkömmling des aus einer Meerschnecke isolierten Halichondrin B, das mittlerweile nicht nur für das metastasierte Mammakarzinom, sondern auch für das metastasierte Liposarkom zugelassen wurde.

Zunehmende Kenntnisse der molekularen Wirkweise antineoplastischer Therapien, aber auch Fortschritte in der Entwicklung biologischer Wirkstoffe (vor allem in der kommerziellen Produktion monoklonaler Antikörper) haben in den letzten zwei Jahrzehnten in zunehmendem Maße zur Entwicklung sogenannter zielgerichteter Therapeutika (targeted drugs) geführt, d. h. Substanzen, deren Aktivität sich auf eine pharmakologisch gut definierte Zielstruktur richten. Die meisten dieser Wirkstoffe sind den monoklonalen Antikörpern (erkennbar an der Endung -*ab*) oder den sogenannten small molecules (erkennbar an der Endung -*ib*) zuzuordnen. Der entscheidende Vorteil dieser Medikamente ist die Tatsache, dass in den meisten Fällen eine simple Beziehung zwischen Wirkstoffaktivität und Präsenz des jeweiligen „Targets" besteht. Dies stellte letztlich die Basis für die Entwicklung einfacher und reproduzierbarer, in der Routinediagnostik anwendbarer prädiktiver Testverfahren dar. Bei den meisten dieser Tests handelt es sich bislang noch um immunhistochemische oder immunzytologische Verfahren wie die In-situ-Hybridisierung (ISH), molekularbiologische Methoden wie Einzel- und Multigenanalysen bis hin zum Whole Genome Sequencing (WGS) erlangen aber in letzter Zeit zunehmend an Bedeutung. Kennzeichen dieser Tests ist vor allem ein hoher negativ-prädiktiver Wert, bei fehlendem Nachweis des „Targets" ist somit ein Ansprechen auf das jeweilige Therapeutikum höchst unwahrscheinlich. Der positiv-prädiktive Wert liegt demgegenüber bei immunpathologischen Verfahren meist deutlich niedriger und beträgt oft weniger als 50 %. Aus einem gesundheitsökonomischen Blickwinkel ist dies jedoch zumeist von untergeordneter Bedeutung, da die Patienten mit positivem Testergebnis meist nur eine kleine Subpopulation innerhalb einer spezifischen Tumorentität darstellen und der hohe negativ-prädiktive Wert der entsprechenden Testverfahren gewährleistet, dass dem Großteil der Patienten eine möglicherweise toxische, zumeist aber kostenintensive Therapie erspart werden kann. Prädiktive Verfahren sind in der endokrinen Therapie hormonabhängiger Tumoren in der klinisch-onkologischen Diagnostik schon lange Routine. Auch hier gibt es eine relativ einfache Beziehung zwischen Ansprechwahrscheinlichkeit auf endokrin aktive Medikamente und Nachweis der entsprechenden Hormonrezeptoren und auch hier sind gegenwärtig immunhistochemische Verfahren Standard, die allerdings bei hoher negativ-prädiktiver Genauigkeit auch mit einem positiv-prädiktiven Wert von 75 % und mehr aufwarten. In letzter Zeit rücken hier Mutationen des Gens für den Östrogenrezeptor (*ESR1*) und die damit verbundene sekundäre endokrine Resistenz zunehmend in den Fokus. Warum die Prädiktion des Ansprechverhaltens bösartiger Tumoren auf eine konventionelle Chemotherapie ungleich schwieriger ist, soll im weiteren Verlauf dieses Kapitel noch näher erläutert werden. Angesichts der enormen Kosten, die oft mit modernen antineoplastischen Systembehandlungen verbunden sind, wird es naher Zukunft jedoch auch aus gesundheitsökonomischen Gesichtspunkten essenziell werden, derartige Therapien gezielt denjenigen Patienten zuzuweisen, die davon auch wirklich profitieren können.

9.1.3 Zielsetzung medikamentöser antineoplastischer Therapien

Medikamentöse Tumortherapien können prinzipiell in kurativer oder palliativer Intention verabreicht werden. Zielsetzung einer kurativen Therapie ist die definitive Heilung einer klinisch fassbaren Tumorerkrankung. Demgegenüber ist eine palliative Systemtherapie bei nicht mehr vorhandener Heilungschance vorrangig auf Symptomkontrolle, Verbesserung der Lebensqualität und bestenfalls auf Lebensverlängerung hin ausgerichtet. Im Gegensatz zu hämatologischen Neoplasien sind die meisten soliden Tumoren einschließlich des Mammakarzinoms und des Großteils der bösartigen Tumoren des weiblichen Genitales durch Medikamente allein nicht heilbar. Ausnahmen hiervon bilden im Bereich der gynäkologischen Onkologie lediglich bestimmte Keimzelltumoren des Ovars und schwangerschaftsassoziierte Trophoblasterkrankungen (s. Kapitel 6 und 7). Die in kurativer Absicht verabreichte Systemtherapie stellt in der modernen Organonkologie daher in der überwiegenden Mehrzahl der Fälle nur eine Teilkomponente multimodaler Therapiekonzepte dar, die sowohl lokale bzw. lokoregionäre (Operation, Strahlentherapie) und systemische Therapiemodalitäten (Chemotherapie, Hormontherapie, Immuntherapie) sinnvoll zu integrieren suchen. Streng genommen setzt auch eine kurative Systemtherapie die Anwesenheit behandelbarer Tumorläsionen voraus. Ein typisches Beispiel einer solchen kurativen

Chemotherapie im engeren Sinn ist die postoperative Behandlung der meisten fortgeschrittenen Ovarialkarzinome, bei denen selbst nach ausgedehnter Primäroperation zumindest mikroskopische (d. h. pathologisch nachweisbare) intraperitoneale Tumorläsionen verbleiben. Aufgabe der Chemotherapie ist in diesen Fällen die Elimination dieser residualen, chirurgisch nicht angehbaren Tumormanifestationen mit dem Ziel einer erhöhten Heilungswahrscheinlichkeit.

Eine Sonderform der kurativen Behandlung ist die sogenannte adjuvante Therapie. Diese erfolgt nach vollständiger lokaltherapeutischer – in der Regel chirurgischer – Entfernung sämtlicher nachweisbarer Tumorherde mit dem Ziel der Konsolidierung des lokalen Behandlungsergebnisses und darüber hinaus auch der Heilungsverbesserung. Möglich war die Entwicklung der adjuvanten Chemotherapie (wie auch anderer adjuvanter Systemtherapieformen) erst durch einen Paradigmenwechsel Mitte der 1960er Jahre, der zunächst vor allem die Behandlung des operablen Brustkrebses radikal reformierte. Bis dahin wurden ausgehend von der vom amerikanischen Chirurgen William Steward Halsted (1852–1922) Ende des 19. Jahrhunderts formulierten Hypothese solide Tumoren im Gegensatz zu Hämoblastosen als vorrangig lokales Problem ausgefasst. Nur die radikale Entfernung des tumortragenden Organs inklusive der regionären Lymphabflussgebiete versprach demnach die größtmögliche Aussicht auf Heilung, da nur so eine anschließende Generalisierung vermeidbar schien. Auf der Halsted-Hypothese basierend wurden in der ersten Hälfte des letzten Jahrhunderts radikale bzw. ultraradikale Techniken zur Operation des primären Mammakarzinoms entwickelt, deren Ziel die bestmögliche Eradikation des Primärtumorherdes war. Diese Operationsverfahren wurden seit den späten 1940er Jahren zunehmend durch eine postoperative Bestrahlung der Thoraxwand und der regionären Lymphabflusswege ergänzt und blieben bis Anfang der 1970er Jahre zumindest bei nodal-positiven Tumoren Standard in der Primärbehandlung des Brustkrebses. Die seit dieser Zeit ebenfalls in zunehmendem Maße verfügbare Chemotherapie blieb beim Mammakarzinom wie auch bei den meisten anderen soliden Tumoren ausschließlich der Behandlung metastasierter Stadien vorbehalten und war zunächst kein Bestandteil der primären Behandlungsstrategie. Dem wurde ab Anfang der 1960er Jahre das Konzept des Mammakarzinoms als prinzipiell systemischer Erkrankung gegenübergestellt, welches federführend von Bernard Fisher in Pittsburg im Rahmen des NSABP (National Surgical Adjuvant Breast and Bowel Project) entwickelt wurde. Ausgehend von der klinischen Beobachtung, dass viele Brustkrebspatientinnen trotz radikaler lokaler Behandlung letztlich an Fernmetastasen verstarben, ging man davon aus, dass die Erkrankung in den meisten Fällen bereits zum Zeitpunkt der Diagnose metastasiert war, auch wenn diese Metastasen so klein waren, dass sie sich sämtlichen Verfahren der konventionellen Diagnostik entzogen. Die für dieses Konzept entscheidende, in Europa bis heute viel zu wenig zur Kenntnis genommene Studie war NSABP B-4, die in den späten 1960er Jahren initiiert wurde. In dieser Studie wurden Patientinnen mit primärem Brustkrebs ohne klinisch auffällige Lymphknoten in drei Behandlungsgruppen randomisiert. Die erste Gruppe (A) wurde radikal nach Rotter-Halstedt operiert und erhielt zusätzlich auch noch eine Bestrahlung der regionären Lymphabflusswege, die zweite Gruppe (B) wurde ebenso intensiv nachbestrahlt, erhielt aber zuvor lediglich eine lokale Tumorentfernung im Gesunden. In der dritten Gruppe (C) erfolgte analog zur zweiten Gruppe nur die Operation mit Verzicht auf eine Nachbestrahlung. In der Nachbeobachtungsphase dieser Studie lag die Rate an Lokalrezidiven erwartungsgemäß in Gruppe A mit 0 % am niedrigsten und war in den Gruppen B mit 11 % und C mit 29 % deutlich höher. Das Langzeitüberleben war aber in allen drei Gruppen identisch. Dieses Ergebnis zeigte erstmals eindrücklich, dass für das Langzeitüberleben von Brustkrebspatientinnen das Ausmaß der lokalen Kontrolle zweitrangig war und bildete somit die Basis sämtlicher in den darauffolgenden Jahren entwickelten Konzepte der adjuvanten Chemotherapie. In der Folgezeit wurden zahlreiche Studien aufgelegt, die letztlich die Gültigkeit des adjuvanten Therapiekonzepts für das operable Mammakarzinom unter Beweis stellten. Während zunächst nur nodal-positive Patientinnen eine adjuvante Chemotherapie erhielten, wurde dieses Therapiekonzept seit den späten 1980er Jahren zunehmend auch auf nodal-negative Mammakarzinome ausgedehnt. Seit einigen Jahren tritt der Nodalstatus als Determinante für eine adjuvante Chemotherapie zunehmend in den Hintergrund, um tumorbiologischen Prädiktoren, die bereits am Primärtumor ermittelt werden können, Platz zu machen.

Bei anderen gynäkologischen Tumortypen spielt die adjuvante Chemotherapie eine deutlich geringere Rolle als beim Mammakarzinom und ist in ihrer Bedeutung auch weit weniger untersucht. Allgemeine Verbreitung hat sie bislang nur beim Ovarialkarzinom im Frühstadium (FIGO-Stadien IA–IIB) und beim operablen Zervixkarzinom (FIGO-Stadien IB1–IIA) gefunden, bei letzterem allerdings in Form einer adjuvanten Radiochemotherapie, wobei man diese Situation gleichwohl zu vermeiden sucht (s. Kapitel 3). Beim Endometriumkarzinom hat sich die adjuvante Chemotherapie im Rahmen von Studien bislang nicht generell durchsetzen können, obwohl Typ-II-Karzinome der Stadien I–II (seröse und klarzellige Adenokarzinome) aufgrund ihres aggressiven biologischen Verhaltens trotz Fehlens eindeutiger Studienergebnisse heutzutage analog zum primären Ovarialkarzinom zumeist einer adjuvanten platinbasierten Chemotherapie zugeführt werden.

Die historisch gesehen jüngste Spielart der antineoplastischen Chemotherapie in der gynäkologischen Onkologie ist die primäre oder neoadjuvante Chemotherapie. Diese erfolgt bei prinzipiell heilbaren Tumoren noch vor einer kurativen Operation – unter anderem, um durch eine medikamentöse Tumorreduktion die lokalen Operationsbedingungen zu verbessern. Auch dieses Konzept wurde zunächst beim Mammakarzinom entwickelt. In einer ersten bahnbrechenden Studie konnte das NSABP um Bernhard Fisher 1998 zeigen, dass die Verzögerung einer sanierenden Operation durch eine vorangeschaltete Chemotherapie zu keinerlei Prognoseverschlechterung bei Brustkrebspatientinnen führt. Im Vergleich zur klassischen Sequenz bestehend aus Operation und adjuvanter Chemotherapie mit vier Zyklen wiesen Patientinnen, die der umgekehrten Therapieabfolge unterzogen wurden, vergleichbare Überlebenszeiten auf. Die Rate brusterhaltender Operationen war allerdings in der neoadjuvant behandelten Gruppe signifikant höher. In der Folgezeit wurden zahlreiche neoadjuvante Chemotherapieprotokolle entwickelt und im Rahmen großangelegter Studien überprüft. Ziel hierbei war die Erhöhung der pathologischen Vollremissionsrate (pCR), die bald als Surrogatmarker für eine verbesserte Heilungswahrscheinlichkeit identifiziert wurde. Ein weiterer Vorteil dieses Behandlungskonzepts im Vergleich zur adjuvanten Chemotherapie ist die Möglichkeit der direkten Beobachtbarkeit des Tumoransprechens unter Therapie, was man sich unter anderem bei Tumoren mit unsicherem Sensitivitätsverhalten zu Nutze machen kann.

Bei den meisten der anderen Tumoren hat sich die neoadjuvante Chemotherapie bislang noch nicht in gleicher Weise etablieren können. Trotz zahlreicher vielversprechender Resultate im Rahmen von Phase-II-Studien erwies sich bei Patientinnen mit lokal fortgeschrittenem Zervixkarzinom in Phase-III-Studien die neoadjuvante Chemotherapie gefolgt von einer Radikaloperation dem gegenwärtigen Therapiestandard, d. h. einer primären Radiochemotherapie, nicht als überlegen (s. Kapitel 3). Auch beim Ovarialkarzinom und den damit verwandten Tumoren der Tube und des Peritoneums ist der Stellenwert einer neoadjuvanten Chemotherapie trotz zahlreicher interessanter Studienergebnisse immer noch nicht klar definiert. Immerhin erscheint inzwischen unstrittig, dass als entscheidender Prognosefaktor bei Patientinnen mit fortgeschrittener Erkrankung (FIGO-Stadien IIIC und IV) die vollständige chirurgische Tumorentfernung angesehen werden kann, unabhängig davon, ob diese vor oder nach einer zytostatischen Behandlung erfolgt. Lange Zeit kontrovers diskutiert, ist es daher mittlerweile durchaus als legitim anzusehen, Patientinnen, bei denen von vornherein klar ist, dass eine optimale chirurgische Tumorreduktion primär nicht erreicht werden kann, zunächst einer primären Chemotherapie zu unterziehen. Die Frage, ob beim fortgeschrittenen, prinzipiell operablen Ovarialkarzinom die neoadjuvante Chemotherapie gefolgt von einer Radikaloperation im Vergleich zur klassischen Sequenz von Radikaloperation gefolgt von adjuvanter Chemotherapie einen Vorteil bringt, wird vermutlich erst die derzeit noch laufende TRUST-Studie beantworten können (s. Kapitel 6).

Gegenwärtig besitzen die antineoplastische Chemotherapie und andere Formen der onkologischen Systemtherapie bei den verschiedenen Tumorentitäten innerhalb der gynäkologischen Onkologie einen unterschiedlichen Stellenwert (Tab. 9.1). Bei Karzinomen von Brust, Ovar, Tube und Peritoneum sowie den malignen Keimzelltumoren ist sie seit Jahrzehnten integraler Bestandteil multimodaler Therapiekonzepte, bei schwangerschaftsassoziierten Trophoblasterkrankungen ist sie sogar wichtigster Therapiebestandteil. So ist das gestationsbedingte Chorionkarzinom eine der wenigen nicht-hämatologischen Neoplasien des Erwachsenenalters, bei denen selbst in metastasierten Stadien allein durch zytostatische Behandlung in der Mehrzahl der Fälle eine Heilung möglich ist (Kapitel 7). Beim metastasierten, hormonunabhängigen bzw. hormonrefraktären Endometriumkarzinom ist eine Chemotherapie – trotz eher bescheidener Erfolge – seit vielen Jahren Standard. Auch bei fortgeschrittenen

Tab. 9.1: Indikationen der Chemotherapie in der gynäkologischen Onkologie.

Tumortyp	kurativ		kurativ – mit Operation oder Strahlentherapie		palliativ
	alleinige Chemo- therapie	neoadjuvant	adjuvant – frühe Sta- dien	adjuvant – fortge- schrittene Stadien oder Tumorrest	
Mamma	–	+	+	+	+
Ovar (epithelial), Tube, Peritoneum	–	± [a]	+ [b]	+	+
Keimzelltumor	+ [c]	± [a]	+	+	+
Ovar Stromatumor	–	–	± [d]	+	+
Endometrium*	–	–	± [e]	+	+
Zervix	–	± [f]	+ [g]	+ [g]	+
Vagina	–	–	–	–	+
Vulva	–	–	–	–	+
Sarkom	–	–	–	+ [h]	+
Trophoblasterkrankung	+	n. a.[i]	n. a.[i]	n. a.[i]	+

* einschließlich uteriner maligner Müller'scher Mischtumore
[a] nur wenn R0-Resektion nicht möglich oder mit einem hohen Morbiditätsrisiko verbunden ist
[b] nicht bei FIGO-Stadium Ia G1
[c] bei Kinderwunsch und fortgeschrittenem Stadium
[d] bei Vorliegen von Risikofaktoren
[e] nur bei Typ-II-Karzinomen
[f] nur im Rahmen von Studien
[g] grundsätzlich als kombinierte Radiochemotherapie postoperativ oder als primäre alleinige Therapiemaßnahme
[h] nur bei high-grade endometrialem Stromasarkom
[i] nicht anwendbar, da OP in der Regel nicht erfolgt

Primärfällen der Stadien III–IV findet sie zunehmend Verwendung, in der Regel als Kombinationschemotherapie. Dagegen ist eine Zytostatikabehandlung in früheren Stadien aufgrund des Fehlens aussagefähiger Studienergebnisse noch recht wenig etabliert, standardmäßig wird sie gegenwärtig lediglich bei den Tumoren des Typs II, die sich durch ein aggressives Wachstumsverhalten und ein hohes Rezidivrisiko auszeichnen, empfohlen. Beim Zervixkarzinom ist seit Ende der 1990er Jahre eine Radiochemotherapie mit Cisplatin Standard: entweder als adjuvante Behandlung nach vorheriger Radikaloperation, falls sich postoperativ eine Indikation dafür findet, oder als primäre, ausschließliche Therapiemaßnahme in Fällen mit entsprechendem

Risikoprofil bzw. in höheren Stadien. Ohne simultane Bestrahlung hat sich die Chemotherapie beim Zervixkarzinom bislang nur in metastasierten oder rezidivierten, anderweitig nicht mehr behandelbaren Fällen etablieren können. Auch bei Karzinomen von Vulva und Vagina sowie den gynäkologischen Sarkomen ist der Einsatzbereich, von Ausnahmen abgesehen, den rezidivierten bzw. metastasierten Fällen vorbehalten.

9.1.4 Wissenschaftliche Rationale der Polychemotherapie in der Gynäkologischen Onkologie

Anfänglich wurden Chemotherapien in der Regel mit nur einem Medikament durchgeführt. Schon bald wurde jedoch klar, dass sich die meisten Tumorerkrankungen mit einer derartigen zytostatischen Monotherapie nicht heilen ließen. Eine der Ursachen für diese unbefriedigenden Ergebnisse wurde in der Tatsache gesehen, dass Tumorzellen unter Therapie mit nur einer Substanz rasch eine Resistenz entwickeln. Um dies zu verhindern bzw. zu umgehen, war es naheliegend, verschiedene Zytostatika mit unterschiedlichen Wirkmechanismen zu kombinieren. Zunächst erfolgte die Verabreichung der verschiedenen Einzelkomponenten dieser sogenannten Polychemotherapien zumeist simultan; beginnend mit den hämatologischen Neoplasien, relativ schnell folgten aber auch solide Tumoren, wie das Mamma- oder Ovarialkarzinom. Durch die Kombinations-Chemotherapie war es möglich, die Ansprechraten im Vergleich zur Monotherapie signifikant zu steigern. Typische historische Beispiele aus dem Bereich der Gynäkoonkologie sind randomisierte Vergleiche zwischen Cyclophosphamid und Hexa-CAF (Hexamethylmelamin-Cyclophosphamid-Doxorubicin-5-Fluorouracil) oder cisplatinhaltigen Kombination beim fortgeschrittenen primären Ovarialkarzinom. Theoretische Grundlage der simultanen Polychemotherapie war das zellkinetische Skipper-Schabel-Wilcoxon-Modell, welches eine konstante Mutationsrate von Tumorzellen im Verlauf des Tumorwachstums postulierte. Geht man davon aus, dass Chemotherapie-Resistenzen im Wesentlichen auf Mutationen zurückzuführen sind, konnte man daraus schlussfolgern, dass die Anzahl von erworben Resistenzen mit fortschreitendem Tumorwachstum linear zunimmt. Dieses Modell bildete die Basis der sogenannten Goldie-Coldmann-Hypothese, der auch heute noch zahlreiche Konzepte der Polychemotherapie zu Grunde liegen. Der zentrale Punkt der Goldie-Coldmann-Hypothese ist die Forderung, möglichst nur Substanzen miteinander zu kombinieren, die bei gegebenen Tumorerkrankungen bereits für sich allein wirksam sind und hinsichtlich ihrer antitumoralen Wirkung keine oder nur wenig Überlappungen aufweisen. Durch Kombination verschiedener nicht-kreuzreagierender Zytostatika erscheint so die Erfolgswahrscheinlichkeit einer Chemotherapie bei zunehmendem Tumorwachstum höher, da Tumorzellen, die eventuell bereits gegen eine oder mehrere Kombinationspartner Resistenzen aufweisen, durch eine weitere Substanz noch getroffen werden können. Rezente Belege dafür, dass die Coldman-Hypothese zumindest in Teilbereichen auch heute noch Gültigkeit besitzt, sind u. a. randomisierte Vergleiche zwischen Monotherapien und Kombinationen mit nicht-kreuzaktiven Medikamenten bei fortgeschrittenen Tumorerkrankungen wie dem metastasierten Mammakarzinom, dem Ovarialkarzinom-Spätrezidiv oder dem chemotherapienaiven metastasierten Zervixkarzinom, bei denen durch Einsatz der Kombinations- im Vergleich zur Monotherapie nicht nur eine Verbesserung der Ansprechraten sondern auch des krankheitsfreien bzw. Gesamtüberlebens erzielt werden konnte. Gegen die Goldie-Coldman-Hypothese gibt es jedoch auch zahlreiche, durch kontrollierte klinische Studien ebenfalls gut belegte Argumente. Ein typisches Beispiel ist hier die momentane Behandlungssituation beim platinrefraktären- oder platinresistenten Ovarialkarzinom-Rezidiv (s. Kapitel 6). Seit den 1980er Jahren wurden bei dieser Tumorentität – nicht zuletzt aufgrund der bis zu dieser Zeit unbefriedigenden Ergebnisse – unzählige Chemotherapie-Regime in Phase-II/III-Studien untersucht. Trotz teilweise hoher Remissionsraten hat sich bislang in keinem randomisierten Vergleich eine der untersuchten empirischen Zytostatika-Kombinationen einer Mono-Chemotherapie hinsichtlich des progressionsfreien oder gar des Gesamtüberlebens als überlegen erwiesen. Auch beim primären Ovarialkarzinom waren die Studienergebnisse aus jüngerer Zeit eher uneinheitlich. Ausgehend von den sehr kontrovers diskutierten Ergebnissen der ICON-II- und ICON-III-Studien kann man aber doch die Schlussfolgerung ziehen, dass bei frühen Ovarialkarzinomen oder bei fortgeschrittenen Fällen nach R0-Resektion eine Kombinationstherapie aus Carboplatin und Paclitaxel keinen wesentlichen Vorteil gegenüber einer ausreichend hoch dosierten Carboplatin-Monotherapie bietet. Gerade das Beispiel Ovarialkarzinom-Rezidiv (platinsensitives Spätrezidiv: Goldie-Coldman-Hypothese ja, platinresistentes Frührezidiv: Goldie-Coldman-Hypothese nein!) zeigt eindrücklich, dass eine einzige theoretische Grundlage der Polychemotherapie für alle Therapiesituationen und alle verfügbaren Medikamente kaum Anwendung finden kann.

Die weitere wichtige Theorie zur Kombinationschemotherapie ist die sogenannte Norton-Simon-Hypothese. Im Gegensatz zur Goldie-Coldman-Hypothese, die im Wesentlichen auf der im Skipper-Schabel-Wilcoxon-Modell beschriebenen linearen Proliferations- und Mutationsdynamik beruht, geht man hier von einer Gompertz'schen Wachstumskinetik aus. Diese besagt im Kern, dass bei kleinen Tumoren die Proliferations- und damit auch die Mutationsrate am höchsten ist und mit steigendem Tumorvolumen stetig abnimmt, um irgendwann ein Plateau zu erreichen, an dem sowohl die Tumorgröße als auch die Anzahl mutierter – und damit potenziell chemoresistenter – Tumorzellen kaum nennenswert zunimmt. Die Kernforderung der Norton-Simon-Hypothese ist daher, maligne Tumoren möglichst sequenziell zu behandeln, besonders dann, wenn sie noch nicht zu weit fortgeschritten sind. Geht man – die Norton-Simon-Hypothese berücksichtigend – davon aus, dass relativ kleine Tumoren noch sehr chemosensitiv sind, aber auch sehr schnell Chemoresistenzen entwickeln, erscheint es sinnvoll, diese Tumoren mit möglichst hohen Dosen eines wirksamen einzelnen Zytostatikums in möglichst kurzen Intervallen zu behandeln, ohne

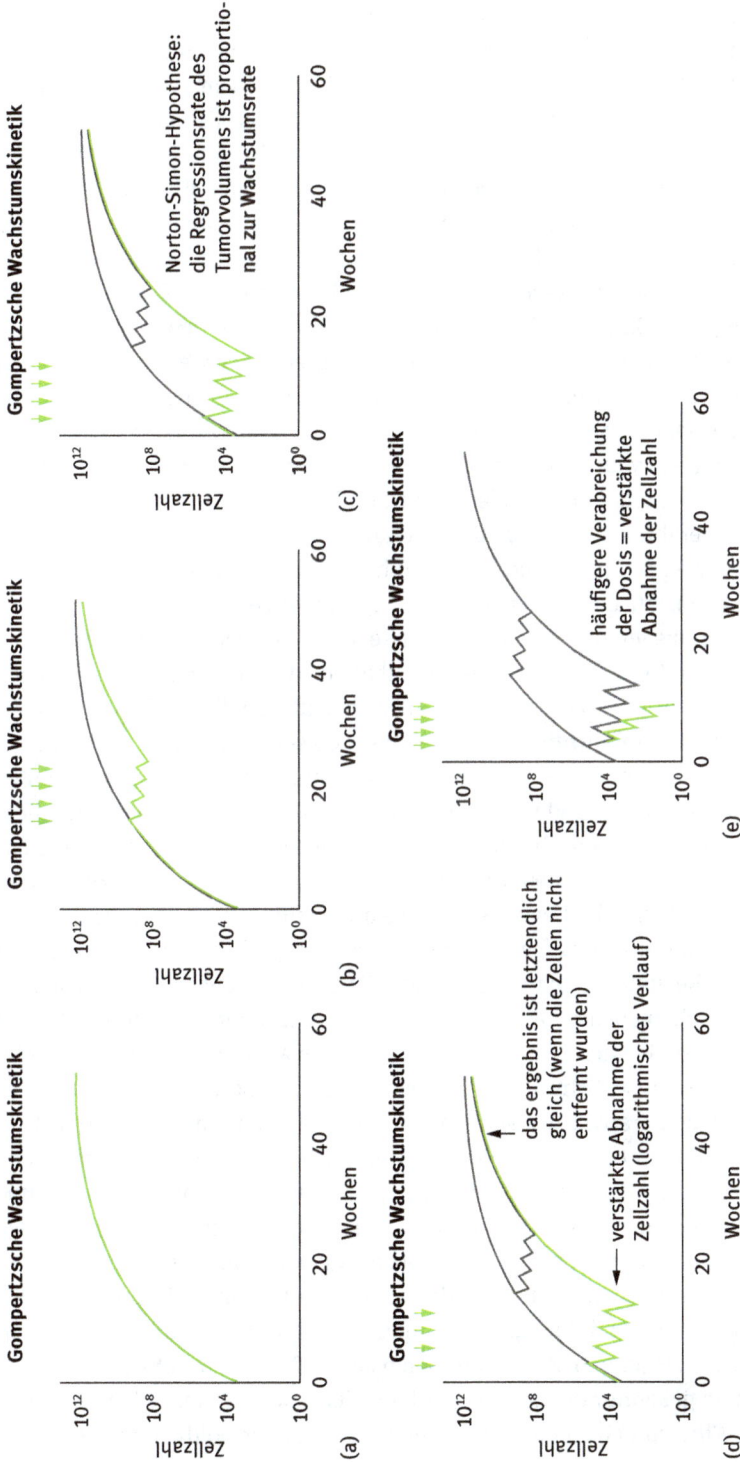

Abb. 9.1: Gompertz'sche Wachstumskinetik maligner Tumoren und ihre Konsequenz für die Wirkung antineoplastischer Chemotherapien. (a) Idealisierte Wachstumskurve entsprechend dem Gompertz'schen Modell: Die Zunahme an Tumorzellen ist bei kleinen Tumoren am größten und nimmt mit steigendem Tumorwachstum bis zum Erreichen eines Plateaus stetig ab. (b) Bei spät einsetzender, konventioneller Chemotherapie kommt es relativ schnell zur Repopularisation. (c) Die Repopularisationsgeschwindigkeit verhält sich umgekehrt proportional zur Resttumorgröße nach Therapieende. (d) Bei früher einsetzender Therapie kommt es zur beschleunigten Tumorrepopularisation, wenn der Tumor nicht eradiziert wird. (e) Die Erhöhung der Dosisdichte bei frühzeitigem Therapiebeginn erhöht die Wahrscheinlichkeit der Tumoreradikation (modifiziert nach Norton L, 2005, Reproduktion mit Zustimmung des Herausgebers).

Dosiskompromisse eingehen zu müssen, die durch zusätzliche Toxizitäten weiterer Kombinationspartner erzwungen werden (Abb. 9.1). Erst wenn das erste Zytostatikum dann „seine Pflicht erfüllt" hat, kann man sich mit einem zweiten oder auch dritten nicht kreuzaktiven Medikament die eventuell noch verbliebenen Tumorzellen vornehmen. Gute Beispiele für die klinische Gültigkeit der Norton-Simon-Hypothese, welche die theoretische Grundlage sequenzieller dosisdichter Chemotherapieprotokolle bildet, existieren derzeit vor allem in der adjuvanten Therapie des primären Mammakarzinoms. Als historisch erstes Beispiel ist hierbei die Milan-II-Studie zu nennen, bei der einer alternierenden Behandlung, bestehend aus Doxorubicin und dem klassischen CMF-Schema, eine sequenzielle Therapie aus den identischen Regimen (d h. Doxorubicin gefolgt von CMF) gegenübergestellt wurde. Auch nach mehr als 20 Jahren Nachbeobachtungszeit ergaben sich hier immer noch Überlebensvorteile zugunsten des sequenziellen gegenüber dem alternierenden Therapieschema. In der Folgezeit konnte in verschiedenen Studien gezeigt werden, dass sequenzielle, dosisintensivierte Protokolle entscheidende Behandlungsvorteile gegenüber klassischen, simultan verabreichten Chemotherapie-Kombinationen aufweisen. Besonders evident war dieser Vorteil bei Patientinnen mit hohem Rückfallrisiko, definiert durch eine hohe Zahl metastatisch befallener axillärer Lymphknoten.

Aufgrund der bisherigen Studienergebnisse ist zum gegenwärtigen Zeitpunkt auch für die gynäkologische Onkologie festzuhalten, dass es indikationsabhängig klinische Situationen gibt, bei denen entweder eher die Goldie-Coldman- oder die Norton-Simon-Hypothese zutrifft. Eine Integration dieser beiden sich fundamental gegenüberstehenden Konzepte zur Kombinationschemotherapie steht bislang immer noch aus. Einer der Hauptgründe dafür scheint in der Tatsache zu fußen, dass diese beiden Modelle rein zellkinetisch aufgestellt sind, Chemosensitivität bzw. -resistenz also daher ausschließlich über den Zellumsatz definiert werden. Ruhende Zellen werden demnach als prinzipiell chemoresistent, sich teilende Zellen demgegenüber als grundsätzlich chemosensitiv aufgefasst. Weder das eine noch das andere muss aber in der klinischen Realität tatsächlich zutreffen. Nicht alle teilungsaktiven Tumorzellen müssen tatsächlich chemosensitiv sein, während nach heutiger Auffassung auch ruhende Tumorzellen je nach individuellem Mutationsstatus pharmakologisch beinflussbar sind. Ein weiterer Schwachpunkt beider Theorien ist die Tatsache, dass sie Kombinationschemotherapien wie simultan verabreichte Monotherapien betrachten und den Umstand ignorieren, dass alle in einem gewissen Zeitintervall applizierten Zytostatika mehr oder minder in alle exponierten Zellen aufgenommen werden und sich dort in ihrer Wirkung gegenseitig beeinflussen. Mögliche Substanzinteraktionen, die synergistisch, neutral oder aber antagonistisch ausfallen und klinisch von außerordentlicher Bedeutung sein können, finden in beiden genannten Hypothesen gleichermaßen keine Berücksichtigung. Aus mathematischen und vor allem auch pharmakologischen Überlegungen scheint der potenzielle Effekt einer Substanzkombination in praxi in umgekehrter Relation zur Wirkung der jeweiligen Einzelkomponenten (und damit im Widerspruch zu einer zentralen Forderung der Goldie-Coldman-Hypothese) zu stehen. Führt ein einzelnes Zytostatikum nämlich bereits allein zur subtotalen Tumorzellelimination ist es höchst unwahrscheinlich, durch Kombinationen mit weiteren Substanzen hier noch eine wesentliche Verbesserung des zytotoxischen Effektes zu erzielen. Im Gegenteil besteht sogar die Gefahr, dass entweder durch antagonistische Substanzinteraktionen oder durch überlappende Nebenwirkungen die Dosis des effektivsten Medikaments in der Kombination verringert werden muss, was seine Effektivität unter Umständen sogar herabsetzen kann. Demgegenüber mag es aus pharmakologischen Erwägungen sinnvoll sein, Substanzen mit geringer oder fehlender tumorhemmender Wirkung miteinander zu kombinieren, nämlich dann, wenn das eine Medikament dazu beiträgt, mögliche Resistenzen gegen das andere zu konvertieren, was man auch als Chemomodulation bezeichnet. So konnte in der Vergangenheit wiederholt gezeigt werden, dass durch intelligente Kombination zweier, für sich allein genommen nicht besonders wirksamer Zytostatika unter Berücksichtigung ihrer pharmakologischen Wirkmechanismen eine hohe antineoplastische Wirkung zu erzielen ist. Gute Beispiele hierfür waren vor allem die Kombinationen aus Mitoxantron und Paclitaxel oder Platinanaloga bzw. Treosulfan und Gemcitabin oder Cytosin-Arabinosid beim platinresistenten Ovarialkarzinom-Rezidiv, beim metastasierten Mammakarzinom oder beim malignen Melanom. Beispiele für antagonistische und synergistische Kombinationseffekte bei einem rekurrenten Ovarialkarzinom sind in Abb. 9.2 wiedergegeben. Hierbei ist es in der klinischen Realität von bislang noch unterschätzter Bedeutung, dass verschiedene Zytostatika aufgrund ihres molekularen Wirkmechanismus nicht nur prinzipiell antagonistisch bzw. synergistisch interagieren müssen, sondern dass die Art der Interaktion auch erhebliche interindividuelle Unterschiede aufweisen kann (Abb. 9.3). Auch Kombinationen zweier, eigentlich nicht als Chemotherapeutika bekannter Medikamente wie z. B. Aminobisphosphonaten, die in der antiresorptiven Therapie eingesetzt werden, und Statinen, die als Cholesterinsenker im Gebrauch sind, können durch chemomodulatorische Effekte antineoplastische Effekte erheblichen Ausmaßes erzielen (Abb. 9.4). Was derzeit noch fehlt, ist daher eine allgemeingültige Theorie zur Kombinationschemotherapie auf dem Boden der zellulären Pharmakologie bzw. Biochemie, welche die Basis eines rationalen Designs von Zytostatika-Kombinationen bilden könnte.

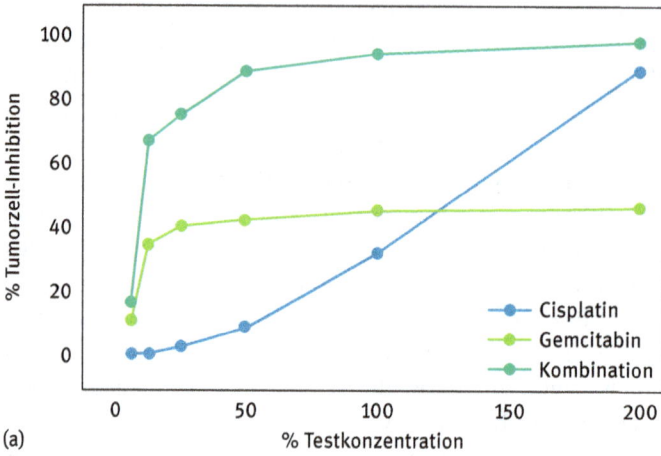

(a)

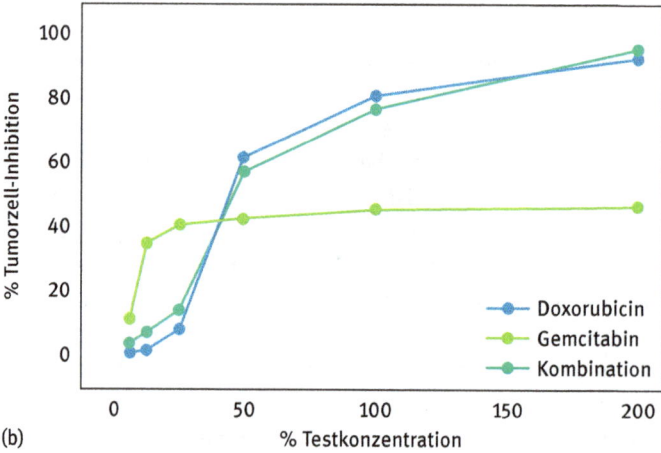

(b)

Abb. 9.2: Kombinationseffekte von Cisplatin und Gemcitabin bzw. Doxorubicin bei nativen Tumor-zellen einer Patientin mit platinresistentem Ovarialkarzinom-Frührezidiv ex vivo. Sämtliche Mono-substanzen sind in therapeutischen Konzentrationen (6,25–25–[50] % Testkonzentration) weit-gehend ineffektiv. (a) Cisplatin und Gemcitabin zeigen einen ausgeprägten Synergismus, vermutlich bedingt durch chemomodulatorische Effekte von Gemcitabin auf verschiedene DNA-Re-paraturenzyme. Hierdurch kommt es in der Kombination beider Partner trotz Ineffektivität der Einzel-kombinationen zu einem hohen antineoplastischen Effekt. (b) Doxorubicin und Gemcitabin zeigen einen ausgeprägten Antagonismus vermutlich durch sich gegenseitig störende Hemmwirkungen auf verschiedene DNA-Reparaturenzyme (Topoisomerase IIα bzw. DNA-Polymerasen). Hierdurch ist die Kombination nicht wirksamer als die effektivere der beiden Einzelkomponenten (Doxorubicin).

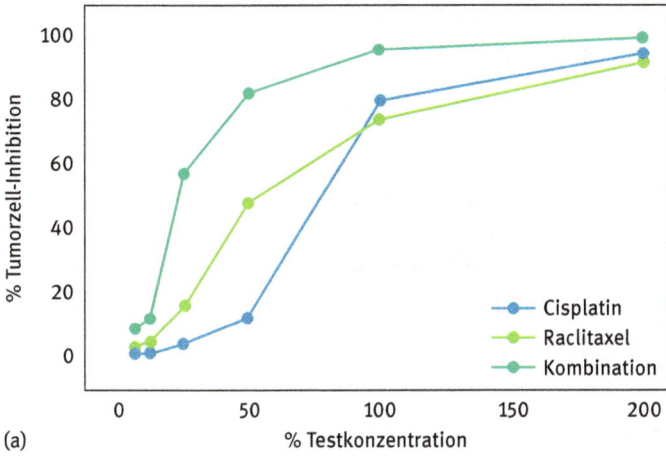

(a)

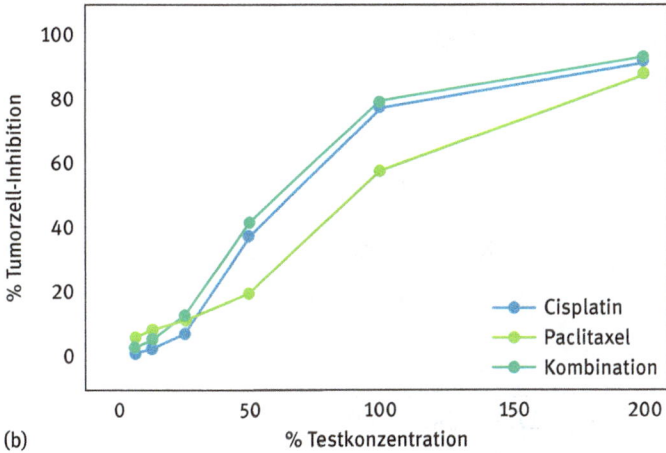

(b)

Abb. 9.3: Unterschiedliche Substanzinteraktionen zwischen simultan verabreichtem Cisplatin und Paclitaxel bei zwei Patientinnen mit primärem Ovarialkarzinom ex vivo. (a) Der erste Fall zeigt einen ausgeprägten Synergismus zwischen beiden Zytostatika, sodass die Kombination beider Einzelkomponenten deutlich effizienter ist. (b) Im zweiten Fall wirken beide Zytostatika antagonistisch, sodass die Kombination nicht wirksamer ist als Cisplatin allein. Dieselbe Zytostatikakombination muss bei unterschiedlichen Individuen nicht notwendigerweise dieselbe Form der Interaktion zeigen.

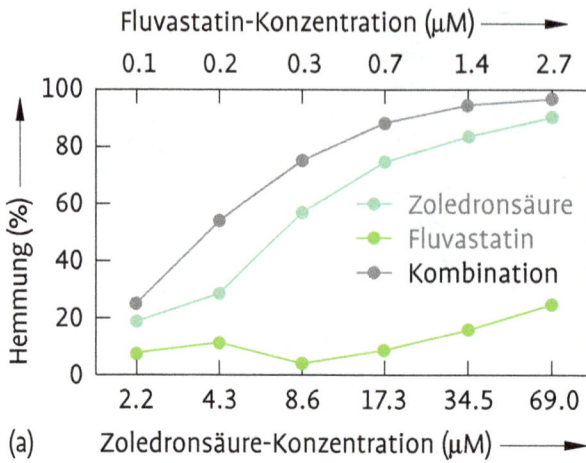

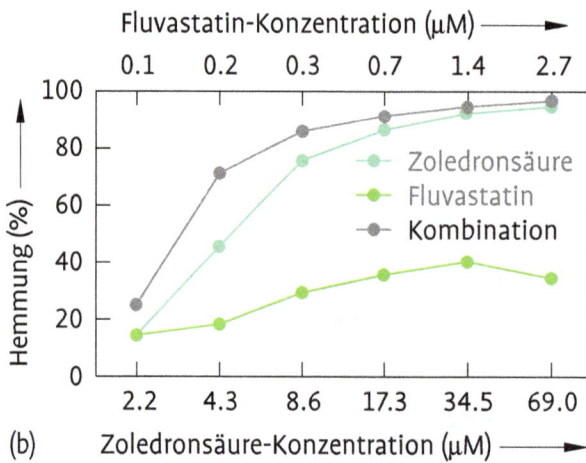

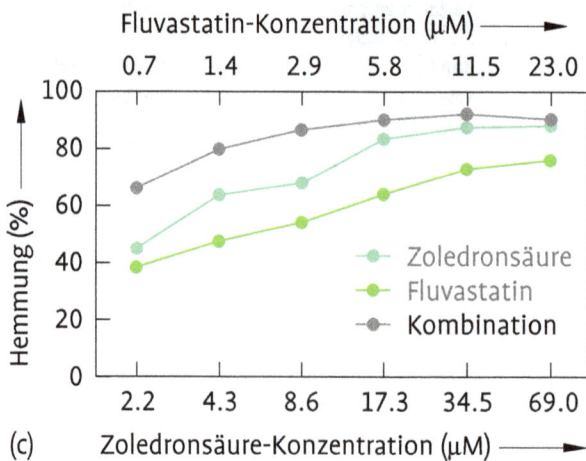

Abb. 9.4: Mediane Tumorzellinhibition von Zoledronsäure und Fluvastatin bei nativen Mamma- und Ovarialkarzinomzellen getestet ex vivo. (a) Mammakarzinome, (b) und (c) Ovarialkarzinome. Bei Ovarialkarzinomen wurden zwei verschiedene Fluvastatin-Dosierungen untersucht (nach Knight LA et al. 2009).

9.1.5 Substanzgruppen für die antineoplastische Systemtherapie in der gynäkologischen Onkologie

9.1.5.1 Grundsätzliche Überlegungen

In der Folge werden die für die gynäkologische Onkologie relevanten Substanzgruppen mit ihren wichtigsten Vertretern einschließlich ihrer Indikationsgebiete, Wirkmechanismen und Hauptnebenwirkungen charakterisiert. Das wesentliche Kriterium für die Aufnahme der einzelnen Substanzen in dieses Kapitel war hierbei – auch aufgrund des begrenzten Umfangs eines Lehrbuchs – die Praxisrelevanz, wobei in Einzelfällen auf vielversprechende Neuentwicklungen hingewiesen werden soll. Um das Verständnis der einzelnen Substanzen zu vereinfachen, wurde die Einteilung der Zytostatikagruppen unabhängig von der pharmakologischen Herkunft oder der chemischen Struktur ausschließlich nach funktionellen Gesichtspunkten vorgenommen. Aufnahme fanden an dieser Stelle auch die bei gynäkologischen Tumoren etablierten antihormonellen und zielgerichteten Wirkstoffe. Eine Übersicht über die verschiedenen Zytostatikagruppen und ihre Hauptvertreter gibt Tab. 9.2.

Tab. 9.2: Funktionelle Wirkstoffgruppen bei gynäkologischen Tumoren (nur zugelassene Wirkstoffe).

Substanzgruppe	Wirkstoff
Alkylanzien	Melphalan (L-PAM)
	Cyclophosphamid (CPA)
	Ifosfamid (IFO)
	Trofosfamid (TRO)
	Carmustin (BCNU)
	Lomustin (CCNU)
	Bendamustin
	Treosulfan (TREO)
	Cisplatin (DDP)
	Carboplatin (CBDCA)
	Oxaliplatin (OXA)
	Thiotepa
	Mitomycin C (MMC)
antimikrotubuläre Substanzen	Vincristin (VCR)
	Vinblastin (VBL)
	Vindesin (VDS)
	Vinorelbin (VNB)
	Paclitaxel (PCT)
	nab-Paclitaxel
	Docetaxel (DCT)
	Eribulin-Mesylat
	Ixabepilon (IXA)*

Tab. 9.2: (fortgesetzt)

Substanzgruppe	Wirkstoff
Topoisomerase-Hemmstoffe	Topotecan
	Irinotecan
	Doxorubicin (DOX)
	liposomales Doxorubicin (LD)
	pegyliert-liposomales Doxorubicin (PLD)
	Epirubicin (EPI)
	Mitoxantron (MXN)
	Etoposid (VP-16)
	Etoposid-Phosphat
Antimetabolite	Methotrexat (MTX)
	5-Fluorouracil (FU)
	Capecitabin (CAPE)
	Gemcitabin (dFdC)
Interkalanzien	Bleomycin (BLEO)
	Actinomycin D (ActD)
andere Zytostatika	Hydroxycarbamid (HU)
	Altretamin (HMM)
	Trabectedin
antihormonelle Wirkstoffe	Tamoxifen (TAM)
	Toremifen
	Megestrolacetat (MGA)
	Medroxyprogesteronacetat (MPA)
	Letrozol (LET)
	Anastrozol (ANA)
	Exemestan (EXE)
	Fulvestrant (FULV)
Anti-HER2-Wirkstoffe	*monoklonale Antikörper*
	– Trastuzumab
	– Pertuzumab
	Tyrosinkinaseinhibitoren
	– Lapatinib
	– Neratinib
	– Tucatinib
Angiogenese-Inhibitoren	*monoklonale Antikörper*
	– Bevacizumab
	Tyrosinkinase-Inhibitoren
	– Pazopanib
PARP-Inhibitoren	Olaparib (OLA)
	Niraparib (NIRA)
	Rucaparib
	Talazoparib

Tab. 9.2: (fortgesetzt)

Substanzgruppe	Wirkstoff
mTOR/PIK3CA-Inhibitoren	Everolimus (EVE) Alpelisib
CDK4/6-Inhibitoren	Palbociclib (PALB) Ribociclib (RIBO) Abemaciclib (ABEM)
Antikörper-Drug-Konjugate	Trastuzumab-Emtansin (anti-HER2) (fam)Trastuzumab-Deruxtecan (anti-HER2) Sacituzumab-Govitecan (anti-Trop2)*
immunologische Checkpointinhibitoren	*monoklonale Antikörper gegen PD-1* – Pembrolizumab – Dostarlimab *monoklonale Antikörper gegen PD-L1* – Atezolizumab

* Zulassung derzeit nur in den USA

9.1.5.2 Alkylierende Substanzen

Alkylierende Substanzen stellen historisch gesehen die älteste und auch größte Zytostatikagruppe dar und sind wesentliche Komponenten in der Chemotherapie gynäkologischer Tumoren. Die klassischen Alkylanzien entstammen den chemischen Gruppen der Stickstofflost-Derivate, der Alkylsulfonate, der Nitrosoharnstoffe und der Carboxamide. Thiotepa ist keiner dieser Gruppen zuzuordnen. Aus funktioneller Sicht können auch Platin-Komplexe sowie das Antibiotikum Mitomycin C den alkylierenden Substanzen zugeordnet werden. Alkylanzien entfalten ihre antineoplastische Wirkung hauptsächlich durch DNA-Quervernetzungen, ein Effekt, der stark derjenigen der ionisierenden Strahlung ähnelt. Alkylanzien werden daher vor allem im älteren Schrifttum auch als Radiomimetika bezeichnet. Insbesondere Cisplatin, aber auch Cyclophosphamid weisen eine ausgeprägte strahlensensitivierende Wirkung auf.

Die in der gynäkologischen Onkologie zugelassenen Substanzen sind Cyclophosphamid, Ifosfamid und Trofosfamid (die orale Form des Ifosfamids), Melphalan, Treosulfan, Cisplatin, Carboplatin, Carmustin, Lomustin, Bendamustin, Dacarbazin, Thiotepa sowie Mitomycin C. Alkylanzien besitzen bei praktisch allen gynäkologischen Neoplasien einen klinischen Stellenwert. Platin-Analoga sind die zentralen Substanzen in der Behandlung der primären Karzinome von Ovar, Tube, Peritoneum, Zervix und Endometrium. Aufgrund des deutlich günstigen Nebenwirkungsprofils hat Carboplatin mittlerweile bei diesen Tumoren Cisplatin weitgehend verdrängt. Beim Zervixkarzinom scheint demgegenüber Cisplatin zumindest als Monosubstanz eine höhere Wirkung aufzuweisen, außerdem ist es vermutlich ein effizienterer Radiosensitizer. Die Hauptnebenwirkungen der meisten Alkylanzien betreffen vor allem das blutbildende Knochenmark und andere sich schnell teilende Gewebe wie Haut, Hautanhangsgebilde und die Schleimhäute des Gastrointestinaltrakts. Häufig sind dementsprechend Neutropenien und Anämien, seltener Thrombozytopenien. Cisplatin, Dacarbazin, Ifosfamid und auch Cyclophosphamid in höherer Dosierung weisen eine ausgeprägte emetogene Wirkung auf. Alopezien höheren Grades werden vor allem bei Cyclophosphamid und Ifosfamid beobachtet. Cisplatin bedingt besonders häufig Schädigungen der Nierentubuli, des Innenohrs und des peripheren Nervensystems. Carboplatin führt vergleichsweise häufig zu akuten Hypersensitivitätsreaktionen und – weitaus seltener und auch nur in höheren Dosen – zu Myokard-Schädigungen. Ifosfamid kann zentralnervöse Unverträglichkeitsreaktionen, charakterisiert durch Verwirrtheitszustände, Hypakusis und Hypästhesie, verursachen. Oxazaphosphorine wie Cyclophosphamid und Ifosfamid und in geringerem Umfang auch Platin-Analoga werden in chemisch aktiver Form über den Urin ausgeschieden und induzieren regelhaft Blasenreizzustände. Oxaliplatin, in der gynäkologischen Onkologie bislang ohne Zulassung, aber beim Ovarialkarzinom in Studien allein oder in Kombination durchaus mit Erfolg eingesetzt, bewirkt bei ca. 10 % der Behandelten zudem kälteinduzierte, zentrale Hyperkinesen vom athetotischen Typ. Die klassischen Alkylanzien und auch antineoplastischen Schwermetallkomplexe sind synthetischer Natur. Gänzlich anderer pharmakologischer Herkunft ist das Antibiotikum Mitomycin C. Neben dem häufigen Auftreten von Knochenmarksdepressionen sind als besonders schwere Nebenwirkungen von Mitomycin C Hautnekrosen, Lungenfibrosen und vor allem das hämolytisch-urämische Syndrom zu nennen.

9.1.5.3 Anti-mikrotubuläre Substanzen

Mikrotubuli spielen eine zentrale Rolle nicht nur in der mitotischen und meiotischen Zellteilung, sondern auch bei zahlreichen intrazellulären Transportvorgängen. In der gynäkologischen Onkologie gibt es mittlerweile vier Gruppen klinisch etablierter antitubulärer Substanzen, Vinca-Alkaloide, Taxane, Epothilone und Halichondrin-Analoga.

Historisch gesehen sind die ersten antitubulären Wirkstoffe die Vinca-Alkaloide Vincristin, Vinblastin und Vindesin, die aus dem Madagaskar-Immergrün (*Catharanthus roseus* L.) synthetisiert wurden. Chemische Derivate mit veränderter Ringstruktur sind Vinorelbin und Vinflunin. Vinca-Alkaloide wirken, ähnlich wie Colchicin, im Wesentlichen über eine Zerstörung des Spindel-Apparats. In der gynäkologischen Onkologie haben Vincristin und Vindesin kaum noch eine Bedeutung, Vinblastin nur noch bei Keimzelltumoren. Vinorelbin und Vinflunin sind momentan bei keinem Malignom des weiblichen Genitales zugelassen. Hauptnebenwirkungen der Vinca-Alkaloide sind Blutbildveränderungen, periphere Neuropathien und Störungen der Magen-Darm-Motilität. Daneben weisen gerade Vincristin und vor allem auch Vinorelbin eine ausgeprägte Gefäßtoxizität auf, und zwar nicht nur bei Paravasation.

Die zweite Klasse der anti-mikrotubulären Substanzen sind die Taxane, die gegenwärtig semisynthetisch aus Nadeln und Rinde der pazifischen, europäischen und asiatischen Eibe (*Taxus brevifolia* Nutt., *Taxus baccata* L., *Taxus sumatrana* de Laub.) gewonnen werden. Im Gegensatz zu Vinca-Alkaloiden beruht der molekulare Wirkmechanismus der Taxane in einer Hyperstabilisierung der Zellteilungsspindel und insgesamt auch des für intrazelluläre Stoffwechselvorgänge wichtigen Tubulingerüsts. Das Tubulingerüst wird praktisch pharmakologisch „eingefroren". Zugelassene Wirkstoffe in der gynäkologischen Onkologie sind Paclitaxel und Docetaxel sowie das Nanopartikel-Albumin-gebundene (nab)-Paclitaxel, eine galenische Modifikation der konventionellen Darreichungsform. Die Hauptnebenwirkungen der Taxane betreffen das blutbildende Knochenmark, die Haut- und Hautanhangsgebilde, die Schleimhäute des Gastrointestinaltrakts und das periphere Nervensystem. Hierbei gibt es substanzspezifische Unterschiede. Während Alopezien und Neutropenien ubiquitär sind, führt Paclitaxel häufiger zu peripheren sensorischen Neuropathien, die seltener auch die Tiefensensibilität umfasst, während eine Docetaxel-Behandlung öfter mukokutane Nebenwirkungen nach sich zieht. Relativ häufig werden im Zusammenhang mit Taxanen auch Hypersensitivitätsreaktionen vom Akute-Phase-Typ (HSR1), Myalgien und Arthralgien beobachtet. Im Gegensatz zu den üblichen Taxan-Formulierungen, bei denen als Lösungsvermittler Cremophor EL und Äthanol bzw. Zitronensäure (für Paclitaxel) bzw. Tween 80 (für Docetaxel) benötigt werden, kommt nab-Paclitaxel ohne diese Hilfsstoffe aus, die im Wesentlichen für das Auftreten von Hypersensitivitätsreaktionen verantwortlich sind. Hierdurch war in Studien beim metastasierten Brustkrebs die Gabe von ca. 50 % höheren Einzeldosen im Vergleich zum herkömmlichen Paclitaxel möglich, was in einer verbesserten antineoplastischen Wirkung bei vergleichbarer Myelotoxizität resultierte. Die Inzidenz peripherer Neuropathien war zwar insgesamt größer, der Schweregrad jedoch zumeist geringer und die Rückbildungsgeschwindigkeit höher als bei konventionellem Paclitaxel. In einer weiteren Studie beim metastasierten Mammakarzinom erwies sich nab-Paclitaxel in wöchentlich fraktionierter Form sogar Docetaxel gegenüber als überlegen. Gegenwärtig ist nab-Paclitaxel aber nur für die Behandlung des metastasierten Brustkrebses nach Versagen herkömmlicher Taxan-Formulierungen zugelassen, bei Tumoren des weiblichen Genitales gibt es derzeit noch keine Zulassung.

Die aus Bodenbakterien isolierten Epothilone haben eine ähnliche Wirkung wie Taxane, wobei zu den letztgenannten keine komplette Kreuzresistenz besteht. Die Nebenwirkungsrate der Epothilone ist jedoch teilweise beträchtlich, insbesondere war in Studien eine bedenkliche Inzidenz schwerer peripherer Neuropathien auffällig. Dies führte dazu, dass die im Augenblick weltweit einzige kommerziell erhältliche Substanz Ixabepilon, die in den USA für den metastasierten Brustkrebs zugelassen ist, in Europa keine Zulassung erhalten hat. Eine ähnlich hohe antineoplastische

Wirkung wie beim Mammakarzinom scheint Ixabepilon auch beim metastasierten Endometriumkarzinom aufzuweisen.

Eine weitere Substanzklasse mit Taxan-ähnlicher Wirkung sind die aus Meeresschwämmen der Gattung *Halichondria* isolierten Halichondrin-Analoga. Ähnlich wie bei den Epothilonen besteht auch für die Halichondrin-Analoga keine komplette Kreuzresistenz zu Taxanen, das Nebenwirkungsprofil ist jedoch durchwegs deutlich günstiger. Das Halichondrin-B-Analogon Eribulin ist mittlerweile in den USA und Europa für das vorbehandelte metastasierte Mammakarzinom und auch für das metastasierte Liposarkom zugelassen. Hauptnebenwirkungen sind Neutropenien, Nausea und Emesis sowie seltener – und vom Ausmaß der Vorbehandlung abhängig – periphere Neuropathien.

9.1.5.4 Topoisomerase-Hemmstoffe

Die Topoisomerasen sind zentrale Komponenten im DNA-Reparaturmechanismus. Sie ermöglichen durch Entspiralisierung der Doppel-Helix und Einführung gezielter Doppelstrangbrüche bei DNA-Schäden die Einfügung neu synthetisierter intakter DNA-Stränge. Die Hemmung der Topoisomerasen führt daher zu einer erheblichen Beeinträchtigung in der Reparatur derartiger Schäden und führt letztlich zu einer Replikationshemmung der betroffenen Zelle. Generell unterscheidet man Typ-I- (Topoisomerase I und III) von Typ-II-Topoisomerasen (Topoisomerase II und IV), wobei in eukaryoten Zellen die Topoisomerasen I und IIα die größte Bedeutung besitzen. Die Aktivität beider Enzymgruppen befindet sich normalerweise in einem Gleichgewicht in der Art, dass die Hemmung der Typ-I-Topoisomerasen zu einer vermehrten Expression der Typ-II-Topoisomerasen (und umgekehrt) führt. Tumorzellen weisen im Vergleich zu Normalzellen nicht selten eine Überexpression der relevanten Reparatur-Enzyme wie den Topoisomerasen, den DNA-Polymerasen, der Ribonukleotid-Reduktase oder der Poly(ADP-Ribose)-Polymerase 1 (PARP1) auf, die in einer verstärkten Resistenz gegenüber direkten DNA-Schädigungen durch ionisierende Strahlung, aber auch durch alkylierende Zytostatika resultiert. Es ist daher nicht verwunderlich, dass Hemmstoffe der Topoisomerasen als Zytostatika eine erhebliche Bedeutung erlangt haben. Interessanterweise sind mit einer Ausnahme sämtliche derzeit klinisch etablierte Topoisomerase-Inhibitoren natürlichen Ursprungs.

Die, historisch gesehen, jüngste Gruppe stellen die Camptothecin-Analoga dar, welche die Topoisomerase I hemmen. Camptothecin, ein Chinolinalkaloid, wird aus Rinde, Samen und Holz des chinesischen Baumes *Camptotheca acuminata* isoliert. Es besitzt als Zytostatikum zwar keine wesentliche Bedeutung, bildet aber den Ausgangspunkt für die halbsynthetische Produktion der Camptothecin-Analoga Topotecan und Irinotecan, die in der klinischen Onkologie mittlerweile einen Stellenwert haben. Bei gynäkologischen Neoplasien besitzt gegenwärtig nur Topotecan eine Zulassung, und zwar sowohl für das rekurrente Ovarialkarzinom als auch für das metastasierte Zervixkarzinom (in Kombination mit Platinanaloga oder Paclitaxel), ist aber auch beim metastasierten Endometriumkarzinom und primären Ovarialkarzinom wirksam. Darüber hinaus wurde Irinotecan in Studien bereits erfolgreich in der Behandlung des metastasierten Zervixkarzinoms eingesetzt. Interessanterweise sind sämtliche Camptothecin-Analoga als eine der wenigen Zytostatika-Gruppen in der Lage, die intakte Blut-Hirn-Schranke zu penetrieren und somit im ZNS klinisch relevante Wirkspiegel aufzubauen. Das konnte in der Vergangenheit nur für Thiotepa, Nimustin, Procarbazin und Temozolomid dokumentiert werden. In Kombinationen mit ihrer ausgeprägten radiosensitivierenden Wirkung bieten sich die Substanzen daher auch für die Therapie von Hirnmetastasen oder die ZNS-Prophylaxe bei der Behandlung ZNS-affiner Tumoren wie kleinzelligen Karzinomen von Cervix uteri oder Ovar an. Camptothecin-Analoga gehören zu den gut verträglichen Zytostatika. Hauptnebenwirkungen sind Blutbildveränderungen (wobei insbesondere schwere Thrombozytopenien nicht selten sind) und Alopezie. Bei Irinotecan sind außerdem schwere, teilweise sogar lebensbedrohliche Diarrhöen beschrieben worden, denen aber mit einer obligaten Atropin-Prämedikation (0,25 mg subkutan) effektiv entgegengewirkt werden kann. Von besonderer Bedeutung ist es, dass die hämatologischen Nebenwirkungen der Camptothecin-Analoga keinen kumulativen Charakter aufweisen, ja sich sogar – nach einem Maximum während der ersten drei bis vier Therapiezyklen – im weiteren Verlauf zunehmend abschwächen. Dies gilt insbesondere für Topotecan, welches daher bei geeigneten Indikationen wie dem rekurrenten Ovarialkarzinom als Dauertherapie (falls erforderlich) besonders prädestiniert zu sein scheint. Die persönliche positive Erfahrung des Verfassers bei einer Patientin mit Ovarialkarzinom-Rezidiv liegt bei einem Maximum von 18 Zyklen, entsprechend 54 Wochen, in geeigneten Fällen ist aber auch eine wesentlich länger dauernde Therapie möglich, wenn die Patientin bereit ist, die persistierende Alopezie zu akzeptieren. Aufgrund der insgesamt positiven Eigenschaften dieser Substanzgruppe und ihrer Herkunft verwundert es nicht, dass gegenwärtig gerade in Ostasien die Entwicklung neuer Camptothecin-Analoga mit großem Engagement vorangetrieben wird.

Eine der wichtigsten Zytostatika-Gruppen überhaupt sind die Anthrazykline und die damit verwandten Anthracendione. Beide Gruppen sind sogenannte Chromogene, d. h., sie zeichnen sich chemisch durch ein polyaromatisches Ringsystem (Anthrazykline: 4 Ringe; Anthracendione: 3 Ringe) mit alternierenden Doppelbindungen aus. Anthrazykline sind lebhaft rot bis rot-orange gefärbt (was für Tumorpatienten aus psychologischer Sicht nicht immer günstig ist), Anthracendione sind tief nachtblau. Anthrazykline gehören zu den zytostatisch wirksamen Antibiotika, die wie viele andere Chemotherapeutika aus verschiedenen *Streptomyces*-Arten isoliert wurden. Anthracendione stammen demgegenüber als vollsynthetische Substanzen aus der Farbstoff-Chemie. Systematisch werden die Anthrazykline und Anthracendione zumeist den Interkalanzien zugerechnet. Diese Substanzen binden nicht-kovalent wie ein Block in der Mitte eines Reißverschlusses an die DNA und hemmen dadurch, dass sie das Andocken der DNA-Polymerasen verhindern, ihre Replikation. Interkalierende Effekte besitzen darüber hinaus auch noch Mitomycin C und Actinomycin D.

Mittlerweile konnte jedoch festgestellt werden, dass die molekulare Hauptwirkung der Anthrazykline auf einer direkten Bindung und einer damit verbundenen Inhibition der Topoisomerase IIα beruht. Eine geringe Expression dieses Enzyms oder Defizienz des betreffenden Gens führt regelhaft zur Resistenz gegenüber Anthrazyklinen und Anthracendionen. In der gynäkologischen Onkologie sind gegenwärtig die Substanzen Doxorubicin, Epirubicin (ein Stereoisomer von Doxorubicin) und Mitoxantron zugelassen. Doxorubicin und Epirubicin sind Schlüsselsubstanzen in der Chemotherapie des operablen Mammakarzinoms, Doxo-, bzw. Epirubicin und Mitoxantron werden darüber hinaus auch relativ häufig bei Ovarial- und Endometriumkarzinomen, aber auch Sarkomen eingesetzt. Typische Nebenwirkungen der Anthrazykline sind Nausea und Emesis, Alopezie, Knochenmarkdepression und Mukositis, Periphlebitiden bei Applikation über einen peripheren Venenzugang und die Gefahr schwerer Gewebsnekrosen bei Paravasation. Anthrazykline und vor allem Mitoxantron gehören zu den potenziell leukämogenen Wirkstoffen, insbesondere bei Kombinationen mit Alkylanzien. Typisch ist auch ihre kardiotoxische Wirkung, die bei Überschreiten einer kumulativen Schwellendosis in bis zu 25 % der Fälle zum Auftreten einer dilatativen Kardiomyopathie führt, welche auch nach Absetzen häufig fortschreitet und in ein linksventrikuläres Pumpversagen münden kann. Besonders hoch ist das Kardiomyopathie-Risiko bei kardialen Vorschädigungen oder gleichzeitiger linksseitiger Thoraxwandbestrahlung. Die höchste kardiotoxische Potenz besitzt Daunorubicin (in der gynäkologischen Onkologie unbedeutend), gefolgt von Doxo-, Epi- und Idarubicin (in der gynäkologischen Onkologie ebenfalls ohne Bedeutung) und schlussendlich Mitoxantron. Das Kardiomyopathie-Risiko wird unter adjuvanter anthrazyklinhaltiger Chemotherapie des Mammakarzinoms mit ca. 2 % angegeben. Subklinische oder nur laborchemisch fassbare Störungen der myokardialen Homöostase sind vermutlich ungleich häufiger. Neueren Untersuchungen zufolge muss man aber davon ausgehen, dass Anthrazykline bereits in konventioneller Dosierung im weiteren Verlauf zu einer klinisch relevanten Inzidenz kardiologischer Probleme führen. Um das Problem der kardiotoxischen Wirkung zu entgehen, wurden in der Vergangenheit für Daunorubicin und Doxorubicin liposomale Präparationen entwickelt, die selbst bei Langzeittherapie oder Kombination mit anderen potenziell kardiotoxischen Substanzen kein oder ein klinisch nicht mehr relevantes Kardiomyopathie-Risiko aufweisen. In der gynäkologischen Onkologie wird gegenwärtig vor allem pegyliert-liposomales Doxorubicin (PLD, Handelsname Caelyx®) eingesetzt. PLD ist beim rekurrenten Ovarialkarzinom zugelassen, weist aber auch beim Endometrium- und Zervixkarzinom sowie bei Sarkomen eine signifikante Wirkung auf und ist vermutlich auch in der Lage, im ZNS signifikante Wirkspiegel zu erreichen. Es weist neben der fehlenden Kardiotoxizität auch eine geringe knochenmarkschädigende Wirkung sowie ein geringes Alopezierisiko auf, Übelkeit und Erbrechen sind selten. Häufig sind demgegenüber mukokutane Nebenwirkungen inklusive des sogenannten Hand-Fuß-Syndroms. Nicht-pegyliertes liposomales Doxorubicin (LD, Handelsname Myocet®) ist gegenwärtig allein und in Kombination mit Cyclophosphamid derzeit nur für die

Therapie des metastasierten Mammakarzinoms zugelassen, bietet sich aber aufgrund seiner deutlich geringeren mukokutanen Toxizität durchaus als therapeutische Alternative zu PLD an.

Mitoxantron, das vor allem beim metastasierten Mammakarzinom, seltener auch beim Ovarialkarzinom verwendet wird, zeichnet sich ebenfalls durch ein günstiges Nebenwirkungsprofil aus und wird daher gerne auch bei weniger belastbaren oder älteren Patienten eingesetzt. Aufgrund seiner hohen Polarität und günstigen physikochemischen Eigenschaften wird Mitoxantron besonders häufig zur lokoregionären (intraarteriellen, intrapleuralen, intraperitonealen und intratumoralen) Therapie genutzt. Die kardiotoxische Potenz ist deutlich niedriger als die von Doxo- oder Epirubicin und in etwa mit der von Idarubicin zu vergleichen. Übelkeit und Erbrechen sind ebenso wie Alopezien selten, demgegenüber ist die Knochenmarktoxizität erheblich. Neben Bendamustin und Treosulfan zählt Mitoxantron zu den wenigen Blutstammzell-Toxinen in der gynäkologischen Onkologie. Das Risiko von Sekundärleukämien ist daher sogar noch höher als das der Anthrazykline, insbesondere bei gleichzeitiger Bestrahlung größerer Knochenmark-Anteile, und liegt ca. um 50 % höher als bei Verwendung anthrazyklinfreier Schemata.

Die dritte Gruppe der Topoisomerase-Hemmstoffe stellen die Epipodophyllotoxine dar, deren Ausgangspunkt die Wurzel des amerikanischen Maiapfels (*Podophyllum peltatum)* ist. Von den beiden kommerziell erhältlichen Wirkstoffen ist nur Etoposid in der gynäkologischen Onkologie zugelassen. Epipodophyllotoxine hemmen die Topoisomerase IIα. Hauptnebenwirkungen sind neben Knochenmarksdepression, Alopezie und Hypersensitivitätsreaktionen, die bei Etoposid im Wesentlichen durch den Lösungsvermittler Cremophor EL bedingt sind. Dies führte zur Entwicklung von Etoposid-Phosphat, welches bei vergleichbarer Wirkung eine verbesserte Wasserlöslichkeit aufweist und daher keine Lösungsvermittler benötigt, aber auch nicht oral applizierbar ist. Epipodophyllotoxine gehören ähnlich wie Anthrazykline zu den potenziell leukämogenen Substanzen. Etoposid hat bei gynäkologischen Neoplasien in den letzten Jahren zunehmend an Bedeutung verloren. Bei der postoperativen Behandlung maligner Keimzelltumoren ist es aber nach wie vor Bestandteil der Standardchemotherapie und hat auch in der Rezidivbehandlung schwangerschaftsbedingter Trophoblasterkrankungen (TN) einen hohen Stellenwert. Auch beim rekurrenten Ovarialkarzinom gehört es zu den Medikamenten mit signifikanter Wirkung. Interessanter Weise ist beim platinrefraktären Ovarialkarzinom die orale Therapie der intravenösen eindeutig überlegen. Orales Etoposid gehört hier immer noch zu den wirksamsten Monosubstanzen.

9.1.5.5 Antimetabolite

Antimetabolite stellen nach den Alkylanzien die historisch gesehen zweitälteste Zytostatika-Gruppe dar und haben auch heute noch einen hohen Stellenwert in der gynäkologischen Onkologie. Antimetabolite sind chemische Abkömmlinge natürlicher

Substrate des Nukleinsäure-Stoffwechsels und beinträchtigen entweder die Nukleotid-Biosynthese oder werden anstelle der natürlichen Nukleotide als „falsche Base" in die DNA eingebaut und können so Strangabbrüche induzieren. Prinzipiell kann man drei verschiedene etablierte Arten von Antimetaboliten unterscheiden, Folsäureantagonisten, Pyrimidin- und Purinanaloga, wobei bei gynäkologischen Tumoren nur die beiden ersten eine klinische Relevanz besitzen.

Der klinisch wichtigste Folsäureantagonist ist Methotrexat, ein kompetitiver Hemmstoff der Dihydrofolsäure-Reduktase (DHFR). Methotrexat hemmt so reversibel die Bildung von Tetrahydrofolsäure, dem wichtigsten Lieferanten für C1-Gruppen im Rahmen der Biosynthese für Purinbasen und Desoxythymidinmonophosphat (dTMP). Hauptnebenwirkungen sind Immunsuppression, Knochenmarkdepression, Transaminasenanstiege und toxische Alveolitiden. Hochdosierte Methotrexattherapien (ab 500 mg/m² Körperoberfläche) sind potenziell letal und können nur unter gleichzeitiger Verabreichung des Antidots Folinsäure durchgeführt werden. Methotrexat ist eine der stärksten teratogenen und embryotoxischen Substanzen. In der Primärbehandlung von nicht-metastasierten gestationsbedingten Trophoblasttumoren ist Methotrexat auch heute noch die zentrale Substanz und hat darüber hinaus auch einen nachgewiesenen Effekt bei der Therapie von metastasierten Zervix-, Vulva- und Vaginalkarzinomen. Ein neuerer Folsäureantagonist, Pemetrexed, hemmt neben der DHFR auch noch weitere Enzyme des Folsäuremetabolismus. Gegenwärtig ist es für das nicht-kleinzellige Bronchialkarzinom und (in Kombination mit Cisplatin) für das Pleuramesotheliom zugelassen, wird aber außerhalb dieser Zulassungen seltener auch beim peritonealen Mesotheliom und beim platinrefraktären Ovarialkarzinom eingesetzt.

Von den Pyrimidinanaloga haben in der gynäkologischen Onkologie vor allem die Uracil-Abkömmlinge 5-Fluorouracil und Capecitabin sowie das Cytosinanalogon Gemcitabin (2´2-Difluorodesoxycytidin) Bedeutung erlangt. Capecitabin ist ein Prodrug von 5-Fluorouracil und wird nach oraler Aufnahme über drei Aktivierungsschritte in der Leber und vor allem den Tumorzellen selbst in 5-Fluorouridin, dem aktiven Metaboliten von 5-Flurouracil, umgewandelt. Pyrimidinanaloga bzw. deren Metabolite werden an Stelle der physiologischen Basen in die DNA eingebaut und führen dadurch zum Strangabbruch. 5-Fluorouracil hemmt außerdem die Thymidilat-Synthase und dadurch die Synthese von Desoxythymidin.

Gemcitabin ist darüber hinaus auch ein Inhibitor der DNA-Polymerasen α und ε sowie der Ribonukleotid-Reduktase, Enzymen, die bei der Reparatur von DNA-Schäden eine wichtige Rolle spielen. Es ist daher ein effektiver Modulator der Resistenz gegenüber Alkylanzien einschließlich Platinanaloga und ionisierender Strahlung, ein Charakteristikum, das für den klinischen Effekt zumindest in Kombinations-Schemata vermutlich bedeutsamer ist als die eigentliche zytostatische Wirkung der Substanz. Gleiches gilt vermutlich auch für Cytarabin, ein weiteres Pyrimidinanalogon, dass bei der Behandlung von Hämoblastosen auch heute noch eine zentrale Substanz darstellt. Durch Hemmung der DNA-Polymerasen α, β und δ ist die Sub-

stanz aber ebenfalls ein potenter Wirkverstärker für Alkylanzien und Strahlentherapie. Gemcitabin und Cytarabin sind in höherer Dosierung in der Lage, die Blut-Hirn-
Schranke zu penetrieren und im ZNS tumorizide Wirkspiegel aufzubauen.

Obgleich 5-Fluorouracil bereits seit fast 50 Jahren im klinischen Einsatz ist, hat
es immer noch eine große Bedeutung in der Behandlung des Mamma-, Zervix-, und
Vulvakarzinoms. Beim Ovarialkarzinom ist 5-Fluorouracil jedoch weitgehend durch
wirksamere Substanzen verdrängt worden. Selbst beim metastasierten Brustkrebs
wird 5-Fluorouracil in jüngerer Zeit zunehmend durch Capecitabin ersetzt. Die Wirkung von 5-Fluorouracil kann durch Folinsäure potenziert werden, was in verschiedenen Behandlungsprotokollen therapeutisch ausgenutzt wird. Seine Hauptnebenwirkungen umfassen Knochenmarksdepression, Haarausfall, Übelkeit und Erbrechen, Diarrhöen sowie die Schädigung von Haut und Schleimhäuten. Capecitabin
wird durch die Thymidinphosphorylase, die sich vorzugsweise in Tumorzellen findet, zu 5-Fluorouridin aktiviert. Hierdurch kommt es bei vergleichbarer oder sogar
geringgradig höherer Wirkung seltener zum Auftreten schwerwiegender Nebenwirkungen, insbesondere von Blutbildveränderungen und Diarrhöen. Häufiger ist demgegenüber das Hand-Fuß-Syndrom. 5-Fluorouridin wird durch die Dihydropyrimidin-Dehydrogenase (DPD) deaktiviert, ein Enzym, dessen Aktivität bei ca. 5–10 %
der Normalbevölkerung eine pathologisch verminderte Aktivität aufweist. Diese Personen entwickeln häufiger und schneller schwere Nebenwirkungen, insbesondere
Anämien, Diarrhöen und kutane Toxizitäten. Die Abklärung einer DPD-Defizienz ist
heute im Routinelabor möglich und ist neuerdings vor Beginn einer Behandlung mit
5-Fluoropyrimidinen vorgeschrieben.

Während Cytarabin bei der Behandlung soliden Tumoren klinisch keine Bedeutung erlangen konnte, ist Gemcitabin beim metastasierten Brustkrebs und beim rekurrenten Ovarialkarzinom zugelassen, und zwar sowohl als Monotherapie als auch
in Kombination mit Cis- oder Carboplatin zur Behandlung des Ovarialkarzinom-Spät-
rezidivs. Wie oben beschrieben, ist Gemcitabin, wie auch Cytarabin, ein effizienter
Modulator der Platin-, Alkylanzien- und Strahlentherapieresistenz. Insofern verwundert es, dass die Zulassung von Kombinationen aus Gemcitabin und Platinanaloga
beim platinresistenten Ovarialkarzinom bislang nicht angestrebt wurde, zumal sie
sich klinisch als durchaus effektiv erwiesen hat. Außerhalb der Zulassung wurden
Kombinationen aus Gemcitabin und Platinanaloga bzw. Alkylanzien auch erfolgreich
beim primären Ovarial-, Tuben- und Peritonealkarzinom und beim rekurrenten bzw.
metastasierten Zervixkarzinom eingesetzt, bei Weichteilsarkomen einschließlich uteriner Leiomyosarkome weist Gemcitabin in Kombination mit Docetaxel eine hohe klinische Aktivität auf und wird im Allgemeinen besser vertragen als die üblichen an-
thrazyklinbasierten Standardprotokolle. Gemcitabin ist allgemein ein gut verträgli-
ches Zytostatikum und wird daher auch häufig in der Gerontoonkologie verwendet.
Alopezien bzw. Übelkeit sind selten, Blutbildveränderungen in der Monotherapie in
der Regel gut beherrschbar. Thrombozytopenien treten allerdings vergleichsweise
häufig auf. Typisch sind auch Darmträgheit und Obstipation bis hin zu sporadischen

Subileuszuständen und eine toxische Alveolitis mit dem Risiko der Ausbildung von Lungenfibrosen. Selten treten allergische Reaktionen auf, die jedoch regelhaft zum Therapieabbruch zwingen. Aufgrund seiner chemomodulatorischen Eigenschaften ist es außerdem in der Lage, die Nebenwirkungen von Kombinationspartnern erheblich zu steigern. Dies betrifft vor allem die myelotoxischen Wirkungen von Taxanen, Platinanaloga und Alkylanzien. Gemcitabin wird üblicherweise als 30-minütige Infusion mit 1.000–1.250 mg/m² Körperoberfläche appliziert. Klinisch bislang kaum beachtet wurde die lange bekannte Tatsache, dass Gemcitabin – ähnlich wie Cytarabin – über ein ATP-abhängiges Schleusenprotein ins Zellinnere aufgenommen wird. Dieser transmembranäre Tracer ist ab einer Akutdosis von 500–550 mg/m² Körperoberfläche refraktär, was bedeutet, dass ca. 50 % der verabfolgten Dosis die Tumorzelle überhaupt nicht erreichen, sehr wohl aber für Nebenwirkungen verantwortlich sind. Von einem rein pharmakologischen Standpunkt aus ist – entgegen der bisherigen Zulassung – eine prolongierte Infusion von niedrig dosiertem Gemcitabin (z. B. 450 mg/m² über 3 Stunden oder 250 mg/m² über 6 Stunden) mit dem Ziel der Toxizitätsreduktion bei gleichzeitigem Wirkungserhalt durchaus sinnvoll, vor allem dann, wenn eine Kombinationstherapie mit weiteren myelo- bzw. pulmotoxischen Substanzen geplant ist. Der Verfasser dieses Kapitels verfügt selbst über zwanzigjährige durchwegs positive Erfahrungen mit niedrig dosiertem, prolongiert infundiertem Gemcitabin (450 mg/m² über 3 Stunden oder 250 mg/m² über 6 Stunden) als Monotherapie und in Kombination mit Platinanaloga, Treosulfan oder Docetaxel.

9.1.5.6 Interkalanzien und antineoplastische Antibiotika

Interkalanzien sind Substanzen, die nicht-kovalent an die DNA binden, wodurch die Andockung der DNA-Polymerasen behindert und somit die DNA-Replikation inhibiert wird. Die meisten Interkalanzien sind Antibiotika, die aus *Streptomyces*-Arten isoliert werden. Zumeist haben sie noch andere Wirkungen auf Nukleinsäuren. Üblicherweise werden Anthrazykline und das wirkverwandte Mitoxantron an dieser Stelle aufgeführt. Mittlerweile gilt jedoch als gesichert, dass ihre zytostatische Hauptwirkung auf der Hemmung der Topoisomerase IIα beruht, weshalb sie in diesem Kapitel bereits unter der Rubrik Topoisomerase-Hemmer näher beschrieben wurden. Anthrazykline hemmen darüber hinaus durch Interkalation die DNA-Replikation, Mitoxantron auch die Bildung von RNA. Auch Mitomycin C ist ein interkalierendes Antibiotikum, hat aber vor allem alkylierende Eigenschaften und findet sich daher an anderer Stelle aufgeführt. Bleomycin ist ein weiteres interkalierendes Antibiotikum, welches aus *Streptomyces verticillium* isoliert wurde. Es bewirkt dadurch eine DNA-Fragmentierung und hemmt außerdem die DNA-Polymerasen. Bleomycin wird zumeist in Kombination mit Platinanaloga und Vinca-Alkaloiden bzw. Etoposid eingesetzt. In diesen Kombinationen ist es Standardtherapeutikum maligner Keimzelltumoren. In Kombinationen mit Platinanaloga, Ifosfamid, Vinca-Alkaloiden oder Mitomycin C fand es auch bei metastasierten Zervixkarzinomen Verwendung, hat dort aber zugunsten neuerer Chemotherapeutika seine Bedeutung weitgehend eingebüßt. Es ist außerdem zusammen mit Lomustin und Methotrexat Bestandteil von Therapieprotokollen für das metastasierte Vulvakarzinom. Aufgrund seiner physikochemischen Eigenschaften ist Bleomycin, wie auch Mitomycin C und Mitoxantron, für die lokoregionäre Chemotherapie, insbesondere die intrapleurale Installationsbehandlung bei malignen Pleuraergüssen, geeignet. Im Allgemeinen gehört es zu den gut verträglichen Zytostatika, abgesehen von seiner erheblichen pulmonalen Toxizität. Bei bis zu 18 % der behandelten Patienten kommt es nach einer intravenösen Standarddosis, zumeist innerhalb der ersten sechs Behandlungsmonate, zu einer toxischen Alveolitis mit konsekutiver Lungenfibrose, die auch nach Absetzen oft einen progredienten Verlauf zeigt und den Begriff der sogenannten „Bleomycin-Lunge" geprägt hat. Besonders gefährdet sind ältere oder niereninsuffiziente Patienten, die simultane oder metachrone Bestrahlung von Lungenanteilen stellt einen weiteren Risikofaktor dar.

Das aus *Streptomyces parvulus* gewonnene Actinomycin D, ein weiteres zytostatisch wirksames Antibiotikum, hat ebenfalls interkalierende Wirkung. In niedriger Dosierung ist davon vor allem die DNA-abhängige RNA-Synthese betroffen, in höherer Dosierung auch die DNA-Replikation. Eine Hemmwirkung auf die Topoisomerase IIα ist wahrscheinlich. Bezogen auf das Molekulargewicht gehört Actinomycin D zu den wirksamsten Zytostatika überhaupt, ist jedoch auch mit erheblichen Nebenwirkungen verbunden. Besonders ausgeprägt sind Knochenmarks- und Immunsuppression, Schleimhaut- und Gewebetoxizität. Bereits bei bloßem Hautkontakt kann es zu Nekrosebildungen kommen, akzidentelle Paravasationen ziehen regelhaft schwere Gewebszerstörungen nach sich. Actinomycin D gehört auch zu den hoch emetogenen Substanzen. Darüber hinaus können Diarrhöen und Leberzellschädigungen auftreten. In der gynäkologischen Onkologie wird Actinomycin D vergleichsweise selten verwendet. Am häufigsten kommt es, in der Regel in Kombination mit anderen Zytostatika, bei Trophoblasttumoren, Keimzelltumoren und Sarkomen nach Rezidiv auf die jeweilige Standardtherapie zum Einsatz.

9.1.5.7 Andere Zytostatika

Es gibt eine Vielzahl anderer Chemotherapeutika, die keiner der genannten Gruppen zuzuordnen sind. Für die gynäkologische Onkologie sind davon nur drei Substanzen von Bedeutung, Trabectedin, Hydroxycarbamid und Altretamin.

Trabectedin (Ecteinascidin), welches aus der Seescheide (*Ecteinascidia turbinata*), einem marinen Manteltier, gewonnen wird, hat für die Behandlung gynäkologischer Malignome die größte Bedeutung. Es ist das erste einer völlig neuen Zytostatika-Klasse, der sogenannten Minor-Groove-Inhibitoren. Der genaue Wirkmechanismus ist noch nicht exakt entschlüsselt. Entscheidend scheint die Bindung an die kleinere Furche der DNA-Doppelhelix zu sein, die dann zur Destabilisierung der größeren Furche (der typischen Kontaktstelle der Interkalanzien) mit anschließender Hemmung von Reparatur- und Replikationsenzymen führt. Trabectedin wurde als Monotherapie zunächst zur Behandlung von vorbehandelten Weichteilsarkomen, später dann auch in Kombination mit pegyliert-liposomalem Doxorubicin bei rezidivierten Ovarial-, Tuben- und Peritonealkarzinomen zugelassen. Es weist bei den letztgenannten Tumortypen aber auch eine signifikante monotherapeutische Effektivität auf. Typische Nebenwirkungen sind Knochenmarksdepression, Übelkeit und Erbrechen, Leberzellschädigung mit Transaminasenanstieg, Appetitverlust und ein ausgeprägtes Fatigue-Syndrom. Ein neuerer Minor-Grove-Inhibitor ist Lurbinectedin, welches jüngst für die Behandlung des kleinzelligen Bronchialkarzinoms zugelassen wurde. Die Substanz ist auch beim rekurrenten Ovarialkarzinom wirksam. Die Fatigue ist bei Lurbinectedin offenbar geringer ausgeprägt als bei Trabectedin.

Die beiden anderen Substanzen sind in der gynäkologischen Onkologie nur noch von historischer Bedeutung. Hydroxycarbamid, auch Hydroxyurea, wird bei myeloproliferativen Erkrankungen noch vergleichsweise häufig eingesetzt. Es ist ein Hemmstoff der Ribonukleotid-Reduktase, eines einer Vielzahl von DNA-Reparaturenzymen. Es wurde daher früher beim Zervixkarzinom vielfach als Radiosensitizer verwendet, ist aber aufgrund seiner geringeren Aktivität hier praktisch vollständig durch Cisplatin verdrängt worden. Altretamin, früher Hexamethylmelamin, war in den USA immer deutlich populärer als in Europa und vor der Einführung platinhaltiger Schemata dort Bestandteil der Erstlinientherapie beim Ovarialkarzinom. In der Folgezeit wurde die Substanz noch bei Ovarialkarzinom-Rezidiven eingesetzt, hat aber mittlerweile auch hier seine Bedeutung fast vollständig eingebüßt.

9.1.5.8 Hormonelle und antihormonelle Wirkstoffe

Östrogene und auch Androgene sind grundsätzlich mitogene Substanzen, da sie über verschiedene intrazelluläre Signalübertragungsketten zu einer verstärkten Zellproliferation beitragen können. Grundsätzlich gibt es gegenwärtig sechs Klassen endokrin aktiver Wirkstoffe. Zu den Östrogenrezeptor-Blockern gehören die Triparanole Tamoxifen, Toremifen, Raloxifen, Bazedoxifen und Lasofoxifen. Diese Substanzen binden sich an die Östrogenrezeptoren und hemmen dadurch das Andocken von Östradiol, Östron und anderen endokrin aktiven α-Östrogenrezeptor-Agonisten, was in einer Blockade des östrogenrezeptorinduzierten intrazellulären Signalübertragungswegs resultiert. Die Substanzen wirken sowohl bei prä- als auch bei postmenopausalen Patientinnen. Für den Einsatz bei Tumorpatientinnen sind derzeit lediglich Tamoxifen und Toremifen zugelassen.

GnRH-Analoga führen zu einer Hyperstimulation der dienzephalen GnRH-Rezeptoren und damit zum Zusammenbruch der pulsatilen Freisetzung hypophysärer Gonadotropine. Folge hiervon ist der Eintritt einer medikamentös induzierten, reversiblen Menopause mit Ausbleiben der ovariellen Östrogenproduktion. Hierdurch wird der intrazelluläre östrogeninduzierte Signalübertragungsweg inhibiert. Klinisch etablierte Wirkstoffe sind Decapeptyl, Leuprorelin und Goserelin, wobei aber nur letzteres auch als Onkologikum zugelassen ist. GnRH-Analoga wirken naturgemäß nur bei vorhandener Ovarialfunktion, was bei Patientinnen mit Tumoren des weiblichen Genitales eher eine Ausnahme darstellen dürfte.

Zu den Aromatase-Inhibitoren zählen Anastrozol, Letrozol und Exemestan (Aminogluthetimid und Formestan werden nicht mehr eingesetzt). Anastrozol und Letrozol gehören zur Gruppe der nicht steroidalen Aromatase-Hemmstoffe. Sie leiten sich chemisch vom Imidazol ab und inhibieren die Fettgewebs- und ggf. auch Tumoraromatase reversibel. Beide Substanzen haben keinen wesentlichen Einfluss auf die ovarielle Aromatase. Exemestan ist ein steroidaler Aromatase-Hemmstoff und inhibiert die Fettgewebs- und Tumoraromatase irreversibel. Die Substanz wird daher im Kontrast zu den Imidazol-Abkömmlingen auch als Suizid-Inhibitor bezeichnet. Derzeit ist die Hemmwirkung auf die ovarielle Aromatase noch Gegenstand laufender Untersuchungen. Fulvestrant ist ein reines Antiöstrogen, welches zu einer irreversiblen Zerstörung der Östrogenrezeptoren führt. Megestrolazetat und Medroxyprogesteronazetat sind hochpotente Gestagene.

Im Gegensatz zum Mamma- oder Prostatakarzinom ist die Anwendung antihormoneller Wirkstoffe bei Tumoren des weiblichen Genitales eher limitiert. Gleichwohl besitzen Gestagene (MPA und Megestrolazetat) große Bedeutung in der palliativen Therapie des metastasierten Typ-I-Endometriumkarzinoms. Auch für die Behandlung junger Frauen mit atypischer Endometriumhyperplasie sowie oberflächlichem Typ-I-Endometriumkarzinom (pT1a pN0) und Wunsch nach Organ- bzw. Fertilitätserhalt haben hoch dosierte, systemisch applizierte Gestagene (oder lokale durch LNG-IUP) eine zunehmende Bedeutung erlangt (s. Kapitel 4.5.1 und 4.5.2). Eine wichtige Rolle spielen Aromataseinhibitoren darüber hinaus in der palliativen Therapie vorbehandelter ER- und PR-positiver LGSOC (Kapitel 6.6.2) sowie Aromataseinhibitoren und Gestagene (Megestrolazetat und MPA) beim LG-ESS (Kapitel 5.3.2). Zurückliegende Versuche, Tamoxifen als Erhaltungstherapie nach abgeschlossener Primärbehandlung des Ovarialkarzinoms zu etablieren, haben sich jedoch als ineffektiv erwiesen.

Die Nebenwirkungen endokriner Wirkstoffe sind im Vergleich zur Chemotherapie vergleichsweise gering und treten meist auch nicht akut auf. Am häufigsten sind klimakterische Symptome wie Hitzewallungen, Schlafstörungen, Libidoverlust, Stimmungsschwankungen, Scheidentrockenheit, verbunden mit Dyspareunie oder Neigung zu chronischen Kolpitiden oder Harnwegsinfekten, Harninkontinenz, Fatigue und anderen. Tamoxifen erhöht das Risiko venöser Thromboembolien und kann selten auch zu endometrialen Hyperplasien bis zur Entwicklung von Endometriumkarzinomen und endometrialen Stromasarkomen führen, ein Risiko, das in der Behandlung von Genitaltumoren gleichwohl von zumeist untergeordneter Bedeutung ist. Tamoxifen wird in Einzelfällen in kristalliner Form in die Choroidea des Auges eingelagert. Dies kann unter anderem zu Farbfehlsehen führen. Diese Nebenwirkung ist bei raschem Absetzen von Tamoxifen zumeist reversibel. Die typische und auch bedeutendste Nebenwirkung von Aromatase-Inhibitoren ist der negative Effekt auf den

Knochenstoffwechsel, verbunden mit einem erhöhten Risiko von Osteopenie bzw. -porose und konsekutiv einer erhöhten Frakturgefährdung. Hier scheint Exemestan etwas weniger problematisch zu sein als die nicht-steroidalen Aromatase-Hemmstoffe. Die Therapie mit hoch dosierten Gestagenen hat ebenfalls einen negativen Einfluss auf den Knochenstoffwechsel (vor allem bei Verwendung von Medroxyprogesteronacetat), erhöht das Risiko venöser Thromboembolien durch Gefäßweitstellung mit venöser Stase und führt darüber hinaus häufig zu akneiformen Hautveränderungen sowie Ödemneigung verbunden mit Gewichtszunahme. Gestagene haben oft einen anabolen Effekt und bewirken eine Appetitsteigerung, was man sich in der Roborierung schwerst tumorkranker Patientinnen zu Nutze machen kann.

9.1.5.9 Zielgerichtete Wirkstoffe
Grundlagen

In den letzten 3 Jahrzehnten haben vor allem die teilweise dramatischen Fortschritte in der molekularen Diagnostik zu einem erheblichen Wissenszuwachs in der Tumorbiologie geführt. So konnten nicht nur zahlreiche Oberflächenrezeptoren, wie z. B. die Gruppe der verschiedenen epidermalen Wachstumsfaktor-Rezeptoren (EGFR), die insulinartigen Wachstumsfaktor-Rezeptoren (IGFR), der Folatrezeptor(FR)-α, das trophoblastäre Zelloberflächen-Antigen 2 (Trop-2) oder das epitheliale Zelladhäsionsmolekül (EpCAM) und andere, in ihrer Bedeutung für die Homöostase und Proliferationsfähigkeit von Tumorzellen charakterisiert werden. Vielmehr wurde auch das komplexe Netzwerk der durch sie induzierten interzellulären Signalübertragungswege in ihrer Bedeutung für Zellproliferation und -überleben mehr und mehr entschlüsselt. Zusätzlich wurden in jüngerer Zeit in malignen Tumoren zahlreiche sogenannte „Treiber"-Mutationen identifiziert, die zu einer dauerhaften Aktivierung dieser intrazellulären Signalketten mit Ausbildung eines Apoptose-Blocks und verstärkter Zellzyklusaktivierung in genetisch aberranten Zellen beitragen.

Ein weiterer Schwerpunkt der molekularbiologischen Forschung bei malignen Tumoren betraf das Tumorstroma. Zunächst stand vor allem die tumorinduzierte Neoangiogenese im Mittelpunkt des Interesses. Im Laufe der letzten Dekade traten jedoch die Interaktionen zwischen Tumor und lokalem Immunsystem auch bei gynäkologischen Tumoren zunehmend in den Fokus wissenschaftlicher Bemühungen. Hierbei stand vor allem die Frage im Vordergrund, durch welche Mechanismen Neoplasien in der Lage sind, das lokale Immunsystem zu unterlaufen oder sogar gezielt zu supprimieren. Neben der Bedeutung der antigenpräsentierenden Zellen (APCs) und vor allem der sogenannten dendritischen Zellen (DCs) stehen gegenwärtig vor allem die sogenannten immunologischen Checkpoints (ICs) im Zentrum der onkologischen Wirkstoffentwicklung. Immunologische Checkpoints sind Rezeptoren auf der Oberfläche von zytotoxischen T-Zellen und NK-Zellen. Ihre grundlegende Bedeutung besteht darin, eine zelluläre spezifische Immunreaktion auch wieder beenden zu können. Hierzu werden vom Immunsystem selbst (zumeist von DCs) Liganden produziert, die bei Bindung an diese Rezeptoren die T- und NK-Zellen in Apoptose zwingen. Problematisch in der Pathophysiologie ist die Tatsache, dass sich diese Liganden auch auf der Oberfläche verschiedener Krebszellen finden, wodurch eine regionale Suppression der spezifischen antitumoralen Immunantwort induziert werden kann. Von besonderer Bedeutung sind in der Onkologie vor allem die Checkpoints CTLA-4 und bei den meisten soliden Tumoren insbesondere der Programmed Cell Death Receptor (PD-1) und sein Ligand PD-L1.

Logische Konsequenz der Kenntnis über die molekularen „Schaltstellen" dieser verschiedenen molekularen Mechanismen war die Entwicklung von dagegen gerichteten spezifischen Medikamenten. Von diesen sogenannten zielgerichteten bzw. molekularen Wirkstoffen (targeted agents) oder „Biologicals" versprach und verspricht man sich eine verbesserte Tumorspezifität und, damit verbunden, eine geringere Beeinträchtigung des Patienten. Die Entwicklung dieser Wirkstoffe hat im letzten Jahrzehnt zunehmend an Dynamik gewonnen. Begünstigend hierfür war unter anderem auch die Tatsache, dass es heutzutage für viele der molekularen Zielstrukturen und Treiber-Mutationen relativ einfach durchzuführende, oft auch am Paraffin-Gewebe zuverlässig anzuwendende Testverfahren gibt, mit deren Hilfe sich mit hoher Wahrscheinlichkeit zumindest diejenigen Patienten selektieren lassen, die von der entsprechenden, oftmals sehr kostenintensiven Therapie vermutlich nicht profitieren werden. Gegenwärtig spielt sich praktisch die gesamte onkologischen Wirkstoffentwicklung seitens der pharmazeutischen Industrie auf dem Gebiet der zielgerichteten Wirkstoffe ab. Demgegenüber wurde mit Eribulin vor 11 Jahren das letzte klassische Zytostatikum in der gynäkologischen Onkologie zugelassen. Neue Chemotherapeutika befinden sich kaum noch in der Entwicklung und werden hier zunehmend durch sogenannte Antikörper-Drug-Konjugate (ADCs) abgelöst. Hierbei handelt es sich um meist hochtoxische zytostatische Komponenten, die antikörpervermittelt spezifisch in Tumorzellen eingeschleust werden und erst dort ihre zellschädigenden Wirkungen entfalten.

Zunehmende Kenntnisse der molekularen Wirkmechanismen führen dazu, dass die Grenze zwischen den zielgerichteten Wirkstoffen und den klassischen Zytostatika mittlerweile zusehends verschwimmt. So lassen sich Topoisomerase-Inhibitoren, antitubuläre Zytostatika, viele Antimetabolite aber auch die Mehrzahl der endokrin aktiven Substanzen vom Standpunkt der funktionellen zellulären Pharmakologie durchaus als „targeted agents" verstehen. Der entscheidende Unterschied zwischen diesen und den typischen zielgerichteten Substanzen ist der logistische Gang der Substanzentwicklung. Während bei den zielgerichteten Wirkstoffen das molekulare „target" Ausgangspunkt der pharmakologischen Entwicklung ist und erst danach gefragt wird, ob damit auch ein antineoplastischer Effekt erzielt werden kann, ist es bei den klassischen Zytostatika genau umgekehrt. Zunächst beobachtet man den antiproliferativen Effekt und erst danach versucht man den zu Grunde liegenden molekularen Mechanismus aufzuklären.

Die meisten zielgerichteten Medikamente lassen sich in die drei Klassen der monoklonalen Antikörper, die der sogenannten „kleinen Moleküle" (small molecules), d. h. Pharmaka mit einem geringeren Molekulargewicht kleiner als Antikörper, und die der Antikörper-Drug-Konjugate einteilen. In der gynäkologischen Onkologie sind gegenwärtig vor allem molekulare Wirkstoffe gegen den HER2-Signaltransduktionsweg und die Tumorangiogenese von Bedeutung. Wie auch für die klassischen Zytostatika würde die detaillierte Betrachtung der verschiedenen Substanzen den Rahmen dieses Kapitels sprengen. Eine gute Übersicht über die unterschiedlichen Wirkstoffe geben die einschlägigen dem Literaturverzeichnis zu entnehmenden Monografien und Übersichtsarbeiten.

Derzeit sind in Deutschland für die gynäkologische Onkologie 21 zielgerichtete Substanzen zugelassen, sieben gegen HER2 (Trastuzumab, Pertuzumab, Trastuzumab-Emtansin, Trastuzumab-Deruxtecan, Lapatinib, Neratinib, Tucatinib), eine zur Hemmung des mTOR-Signaltransduktionswegs (Everolimus), ein PIK3CA-Inhibitor (Alpelisib), drei CDK4/6-Inhibitoren (Palbociclib, Ribociclib, Abemaciclib), zwei gegen die neoplasieinduzierte Gefäßneubildung (Bevacizumab, Pazopanib), vier Inhibitoren der Poly(ADP-Ribose)-Polymerase (PARP) (Olaparib, Niraparib, Rucaparib, Talazoparib), ein Checkpoint-Inhibitor (Atezolizumab) und zwei Hemmstoffe von Produkten von Tropomyosin-Genfusionen, die sog. NTRK-Inhibitoren (Larotrectinib, Entrectinib). Für Tumoren des weiblichen Genitales besteht von diesen Substanzen hierzulande gegenwärtig lediglich eine Zulassung für Bevacizumab, Pazopanib, Olaparib, Niraparib, Rucaparib, Larotrectinib und Entrectinib. Die Zulassung für den trifunktionalen monoklonalen Antikörper Catumaxomab wurde vor Jahren auf Antrag des Herstellers durch die EMA zurückgezogen. Auch die Zulassung des anti-angiogenetischen monoklonalen Antikörpers Olaratumab, der ursprünglich in Kombination mit Doxorubicin für die Therapie metastasierter Weichteilsarkome inklusive gynäkologischer Sarkome markteingeführt worden war, ist mittlerweile wieder zurückgezogen worden, nachdem sich positive Effekte auf das Gesamtüberleben im Rahmen einer IIb-Studie durch eine nachgeschaltete Phase-III-Studie nicht haben bestätigen lassen. Tab. 9.3 gibt einen Überblick über die zielgerichteten Substanzen, die bei gynäkologischen Tumoren eine nachgewiesene klinische Aktivität aufweisen. Einige sind bereits zugelassen oder ihre klinische Entwicklung zumindest so weit fortgeschritten, dass eine Zulassung innerhalb der nächsten Jahre zu erwarten ist.

Tab. 9.3: Zielgerichtete Wirkstoffe mit nachgewiesener klinischer Wirkung in der gynäkologischen Onkologie.

Substanz	Substanz-gruppe	molekulares Target	klinische Wirkung	zugelassene Indikation bei gynäkologischen Tumoren
Trastuzumab	MAb	HER2	Mammakarzinom, Ovarialkarzinom, Endometriumkarzinom	Mammakarzinom
Trastuzumab-Etamsine	ADC	HER2	Mammakarzinom	Mammakarzinom
Trastuzumab-Deruxtecan	ADC	HER2	Mammakarzinom	Mammakarzinom
Pertuzumab	MAb	HER2	Mammakarzinom, Ovarialkarzinom	Mammakarzinom
Cetuximab	MAb	EGFR	Mammakarzinom	–
Panitumumab	MAb	EGFR	Mammakarzinom, Ovarialkarzinom	–
Lapatinib	TKI	EGFR/HER2	Mammakarzinom, Zervixkarzinom	Mammakarzinom
Erlotinib	TKI	EGFR	Ovarialkarzinom, Endometriumkarzinom	–
Afatinib	TKI	EGFR/HER2	Mammakarzinom	–
Neratinib	TKI	HER1–4	Mammakarzinom	Mammakarzinom
Tucatinib	TKI	HER2	Mammakarzinom	Mammakarzinom
Bevacizumab	MAb	VEGFα	Mammakarzinom, Ovarialkarzinom, Zervixkarzinom, Endometriumkarzinom, Angiosarkome	Mammakarzinom, Ovarialkarzinom, Zervixkarzinom
Aflibercept	VEGF Trap	VEGF	Ovarialkarzinom	–
Cediranib	TKI	VEGFR	Ovarialkarzinom	–
Sorafenib	MKI	VEGFR, PDGFR, b-*raf*, c-*raf*, c-*kit* u. a.	Mammakarzinom, Ovarialkarzinom	–
Pazopanib	MKI	VEGFR, PDGFR, FGFR, c-*kit* u. a.	Weichteilsarkom, Ovarialkarzinom, Zervixkarzinom	Weichteilsarkom

Tab. 9.3: (fortgesetzt)

Substanz	Substanzgruppe	molekulares Target	klinische Wirkung	zugelassene Indikation bei gynäkologischen Tumoren
Lenvatinib	MKI	VEGFR, PDGFR, FGFR, c-*kit* u. a.	Endometriumkarzinom	Endometriumkarzinom[a]
Cabozantinib	MKI	VEGRF, c-MET, AXL, u. a.	Endometriumkarzinom	–
Olaratumab	MAb		Weichteilsarkome	Weichteilsarkome[b]
Everolimus	mTOR-Inhibitor	mTOR	Mammakarzinom, Ovarialkarzinom, Endometriumkarzinom	Mammakarzinom
Alpelisib	PIK3CA-Inhibitor	PIK3CA	Mammakarzinom	Mammakarzinom
Palbociclib	CDK-Inhibitor	CDK 4, CDK6	Mammakarzinom, Endometriumkarzinom	Mammakarzinom
Ribociclib	CDK-Inhibitor	CDK 4, CDK6	Mammakarzinom	Mammakarzinom
Abemaciclib	CDK-Inhibitor	CDK 4, CDK6	Mammakarzinom	Mammakarzinom
Adavosertib	Protein-Kinase-Inhibitor	WEE 1	Endometriumkarzinom, Ovarialkarzinom	–
Trametinib	Protein-Kinase-Inhibitor	MEK	Ovarialkarzinom	
Binimetinib	Protein-Kinase-Inhibitor	MEK	Ovarialkarzinom	
Farletuzumab	MAb	FRα	Ovarialkarzinom	–
Mirvetuximab-Soravtansin	ADC	FRα	Ovarialkarzinom, Endometriumkarzinom	–
Sacituzumab-Govitecan	ADC	Trop2	Mammakarzinom	Mammakarzinom[a]
Datopotamab-Deruxtecan	ADC	Trop2	Mammakarzinom	–
Tisotumab-Vedotin	ADC	TF	Zervixkarzinom, Ovarialkarzinom	–
Iniparib	PARP-Inhibitor	PARP	Mammakarzinom	–
Olaparib	PARP-Inhibitor	PARP	Ovarialkarzinom, Mammakarzinom, Weichteilsarkome	Ovarialkarzinom, Mammakarzinom

Tab. 9.3: (fortgesetzt)

Substanz	Substanz-gruppe	molekulares Target	klinische Wirkung	zugelassene Indikation bei gynäkologischen Tumoren
Niraparib	PARP-Inhibitor	PARP	Ovarialkarzinom, Mammakarzinom	Ovarialkarzinom
Rucaparib	PARP-Inhibitor	PARP	Ovarialkarzinom	Ovarialkarzinom
Talazoparib	PARP-Inhibitor	PARP	Mammakarzinom	Mammakarzinom
Veliparib	PARP-Inhibitor	PARP	Ovarialkarzinom	–
Larotrectinib	NTRK-Inhibitor	Tropomyosin-RK A, B, C	TRK-Tumoren, u. a. sekretorisches Mammakarzinom, Weichteilsarkome	alle TRK-Tumoren unabhängig von der Entität
Entrectinib	NTRK-Inhibitor	Tropomyosin-RK A, B, C	TRK-Tumoren, u. a. sekretorisches Mammakarzinom, Weichteilsarkome	alle TRK-Tumoren unabhängig von der Entität
Nivolumab	MAb	PD-1	Ovarialkarzinom, Mammakarzinom	–
Pembrolizumab	MAb	PD-1	Mammakarzinom, Endometriumkarzinom, Zervixkarzinom	Mammakarzinom[a], Endometriumkarzinom[a], Zervixkarzinom[a]
Dostarlimab	MAb	PD-1	Endometriumkarzinom	Endometriumkarzinom
Balstilimab	MAb	PD-1	Zervixkarzinom	–
Atezolizumab	MAb	PD-L1	Mammakarzinom, Ovarialkarzinom	Mammakarzinom
Durvalumab	MAb	PD-L1	Mammakarzinom, Ovarialkarzinom	–
Avelumab	MAb	PD-L1	Trophblasterkrankungen	–
Ipilimumab	MAb	CTLA-4	Zervixkarzinom	–
Zalifrelimab	MAb	CTLA-4	Zervixkarzinom	–
Catumaxomab	trifunktionaler MAb	EpCAM	epitheliale Tumoren	Aszites bei epithelialen Tumoren[b]

[a] Zulassung in den USA, [b] Zulassung zurückgezogen

Wirkstoffe gegen HER2 und andere Rezeptoren der EGFR-Klasse

Wirkstoffe, die sich gegen HER2 und andere Rezeptoren der EGFR-Familie richten, besitzen in der Systemtherapie weiblicher Genitaltumoren bislang nur eine untergeordnete Bedeutung. Sie haben aber einen Modellcharakter für die zielgerichtete Therapie solider Tumoren inklusive des Mammakarzinoms und werden daher an dieser Stelle ausführlicher betrachtet. HER2 ist einer der transmembranären Rezeptor-Tyrosinkinasen (RTKs) der EGFR-Klasse (HER1–HER4). Diese Rezeptoren dimerisieren ligandenvermittelt und aktivieren dadurch ihre intrazelluläre Tyrosinkinase, die dann verschiedene Signaltransduktionswege initiiert, welche letztlich in einer verstärkten Zellproliferation münden (Abb. 9.5). Es sind sowohl Homodimerisierungen als auch Heterodimerisierungen der verschiedenen Rezeptoren untereinander möglich. Als Besonderheit hat HER2 keinen spezifischen Liganden, sondern ist bei Überschreitung einer gewissen Rezeptordichte zur spontanen Dimerisierung im Stande. HER2 ist insbesondere beim Mammakarzinom als negativer Prognosefaktor identifiziert worden. HER2-positive Tumoren zeichnen sich im Allgemeinen durch eine verstärkte Proliferationsfähigkeit und eine erhöhte Resistenz gegenüber endokrinen Therapien aus. Trastuzumab war der erste klinisch etablierte anti-HER2-Wirkstoff. Trastuzumab ist ein humanisierter monoklonaler Antikörper und hat insofern eine Leuchtturm-Bedeutung, da er als erster Antikörper überhaupt für die Therapie eines soliden Tumors zugelassen wurde. Die Zulassung erstreckt sich gegenwärtig in Kombination mit Che-

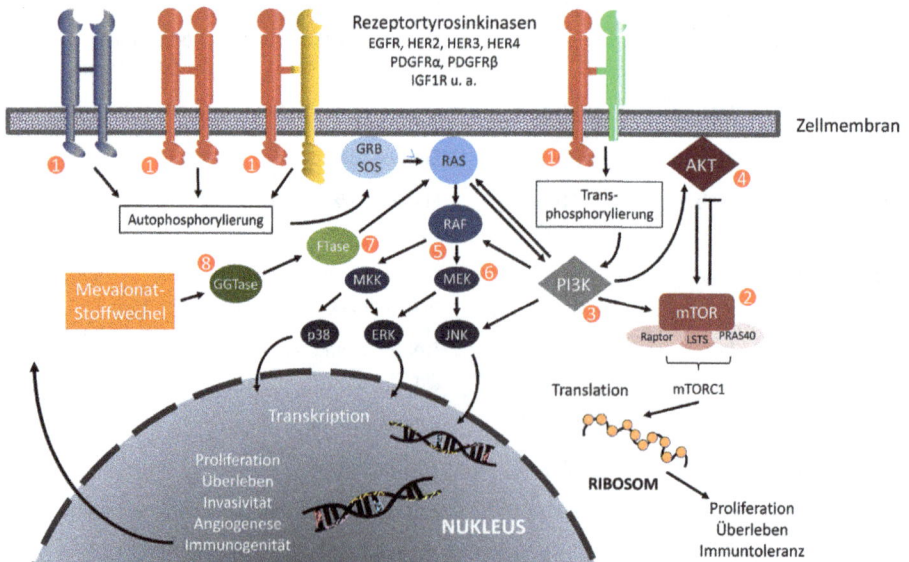

Abb. 9.5: Schematische Darstellung relevanter Signalübertragungswege bei gynäkologischen Tumoren. Die rot markierten Zahlen markieren klinisch etablierte pharmakologische Interventionsmöglichkeiten durch: 1.) Tyrosinkinaseinhibitoren; 2.) mTOR-Inhibitoren; 3.) pan-PI3K- und PI3CA-Inhibitoren; 4.) AKT-Inhibitoren; 5.) BRAF-Inhibitoren; 6.) MEK-Inhibitoren; 7.) Farnesyltransferase-Inhibitoren; 8.) Amino-Bisphosphonate.

motherapie auf das primäre und als Einzelsubstanz bzw. in Kombination mit Aroma-tase-Hemmstoffen oder Chemotherapie auf das metastasierte HER2-positive Mamma-karzinom sowie das HER2-positive Magenkarzinom. Der Wirkmechanismus von Tras-tuzumab ist derzeit immer noch nicht vollständig entschlüsselt. Am wahrscheinlich-sten ist neben einer Inhibition der HER2-Homodimerisierung, dass die Bindung der Substanz an den HER2-Rezeptor durch Komplementbindung die Immunogenität der Tumorzellen erhöht. Trastuzumab zeichnet sich generell durch eine exzellente Ver-träglichkeit aus. Häufigere Nebenwirkungen wie Knochen und Gelenkschmerzen, Schüttelfrost und Fieber sind meist leicht und transient. Hypersensitivitätsreaktio-nen, die bei allen Antikörpertherapien auftreten können, lassen sich in der Regel gut behandeln und zwingen nur selten zum Therapieabbruch. Häufig wird nach eigener Erfahrung unter Trastuzumab eine Veränderung des Knochenmetabolismus beob-achtet, wobei die Bedeutung dieses Phänomens z. B. für eine spätere Osteoporo-seentwicklung derzeit noch unklar ist. HER2 ist ein Überlebensfaktor und schützt Zel-len vor oxidativem Stress. Er findet sich daher physiologischer Weise in relevanter Konzentration auf der Oberfläche von Herzmuskelzellen. Trastuzumab ist daher eine potenziell kardiotoxische Substanz. Dies betrifft vor allem die simultane oder selte-ner auch sequenzielle Gabe von Trastuzumab mit anderen herzschädigenden Wirk-stoffen wie Anthrazyklinen. Unter einer alleinigen Trastuzumab-Behandlung sind kli-nisch relevante Verschlechterungen der linksventrikulären Pumpfunktion selten und bilden sich nach Absetzen unter spezifischer Therapie in den meisten Fällen wieder vollständig zurück. Trastuzumab ist mittlerweile galenisch sowohl für die intravenö-se als auch für die subkutane Applikation verfügbar.

Pertuzumab ist ebenfalls ein monoklonaler Antikörper, der vor allem die biolo-gisch bedeutsame Dimerisation zwischen HER2 und HER3 hemmt. Beim Mammakar-zinom konnte gezeigt werden, dass in zahlreichen klinischen Studien die Kombinati-on von Trastuzumab und Pertuzumab einer alleinigen Behandlung von Trastuzumab gegenüber überlegen ist. Pertuzumab verstärkt offensichtlich nicht die kardiotoxi-sche Wirkung von Trastuzumab, weist aber eine höhere gastrointestinale und kutane Toxizität auf, die durchaus therapielimitierend sein kann. Auch Pertuzumab ist neu-erdings neben der intravenösen Formulierung auch in Fixkombination mit Trastu-zumab für die subkutane Applikation zugelassen. Trastuzumab-Emtansin (T-DM1) ist das erste für die Behandlung eines soliden Tumors, des HER2-positiven metastasier-ten Mammakarzinoms, zugelassene ADC überhaupt. In diesem Fall ist mit Maytansin B ein hochtoxisches Spindelgift an Trastuzumab gekoppelt, welches antikörperver-mittelt in die Tumorzelle eingeschleust wird. Aktuell wurde mit Trastuzumab-Derux-tecan ein weiteres ADC für die Behandlung des HER2-positiven Mammakarzinoms zugelassen. Das Zytotoxin ist ein aktiver Topoisomerase-I-Hemmstoff. Die Substanz wirkt auch noch nach Versagen von T-DM1 und zeichnet sich durch einen raschen Wirkeintritt aus, ist im Vergleich zu anderen anti-HER2-Wirkstoffen aber durchaus nebenwirkungsträchtig. Besonders problematisch ist die hohe Inzidenz von intersti-tiellen Pneumonitiden zu bewerten. Die EMA hat, wie auch die FDA, für Trastuzumab-Deruxtecan zunächst eine vorläufige Zulassung ausgesprochen, da bislang nur Ergebnisse einer nicht-kontrollierten Phase-II-Studie (DESTINY-Breast01) bei intensiv vorhandelten Patientinnen mit metastasiertem HER2-positivem Mammakarzinom vorliegen. Über die endgültige behördliche Zulassung werden die Ergebnisse der derzeit laufenden randomisierten Phase-III-Studie DESTINY-Breast02 entscheiden.

Lapatinib ist ein Hemmstoff der HER2- und auch der HER1-abhängigen Tyrosinkinase und gegenwärtig alleine oder in Kombination mit Aromataseinhibitoren bzw. Chemotherapeutika zur Behandlung des HER2-positiven metastasierten Mammakarzinoms zugelassen. Lapatinib führt relativ häufig zu subjektiv belastenden Nebenwirkungen, wie Mukositiden, Diarrhöen und Hautreaktionen, die nicht selten zu Dosisreduktionen und Therapieunterbrechungen beitragen. Dies ist möglicherweise zum Teil auch durch überlappende Toxizitäten mit einem der wesentlichen zugelassenen Kombinationspartner, Capecitabin, bedingt. Neuere Studienergebnisse deuten darauf hin, dass Trastuzumab und Lapatinib synergistische antineoplastische Effekte auf HER2-positive Mammakarzinome ausüben. Weitere anti-HER2-Tyrosinkinase-Inhibitoren (TKIs) sind Neratinib, Tucatinib und Pyrotinib. Neratinib ist für die erweiterte adjuvante Therapie des HER2-positiven Brustkrebses nach Behandlung mit Trastuzumab in der EU bereits zugelassen. Obwohl sich die Substanz in der NALA-Studie in Kombination mit Capecitabin einer Kombination aus Lapatinib und Capecitabin gegenüber als überlegen erwiesen hat, steht die Zulassung für die metastasierte Situation derzeit noch aus. Tucatinib wurde jüngst entsprechend der bereits länger bestehenden FDA-Zulassung auch in der EU in Kombination mit Trastuzumab und Capecitabin für die Behandlung des intensiv vorbehandelten HER2-positiven Mammakarzinoms zugelassen. Ein besonderes Charakteristikum der anti-HER2-TKIs ist ihre Fähigkeit, im ZNS therapeutische Konzentrationen aufbauen zu können. Neben Lapatinib scheinen auch Neratinib und vor allem Tucatinib hier besonders effektiv zu sein. Ähnliches gilt für T-DM1 und Trastuzumab-Deruxtecan. Intravenöses Trastuzumab ist mittlerweile auch als Biosimilar zugelassen und wird neben dem Originator daher gegenwärtig auch von zahlreichen anderen Produzenten marktfähig angeboten. Dies hat eine deutliche Kostenersparnis bei der Therapie mit Trastuzumab zur Folge.

Keiner der genannten Wirkstoffe ist bislang bei weiblichen Genitaltumoren zugelassen. Muzinöse Adenokarzinome von Zervix und Ovar bzw. klarzellige Zervix- und Endometriumkarzinome weisen aber oft eine HER2-Überexpression auf. Es ist daher zu erwarten, dass anti-HER2-Wirkstoffe auch bei diesen Tumoren künftig den Einzug in das therapeutische Armamentarium finden werden.

Antikörper gegen den EGFR (HER1), wie Cetuximab oder Panitumumab, sind beim kolorektalen Karzinom schon lange Bestandteil der klinischen Routine. Gleiches gilt für die zahlreichen gegen den EGFR gerichteten TKIs der ersten bis dritten Generation (Gefitinib, Erlotinib, Afatinib, Osimertinib u. a.) bei der Behandlung des nicht-kleinzelligen Bronchialkarzinoms. Hauptnebenwirkungen dieser Wirkstoffe sind – ähnlich wie bei anti-HER2-TKIs – mukokutane Toxizitäten und Diarrhöen. Cetuximab ist darüber hinaus mit einem relevanten Auftreten von Hypersensitivitätsreaktionen verbunden. Alle diese Substanzen sind in der gynäkologischen Onkologie bislang nicht zugelassen. In ersten Studien haben aber Cetuximab (beim metastasierten triple-negativen Mammakarzinom), Panitumumab (beim rekurrenten Ovarialkarzinom), Afatinib (beim metastasierten HER2-positiven Mammakarzinom) und Erlotinib (bei metastasierten Endometriumkarzinom Typ I) eine gewisse antineoplastische Aktivität gezeigt. Ob hier in nächster Zeit eine weiterführende klinische Entwicklung erfolgen wird, die in einer Zulassung münden könnte, ist derzeit aber eher ungewiss.

Antiangiogenese

Die Hemmung der tumorinduzierten Neoangiogenese war in den letzten 20 Jahren ein weiterer Schwerpunkt der klinischen Wirkstoffentwicklung. Durchgesetzt haben sich in der gynäkologischen Onkologie mit dem monoklonalen Antikörper Bevacizumab und dem hauptsächlich antiangiogenetisch wirksamen TKI Pazopanib bislang lediglich zwei Medikamente. Bevacizumab ist ein Antikörper gegen den vaskulären endothelialen Wachstumsfaktor (VEGF-α), eines der zentralen proangiogenetischen Zytokine, welches in der Tumorangiogenese eine wichtige Rolle spielt. Bevacizumab blockiert VEGF-α, welches dadurch nicht mehr an seinen Rezeptor an den Endothelzellen binden kann. Die Substanz wirkt in drei Schritten. Zuerst wird das chaotische Gefäßsystem des Tumors, welches sich durch zahlreiche arteriovenöse Kurzschlussverbindungen auszeichnet, reorganisiert und dadurch der intratumorale Stoffaustausch optimiert. Dadurch wirkt Bevacizumab auch wirkverstärkend auf zahlreichen antineoplastischen Chemotherapeutika. In einem zweiten Schritt kommt es zu einer Gefäßrarefizierung im Tumor, der dadurch mehr und mehr von seiner nutritiven Basis abgeschnitten wird. Im dritten Schritt wird dann die Neoangiogenese im Tumor unterdrückt. Bevacizumab scheint darüber hinaus auch immunstimulatorische Wirkungen zu besitzen, die durch den Wegfall der VEGFα-bedingten Hemmwirkung auf die Maturation dendritischer Zellen, der wichtigsten Gruppe der sogenannten antigenpräsentierenden Zellen, begründet ist. Bevacizumab scheint in der Lage zu sein, die Blut-Hirn-Schranke zu penetrieren und hemmt in geringerem Umfang auch die normale Angiogenese, was den Großteil der Nebenwirkungen der Substanz erklärt. Relativ häufig werden Kopfschmerzen, Epistaxis und Blutdruckanstieg beobachtet. Die therapieassoziierte Hypertension erreicht nicht selten behandlungspflichtige Ausmaße. Relativ häufig treten auch Muskel- oder Knochenschmerzen und ein allgemeines Schwächegefühl auf, Hypersensitivitätsreaktionen sind möglich. Eine weitere häufige Nebenwirkung ist die Proteinurie, die selten schwerere Grade annimmt, ein akutes, meist transientes, aber temporär dialysepflichtiges Nierenversagen ist jedoch in Einzelfällen nicht auszuschließen. Selten können pulmonale Blutungen mit Hämoptysen auftreten. Schwere, aber selten lebensbedrohliche Komplikationen sind Darm- seltener auch Magen- oder Blasenperforationen, die zumeist im zeitlichen Zusammenhang mit größeren Abdominaleingriffen oder paraaortalen bzw. pelvinen Bestrahlungen auftreten. Ein weiterer Risikofaktor für Perforationen abdominaler Hohlorgane, gerade bei Patientinnen mit rekurrentem Ovarialkarzinom, sind multiple zytostatische Vorbehandlungen. Bevacizumab ist in der gynäkologischen Onkologie derzeit in Kombination mit Taxanen zur Behandlung des metastasierten Brustkrebses, in Kombination mit einer platinhaltigen oder platinfreien Chemotherapie beim primären fortgeschrittenen und rekurrenten Ovarial-, Peritoneal- und Tubenkarzinomen und in Kombination mit Platin + Paclitaxel bzw. Paclitaxel + Topotecan für vorbehandelte Zervixkarzinome zugelassen. Beim fortgeschrittenen Ovarialkarzinom konnte in den GOG-218- und ICON7-Studien mit Bevacizumab erstmals ein therapeutischer Vorteil für eine Erhaltungstherapie über den Effekt einer alleinigen Standardchemotherapie erzielt werden. Eine wiederholte Behandlung mit Bevacizumab ist gegenwärtig seitens der Zulassung nicht vorgesehen. Verschiedene Studien wie TANIA, OVAR 2.21 oder MITO-8 konnten jedoch zeigen, dass dies nicht nur sicher, sondern vermutlich auch vorteilhaft für die betroffenen Patientinnen ist. Ähnlich wie bei Trastuzumab sind mittlerweile auch zahlreiche biosimilare Bevacizumab-Präparate in der EU verfügbar.

Pazopanib ist ein TKI mit vorrangig antiangiogenetischer Wirkung. Die Substanz ist für die Behandlung von metastasierten Weichteilsarkomen nach Versagen einer Erstlinientherapie zugelassen. Dies umfasst auch uterine Sarkome wie Leimyosarkome oder endometriale Stromasarkome. Nebenwirkungen sind häufig und nicht selten auch therapielimitierend. Führend sind hier mukokutane und gastrointestinale Nebenwirkungen. Pazopanib ist wie viele andere TKIs hinsichtlich der Metabolisierung ein CYP3A4-Substrat. CYP3A4-Inhibitoren wie Bitterstoffe in Grapefruit, Bitterorangen, Karambola und anderen können die Degradierung blockieren und so zu einer erhöhten Toxizität führen. Demgegenüber ist eine Wirkungsabschwächung bei simultaner Gabe von CYP3A4-Induktoren wie Johanniskrautextrakten möglich. Weitere TKIs mit vorwiegend antiangiogenetischer Wirkung wie Lenvatinib (zugelassen für Nierenzell- und Schilddrüsenkarzinome) oder Cabozantinib (zugelassen für medulläre Schilddrüsenkarzinome) wurden in Studien in Kombination mit immunologischen Checkpoint-Inhibitoren (ICIs) bereits erfolgreich beim metastasierten Endometriumkarzinom eingesetzt (s. weiter unten). Wie andere TKIs weisen auch diese beiden Substanzen neben der Gefahr der Entwicklung einer arteriellen Hypertension erhebliche mukokutane Toxizitäten auf, die nicht selten therapielimitierend sind. Aufgrund ihrer molekularen Wirkweise qualifizieren Angiogenese-Inhibitoren grundsätzlich für die Behandlung der seltenen Angiosarkome der Brust und der Genitalorgane, wobei eine formale Zulassung abgesehen von Pazopanib nicht besteht und in nächster Zeit auch nicht zu erwarten ist. Andere teilweise oder überwiegend angiogenetisch wirkende Substanzen haben entweder wie z. B. Sorafenib, Regorafenib oder Sunitinib in der gynäkologischen Onkologie keine wesentliche Bedeutung oder werden wie Trebananib bzw. Cediranib trotz zumeist ermutigender Ergebnisse im Rahmen kontrollierter klinischer Studien beim rekurrenten Ovarialkarzinom derzeit nicht weiterentwickelt. Trotz ermutigender Phase-IIb-Daten für den anti-angiogeneti-schen monoklonalen, gegen den Platelet-derived Growth Factor α (PDGFRA) gerich-teten Antikörper Olaratumab wurde die 2016 erteilte Zulassung für die Therapie von Weichteilsarkomen in Europa und den USA 3 Jahre später wieder zurückgezogen, da diese im Rahmen einer größer angelegten Phase-III-Studie auch bei Subgruppen nicht bestätigt werden konnte.

PARP-Inhibitoren

Es gibt wohl keine Substanzklasse, welche die Behandlung des Ovarialkarzinoms im abgelaufenen Jahrzehnt derart revolutioniert hat, wie Hemmstoffe der Poly(ADP-Ribose)-Polymerase (PARP) (s. Kapitel 6). PARP ist ein Enzym, welches einen wesentli-chen Schritt in der Reparatur von DNA-Einzelstrangbrüchen katalysiert. Niedrig diffe-renzierte papillär-seröse oder endometrioide Ovarialkarzinome weisen oft eine Defi-zienz in der Reparatur von DNA-Doppelstrangbrüchen auf (s. Kapitel 6). Ursache kann unter anderem eine deletäre vererbte Keimbahn-Mutation in den Tumorsup-pressor-Genen BRCA1/2 sein (*g*BRCA*mut*). Genauso kann eine solche Mutation aber auch erst während der Tumorigenese selbst entstehen. Solche Mutationen bezeichnet man als somatisch (*s*BRCA*mut*). Neben BRCA-Mutationen können auch Genblocka-den durch Anlagerung von Methyl- oder Acetylgruppen zu einem BRCA-Funktions-verlust führen. Diese sogenannten epigenetischen Phänomene sind vermutlich deut-lich häufiger Ursache einer aufgehobenen BRCA-Funktion als die eigentlichen Keim-bahn- oder somatischen Mutationen, derzeit aber (noch) kaum nachweisbar. Ins-gesamt tragen aber sowohl deletäre Mutationen als auch Funktionsblockaden der BRCA-Gene wesentlich zur Defizienz in der Reparatur von DNA-Doppelstrangbrü-chen, auch als homologe Rekombinationsdefizienz (HRD) bezeichnet, bei. Insgesamt gut 50 % aller Typ-II-Ovarialkarzinome (niedrig differenzierte seröse und endome-trioide Karzinome und maligne Müller'sche Mischtumoren des Ovars) weisen eine HRD auf, doch nur insgesamt 29 % sind auch BRCA-mutiert. Andere Genmutatio-nen-, -defizienzen oder -blockaden können ebenfalls zu einer HRD führen und liegen nach gegenwärtigem Kenntnisstand in ca. 21 % der Fälle vor. Blockiert man nun bei diesen Tumoren zusätzlich die Reparatur von Einzelstrangbrüchen durch Hemmung der PARP, kann das zu selektivem Zelltod der betroffenen Tumorzellen führen, wäh-rend normale Körperzellen, die ja keine HRD aufweisen, dies weitgehend unbescha-det überstehen.

Gegenwärtig sind in der gynäkologischen Onkologie insgesamt vier PARP-Inhibi-toren (PARPi) klinisch etabliert, Olaparib, Niraparib und Rucaparib beim Ovarial-und Olaparib sowie Talazoparib beim Mammakarzinom, weitere Substanzen wie Ve-liparib sind in fortgeschrittener klinischer Entwicklung. Die molekulare Hemmwir-kung auf die PARP ist unterschiedlich und lautet in absteigender Reihenfolge Talazo-parib > Niraparib > Rucaparib > Olaparib > Veliparib. Dies und Unterschiede in der Metabolisierung der verschiedenen Substanzen führen zu einem etwas differenten

Nebenwirkungsspektrum. So finden sich bei Talazoparib und Niraparib am häufigsten Neutropenien, Anämien und Thrombozytopenien, Rucaparib ist am häufigsten mit Hepatopathien assoziiert, während Olaparib neben Anämien vor allem zu gastrointestinalen Beschwerden wie latenter Übelkeit und epigastrischen Schmerzen führt. Die meisten Nebenwirkungen der PARPi lassen sich durch eine moderate Dosisreduktion nach eventueller kurzer Therapieunterbrechung problemlos beheben, ohne dass hierdurch die Effizienz der Behandlung gefährdet würde.

Während die Zulassung von PARPi beim metastasierten Mammakarzinom derzeit (noch) an den Nachweis von BRCA-Keimbahnmutationen geknüpft ist, liegt für das fortgeschrittene bzw. rekurrente Ovarialkarzinom bereits eine relativ breite Zulassung vor. Diese umfasst bei platinsensitiven Spätrezidiven nach Erreichen einer Vollremission in Folge einer platinbasierten Re-Induktion die Erhaltungstherapie mit Olaparib, Niraparib und Rucaparib unabhängig vom BRCA-Mutationsstatus und für Niraparib auch unabhängig vom HRD-Status. Rucaparib ist darüber hinaus auch für die Behandlung des platinsensitiven Rezidivs mit nachweisbarem Resttumor und für die Therapie des platinresistenten Rezidivs zugelassen. Beim primären fortgeschrittenen Ovarialkarzinom gibt es gegenwärtig für Olaparib aufgrund der Ergebnisse der PAOLA-1-Studie eine Zulassung als Erhaltungstherapie in Kombination mit Bevacizumab bei *g*BRCA*mut*-Patientinnen und aufgrund der Ergebnisse der SOLO-1-Studie eine Zulassung als Erhaltungstherapie bei *g*BRCA*mut*- und *s*BRCA*mut*-Patientinnen. Basierend auf den Ergebnissen der PRIMA-Studie hat gegenwärtig Niraparib beim primären Ovarialkarzinom die breiteste Zulassung. Nach Erreichen einer Vollremission durch sechs bis acht Zyklen Platin + Paclitaxel ist die Substanz hier als Erhaltungstherapie sowohl bei *g*BRCA*mut*- und *s*BRCA*mut*-Patientinnen als auch bei solchen mit Status HRD+ und HRD– indiziert. Anders als bei Olaparib besteht gegenwärtig aber noch keine Zulassung für Niraparib in Kombination mit Bevacizumab. Auch mit einer Veliparib-Erhaltungstherapie konnte in der VELIA-Studie beim fortgeschrittenen primären BRCA-mutierten Ovarialkarzinom ein therapeutischer Vorteil gegenüber einer postoperativen platinhaltigen Standardchemotherapie erzielt werden, wobei es unerheblich war, ob die Behandlung parallel oder sequenziell zur Zytostase begonnen wurde. Eine Zulassung besteht gegenwärtig allerdings noch nicht, die Substanz hat aber im Geltungsbereich der EMA den Status als Reserve-Medikament (orphan drug) erreicht. Veliparib wird klinisch neben dem Ovarial- auch beim Mamma- und nichtkleinzelligen Bronchialkarzinom weiterentwickelt.

Neuen Erkenntnissen zufolge weisen auch seröse Endometriumkarzinome sowie Leimyosarkome des Uterus (LMS) oft eine somatische Mutation in den BRCA-Genen, vorzugsweise in BRCA2, auf. Gleichermaßen haben BRCA1/2-Mutationsträgerinnen ein deutlich erhöhtes Risiko, derartige Tumoren zu entwickeln. Die betroffenen Patientinnen würden daher grundsätzlich für eine Behandlung mit einem PARPi in Frage kommen. Eigene Erfahrungen bei zwei Patientinnen mit fortgeschrittenem intensiv vorbehandeltem metastasierten LMS mit Olaparib sind durchaus ermutigend. Da diese beiden Tumorentitäten aber vergleichsweise selten sind, werden hier randomisierte klinische Studien mit dem Ziel der Indikationserweiterung nur schwer durchgeführt werden können.

Hemmstoffe des PI3K/AKT/mTOR- und anderer Signalübertragungswege

Der PI3K/AKT/mTOR-Signalübertragungsweg ist ein wichtiger intrazellulärer Mechanismus, der durch verschiedene transmembranäre RTKs wie HER1–3, den Insulin-Rezeptor oder die Rezeptoren des insulinartigen Wachstumsfaktors (IGFR1 und 2) induziert wird und zu verstärkter Zellproliferation und verbesserter zellulärer Überlebensfähigkeit führt (Abb. 9.5). Der Effektor dieser molekularen Reaktionskette ist vor allem mTOR („Mammalian Target of Rapamycin"), was direkt auf die ribosomale Translation und damit auf die Proteinbiosynthese einwirkt. In Tumorzellen findet sich dieser Signaltransduktionsweg oft daueraktiviert. Ursache kann entweder ein Verlust oder eine Deaktivierung des physiologischen Suppressors PTEN („Phosphatase and Tensin Homolog") oder eine Überaktivierung der Phosphoinositid-3-Kinase (PI3K) sein. Hauptgrund für letzteres ist eine Mutation in den Genen einer oder mehrerer der vier katalytischen PI3K-Untereinheiten. Am häufigsten ist hier die α-Subunit (PIK3CA) betroffen. Neben dem *p53*-Tumorsuppressorgen gehört das PIK3CA-Gen (*p110α*) zu den häufigsten mutierten Genen in soliden Tumoren. In der gynäkologischen Onkologie betrifft dies neben dem hormonsensitiven Mammakarzinom auch Typ-I-Endometrium- und Ovarialkarzinome und hier vor allem hoch differenzierte klarzellige oder endometrioide Subtypen. Medikamente, die im PI3K/AKT/mTOR-Signaltransduktionsweg interagieren, werden oft (aber nicht ausschließlich) mit antihormonellen Substanzen kombiniert, da sie in der Lage sind, deren antineoplastische Wirkung zu potenzieren. Beim metastasierten Mammakarzinom sind gegenwärtig der mTOR-Inhibitor Everolimus und der PIK3CA-Inhibitor Alpelisib (bei Vorliegen von PIK3CA-Mutationen) zugelassen. Pan-PI3K-Inhibitoren wie Pictilisib oder Buparlisib werden aufgrund unbefriedigender Effizienz oder erheblicher Nebenwirkungen (Hyperglykämien, schwere Depressionen mit Suizidgefahr u. a.) derzeit klinisch nicht weiterentwickelt. Während PI3K die genomische Aktivierung von mTOR bewirkt, induziert AKT dessen metabolische Aktivierung. Metformin ist ein altes Biguanid, was seit Jahrzehnten in der Therapie des Diabetes mellitus Typ II etabliert ist und hier aufgrund seiner insulinsenkenden Wirkung als Kausaltherapeutikum seit Ende der 1990er Jahre eine wahre Renaissance erfahren hat. Dieser Effekt, der bereits in niedrig therapeutischer Dosierung (2 × 500 mg tgl.) zu beobachten ist, beruht auf der Induktion der cAMP-Kinase (cAMPK), was zu einer AKT-Inhibition führt. Tatsächlich ist Metformin der erste kommerziell verfügbare AKT-Hemmstoff, sein Nebenwirkungsprofil ist günstig. Hypoglykämien sind auch bei Stoffwechselgesunden selten und die früher gefürchteten Laktatazidosen sind bei Beachtung der Kontraindikationen und Einhaltung der Dosierungshöchstgrenzen praktisch immer vermeidbar. Obwohl eine Zulassungserweiterung von Metformin als Monotherapie für den onkologischen Einsatz auch in Zukunft kaum wahrscheinlich sein dürfte, steht zu erwarten, dass die Substanz in endokrinen Kombinationsregimen unter Verwendung von mTOR- oder PIK3CA-Inhibitoren häufiger eingesetzt wird, nicht nur wegen der potenziellen synergistischen Wirkung, sondern allein deshalb, weil mit Metformin den häufig auftretenden Hyperglykämien dieser Medikamente effektiv entgegengewirkt werden kann. Andere AKT-Inhibitoren wie Capivasertib sind vor allem beim metastasierten Mammakarzinom in klinischer Entwicklung, eine Zulassung besteht allerdings auch hier gegenwärtig noch nicht.

Weder mTOR- noch PIK3CA-Hemmstoffe sind derzeit zur Therapie weiblicher Genitaltumoren zugelassen. In kleineren Phase-II-Studien konnte jedoch eine vielversprechende Effektivität von Everolimus in Kombination mit den nicht-steroidalen Aromatase-Hemmstoffen Anastrozol und Letrozol (ohne oder mit Metformin) bei Patientinnen mit intensiv vorbehandelten hormonrezeptorpositiven Endometriumkarzinomen beobachtet werden. Die Ansprechraten lagen um die 30 %, zwischen 40 und 50 % der Patientinnen profitierten von der Therapie mit einer längerdauernden Krankheitsstabilisierung. Die mediane Überlebenszeit lag zwischen 14 und knapp 20 Monaten. Nebenwirkungsassoziierte Therapieabbrüche waren selten.

Eine weiterer in der Onkologie bedeutsamer Signaltransduktionsweg ist die Reaktionskette, welche über die Onkogenprodukte RAS, RAF, MEK und ERK direkt zu einer verstärkten nukleären Gentranskription führt (Abb. 9.5). Dieser Weg ist mit dem PI3K/AKT/mTOR-Signalübertragungsweg verknüpft, kann aber im Gegensatz zu letzterem nicht nur durch extrazelluläre, durch RTKs vermittelte Signale, sondern auch durch intrazelluläre Mechanismen aktiviert werden. Besonders bedeutsam ist hier unter anderem ein Nebenweg des Mevalonsäurestoffwechsels, der durch Induktion der Enzyme Geranyl-Geranyltransferase und konsekutiv der Farnesyltransferase zu einer Hyperphosphorylierung von RAS führt, dadurch seine Bindung an die Zellmembran stabilisiert und somit seine biologische Aktivität verstärkt. Der Hemmung der Geranyl-Geranyltransferase liegt höchstwahrscheinlich die klinisch feststellbare, aber limitierte direkte antineoplastische Wirkung der Aminobisphosphonate Zoledronsäure und Ibandronat zu Grunde. Die Entwicklung direkter Farnesyltransferase-Inhibitoren wie Tipifarnib wird wegen der erheblichen Nebenwirkungen gegenwärtig nicht weiterverfolgt. MEK-Inhibitoren wie Binimetinib oder Trametinib sind für die Behandlung des metastasierten malignen Melanoms (in Kombination mit dem BRAF-Hemmstoff Vemurafenib) in Deutschland bereits zugelassen. Experimentelle Daten und erste klinische Befunde konnten darüber hinaus zeigen, dass sich MEK-Inhibitoren bei vorbehandelten low-grade serösen Ovarialkarzinomen (LGSOC) künftig als neue Behandlungsoption anbieten könnten. Trametinib in der Dosierung 2 mg/d zeichnet sich durch ein vergleichsweise günstiges Nebenwirkungsprofil aus. Hautreaktionen, Diarrhöe und Übelkeit können erwartet werden, sind in der Regel aber beherrschbar.

NTRK-Hemmstoffe

Die drei Gene der Tropomyosin-Rezeptor-Kinase (TRKα, TRKβ, TRKγ) besitzen eine wichtige Bedeutung in der embryonalen neuromuskulären Entwicklung. Eine Fusion dieser Gene kann zu einer erhöhten genetischen Instabilität und damit zu einer gesteigerten Tumorentwicklung beitragen. Auch im Rahmen der Tumorigenese kann es zu einer Fusion dieser Gene mit der konsekutiven Folge der Expression neuer Onkoproteine und einer vermehrten genomischen Instabilität kommen. Man spricht hierbei auch von NTRK(neurotrophic tyrosine receptor kinase)-Genfusionen. NTRK-Tumore sind insgesamt selten und machen nur ca. 1 % aller soliden Tumoren aus. Besonders häufig finden sie sich bei Gliomen, nicht-kleinzelligen Bronchialkarzinomen, pädiatrischen Fibrosarkomen, anderen Weichteilsarkomen und triple-negativen (überwiegend sekretorischen) Mammakarzinomen. Mittlerweile sind mit Larotrectinib und Entrectinib zwei NTRK-Inhibitoren zugelassen. Beide Wirkstoffe können oral appliziert werden. Nebenwirkungen sind bis auf mäßige, kaum therapielimitierende Transaminasenerhöhungen selten. Die konklusivsten Daten existieren gegenwärtig für Larotrectinib. Bei mehr als 100 Patienten mit konventionell austherapierten TRK-Fusionstumoren konnte durch Larotrectinib eine Ansprechrate von 79 % und eine mediane Überlebenszeit von 44,4 Monaten erzielt werden, der jüngste Studienteilnehmer war 4 Monate alt! TRK-Fusionstumoren sind in der gynäkologischen Onkologie natürlich selten. Dennoch lohnt sich im Zweifelsfall eine NTRK-Fusionsanalyse, die von den meisten pathologischen Routinelabors routinemäßig durchgeführt werden kann, da hierdurch unseren Patientinnen unter Umständen eine hoch effiziente und nebenwirkungsarme Behandlung ermöglicht wird.

Zellzyklusspezifische Medikamente

Alle Alterationen in den weiter oben beschriebenen Signalübertragungsketten enden in der Kontrolle bzw. der Induktion des zellulären Zellteilungszyklus. Zykline bzw. die zyklinabhängigen Kinasen (CDKs) nehmen hier eine ganz zentrale Rolle ein, da durch deren Aktivität entschieden wird, welche Zelle (ggf. auch mutiert) in den aktiven Zellzyklus eintreten und sich reproduzieren kann. Insgesamt existieren sechs verschiedene CDKs (CDK1–6). Der entscheidende Effektor ist die CDK2, die eine Zelle – unabhängig ob sie genetisch intakt oder alteriert ist – über den sogenannten R-Punkt irreversibel aus der G1 in die S-Phase des Zellzyklus überführt. Für die Tumor-Homöostase sind die CDK4 und (in geringerem Ausmaß) die CDK6 bedeutsam. Beide Enzyme sind vor allem bei funktionalem Retinoblastoma(Rb)-Tumorsuppressorgen aktiv, was man insbesondere bei estrogenabhängigen Brust-, Zervix-, Typ-I-Endometrium- und auch verschiedenen Typ-I-Ovarialkarzinomen findet. Durch die Bindung von CDK4/6 an Zyklin D entsteht ein biologisch aktiver Komplex, der den Transkriptionsfaktor E2F aus der Bindung mit dem Rb-Protein verdrängt. E2F ist in der Lage, die Transkription der DNA-Sequenz für CDK2 zu aktivieren. Bei einer vermehrten CDK2-Expression kommt es im Rahmen der physiologischen Zellzykluskontrolle konsekutiv zur gesteigerten Bildung des *p16*-Genprodukts, des natürlichen Antagonisten des Komplexes aus CDK4/6 und Cyclin D. Interessanterweise imitiert das sogenannte Early Protein 7 (E7), welches bei transformierender Infektion mit einem tumorigenen humanen Papillom-Virus (HPV) exprimiert wird, die Funktion des Komplexes aus CDK4/6 und Cyclin D.

CDK-Hemmstoffe sind schon seit Ende der 1990er Jahre interessante pharmakologische Optionen zur Restauration der Zellzykluskontrolle in Tumorzellen. Die zunächst entwickelten pan-CDK-Inhibitoren erwiesen sich aufgrund ihrer unkontrollierbaren Nebenwirkungen aber als nicht praktikabel. Im Laufe des letzten Jahrzehnts wurden jedoch verschiedene CDK4/6-Hemmstoffe entwickelt, die bei einer höheren molekularen Stabilität praktisch die physiologische Funktion des *p16*-Genprodukts imitieren. Mit Palbociclib, Ribociclib und Abemaciclib sind mittlerweile drei CDK4/6-Inhibitoren (CDK/6i) erfolgreich in der Behandlung des hormonrezeptorpositiven metastasierten Mammakarzinoms klinisch etabliert. Es steht zu erwarten, dass diese Substanzen auch ihren Weg in die Primärtherapie dieser Tumorentität finden werden. Bei gynäkologischen Genitaltumoren gibt es bislang noch keine Zulassung. Mittlerweile liegen jedoch auch äußerst vielsprechende Studienergebnisse beim metastasierten hormonabhängigen Endometriumkarzinom vor. In der PALEO-Studie konnte durch die Kombination aus Palbociclib und Letrozol im Vergleich zu einer Letrozol-Monotherapie eine signifikante Verbesserung des progressionsfreien Überlebens von 3 auf knapp 8,5 Monate erzielt werden. Möglicherweise könnte künftig die Kombination aus einem CDK4/6i und einem endokrinen Wirkstoff auch eine Therapieoption bei anderen gynäkologischen Tumoren, bei denen trotz prinzipieller Hormonsensitivität die Ergebnisse konventioneller endokriner Therapien bislang eher enttäuschend waren, darstellen. Hierzu gehören neben zahlreichen Typ-I-Ovarialkarzinomen, wie z. B. LGSOC, hoch differenzierten Endometrium- oder Klarzellkarzinomen auch ovarielle Keimstrang-Stroma-Tumoren und LG-ESS.

CDK4/6-Inhibitoren sind häufig mit CTC-AE Grad 3–4-Nebenwirkungen assoziiert, die aber nur selten therapielimitierend sind. Am häufigsten treten G 3–4-Neutropenien auf, am häufigsten (ca. 60 %) mit Palbociclib und etwas seltener mit Ribociclib (ca. 50 %). Abemaciclib induziert seltener Neutropenien, dafür aber häufiger therapierelevante Diarrhöen. Ursache ist vermutlich die unterschiedliche Inhibition der verschiedenen CDKs. CDK4 ist vor allem für die Zellzykluskontrolle bei Tumor- und Darmepithelzellen verantwortlich, während CDK6 neben der Zellzykluskontrolle von Tumorzellen vor allem für diejenige der hämatopoetischen Stammzellen bedeutsam ist. Ribociclib hemmt die CDK6 viermal geringer als Palbociclib, während Abemaciclib die CDK4 14-fach stärker hemmt als Palbociclib. Palbociclib und Ribociclib werden daher in Intervallen appliziert, in denen auf eine dreiwöchige Einnahmezeit eine ein bis zweiwöchige Therapiepause folgt. Da CDK4/6i die hämatopoetischen Knochenmarksstammzellen (anders als viele Chemotherapeutika) nicht zerstören, sondern nur arretieren, können sich diese in der Einnahmepause wieder teilen und so in den allermeisten Fällen den entstanden Blutzellverlust wieder ausgleichen. Bei Abemaciclib mit einer Inzidenz von ca. 35 % an Grad 3–4-Neutropenien ist diese Einnahmepause nicht erforderlich. Hinzu kommt, dass bei allen CDK4/6i das Auftreten von febrilen Neutropenien (FN) mit 1–2 % vergleichsweise gering ist. Die verschiedenen Substanzen warten zudem mit spezifischen Nebenwirkungen auf, die ebenfalls nur selten therapielimitierend sind. So werden für Abemaciclib relativ häufig Diarrhöen beschrieben, die aber CTC-AE G2 nur selten überschreiten und in den allermeisten Fällen gut auf Loperamid ansprechen. Ribociclib kann vereinzelt zu kardialen Repolarisationsstörungen (sog. QT-Zeit-Verlängerungen) führen, was bei einer Komedikation mit anderen QT-Zeit-verlängernden Medikamenten, wozu nach heutiger Erkenntnis auch Tamoxifen gehört, beachtet werden sollte. Für viele CDK4/6i-assoziierte Nebenwirkungen wird nach 6–12 Therapiewochen eine Toleranzentwicklung beobachtet, was bedeutet, dass die Behandlung auch längerfristig problemlos möglich ist. Eine Ausnahme davon ist die Hepatotoxizität mit Transaminasen-Erhöhung, die selten bei der Behandlung mit Ribociclib beobachtet werden und eher spät im Therapieverlauf auftritt.

Ein weiterer wichtiger Kontrollpunkt im Zellzyklus betrifft den Übergang von der G2 in die M-Phase, der unter der Kontrolle des Komplexes aus CDK1 und Cyclin B steht. Bei Tumorzellen, die aufgrund eines *p53*-Funktionsverlustes eine Defizienz in der Kontrolle des G1/S-Checkpoints aufweisen, kommt der G2/M-Kontrolle eine besondere Bedeutung zu. WEE1 ist eine Serin/Threonin-Kinase, die einerseits die Konversion von CDK2 in die inaktive Form begünstigt. Andererseits ist sie ein physiologischer Gegenspieler des CDK1/Cyclin-B-Komplexes und verhindert den ungehinderten Eintritt unausgereifter Zellen in den mitotischen Teilungsprozess, was die überstürzte Genese relativ kleiner, unausgereifter und somit genetisch instabiler Tochterzellen begünstigt. Einer Inhibition von WEE 1 wird daher neben einer eigenen antineoplastischen Wirkung auch ein Verstärkungseffekt auf direkt DNA-schädigende Zytostatika zugesprochen. Der oral applizierbare WEE-1-Hemmstoff Adavosertib befindet sich in Kombination mit unterschiedlichen Chemotherapieregimen, aber auch mit Olaparib, in fortgeschrittener klinischer Entwicklung beim rekurrenten Ovarialkarzinom und beim metastasierten triple-negativen Brustkrebs. Beim vorbehandelten papillär-serösen Endometrium konnte in einer ersten Phase-II-Studie eine vielversprechende monotherapeutische Ansprechrate von gut 29 % bei einem medianen progressionsfreien Überleben von 6,1 Monaten beobachtet werden. Nebenwirkungen waren insgesamt häufig, wobei Grad-3–4-Toxizitäten vor allem das blutbildende Knochenmark (Anämie, Neutropenie, Thrombozytopenie) und die Fatigue betrafen. Seltener traten auch Übelkeit/Erbrechen und Transaminasenanstiege auf.

Antikörper-Drug-Konjugate

Die Intention, über Chemotherapeutika zu verfügen, die eine höhere Tumorspezifität aufweisen als klassische Zytostatika – und damit nicht nur eine höhere Effizienz, sondern auch ein vergleichsweise günstiges Nebenwirkungsprofil – hat in den letzten Jahren zur Entwicklung sogenannter Antikörper-Drug-Konjugate (ADCs) geführt. Dies wurde einerseits ermöglicht durch die wachsende Kenntnis über bestimmte Oberflächenantigene, die auf neoplastischen Zellen deutlich stärker exprimiert sind als auf Normalzellen. Eine weitere Voraussetzung war ein zunehmender Einblick in die zelluläre Pharmakologie, durch welche die Entwicklung molekularer Linker möglich wurde, die gewährleisten, dass selbst hoch toxische, frei überhaupt nicht applizierbare Effektormoleküle antikörpervermittelt exklusiv im Inneren der Tumorzelle selbst oder ihrer unmittelbaren Umgebung freigesetzt werden. Die Antikörperkomponente dieser ADCs richtet sich z. B. gegen HER2, das Trophoblasten-Antigen 2 (Trop2), den Folat-Rezeptor (FR) α, tumorspezifische Zink-Transporterproteine oder Gewebefaktor (tissue factor, TF). Die Effektormoleküle sind entweder hoch effiziente Spindelgifte wie Maytansin-B- und Auristatin-E-Analoga oder aktivierte Topoisomerase-I-Inhibitoren.

Mit Trastuzumab-Emtansin (T-DM1) und (fam)Trastuzumab-Deruxtecan gibt es bereits zwei in der EU zugelassene ADCs zur Behandlung des HER2-positiven Mammakarzinoms (s. o.). Daneben besitzt mit Sacituzumab-Govitecan ein weiteres ADC die Zulassung in den Vereinigten Staaten für die Behandlung des intensiv vorbehandelten metastasierten triple-negativen Mammakarzinoms, eine EU-Zulassung ist in Bälde zu erwarten. Andere ADCs wie Datopotamab-Deruxtecan befinden sich beim Brustkrebs in fortgeschrittener klinischer Entwicklung. Aber auch bei gynäkologischen Genitaltumoren können zumindest zwei ADCs mit vielversprechenden klinischen Resultaten aufwarten. Mirvetuximab-Soravtansin, ein ADC bestehend aus einem gegen den FRα gerichteten Antikörper und einem Maytansin-B-Analogon, ist aufgrund der Ergebnisse erster klinischer Studien ein interessanter Kandidat für die Behandlung von Endometrium- und Ovarialkarzinomen. Tisotumab-Vedotin, ein ADC bestehend aus einem gegen TF gerichteten Antikörper und Auristatin E, konnte in ersten Studien eine äußerst vielversprechende Aktivität bei Patientinnen mit metastasiertem Zervixkarzinom zeigen. Die Substanz wird auch beim rekurrenten Ovarialkarzinom in Studien weiterentwickelt. Alle ADCs weisen bislang im Vergleich zu klassischen Chemotherapeutika nur selten schwerwiegende Nebenwirkungen auf. Bei ADCs, die als Effektormolekül einen Topoisomerase-I-Hemmstoff beinhalten, ist das Auftreten einer interstitiellen Lungenerkrankung (ILD) zu beachten. Auch behandlungsbedürftige Konjunktivitiden sind möglicherweise therapielimitierend. ADCs, die Maytansin-B-Analoga umfassen, sind selten mit Blutbildveränderungen (insbesondere Thrombozytopenien) und milden gastrointestinalen Nebenwirkungen wie epigastrische Schmerzen und Nausea assoziiert. Auristatin E als ADC-Komponente führt nicht selten zu Übelkeit und Erbrechen und behandlungsbedürftigen Neutropenien, die Inzidenz einer FN sind aber vergleichsweise gering. Aufgrund ihrer hohen Tumorspezifität, die zu einer hohen antitumoralen Wirkung verbunden mit überwiegend gut beherrschbarer, selten therapielimitierender Toxizität führt, ist für die Zukunft zu erwarten, dass ADCs gleichsam als „bessere" Chemotherapie klassische Zytostatika zunehmend verdrängen werden. Ein Indiz hierfür stellt die Tatsache dar, dass in der abgelaufenen Dekade eine Vielzahl an ADCs entwickelt wurden und mit gesteigerter Intensität auch künftig noch werden, während im selben Zeitraum mit

Eribulin (beim metastasierten Mammakarzinom und Liposarkom), Cabazitaxel (beim metastasierten vortherapierten hormonrefraktären Prostatakarzinom) und Lurbinectedin (beim rekurrenten kleinzelligen Bronchialkarzinom) lediglich drei konventionelle Chemotherapeutika Marktreife erlangt haben.

Immunologische Checkpoint-Inhibitoren und andere Immuntherapeutika

Das Konzept, das körpereigene Immunsystem zur Bekämpfung einer individuellen Tumorerkrankung zu nutzen, besitzt nicht nur bei Patientinnen, sondern auch in Fachkreisen seit mehr als 40 Jahren eine ungebrochene Attraktivität. Zunächst wurden Versuche unternommen, durch eine unspezifische Stärkung der lymphozytären Immunfunktionen, der sogenannten adoptiven Immuntherapie, eine verstärkte Tumorabwehr zu etablieren. Weder schulmedizinische Konzepte unter Verwendung klassischer Immuntherapeutika wie Interferonen oder Interleukinen noch komplementärmedizinische Ansätze unter Einsatz von Mistellektinen oder Thymuspeptiden konnten in der gynäkologischen Onkologie bislang nennenswerte Erfolge erbringen. Ein Problem dieser ersten adoptiven Therapieversuche und ein wesentlicher Grund ihres Versagens war die Tatsache, dass sie das sogenannte immunologische „Escape-Phänomen" von Tumoren weitgehend ignorierten. Tumorzellen sind häufig in der Lage, sich der immunologischen Kontrolle dadurch zu entziehen, indem sie sich entweder immunologisch maskieren oder in der Lage sind, die lokale zytotoxische T-Zellaktivität gezielt zu unterdrücken (Abb. 9.6).

Mit Trastuzumab und Bevacizumab gibt bereits zwei in der gynäkologischen Onkologie gut etablierte Medikamente, die neben ihren weiter oben beschriebenen Hauptwirkung auch als Immuntherapeutika aufgefasst werden. Trastuzumab ist ein humanisierter monoklonaler Antikörper, der zur Komplementbindung in der Lage ist. Die Substanz ist somit in der Lage, eine spezifische Immunantwort gegen die markierten Zellen in Gang zu setzen. Auch Bevacizumab weist potente immunologische Effekte auf, die über die reine anti-angiogenetische Wirkung weit hinausgehen. VEGFα, das Zytokin, welches durch Bevacizumab blockiert wird, ist nicht nur ein bedeutender pro-angiogenetischer Faktor, sondern vor allem eine der stärksten immunsuppressiven körpereigenen Substanzen. VEGFα stimuliert nicht nur die Endothelproliferation, sondern inhibiert gleichermaßen die Maturation dendritischer Zellen aus Präkursoren im Gewebe und Blut, stimuliert die Genese von CD56-positiven regulatorischen T-Zellen (Tregs), die eine tumorspezifische Immunreaktion eher unterdrücken, und induziert weiterhin eine vermehrte Expression immunologischer Checkpoints (ICs) auf den Oberflächen der zytotoxischen T-Zellen, die dadurch für pro-apoptotische Signale sensibilisiert werden. Bevacizumab ist daher vermutlich zumindest bei vorbehandelten Tumoren viel weniger ein anti-angiogenetischer als ein immunstimulierender Wirkstoff.

Catumaxomab ist ein trifunktioneller Antikörper und das weltweit erste zur spezifischen Behandlung des malignen Aszites bei epithelialen Tumoren im Erwachsenenalter zugelassene Medikament. Der eine Fab-Arm bindet an das epitheliale Zell-

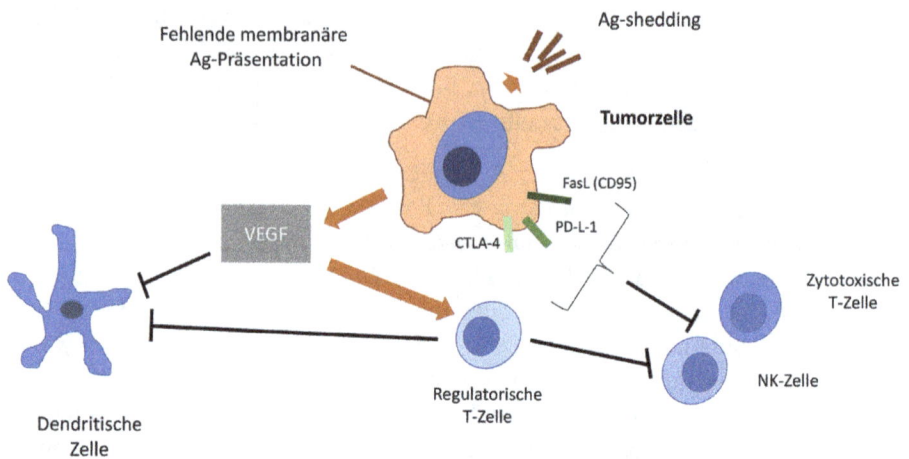

Abb. 9.6: Schematische Darstellung immunologischer „Escape"-Mechanismen von Tumorzellen. Tumorzellen können sich sowohl passiv einer autologen Immunantwort entziehen, indem sie Zielantigene entweder nicht exprimieren oder es durch proteolytische Aktivität von Matrix-Metalloproteinasen zum Ablösen der extrazellulären Domäne von der Zellmembran kommt. Daneben können sie aber auch aktiv das ortsständige Immunsystem supprimieren. Zentrale Mechanismen sind hier die Produktion von VEGFα, das sowohl die Maturation dendritischer Zellen hemmt, als auch diejenige regulatorischer T-Zellen stimuliert, als auch die Expression von Proteinen auf der Tumorzelloberfläche, die pro-apoptotische Signale in zytotoxischen T-Zellen und NK-Zellen induzieren.

adhäsionsmolekül (EpCAM) auf der Tumorzelloberfläche, das zweite an den CD3-Rezeptor auf der Oberfläche von T-Zellen. Der Fc-Teil aktiviert über den Fcγ-Rezeptor I-, IIa- oder III-positive akzessorische Zellen wie z. B. Makrophagen. Auf diese Weise werden funktionelle Komponenten des zellulären Immunsystems in engen Kontakt mit Tumorzellen gebracht. EpCAM findet sich auf der Oberfläche der meisten epithelialen Tumoren, insbesondere solcher, die häufig mit der Bildung von malignem Aszites verbunden sind, wie Ovarial-, Mamma-, Pankreas-, Magen-, und Kolorektumkarzinomen. Trotz positiver Resultate auf die Aszitesbildung wird die Substanz momentan kommerziell nicht vertrieben, da die Zulassung auf Antrag des Herstellers mittlerweile wieder erloschen ist. Auch Oregovomab (OC-125), ein monoklonaler anti-idiotypischer Antikörper zur Therapie CA125-positiver Ovarialkarzinome, der seit den späten 1990er Jahren entwickelt wurde, ist aufgrund enttäuschender Phase-III-Studienergebnisse nicht über den Zulassungsstatus als Reservemedikament hinausgekommen.

IC-Inhibitoren haben in den letzten Jahren in Bezug auf die Immuntherapie das höchste wissenschaftliche und mediale Interesse erlangt. ICs sind Rezeptoren auf der Oberfläche von zytotoxischen T- und NK-Zellen, die ligandenvermittelt pro-apoptotische Effekte in diesen Zellen auslösen. Physiologischer Weise dient dies zur Kupierung von Immunreaktionen und hilft dadurch Autoimmunreaktionen zu vermeiden. Im Normalfall werden die Liganden vom Immunsystem selbst, insbesondere von

DCs, produziert. Der erste IC, der therapeutisch genutzt wurde, war das *Cytotoxic T-Lymphocyte-associated Protein 4* (CTLA-4). Der gegen CTLA-4 gerichtete monoklonale Antikörper Ipilimumab, der Anfang der letzten Dekade zugelassen wurde, hat seitdem die Behandlung des metastasierten malignen Melanoms derart revolutioniert, dass erstmals langdauernde Vollremissionen beobachtet wurden. Für andere solide Tumoren, wie auch gynäkologische Karzinome, sind der *Programmed Cell Death Receptor* (PD-1) und sein Ligand (PD-1L) aber vermutlich bedeutsamer. Ob und inwieweit ein Tumor auf eine IC-Blockade anspricht, hängt im Wesentlichen von seinem Mutationsstatus ab. Je höher die sogenannte Mutationslast eines Tumors ist, um so „fremder" imponiert er dem Immunsystem. Wie aus Abb. 9.7 ersichtlich ist, unterscheiden sich die unterschiedlichen Tumortypen hinsichtlich ihrer Mutationslast erheblich voneinander. Nur Tumoren mit der höchsten Mutationslast erscheinen für eine reine IC-Blockade geeignet. Hierzu gehören neben dem malignen Melanom auch das kleinzellige Bronchialkarzinom, das urotheliale Harnblasenkarzinom, das HPV-induzierte Zervix-/Vulva-/Vaginalkarzinom und eine Subgruppe der Endometriumkarzinome. Die meisten gynäkologischen Tumoren wie z. B. Mamma-, Ovarial-, zervikale Adenokarzinome oder gynäkologische Sarkome gehören eher in die Gruppe mit mittlerer oder niedriger Mutationslast. Bei diesen Tumoren reicht eine alleinige IC-Blockade in den meisten Fällen nicht aus. Stattdessen sollte nach heutiger Auffassung der Tumor durch Kombination der Immun- mit einer Chemo- oder Strahlentherapie einem erhöhten Selektions- und damit auch Mutationsdruck ausgesetzt werden, um seine Immunogenität zu steigern und ihn unter Umständen gegenüber einer Immuntherapie zu sensibilisieren. Als ein weiteres mutagenes Prinzip bietet sich möglicherweise die parallele Behandlung mit einem PARPi an. In der letzten Dekade wurden zahlreiche monoklonale Antikörper sowohl gegen PD-1 als auch gegen PD-L1 sowie einige CTLA-4-Inhibitoren entwickelt, von denen sich etliche auch in fortgeschrittener klinischer Entwicklung bei gynäkologischen Tumoren befinden (s. Tab. 9.3). In der gynäkologischen Onkologie haben IC-Inhibitoren aber noch längst nicht die zentrale Rolle eingenommen wie z. B. in der Therapie des malignen Melanoms oder des nicht-kleinzelligen Bronchialkarzinoms. Mittlerweile haben zahlreiche Studien zeigen können, dass nicht alle Patienten einer Entität dieselbe Wahrscheinlichkeit aufweisen, von einer immunologischen Checkpoint-Blockade zu profitieren. Als prädiktiv hat sich vor allem der Nachweis von PD-L1 im Tumorstroma (und teilweise auch auf den Tumorzellen selbst) erwiesen. Es gibt hierzu verschiedene prädiktive Testverfahren, die von den europäischen und US-amerikanischen Zulassungsbehörden empfohlen werden, wobei der Standardisierungsgrad immer noch erschreckend niedrig ist. Möglicherweise ist das optimale Testverfahren auch von Tumortyp zu Tumortyp und für Checkpoint-Inhibitor zu Checkpoint-Inhibitor unterschiedlich. Ein weiterer Prädiktor für eine hohe Erfolgswahrscheinlichkeit einer IC-Blockade ist ein hohe Mutationslast bzw. eine hohe genetische Instabilität, charakterisiert z. B. durch eine hohe Mikrosatelliteninstabilität (MSI-H) bzw. eine Defizienz der DNA-Mismatch-Reparaturenzym (dMMR).

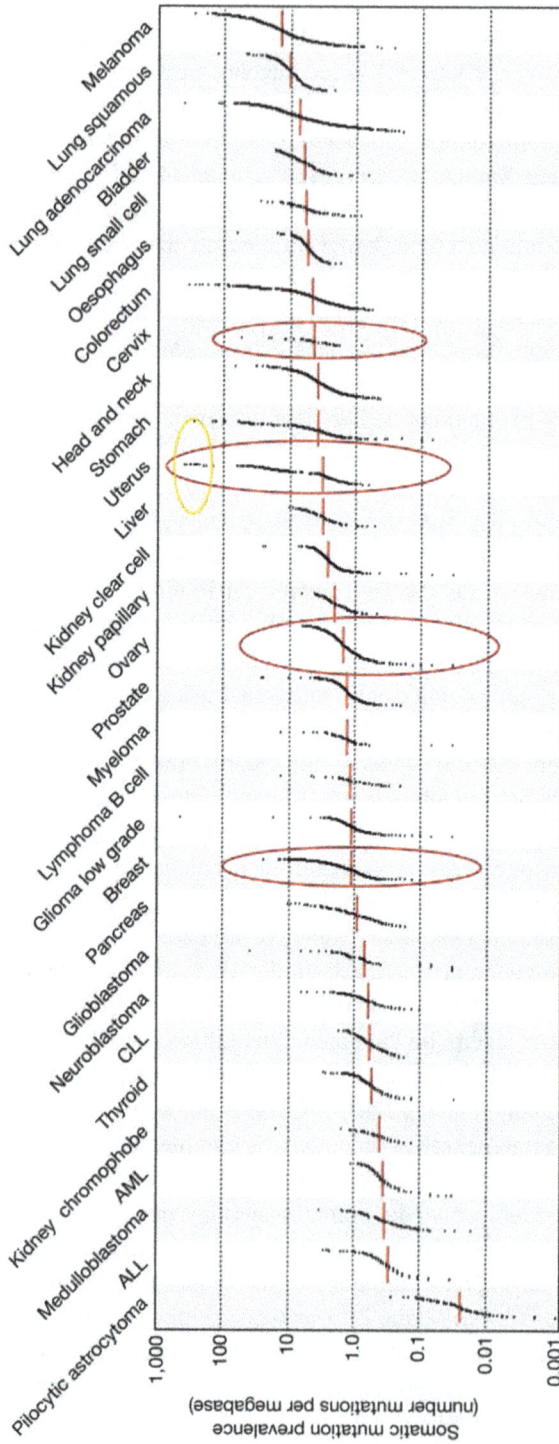

Abb. 9.7: Mutationslast häufiger Tumoren. Rot gekennzeichnet sind gynäkologische Tumoren. Zu beachten ist eine orange gekennzeichnete Subpopulation von Endometriumkarzinomen mit besonders ausgeprägter Mutationslast und hoher genetischer Instabilität, gekennzeichnet durch eine Mikrosatelliten-Instabilität (MSI-H) bzw. eine Defizienz der Mismatch-Repair-Gene (dMMR), die vermutlich zu den Tumortypen mit der höchsten Immunogenität überhaupt gehört. Nach Lawrence, Nature 2013, modifiziert und erweitert.

In der EU gibt es in der gynäkologischen Onkologie bislang erst zwei, relativ begrenzte Zulassungen für einen IC-Hemmstoff, und zwar einerseits für den Anti-PD-L1-Antikörper Atezolizumab. Die Substanz ist derzeit entsprechend der US-Zulassung indiziert für die Erstlinien-Behandlung des metastasierten triple-negativen Mammakarzinoms in Kombination mit nab-Paclitaxel. Mit dem PD1-Hemmstoff Dostarlimab (Handelsname Jemperli) wurde jüngst der erste IC-Inhibitor überhaupt bei einem gynäkologischen Genitaltumor durch die EMA zugelassen und zwar für das dMMR- bzw. MSI-H Endometriumkarzinom nach Versagen einer platinbasierten Standardchemotherapie. Andere IC-Inhibitoren sind in den USA in der gynäkologischen Onkologie bereits zugelassen oder stehen kurz davor, ein vergleichbares Vorgehen ist in den meisten Fällen auch für die europäischen Zulassungsbehörden zu erwarten. Hierzu gehört insbesondere der Anti-PD1-Antikörper Pembrolizumab in Kombination mit Chemotherapie beim primären und metastasierten triple-negativen Mammakarzinom, in Kombination mit Lenvatinib beim metastasierten Endometriumkarzinom unabhängig vom MMR-Status, und als Monotherapie beim metastasierten, vortherapierten Zervixkarzinom sowie bei allen soliden dMMR- bzw. MSI-H-Tumoren des Kindes- und Erwachsenenalters. Auch für chemotherapieresistente schwangerschaftsbedingte Trophoblasterkrankungen gibt es bereits vielversprechende Resultate für den Anti-PD-L1-Antikörper Avelumab. Aufgrund der Seltenheit dieser Erkrankung dürfte jedoch die Durchführung größerer, zulassungsrelevanter Phase-IIb–III-Studien nur schwer möglich sein. Enttäuschend verlief die klinische Entwicklung von IC-Inhibitoren bislang beim rekurrenten und primären Ovarialkarzinom. Selbst bei nachgewiesener PD-L1-Positivität erwiesen sich Antikörper wie Nivolumab bzw. Atezolizumab in den Phase-III-Studien NINJA bzw. IMagyn050 einer Standardchemotherapie gegenüber als nicht überlegen bzw. erbrachten keinen Zusatznutzen bei Kombination mit einer Chemotherapie bestehend aus Paclitaxel und Carboplatin mit Bevacizumab.

Bei Tumorentitäten mit hoher Mutationslast wie dem Melanom oder nicht-kleinzelligen Bronchialkarzinomen hat sich die chemotherapiefreie zweier IC-Inhibitoren in den letzten Jahren zunehmend als klinischer Standard etabliert. Auch beim metastasierten Zervixkarzinom liegen mittlerweile erste vielversprechende Ergebnisse für die Kombinationen aus Nivolumab (PD-1) und Ipilimumab (CTLA-4) bzw. Balstilimab (PD-1) und Zalifrelimab (CTLA-4) vor. Auch zervikale Adenokarzinome, die bislang nur wenig auf eine reine PD-1-Blockade angesprochen haben, scheinen von der Kombination zweier verschiedener Checkpoint-Inhibitoren zu profitieren. Diese beiden Kombinationen sind in der gynäkologischen Onkologie aber bislang nicht über den Phase-II-Status hinausgekommen, eine Zulassung in den USA oder der EU steht in näherer Zukunft daher nicht zu erwarten.

IC-Inhibitoren warten im Allgemeinen deutlich seltener mit schwerwiegenden Nebenwirkungen auf als antineoplastische Chemotherapien. Bei Nivolumab und Pembrolizumab, die zu den am besten untersuchten IC-Inhibitoren gehören, beträgt die gemittelte Inzidenz schwerer Nebenwirkungen über alle Indikationen und Patienten 15–20 %. Vergleichsweise selten sind insbesondere typische chemotherapieassoziierte Toxizitäten wie Blutbildveränderungen, Übelkeit- und Erbrechen, periphere sensorische Neuropathien oder Haarverlust. Stattdessen kann es in unterschiedlicher Frequenz zu überschießenden Immunreaktionen, sog. *Immune-related Adverse Events* (irAEs), kommen. Diese können grundsätzlich jedes Organ betreffen und äußern sich in der Regel in Form inflammatorischer Autoimmunphänomene. Besonders häufig sind Haut, Schilddrüse, Hypophyse, Lunge, Leber und Kolorektum betroffen. Daneben werden aber auch Nephritiden, Myokarditiden, Pankreatitiden, Konjunktivitiden und selbst Enzephalitiden beobachtet. Die meisten dieser irAEs sind eher leicht und bei rascher Intervention gut behandelbar. Insofern kann die Mehrzahl der Patienten später die Immuntherapie wieder aufnehmen. Die häufig auftretende Thyreoiditis führt aber in vielen Fällen zu einer persistierenden Hypothyreose, die nicht selten einer lebenslangen Substitution mit Schilddrüsenhormonen bedarf. Spät diagnostiziert und/oder behandelt, sind aber schwere Verläufe mit bleibenden Organschäden und selbst Todesfälle möglich. Letale Verläufe wurden bislang für kardiale, neurologische, pulmonale, gastrointestinale, renale, kutane, hypophysäre, hämatologische, vaskuläre und muskuläre irAEs beschrieben. Gerade pulmonale und renale irAEs sind anfänglich kaum von einer atypischen Pneumonie bzw. einer Pyelonephritis zu unterscheiden. Auch eine Biopsie kann hier kaum zur Klärung des Sachverhalts beitragen, da sich sowohl bei einer Infektion als auch bei einer irAE das Bild einer interstitiellen lymphozytären Entzündungsreaktion findet. Erwartungsgemäß werden schwere irAEs häufiger bei Kombinationen verschiedener Checkpoint-Inhibitoren beobachtet als bei Behandlungen mit nur einem Antikörper. Besonders gut ist dies dokumentiert für die Kombination aus Nivolumab und Ipilimumab, einer der gegenwärtigen Standardtherapien beim metastasierten Melanom. Ähnliche Beobachtungen wurden jüngst aber auch für die Kombination aus Balstilimab und Zalifrelimab im Vergleich zu Balstilimab allein gemacht. Interessant sind in diesem Zusammenhang die Ergebnisse einer aktuellen Metaanalyse, bei der gezeigt werden konnte, dass das Auftreten von irAEs zumindest bei Therapie mit Antikörpern gegen PD-1/PD-L1 mit einem verbesserten Gesamtüberleben assoziiert sind.

9.1.6 Management häufiger Nebenwirkungen onkologischer Systemtherapien

9.1.6.1 Allgemeines

Es gibt kaum ein Organsystem, welches durch die Gabe onkologischer Therapien nicht in Mitleidenschaft gezogen werden kann. Am häufigsten betroffen sind bei Chemotherapien Gewebe mit hohem Zellumsatz. Hierzu gehören insbesondere Haut und Hautanhangsgebilde wie Haare und Nägel, Schleimhäute des oberen und unteren Verdauungstrakts sowie das blutbildende Knochenmark. Daneben finden sich auch häufig Übelkeit und Erbrechen, Störungen des peripheren Nervensystems, Beeinträchtigungen der Leber- und Nierenfunktion, kardiotoxische Reaktionen, vor allem die Verminderung der linksventrikulären Pumpleistung und Überempfindlichkeitsreaktionen. Seltener, aber gleichwohl bedeutsam sind zentralnervöse Nebenwirkungen inklusive der Schädigung des Innenohrs, okuläre Toxizitäten, echte Anaphylaxien, Sekundärneoplasien und mutagene bzw. teratogene Effekte. Bei endokrinen Therapien können neben negativen Auswirkungen auf die Knochendichte bis zur Entwicklung osteoporotischer Frakturen häufig menopausale Symptome inklusive psychischer Alterationen beobachtet werden. Zielgerichte Therapien weisen oft ein von klassischen Systemtherapien differentes Nebenwirkungsspektrum auf. Führend sind hier pulmonale, gastrointestinale und mukokutane, aber teilweise auch hämatologische und kardiale Toxizitäten. IC-Inhibitoren weisen mit den oben beschriebenen irAEs ein komplett andersartiges Nebenwirkungsspektrum auf.

Während in den Anfangsjahren der Chemotherapie Nebenwirkungen nur durch Dosisreduktion, Intervallstreckung oder – oftmals – Therapieabbruch begegnet werden konnte, stehen heutzutage in vielen Fällen spezifische Behandlungsmöglichkeiten zur Verfügung, mit deren Hilfe chemotherapieassoziierte Toxizitäten oftmals völlig vermieden oder zumindest auf ein für die Patientin tolerables Maß reduziert werden können. Der Einsatz dieser sogenannten Supportiva hat viele Chemotherapien, die heute Standard sind, in den 1970er und 1980er aber noch völlig undenkbar gewesen wären, überhaupt erst möglich gemacht. Die folgenden Abschnitte beleuchten daher aus einem klinischen Blickwinkel insbesondere die derzeit zur Verfügung stehenden Behandlungsmöglichkeiten von Nebenwirkungen von Zytostatika und anderen Onkologika. Grundlage sind hierbei die aktuellen Leitlinien der ASCO, ESMO/MASCC und der DKG-ASORS. Zum weiterführenden Literaturstudium sind insbesondere die im Publikationsverzeichnis genannten Monografien und Übersichtsarbeiten zu empfehlen.

9.1.6.2 Knochenmarkdepression

Das blutbildende Knochenmark ist der häufigste Schädigungsort antineoplastischer Chemotherapien. Seine drei Hauptfunktionen, die Granulopoese, die Erythropoese und die Thrombozytopoese, können je nach Regime unterschiedlich häufig und stark betroffen sein. Am häufigsten findet sich eine Neutropenie, d. h. eine Verminderung der neutrophilen Granulozyten, die fast regelhaft bei jeder Chemotherapie auftritt. Eine besonders schwere Komplikation ist die febrile Neutropenie, eine auch heute noch lebensbedrohliche Situation für die betroffene Patientin. Zur Behandlung der Neutropenie steht heutzutage vor allem Granulozyten-Kolonie-stimulierender Faktor (G-CSF) in unterschiedlichen pharmakologischen Varianten zu Verfügung: Filgrastim und biosimilare Analoga, Lenograstim, Pegfilgrastim, das mittlerweile ebenfalls in biosimilarer Form zur Verfügung steht, und Lipegfilgrastim. Die Gabe von G-CSF führt prinzipiell zwar nicht unbedingt zur Abschwächung des Leukozyten-Nadirs, verkürzt aber regelhaft dessen Dauer und minimiert dadurch das Risiko febriler oder gar septischer Episoden. Eine vergleichbare Wirkung hat auch Granulozyten-Makrophagen-Kolonie-stimulierender Faktor (GM-CSF), wobei von den beiden erhältlichen Präparaten Molgramostim und Sargramostim, das leider nur in den USA zugelassen ist, nur noch das letztere kommerziell erhältlich ist. GM-CSF weist im Gegensatz zu G-CSF eine erhöhte Eosinophilierate und damit ein höheres Risiko des Auftretens von Hypersensitivitätsreaktionen auf und hat sich in Europa in der Behandlung der Neutropenie nie etablieren können. Aufgrund seiner Fähigkeit, im Gegensatz zu anderen hämatopoetischen Wachstumsfaktoren antigenpräsentierende Zellen wie dendritische Zellen rekrutieren zu können, könnte dieses Zytokin in Zukunft eine zunehmende Rolle in der Immuntherapie maligner Tumoren einnehmen. Filgrastim, Lenograstim und Sargramostim müssen täglich subkutan über einen Zeitraum von 3–6–10 Tagen appliziert werden, während bei Pegfilgrastim und Lipegfilgrastim eine einmalige subkutane Injektion für einen Zeitraum von 14 Tagen ausreicht. G-CSF kann sowohl prophylaktisch, d. h. vor Eintreten einer erwarteten Neutropenie stärkeren Ausmaßes, als auch reparativ nach bereits eingetretenem Leukozytenabfall eingesetzt werden. Die derzeit gültigen Leitlinien (s. o.) schreiben die primäre G-CSF-Prophylaxe für alle Chemotherapien mit dem Risiko des Auftretens febriler Neutropenien (FN) von mehr als 20 % auch ohne Vorliegen zusätzlicher Risikofaktoren (höheres Alter, intensive Vortherapie, reduzierte Knochenmarksreserve, fortgeschrittenes Tumorleiden, schlechter Allgemeinzustand, simultane oder vorausgegangene Bestrahlung ausgedehnter Skelettanteile, Leber- oder Nierendysfunktion, Diabetes) zwingend vor. Zu diesen Regimen gehören in der gynäkologischen Onkologie insbesondere Dosisdichte-Protokolle, das BEP-Protokoll bei Keimzelltumoren, das AI-Protokoll bei Weichteilsarkomen, Docetaxel-haltige Kombinationen, aber auch eine Docetaxel-Monotherapie (100 mg/m²) oder eine Topotecan-Monotherapie. Bei ausgeprägten Neutropenien oder einer FN ist der zusätzliche Einsatz oraler Breitspektrum-Antibiotika wie Aminopenicilline ± β-Laktamaseinhibitoren, Dritt- oder Viertgenerations-Cephalosporine (cave: Enterokokkenlücke!) oder Gyrase-Hemmer und ggf. auch von Antimykotika (Fluconazol, Nystatin) sinnvoll. Bei einem FN-Risiko von 10–20 % und vorliegenden Risikofaktoren ist nach aktuellen Leitlinien ebenfalls eine primäre G-CSF-Prophylaxe erforderlich.

Eine weitere häufige Komplikation ist die Chemotherapie-induzierte Anämie, die die Lebensqualität der betroffenen Patientinnen erheblich einschränken und auch die Therapie als solche deutlich behindern kann. Eine der Folgen einer Anämie ist die Gewebehypoxie, die bei den meisten Zytostatika mit Ausnahme von Mitomycin C zu einer Wirkungsabschwächung führt. Die Anämie-Korrektur ist daher gerade im Zusammenhang von Chemotherapien, aber auch bei Bestrahlungen von Bedeutung. Eine kausale Behandlung kann sowohl mittels Transfusion von Erythrozytenkonzentraten als auch durch pharmakologische Stimulation der Erythropoese durch Erythropoietin und verwandte Substanzen erfolgen. Erythrozytentransfusionen führen in der Regel zu einer rascheren Anämiekorrektur und bieten sich vor allem bei schweren bzw. rasch progredienten Anämien an. Nachteilig sind ein damit verbundenes, heutzutage zwar geringes, aber dennoch relevantes Infektionsrisiko, die Gefahr des Auftretens von Transfusionsreaktionen und eine Immunsuppression, welche möglicherweise die Überlebenswahrscheinlichkeit betroffener Patientinnen verkürzt.

Durch Hemmung der Granulopoese kann es außerdem zur Verstärkung einer oft gleichzeitig bestehenden Neutropenie kommen. Insofern sollte gerade bei kurativen Chemotherapien und Anämien leichten oder mittelschweren Ausmaßes die Indikation zur Erythrozytentransfusion stets streng gestellt werden. Als Alternative bieten sich hier die verschiedenen kommerziell erhältlichen Erythropoietine (EPO α, β, ζ und θ) sowie Darbepoetin α – ein gentechnisch verändertes Erythropoietin mit verlängerter Halbwertszeit – an. Durch die Verfügbarkeit hoch dosierter Präparate ist heute die subkutane Einmaldosierung mit 20.000–40.000 IE in Wochenabständen Standard geworden. Aufgrund der langen Halbwertszeit ist die Behandlung mit Darbepoetin α als 300–500 μg Einzeldosis in zwei- bis dreiwöchentlichen Zyklen möglich. Zu einer erheblichen Irritation haben in jüngerer Zeit Metaanalysen geführt, bei denen Patienten, die gleichzeitig zur Chemotherapie Erythropoietine erhalten hatten, eine Verkürzung der Überlebenszeit aufwiesen. Haupttodesursache waren thromboembolische Komplikationen, die vor allem in frühen Studien, bei denen oft kein oberer Grenzwert für die Therapie definiert worden war, beobachtet wurden. Weitere Metaanalysen konnten zumindest für Erythropoietin β und Darbepoetin α keinen nachteiligen Effekt auf das Gesamtüberleben nachweisen, wenn die Applikation unter Beachtung der EORTC-Leitlinienempfehlungen erfolgte. Aus heutiger Sicht erscheint es daher unumgänglich, die Therapie mit Erythropoese-stimulierenden Faktoren unter strenger Beachtung dieser Leitlinie vorzunehmen, d. h., eine Behandlung nicht oberhalb eines Serum-Hämoglobinwertes von 10,5 g/dl zu beginnen und diese bei Erreichen eines Zielwerts von 12,0 g/dl wieder zu beenden. In vielen Fällen besteht neben der Anämie auch ein Eisenmangel, der durch ein erniedrigtes Serum-Ferritin nachgewiesen werden kann. Hier kann eine orale oder parenterale Eisensubstitution, die sich am Körpergewicht und dem Ausmaß der Anämie orientiert, die Gabe von Erythropoietinen sinnvoll unterstützen.

Am schwierigsten zu behandeln ist die Chemotherapie-induzierte Thrombozytopenie. Diese ist oft Bestandteil einer Panzytopenie, kann aber auch isoliert auftreten. Anders als bei der Neutropenie und Anämie gibt es bislang in Europa keinen kommerziell erhältlichen Thrombozytopoese-stimulierenden Faktor. Rekombinantes Thrombopoietin bzw. Megakaryozyten-stimulierender Faktor hat sich in klinischen Studien als weitgehend ineffektiv erwiesen, teilweise war die Therapie mit einer erheblichen Inzidenz der sekundären Bildung antithrombozytärer Antikörper verbunden. Thrombopoietin-Rezeptoragonisten könnten hier besser wirksam sein, befinden sich aber noch in klinischer Erprobung. Rekombinantes Interleukin-11 (Oprelvekin) besitzt ebenfalls einen thrombopoetischen Effekt. Bei Patientin ohne Niereninsuffizienz liegt die subkutan zu applizierende Tagesdosis bei 50 μg/kg, zumeist sind nach eigener Erfahrung vier bis sechs Behandlungstage ausreichend. Die Substanz ist in den USA seit 1997 für die Behandlung der Chemotherapie-induzierten Thrombozytopenie zugelassen, wird im Gegensatz dazu in Europa aber leider nicht kommerziell vertrieben. Auch für Romiplostim, ein Thrombopoietin-Rezeptoragonist, der in Europa seit 2009 für die Behandlung der idiopathischen thrombozytopenischen Purpura verfügbar ist, liegt noch keine Zulassung für die Chemotherapie-induzierte Thrombozytopenie vor. In individuellen Fällen erweist sich die Substanz aber durchaus als effektiv und wird hierzulande bereits häufig außerhalb seiner Kernindikation eingesetzt. Eine Gabe von Glukokortikoiden kann durch vermehrte Ausschüttung thrombozytärer Präkursoren die Thrombozytenzahlen kurzfristig erhöhen, führt aber nicht zu einer prinzipiellen Steigerung der Proliferation von Megakaryozyten. Insofern ist der Sinn ihres Einsatzes bei Bildungsstörungen wie unter Chemo- oder Strahlentherapie fragwürdig. Insofern bleibt als einzige zugelassene Therapieoption die Transfusion von Thrombozytenkonzentraten, die wegen des meist kurzdauernden Effektes in der Regel mehrfach wiederholt werden muss. Hauptproblem ist, gerade bei Transfusion von Einzelspenderkonzentraten, die erhebliche Gefahr der Bildung antithrombozytärer Antikörper mit der Folge des Auftretens einer sekundären Alloimmunthrombozytopenie. Insofern ist bei Chemotherapie-induzierter Thrombozytopenie die Indikation zu einer Thrombozytentransfusion äußerst streng zu stellen und wird sinnvollerweise nur bei Thrombozytenzahlen unter 10.000/mm³ und/oder aktiven Blutungen vorgenommen werden.

Gänzlich anderer Natur ist die Knochenmarkdepression, die häufig bei CDK4/6i und seltener auch bei PARPi oder mTOR-Inhibitoren zu beobachten ist. Anders als bei Zytostatika kommt es hier in der Regel nicht zu einer Zerstörung der hämatopoetischen Stammzellen, sie werden während der Einnahmedauer nur arretiert. Obwohl Palbociclib und Ribociclib in 50–60 % zur einer Neutropenie Grad 3–4 führen, ist die Inzidenz der FN mit 1–2 % gering. Oft reicht bei diesen Substanzen die Verlängerung der ohnehin nach 3 Wochen vorgesehenen einwöchigen Einnahmepause aus, um eine ausreichende Regeneration der Neutrophilenzahl zu bewirken. Wie auch für Abemaciclib und die verschiedenen PARPi kann manchmal auch durch eine milde Dosisreduktion die Funktion der Knochenmarksstammzellen wieder ausreichend restauriert werden. Interessant ist bei beiden Substanzklassen auch der Umstand der Toleranzentwicklung, was bedingt, das Zytopenien nach mehr als 12 Wochen Einnahmedauer nicht mehr so gravierend ausfallen wie zu Behandlungsbeginn. Sowohl für CDK4/6i als auch für PARPi wurde in zahlreichen Studien belegt, dass eine toxizitätsbedingte Dosisreduktion für die betroffenen Patientinnen nicht von einem verschlechterten Langzeitverlauf gefolgt sind.

9.1.6.3 Übelkeit und Erbrechen

Übelkeit und Erbrechen (CINE: Chemotherapie-induzierte Nausea und Emesis) sind häufige und subjektiv besonders belastende Nebenwirkungen einer Chemotherapie. Tatsächlich gehören sie zu den von den Patienten am meisten gefürchteten Zytostatika-Nebenwirkungen. Klinisch unterschiedet man drei verschiedene CINE-Formen: (1) das akute Erbrechen innerhalb der ersten 24 Stunden nach Chemotherapie, (2) das verzögerte Erbrechen, das nach mehr als 24 Stunden nach Chemotherapie beginnt und bis zu 7 Tagen persistieren kann und (3) das antizipatorische Erbrechen, welches auf eine Konditionierung zurückzuführen ist und dann auftreten kann, wenn die betroffene Patientin zuvor bereits im Verlauf der Chemotherapie unter Nausea und Emesis gelitten hat.

Für die CINE besitzt die verstärkte Freisetzung von Neurotransmittern eine grundlegende Bedeutung. Die zentrale Substanz ist hierbei Serotonin (5-Hydroxy-tryptamin, 5-HT), welches nach heutiger Auffassung aufgrund einer direkten Zytostatika-induzierten Schädigung der chromaffinen intestinalen Zellen vermehrt freigesetzt und dann spezifische Rezeptoren (5-HT$_3$-Rezeptoren) sowohl im Magen-Darm-Trakt als auch im Bereich der afferenten Fasern des Nervus vagus stimuliert. Durch zentripetale Reizweiterleitung kommt es zur Erregung der zentralen Brechzentren (dorsale motorische Vagus-Kerne, Nucleus tractus solitarii, Chemorezeptoren-Triggerzone der Area postrema), die dann zur Auslösung des Brechreflexes führt. Eine direkte Reizung 5-HT$_3$-Rezeptoren im ZNS durch zentrale Serotonin-Freisetzung ist bislang noch nicht abschließend bewiesen. Die Stimulation der 5-HT$_3$-Rezeptoren ist vor allem für die akute Emesis verantwortlich. Für die verzögerte Emesis sind vermutlich vor allem Neuropeptide wie z. B. Substanz P, Neurotensin, Leuzin-Enkephalin oder Angiotensin II zuständig. Diese Mediatoren wirken vor allem über den zentralen Neurokinin-1(NK$_1$)-Rezeptor (NK$_1$-R). NK$_1$-R finden sich peripher auch in den afferenten Anteilen des Nervus vagus. Daneben besitzen für die CINE aber auch andere Neurotransmitter, wie Dopamin, Noradrenalin und auch andere Mediatoren wie Estradiol oder Prostaglandine eine Bedeutung. Gerade bei der verzögerten Emesis spielen Dopamin und Noradrenalin neben Substanz P eine wichtige Rolle. Für alle CINE-Formen gibt es heute zahlreiche effektive medikamentöse Behandlungsmöglichkeiten. Kortikosteroide und insbesondere hochpotentes Dexamethason haben sich als synergistisch zu 5-HT$_3$-Antagonisten erwiesen und werden gegenwärtig sowohl in der Prophylaxe und Therapie des akuten als auch verzögerten Erbrechens erfolgreich eingesetzt. Das antizipatorische Erbrechen ist sicherlich am schwersten pharmakologisch zu beeinflussen. Entsprechend seiner Genese helfen hier am besten Tranquilizer und Neuroleptika wie Promethazin oder Olanzapin, Antihistaminika wie Loratadin und Cannabinoide wie Nabilon. In Einzelfällen sollte auch über eine Psychotherapie oder eine Akupunkturbehandlung nachgedacht werden

Die jeweilige Intensität und Zusammensetzung der antiemetischen Therapie ist natürlich auch abhängig von der emetogenen Potenz und der Pharmakodynamik der jeweiligen Zytostatika (s. Tab. 9.4). Hoch-emetogene Substanzen in der gynäkologischen Onkologie sind vor allem Cisplatin, Actinomycin D, hoch dosiertes Cyclophosphamid (≥ 1.500 mg/m²) und Dacarbazin. Eine hohe emetogene Potenz weisen auch freie Anthrazykline (Doxorubicin, Epirubicin) in Kombination mit Alkylanzien wie Cyclophosphamid oder Ifosfamid auf. Demgegenüber ist die minimale emetogene Wirkung der meisten zielgerichteten Substanzen, aber auch der von Vinca-Alkaloiden oder Bleomycin praktisch ohne klinische Relevanz. Abhängig vom jeweiligen Zytostatikum sind auch Auftreten und zeitliche Abfolge der CINE völlig unterschiedlich. Dacarbazin führt z. B. ausschließlich zu akutem Erbrechen, während Alkylanzien vom Oxazaphosphorin-Typ wie Cyclophosphamid im Wesentlichen eine verzögerte Emesis bedingen. Die meisten der übrigen gebräuchlichen Zytostatika, insbesondere Platinanaloga und freie Anthrazykline, verursachen sowohl ein akutes als auch ein verzögertes Erbrechen, wobei bei Cisplatin der Schwerpunkt eher bei der akuten, bei Carboplatin, Oxaliplatin, Ifosfamid und Cyclophosphamid eher bei der verzögerten Emesis liegt. Hoch-dosierte Carboplatin-basierte Chemotherapie-Regimes ($\geq$ AUC 4) gelten zwar noch als moderat emetogen, wegen des vergleichsweise hohen Risikos des Auftretens einer verzögerten Emesis (auch nach mehr als einer Woche) werden sie jedoch den hoch-emetogenen Protokollen hinsichtlich der erforderlichen medikamentösen Prophylaxe gleichgestellt. In der gynäkologischen Onkologie besteht eine effiziente antiemetische Behandlung daher sowohl aus einer prä-zytostatischen Phase (zumeist intravenös) als auch in einer posttherapeutischen Nachbehandlung über 2–5 Tage (meist oral).

Zentrale Substanzen einer modernen antiemetischen Therapie in der gynäkologischen Onkologie sind 5-HT_3-Rezeptorantagonisten (Setrone), wie Ondansetron, Tropisetron, Granisetron, Dolasetron oder Palonosetron, NK_1-Rezeptoantagonisten wie Aprepitant, Fosaprepitant oder Netupitant und das hochpotente Kortikosteroid Dexamethason. Sämtliche Substanzen sind mittlerweile sowohl in parenteralen als auch oralen galenischen Formulierungen erhältlich. Die Setrone, die naturgemäß vor allem in der Serotonin-dominierten akuten CINE-Phase wirken, unterscheiden sich sowohl hinsichtlich Wirkstärke (Palonostron > Granisetron > Tropisetron > Ondansetron > Dolasetron) als auch Wirkdauer (Palonosetron > Granistron > Tropisetron > Dolastron > Ondansetron). Aprepitant, Fosaprepitant und Netupitant wirken ähnlich wie Dexamethason sowohl auf die akute, vor allem aber auch auf die verzögerte Emesis. Netupitant ist mittlerweile in Kombination mit oral verfügbarem Palonosetron als Fertigarzneimittel (NEPA) verfügbar und Aufgrund ihres anti-dopaminergen Effekts können Substanzen wie Metoclopramid, Triflupromazin, Promethazin oder Haloperidol insbesondere bei der verzögerten CINE hilfreich eingesetzt werden. Aufgrund seiner langen Halbwertszeit von 40 Stunden wird auch Palonosetron mit Erfolg zur Prophylaxe des verzögerten Erbrechens eingesetzt. Bei der Behandlung und sekundären Prophylaxe des antizipatorischen Erbrechens leisten Benzodiazepine wie Lorazepam, Neuroleptika wie Triflupromazin und insbesondere Olanzapin oder Haloperidol, aber auch Cannabinoide wie Dronabinol oder Nabilon einen wertvollen Beitrag. Eine Übersicht über die gebräuchlichsten Emetika zur Behandlung der CINE gibt Tab. 9.5.

Tab. 9.4: Emetogene Potenz gebräuchlicher Chemotherapeutika in der gynäkologischen Onkologie.

emetogenes Potenzial	Medikament	
	intravenöse Therapie	**orale Therapie**
hoch (> 90 %)	Cisplatin	
	Cyclophosphamid (≥ 1.500 mg/m²)	
	Carmustin	
	Lomustin	
	Dacarbazin	
	Doxorubicin (in Kombination mit Cyclophosphamid)	
	Epirubicin (in Kombination mit Cyclophosphamid)	
	Actinomycin D	
moderat (30–90 %)	Carboplatin	Cyclophosphamid
	Ifosfamid	Vinorelbin
	Cyclophosphamid (< 1.500 mg/m²)	
	Doxorubicin	
	Epirubicin	
	Bendamustin	
	Eribulin	
gering (10–30 %)	Paclitaxel	Capecitabin
	Nab-Paclitaxel	Etoposid
	Docetaxel	Treosulfan
	Ixabepilon	Everolimus
	Mitoxantron	Lapatinib
	liposomales Doxorubicin (pegyliert und nicht pegyliert)	Neratinib
	Topotecan	Tucatinib
	Etoposid	Pazopanib
	Methotrexat	Ribociclib
	Mitomycin C	Tamoxifen
	5-Fluorouracil	Toremifen
	Treosulfan	Olaparib
	Trastuzumab	Rucaparib
	Pembrolizumab	
	Trastuzumab-Emtansin	
	(fam)Trastuzumab-Emtansin	
	Sacituzumab-Govitecan	
minimal (< 10 %)	Bleomycin	Hydroxyurea
	Vinblastin	Vinorelbin
	Vincristin	Letrozol
	Vindesin	Anastrozol
	Vinorelbin	Exemestan
	Bevacizumab	Fulvestrant
	Atezolizumab	Palbociclib
	Pembrolizumab	Abemaciclib
		Niraparib

Tab. 9.5: Übersicht über die gebräuchlichsten Antiemetika zur Behandlung des Chemotherapie-induzierten Erbrechens.

Wirkstoff	Wirkung auf			Tagesdosierung
	akutes Erbrechen	verzögertes Erbrechen	antizipatorisches Erbrechen	
Serotonin-Rezeptorantagonisten				
Dolasetron	+	−	±	1 × 100 mg IV oder 1 × 200 mg PO
Granisetron	+	−	±	1 × 1–3 mg IV oder PO
Ondansetron	+	−	±	1–4 × 8 mg IV oder PO
Palonosetron	+	+	±	1 × 0,25 mg IV oder 1 × 0,5 mg PO
Tropisetron	+	−	±	
Neurokinin-Rezeptorantagonisten und Fixkombinationen				
Aprepitant	±	+	±	Tag 1: 125 mg PO Tag 2 + 3: 80 mg PO
Fosaprepitant	±	+	±	Tag 1: 110 mg IV Tag 2 + 3: 80 mg PO (Aprepitant)
NEPA Netupitant + Palonosetron	+	+	±	Tag 1: 300 mg (Netupitant), 500 mg (Palonosetron) PO
Dopamin-Rezeptorantagonisten				
Prochlorperazin	−	+	+	3–4 × 5–10 mg PO oder IM bzw. 4–6 × 10–40 mg IV
Perphenazin	−	+	+	1 × 8–16 mg PO
Promethazin	−	+	+	3–4 × 25 mg IM
Olanzapin	±	+	+	1 × 10 mg PO
Haloperidol	±	+	+	4–8 × 1–3 mg IV
Metoclopramid	+	+	±	1–3 × 50 mg IV, 3–4 × 10 mg PO
Kortikosteroide				
Dexamethason	+	+	−	Tag 1: 1 × 8–20 mg PO oder IV Ab Tag 2: 2 × 4–8 mg PO
Methylprednisolon	+	±	−	4–6 × 250–500 mg IV

Tab. 9.5: (fortgesetzt)

Wirkstoff	Wirkung auf			
	akutes Erbrechen	verzögertes Erbrechen	antizipatorisches Erbrechen	Tagesdosierung
Cannabinoide				
Dronabinol	±	+	+	6–8 × 5–10 mg/m² PO
Nabilone	±	+	+	2 × 1–2 mg PO
Antihistaminika				
Diphenhydrinat	±	±	–	4–6 × 50 mg PO oder IV
Benzodiazepine				
Bromazepam	±	–	+	4–6 × 3–6 mg PO
Diazepam	±	–	+	4–6 × 5–10 mg PO oder IV
Lorazepam	±	–	+	4–6 × 1–1,5 mg/m² IV

9.1.6.4 Mukokutane Toxizität

Zahlreiche Onkologika führen zu erheblichen Schädigungen von Haut und Schleimhäuten. Typische Folgen sind Mukositiden im Bereich des oberen aerodigestiven Trakts, Diarrhö, die palmo-plantare Erythrodysästhesie (PPE) oder Hand-Fuß-Syndrom, Rash und Schädigungen an Hautanhangsgebilden wie Haarausfall und Nagelveränderungen.

Substanzen, die besonders häufig zu Mukositiden und Stomatitiden führen, sind Methotrexat, Etoposid, 5-Fluorouracil, Capecitabin, Anthrazykline (freie und liposomale Präparationen), Docetaxel, Vinca-Alkaloide, Bleomycin und Actinomycin D. Unter den zielgerichteten Wirkstoffen sind vor allem TKIs, mTOR- und PIK3CA-Inhibitoren und Abemaciclib mit dem Auftreten von mukokutanen Nebenwirkungen verbunden. Zur Prophylaxe und Therapie von Stomatitiden haben sich Mundspülungen mit Salviathymol, Kamillen- oder Salbeiauszügen, sowie Chlorhexidin- bzw. Dexpanthenol-haltigen Präparationen bewährt. Besonders günstige Ergebnisse konnten in jüngerer Zeit mit einer Kalzium- und Phosphationen angereicherten Elektrolytlösung (Caphosol®) erzielt werden. Eine adäquate Schmerztherapie sollte stets durchgeführt werden. Stomatitiden sind ein häufiger Ausgangspunkt für Infektionen mit opportunistischen Erregern, wie Hefepilzen, welche die Beschwerden erheblich verstärken und bei langer Neutropeniedauer außerdem Ausgangspunkt einer Pilzsepsis sein können. Eine antimykotische Behandlung z. B. mit Fluconazol 400 mg tgl. ist daher frühzeitig einzuleiten.

Die Diarrhö stellt eine erhebliche Gefährdung des chemotherapierten Patienten dar. Sie tritt besonders häufig bei Behandlung mit 5-Fluorouracil bzw. Capecitabin, Irinotecan, Anthrazyklinen, Cisplatin, Methotrexat Docetaxel und TKIs auf. Zur Therapie hat sich folgendes Stufenschema bewährt:

– Loperamid 2 Kapseln alle 2 Stunden p. o.,
– bei Therapieversagen: Opiumtinktur 1 % 3 × 10–20 Tropfen täglich p. o.,
– oder: Octreotid 3 × 50–100 µg/d s. c.,
– bei Steatorrhö: Colestyramin 3 × 4 g/d p. o.

Bei Irinotecan ist die Diarrhö häufig Bestandteil eines cholinergen Syndroms, zu dem auch Hypersalivation, Tränenfluss, Schweißausbrüche, Akkomodationsstörungen und abdominale Schmerzen gehören. Durch Prämedikation mit 0,25 mg Atropin kann dies fast immer vermieden werden. Bei therapieresistenten Diarrhöen muss immer auch eine primär oder sekundär infektiöse Genese, insbesondere mit Clostridium difficile, ausgeschlossen werden.

Die PPE ist eine mit schmerzhafter Rötung, Schwellung und Rhagadenbildung einhergehende Hautveränderung an Körperpartien mit hohem Schweißdrüsenbesatz. Sie tritt typischerweise an Handinnenflächen und Fußsohlen auf, kann aber auch größere Hautareale wie Submammärfalten, Leisten und Gelenkbeugeseiten befallen. Gelegentlich treten auch sensorische Störungen wie Kribbelparästhesien auf. Besonders häufig ist eine Behandlung mit pegyliert-liposomalem Doxorubicin, 5-Fluorouracil, Capecitabin, Docetaxel und Tyrosinkinaseinhibitoren wie Sunitinib oder Sorafenib mit einer PPE assoziiert. Da die genaue Ursache noch nicht bekannt ist und offenbar je nach Zytostatikum auch differiert, stehen bislang nur symptomatische Prophylaxe- und Therapieoptionen zur Verfügung. Hochdosierte orale Gaben von Pyridoxin (Vitamin-B6, z. B. Vitamin-B6 Hevert®) 3 × 84 mg/d haben sich hier bewährt. Auch die Reduktion der palmo-plantaren Schweißproduktion mittels Iontophorese kann hilfreich sein. Die Kühlung der betroffenen Hautareale z. B. durch Kältehandschuhe hilft insbesondere, die Docetaxel-assoziierte PPE zu vermeiden. Seit kurzer Zeit steht mit Mapisal® ein neues effizientes Hautpflegemittel mit erhöhter antioxidativer Wirkung zur Verfügung. Ein positiver Effekt konnte bislang aber nur bei einer Therapie mit pegyliert-liposomalem Doxorubicin registriert werden. Die Inzidenz der PPE bei Gabe von Fluoropyrimidinen, insbesondere von Capecitabin, kann nach neuesten Studienergebnissen durch prophylaktische Gabe von Celecoxib (2 × 200 mg/d) erfolgreich minimiert werden. Ein weiterer interessanter Ansatz ist in diesen Fällen die topische Anwendung starker Vasodilatatoren wie z. B. Sildenafil.

Die Alopezie ist gerade für Frauen eine der subjektiv belastendsten Nebenwirkungen einer Chemotherapie. Neben ihrer kosmetischen Bedeutung hat die Alopezie wie wohl kaum eine andere Nebenwirkung einen stigmatisierenden Effekt auf die betroffene Patientin. Die früher oft empfohlene Kälteapplikation durch sogenannte Pinguin-Kappen (mit Eiswürfeln oder Kälteaggregaten gefüllte Gummikappen) ist zwar grundsätzlich wirksam, aber aufgrund der möglichen Gefahr lokaler Erfrierungen nicht unumstritten. Die FDA hat deshalb bereits vor Jahren die Zulassung wieder zurückgezogen. Ein moderneres Konzept ist demgegenüber der Einsatz computergestützter, sensorkontrollierter Kühlsysteme. Der Vorteil dieser Systeme stellt die Tatsache dar, dass die Kopfhauttemperatur permanent überwacht wird und bei Unterschreiten einer definierten Mindesttemperatur von 4° C auch wieder gewärmt wird. Dadurch können Hypothermieschädigungen an Kopfhaut und Ohren zuverlässig vermieden werden. In zahlreichen europäischen Ländern wie den Niederlanden, Großbritannien, Norwegen, Finnland und Schweden, und auch in den USA wird die computergestützte Kopfhautkühlung bereits flächendeckend in den meisten onkologischen Behandlungseinrichtungen angeboten. Hierzulande bestehen diesbezüglich demgegenüber immer noch weder medizinisch noch wissenschaftlich nachvollziehbare Ressentiments. Seit 2002 besteht in den Niederlanden ein Nationales Kopfhautkühlregister, in dem bislang mehr als 20.000 Patienten erfasst sind. Dieses und die Ergebnisse zahlreicher, teilweise randomisierter Studien und Meta-Analysen belegen nicht nur die Effektivität, sondern auch die Unbedenklichkeit dieser Verfahren. So konnte hierdurch z. B. eindeutig das vermutete Risiko der Entstehung von Kopfhautmetastasen widerlegt werden. Interessant ist die Tatsache, dass sich basierend auf neueren Studienergebnissen mit der computergestützten Kopfhautkühlung das Risiko einer permanenten Alopezie, die man vor allem bei Therapie mit Doce- und seltener Paclitaxel findet, zuverlässig vermieden werden kann. Eigene Erfahrungen können dies seit 2013 bestätigen. In den USA liegt mittlerweile sogar eine FDA-Zulassung für diese Technologie vor. Medikamentöse Behandlungsmaßnahmen wie topisch verabreichtes Minoxidil oder topisch verabreichtes Estradiol (bei hormonunabhängigen Tumoren) haben sich in der Klinik bislang nicht durchsetzten können, erweisen sich teilweise aber als durchaus wirksam. Dies betrifft vor allem die topische Minoxidil-Behandlung bei Patientinnen mit Alopezie unter einer endokrinen Therapie. In Einzelfällen kann auch eine systemische Minoxidilbehandlung mit 2,5–10 mg täglich erwogen werden. Auf das mögliche Auftreten von arteriellen Hypotonien, orthostatischen Problemen und Fatigue ist zu achten. Die frühzeitige Perückenversorgung ist daher trotz neuer Therapieoptionen derzeit immer noch ein praktikabler Ansatz im Umgang mit der zytostatisch bedingten Alopezie, vor allem dann, wenn die computergestützte Kopfhautkühlung sich als ineffektiv erweist, nicht vertragen oder aber auch abgelehnt wird.

Nagelveränderungen, Verfärbungen und Strukturveränderungen bis hin zum totalen Nagelverlust, teilweise begleitet von erheblichen Schmerzen, sind therapeutisch nur schwer zu beeinflussen. Am häufigsten werden sie bei taxanhaltigen Chemotherapien, insbesondere bei wöchentlich fraktioniertem Docetaxel oder Paclitaxel, beobachtet. Helfen können hier medizinische Nagellacke und eine hoch-dosierte Vitamin-B6-Supplementation.

9.1.6.5 Neurotoxizität

Cisplatin, Oxaliplatin, Taxane und Vinca-Alkaloide, insbesondere Vincristin, können zu einer ausgeprägten peripheren Neuropathie führen, die sich zumeist als sensorische Polyneuropathie mit Kribbelparästhesien und Anästhesien im Bereich der Füße und weniger häufig auch der Hände manifestiert und teilweise von Schmerzepisoden begleitet sein kann. Seltener, vor allem bei Therapie mit Paclitaxel, ist auch die Tiefensensibilität betroffen, was zu Gangunsicherheit und motorischem Kontrollverlust führen kann. Chemotherapie-induzierte Polyneuropathien sind oft langanhaltend und nicht immer voll reversibel. Ein besonderes Risiko besteht bei älteren Patienten, Diabetikern, Personen mit neurologischen Vorerkrankungen, bestehendem oder vorangegangenem Alkoholabusus, Niereninsuffizienz und Kombination mehrerer neurotoxischer Zytostatika, wie z. B. Cisplatin und Paclitaxel. Zur Prävention peripherer Neuropathien durch Zytostatika können hoch dosierte Vitamin B6- und Vitamin E-Präparate eingesetzt werden. Auch der Zytoprotektor Amifostin ist in der Lage, die Neurotoxizität verschiedener Substanzen zu reduzieren. Bei Patienten mit erhöhtem Neuropathierisiko kann unter Umständen ein Medikament mit hohem (z. B. Paclitaxel) durch eines mit geringerem Schädigungspotential (z. B. Docetaxel oder nab-Paclitaxel) ersetzt werden. Auch adrenokortikotropes Hormon (ACTH) besitzt eine neuroprotektive Wirkung. Nach eigenen, allerdings limitierten klinischen Erfahrungen kann eine Kurzinfusion mit ACTH (100 µg über 15 min) 30 Minuten vor Therapie die Neurotoxizität von hoch dosiertem Cisplatin zuverlässig minimieren. ACTH führt allerdings auch zu einer verstärkten Kortisolfreisetzung und Melanozytenstimulation. Dies führte zur Entwicklung eines Hexapeptids bestehend aus den Aminosäuren 4–9 des ACTH-Moleküls (ORG 2766) ohne kortiko- und melanotrope Wirkung. Vielversprechende experimentelle Daten konnten in klinischen Studien leider nicht bestätigt werden, sodass die Substanz nie zur klinischen Zulassung gekommen ist.

Ist eine Polyneuropathie erst einmal eingetreten, gestaltet sich die Behandlung ungleich schwieriger. Zumeist muss die Behandlung mit der neurotoxischen Substanz beendet oder seine Dosis reduziert werden, um ein Fortschreiten zu verhindern. Die Behandlung der Chemotherapie-induzierten Polyneuropathie ist schwierig, vor allem dann, wenn die Rückbildungstendenz gering ist, und auch heute noch eine Domäne der physikalischen Medizin. Die medikamentösen Interventionsmöglichkeiten sind demgegenüber begrenzt und nicht selten unbefriedigend. Bei neuropathischen Schmerzen haben sich Analoga der Gamma-Aminobuttersäure (GABA) besonders bewährt. Verwendet werden hier z. B. Gabapentin (2 × 300–600–[900] mg/d p. o.) oder Pregabalin (150–300–[600] mg/d p. o.). Unangenehme Nebenwirkungen sind gerade bei onkologischen Patienten Vigilanzstörungen, Somnolenz und Verstärkung der Hypästhesien im Bereich der Phalangen. Ebenfalls häufig wird gegenwärtig noch retardiertes Carbamazepin (450 mg/d p. o.) verwendet. Die zentralnervösen (Somnolenz, Nystagmus, Schwindel, Ataxie, Depressionen) als auch die peripheren Nebenwirkungen (Hepatotoxizität mit Transaminasenerhöhung, kardiale Arrhythmien, Agranulozytose) limitieren dessen Einsatz jedoch erheblich. In letzter Zeit wurden vermehrt positive Erfahrungen mit der topischen Anwendung von Capsaicin (der Wirkstoff in Paprika, Chili, Peperoni) durch ein hoch dosiertes Pflaster (Qutenza®) bei der Therapie neuropathischer Schmerzen, auch infolge einer Chemotherapie, beschrieben. Derart behandelte Patienten waren nach einmaliger Applikation über 30–60 Minuten für einen Zeitraum von 3–9 Monaten schmerzfrei. Eigene Erfahrungen sind derzeit noch limitiert, aber durchaus nicht ungünstig. Schmerzen können effizient beseitigt werden, Hyp- und Parästhesien werden jedoch kaum beeinflusst. Die Anwendung erfordert darüber hinaus einen erheblichen personellen und logistischen Aufwand, was im ambulanten Einsatz problematisch sein könnte. Eine Vorbehandlung mit topisch verabreichtem Xylocain ist zu empfehlen, die Patientin muss während der Therapie überwacht werden und die Exposition sollte 60 Minuten (an der Füßen 30 Minuten) nicht überschreiten. Außerdem stehen Studien mit größeren Patientenzahlen bei der Chemotherapie-induzierten Polyneuropathie gegenwärtig aber noch aus. Zusätzlich zu anderen medikamentösen Behandlungen können Vitamin-Präparate (B6, B12, E, Folsäure) unterstützend eingesetzt werden.

Eine Sonderform der Chemotherapie-induzierten Polyneuropathie ist die Obstipation, die insbesondere bei Therapie mit Vinca-Alkaloiden (v. a. Vinorelbin) und Taxanen beobachtet wird. Verstärkt werden kann sie durch gleichzeitige Gabe von Setronen oder Opiaten. Eine Behandlung mit Laxantien, z. B. mit Macrogol 3550 (Movicol®) und/oder Metoclopramid (3 × 10–20 Gtt./d p. o.) sollte frühzeitig eingeleitet werden. Metoclopramid leistet auch bei Subileuszuständen wertvolle Hilfe. In besonders schweren Fällen hat sich folgendes Stufenschema bewährt:
– Gastrografin 50–100 mg p. o.,
– Panthenol 1–4 g/24 h i. v. + Neostigmin 0,5–2,0 mg/24 h i. v.,
– Ceruletid (Takus®) 2 ng/kg KG/min i. v.

Prucaloprid gehört zu einer neuen Klasse hochselektiver 5-HT$_4$-Rezeptoragonisten und ist mittlerweile für die Behandlung Opiat- und Chemotherapie-induzierter Obstipation zugelassen. Die Regeldosis beträgt 2 mg p. o. täglich, bei relativer Niereninsuffizienz mit einer glomerulären Filtrationsrate (GFR) von weniger als 30 mg/mL/min, schwerwiegenden Leberfunktionsstörungen und bei älteren Patienten (älter als 70 Jahre) sollte eine Dosisreduktion auf 1 mg/d p. o. vorgenommen werden.

Neurotoxische Zytostatika besitzen nicht selten auch zentralnervöse Nebenwirkungen. Typisch sind Hirnleistungsstörungen wie z. B. Vergesslichkeit und reduziertes Kurzzeit-Gedächtnis, wie man es nach Therapie mit Taxanen oft beobachten kann. Eine hoch dosierte Behandlung mit Cisplatin (seltener auch mit Carboplatin) kann zu Störungen des Innenohrs mit konsekutiver Hypakusis führen. Bei hohen Cisplatin- aber insbesondere auch bei hohen Ifosfamid-Dosen kann es zum Auftreten einer medikamentös-toxischen Enzephalopathie mit psychotischen oder paranoid-halluzinatorischen Symptomen oder auch stuporösen Zuständen kommen. Risikofaktoren hierfür sind weibliches Geschlecht und reduzierte Nierenfunktion. Das spezifische Antidot hierfür ist Methylenblau als intravenöse Bolus-Injektion in der Dosierung 200 mg. Eine gänzlich andere Natur besitzen extrapyramidale Hyperkinesen vom choreoathetotischen Typ, die unter einer Behandlung mit Oxaliplatin auftreten können und durch Kältereize ausgelöst werden. Hier stellt eine konsequente Expositionsprophylaxe durch Vermeidung des Konsums eisgekühlter Getränke und Speisen, Tragen von Handschuhen bei niedrigen Außentemperaturen u. a. die einzige derzeit etablierte Interventionsmöglichkeit dar.

9.1.6.6 Hypersensitivitätsreaktionen

Allergische Reaktionen auf Zytostatika sind prinzipiell möglich, aber eher selten. Häufiger sind demgegenüber Hypersensitivitätsreaktionen des Akutphase-Typs (Hypersensitivity-like Reactions Type 1, HSR1), die vor allem vaskuläre Reaktionen darstellen. Die Symptomatik einer HSR1 ist ähnlich einer allergischen Reaktion charakterisiert durch Flush, Übelkeit und Erbrechen, aber auch Hypertension (im Gegensatz zu einer Anaphylaxie, die typischer Weise zu einer Hypotension führt). Am häufigsten wird eine HSR1 beobachtet im Zusammenhang bei einer Therapie mit Taxanen (häufiger mit Paclitaxel, seltener mit Docetaxel, praktisch nie mit nab-Pacliatxel), Carboplatin (zumeist erst nach längerer Behandlungsdauer bzw. bei Re-Induktion), liposomalem Doxorubicin (häufiger bei PEG-lip Doxorubicin) und Cetuximab. Seltener ritt eine HSR1 auch bei einer Behandlung mit Etoposid oder mit anderen antineoplastisch wirkenden Antikörpern wie Trastuzumab, Bevacizumab, Panitumumab oder IC-Inhibitoren auf. Eine HSR1 bedarf im Gegensatz zu einer allergischen Reaktion keiner vorhergehenden Exposition mit dem entsprechenden Wirkstoff. Im Gegenteil tritt sie von Ausnahmen abgesehen meist bereits während der ersten, spätestens aber zweiten Infusion des jeweiligen Medikaments auf. Eine Ausnahme stellt Carboplatin dar, bei dem eine Häufung von HSR1 erst ab der siebten bis achten Applikation beobachtet wird, was in diesem Fall auf eine anaphylaktische Teilkomponente hinweist. Das Risiko von HSR1 ist in einigen Fällen nicht nur mit dem antineoplastischen Wirkstoff, sondern auch mit ihren Begleitsubstanzen verbunden. Ein gutes Beispiel hierfür ist das Nerzöl-Derivat Cremophor EL®, welches sowohl bei Paclitaxel als auch Etoposid als Lösungsvermittler dient. Dementsprechend führen cremophorfreie Präparationen wie nab-Paclitaxel oder Etoposid-Phosphat deutlich seltener zu einer HSR1

Bei Auftreten einer HSR1 empfiehlt sich in Anlehnung folgende Desensibilisierungs-Behandlung:
- Patientin beruhigen, Flach- bis Kopftieflagerung, regelmäßige Blutdruck- und Pulskontrollen;
- sofortiges Stoppen der Infusion für ≥ 30 Minuten;
- i.v.-Injektion von 20 mg Dexamethason und (falls erforderlich) 5–10 mg Diazepam;
- vor erneutem Infusionsbeginn: IV Injektion von 20 mg Dexamethason, IV Injektion von 2 mg Clemastin und 50 mg Ranitidin;

- Fortsetzung der Zytostatika-Infusion in vierfacher Verdünnung oder (was in der klinischen Praxis oft praktikabler sein dürfte) mit vierfacher Infusionszeit;
- bei Fehlen weiterer HSR1-Episoden können die weiteren Zyklen mit normaler Konzentration oder Infusionsdauer vorgenommen werden. Die Prämedikation sollte aber obligat aus 20 mg Dexamethason IV, 2 mg Clemastin IV und 50 Ranitidin IV bestehen.

Durch ein derartiges Vorgehen kann im Fall von Paclitaxel, Etoposid, Trastuzumab, Bevacizumab und Panitumumab in mehr als 90 % der Fälle die Behandlung problemlos fortgeführt werden. Problematischer sind demgegenüber HSR1 in Assoziation mit Docetaxel, Carboplatin, Cetuximab und PEG-lip Doxorubicin, die trotz Desensibilisierung oft wieder auftreten. Im Fall von Carboplatin scheint zudem auch eine anaphylaktische Komponente wahrscheinlich zu sein. In diesen Fällen ist ein Therapiewechsel oft unvermeidlich. Trotz ihres eindrucksvollen klinischen Erscheinungsbilds und der erheblichen subjektiven Belastung ist eine HSR1 für die betroffene Patientin nur selten bedrohlich. Ausnahmen stellen Reaktionen mit dem bereits erwähnten Carboplatin, aber auch mit Docetaxel, Cetuximab oder PEG-lip Doxorubicin dar.

9.1.6.7 Zytostatika-Paravasat

Paravasationen von Zytostatika sind stets eine ernsthafte Komplikation einer Chemotherapie. Die meisten Zytostatika besitzen eine mehr oder weniger stark ausgeprägte Gewebetoxizität. Günstigstenfalls kommt es lediglich zur Schwellung des betroffenen Hautbezirks. In mittelschweren Fällen treten Rötung, Schmerzen und Hautirritationen bis hin zur Blasenbildung auf. In schweren Fällen werden schwere Gewebszerstörungen bis hin zur Nekrose von größeren Haut- und Unterhautarealen und auch der darunter liegenden Muskulatur beobachtet. Das Ausmaß der Schädigung hängt zum einen von der Menge des Paravasats ab, zum anderen aber vor allem auch vom Schädigungspotenzial des jeweiligen Zytostatikums. Nekrosefördernde Substanzen werden auch als vesikant bezeichnet, Actinomycin D gilt gegenwärtig als dasjenige Zytostatikum mit der höchsten Gewebetoxizität überhaupt. Auch andere starke Radikalbildner wie Anthrazykline (Ausnahme: liposomale Präparationen) und Mitoxantron aber auch Mitomycin C und Vinca-Alkaloide besitzen eine ausgeprägte Fähigkeit zur Nekrosebildung. In geringerem Ausmaß besitzen auch hoch dosiertes Cisplatin (> 4 mg/mL), Oxaliplatin, Taxane, Epipodophyllotoxine, 5-Fluorouracil vesikante Eigenschaften. Selten wird eine Nekrosebildung bei Paravasationen von klassischen Alkylanzien, Carboplatin oder niedrig konzentriertem Cisplatin beobachtet (≤ 4 mg/mL) beobachtet. Ein zu vernachlässigendes Nekrosepotenzial besitzen intravenös verabreichte zielgerichtete Wirkstoffe.

Die meisten Paravasate treten im Zusammenhang mit fehlerhaft angelegten peripheren Venenzugängen auf, bei denen die Infusion nicht in das Gefäß selbst, sondern in den Paravasalraum erfolgt. Durch korrekte Anlage des Zugangs kann ein erheblicher Anteil dieser Paravasate vermieden werden. Hierzu gehört die Auswahl einer möglichst großlumigen Vene, möglichst außerhalb eines Gelenkbereichs (wie z. B. die Kubitalregion) wegen der Gefahr der sekundären Verletzung der Vene durch Patienten-Bewegungen, eine gute Fixation der Venenverweilkanüle und die sorgfältige Überprüfung des korrekten Kanülensitzes durch ausgiebige Aspiration von Blut vor Anlegen der Zytostatika-Infusion. In vielen Fällen, vor allem bei schlechtem peripheren Venenstatus, langer Therapiedauer oder frequenter Verabreichung oder bei unruhigen Patienten, dürfte die Applikation der Chemotherapie über ein permanent implantiertes Port-Kathetersystem die sicherste und praktikabelste Lösung darstellen. Einige Zytostatika, wie Actinomycin D, Anthrazykline und Vinorelbin, können jedoch auch bei korrekt angelegter Infusion die intakte Venenwand durchdringen und dann zu einer Perivaskulitis mit nachfolgender erhöhter Gefäßpermeabilität führen. Die Verabreichung dieser Substanzen sollte daher nach Möglichkeit grundsätzlich über einen zentralen Venenkatheter oder ein Port-Kathetersystem erfolgen.

Bei Auftreten eines Zytostatika-Paravasats sind folgende Sofortmaßnahmen zu treffen:
- sofortiges Stoppen der Infusion, Belassen der Infusionskanüle in situ;
- Markierung des betroffenen Areals und Fotodokumentation (wenn möglich);
- Versuch, über die liegende Kanüle so viel Paravasat wie möglich zu aspirieren;
- subkutane Umspritzung des betroffenen Areals mit 20–30 mg Dexamethason (in 10–15 ml Trägerlösung).

Die paravasale Infusion von 250 ml gekühlter 0,9-%-NaCl-Lösung (cave: nicht bei Paravasationen von Vinca-Alkaloiden und Epipodophyllotoxinen!) über die liegende Kanüle ist nicht allgemein etabliert, hat sich aber in der eigenen Praxis sehr bewährt.

Bei den meisten Zytostatika-Paravasationen (Anthrazykline, Mitoxantron, Actinomycin D, Mitomycin C, Taxane, 5-Fluorouracil, Carboplatin, Oxaliplatin, Alkylanzien) sollten dann folgende Maßnahmen ergriffen werden:
- sofortige Kühlung des betroffenen Areals für 24 Stunden,
- topische Applikation von DMSO 99 % (4 gtt/10 cm² Hautoberfläche, ca. 50 % über die eigentliche Paravasatstelle hinaus), alle 8 Stunden für maximal 4 Stunden über ≥ 7 Tage. Cave: Eine Exposition der Haut mit DMSO über mehr als 4 Stunden kann ebenfalls zu erheblichen Hautirritationen (Rötung, Blasenbildung, Hyperpigmentation) führen, die von den unmittelbaren Paravasat-Folgen nur schwer zu unterscheiden sind!
- Bei Anthrazyklin-Paravasaten sollte zusätzlich eine intravenöse Dexrazoxane-Behandlung erfolgen. Dexrazoxane ist ein Eisen-Chelator, der die Radikalbildung verhindert. Die Substanz ist seit 2007 für die Behandlung von Anthrazyklin-Paravasaten zugelassen. Die Dexrazoxane-Therapie muss spätestens 6 Stunden nach Paravasation beginnen und wird über 3 Tage fortgeführt, wobei

die zweite und dritte Infusion jeweils 24 Stunden auf die vorangegangene folgen sollte. Die Infusionsdauer liegt jeweils bei 1–2 Stunden, die Dosierung beträgt am Tag 1 und 2 jeweils 1.000 mg/m² Körperoberfläche und 500 mg/m² am Tag 3, wobei die Tageshöchstmenge von 2.000 mg nicht überschritten werden darf.

Bei Cisplatin-Paravasaten sind folgende Maßnahmen zu empfehlen:
- Applikation von 0,16 M Thiosulfat-Lösung (4 ml Na-Thiosulfat 10 % + 6 ml Aqua dest.): 2 mL der Thiosulfat-Lösung für jedes mg Cisplatin im Paravasat (geschätzt), entweder über die liegende Kanüle oder subkutan;
- keine Kälte- oder Wärmeapplikation.

Bei Paravasationen von Vinca-Alkaloiden oder Epipodophyllotoxinen müssen die nachstehenden Maßnahmen erfolgen
- Applikation von trockener, milder Wärme (35–40° C);
- Applikation von Hyaluronidase (1.500 IE + 10 mL NaCl 0,9 %): 150–900 IE (1–6 mL) über die liegende Kanüle oder subkutan infiltrieren.

Alle Paravasate müssen in 24-Stunden-Intervallen über einen Zeitraum von mindestens 7 Tagen ärztlich inspiziert und nach Möglichkeit auch fotodokumentiert werden. Bei Auftreten stärkerer Hautreaktionen und vor allem Blasenbildung innerhalb von 24–48 Stunden sollte eine großzügige Indikation zum chirurgischen oder dermato-chirurgischen Wund-Debridement gestellt werden. Bei Auftreten von Nekrosen hat sich in Einzelfällen die subkutane Gabe von GM-CSF (400 µg/Woche) als effektiv erwiesen, eigene Erfahrungen mit dieser Behandlung bestehen nicht.

9.1.6.8 Management kardiovaskulärer Nebenwirkungen onkologischer Systemtherapien

Das kardiovaskuläre Schädigungspotenzial antineoplastischer Therapien hat seit Mitte der letzten Dekade eine zunehmende klinische und wissenschaftliche Aufmerksamkeit erfahren. Bis dahin stand vor allem die Entwicklung einer dilatativen Kardiomyopathie mit konsekutivem Linksherzversagen unter Anthrazyklinen und Trastuzumab im Fokus des Interesses. Bei Anthrazyklinen wurde ursprünglich davon ausgegangen, dass eine signifikante Myokardschädigung entsprechend einer Reduktion der linksventrikulären Ejektionsfraktion (LVEF) um > 10 % vom Ausgangwert bzw. Reduktion der Auswurffraktion auf unter 50 % der linksventrikulären Füllung erst bei Überschreiten einer kardiotoxische Schwellendosis auftritt, die je nach Substanz unterschiedlich ist. Für Trastuzumab galt vor allem die Kombination mit Anthrazyklinen als kritisch. Beide Ansichten gelten mittlerweile als widerlegt. Trastuzumab kann auch in Kombination mit anderen Zytostatika zu einer späteren dilatativen Kardiomyopathie führen, die im klinischen Alltag deutlich häufiger und auch deutlich früher auftritt als in klinischen Studien bislang beschrieben wurde. Ein weiteres Problem ergibt sich aus dem oben beschriebenen Zielkriterium der LVEF-Reduktion, welches routinemäßig durch Echokardiografie bzw. Radionuklid-Ventrikulografie (sog. MUGA-Scan) ermittelt wird. Bevor eine so bestimmte signifikante Reduktion der linksventrikulären Pumpleistung auftritt, sind jedoch in der Regel schon erhebliche biochemische und strukturelle Schädigungen an den Kardiomyozyten vorausgegangen. Magnetresonanztechniken konnten in letzter Zeit zeigen, dass eine Reduktion der Herzpumpleistung bereits bei kumulativen Doxorubicin-Äquivalenten vom mehr als 150 mg/m² auftreten, d. h. bereits bei einem Drittel der definierten kardiotoxischen Schwellendosis. Auch biochemische Marker wie Troponin I, CK-MB oder das B-Typ natriuretische Peptid (BNP) bzw. seine Vorstufe (NT-proBNP) sind neueren Studien zufolge in der Lage, frühzeitig eine subklinische Myokardschädigung anzuzeigen. Kritisch ist die Tatsache, dass eine Anthrazyklin-induzierte Kardiomyopathie oft irreversibel ist und selbst nach Therapieabsetzen bis hin zur Entwicklung eines dilatativen Herzversagens weiter fortschreitet. Die Vermeidung von Veränderungen der LVEF ist daher hier die entscheidende Prophylaxemaßnahme. Unter Umständen kann auch der Einsatz des EDTA-Analogons Dexrazoxan als Kurzinfusion 30 Minuten vor der Chemotherapie erwogen werden. Die verabreichte Dosis beträgt das zehnfache der Anthrazyklin-Äquivalenzdosis, also wird z. B. bei einer Doxorubicin-Dosis von 60 mg/m² Dexrazoxan mit 600 mg/m² infundiert. Die Substanz ist aufgrund ihrer potenziell leukämogenen und knochenmarkstoxischen Effekte jedoch nicht unumstritten und wird vergleichsweise selten eingesetzt. In jüngerer Zeit haben sich auch Kombinationen aus einem ACE-Hemmer wie Lisinopril und des kombinierten α- und β-Blockers Carvedilol als effektiv in der Prophylaxe der Anthrazyklin-induzierten Kardiomyopathie erwiesen. Bei erhöhtem kardialem Risiko (z. B. höheres Alter, Herzrhythmusstörungen) kann der Wechsel auf ein liposomales Anthrazyklin oder Mitoxantron erwogen werden (s. o.), wenn nicht gänzlich auf eine Therapie mit diesen Substanzen verzichtet werden kann. Die Herzpumpfunktionsstörung, die unter Trastuzumab beobachtet wird, ist nach Absetzen in der Regel reversibel. Der zusätzliche Einsatz eines β-Blockers wie Bisoprolol oder Carvedilol kann eventuell die Herzrekompensation durch Reduktion des kardialen Sauerstoffverbrauchs beschleunigen und die Trastuzumab-Behandlung danach in vielen Fällen sogar fortgesetzt werden. Das Hinzuziehen von versierten Kardiologen ist aber in jedem Fall empfehlenswert.

Neben der dilatativen Kardiomyopathie können aber im Zusammenhang mit onkologischen Therapien auch noch andere kardiovaskuläre Komplikationen auftreten. Eine besondere Bedeutung in der gynäkologischen Onkologie besitzt hier die arterielle Hypertonie, die oft im Zusammenhang mit Bevacizumab und auch anderen Angiogenese-Inhibitoren wie Pazopanib, Lenvatinib oder Cabozantinib beobachtet wird. Die Therapie der Wahl besteht hier aus ACE-Hemmern und des atypischen Kalziumkanalblockers Amlodipin. Eine seltene, aber mitunter fatale Nebenwirkung der Therapie mit Fluoropyrimidinen ist die Induktion von Koronarspasmen, die auch bei scheinbar herzgesunden Patientinnen auftreten und Ursache von Angina-pectoris-Anfällen oder Myokardinfarkten sein können. Absetzen der Chemotherapie und die rasche Einweisung der betroffenen Patientin in eine kardiologische Spezialabteilung ist meist unumgänglich. Einige antineoplastische Substanzen können auch zu kardialen Repolarisationsstörungen führen, die sich in einer Verlängerung der QT-Zeit ausdrücken. Hierzu gehören u. a. Ribociclib, Tamoxifen und Toremifen. Bei Kombination dieser Medikamente mit anderen QT-Zeit-verlängernden Substanzen wie 8-Chinolonen, Cotrimoxazol, Clarithomycin, Ondansetron, verschiedenen Antidepressiva (Amitryptilin, Citalopram, Escitalopram), Haloperidol und Opioiden wie Fentanyl, Methadon oder Pethidin ist daher besondere Vorsicht geboten. Ein bekanntes Long-QT-Syndrom stellt eine Kontraindikation für Ribociclib dar.

9.1.6.9 Pulmonale Toxizität antineoplastischer Substanzen

Einige Onkologika sind für ihre lungenschädigende Wirkung bekannt. Typisch ist in den meisten Fällen eine abakterielle interstitielle Pneumonitis (Interstitial Lung Disease, ILD). Besonders gut dokumentiert ist dies für Bleomycin, Busulfan und Gemcitabin, seltener kann eine ILD aber auch bei Behandlung mit Taxanen, liposomalem Doxorubicin, Fluoro-Pyrimidinen, Camptothecin-Analoga, Cytarabin, Vinorelbin und Pemetrexed auftreten. Bei Verzögerung oder Ausbleiben einer spezifischen Behandlung kann sich aus einer ILD eine irreversible Lungenfibrose mit schwerer restriktiver Ventilationsstörung bis hin zum Lungenversagen entwickeln. Im älteren onkologischen Schrifttum wurde daher das Krankheitsbild der sogenannten Bleomycin- oder Busulfanlunge geprägt. Besonders gefährdet sind ältere Patienten oder solche nach einer pulmonalen Vorbestrahlung. Früh erkannt, kann die ILD demgegenüber gut behandelt werden und heilt meist vollständig aus. Das Absetzen oder zumindest die vorübergehende Unterbrechung der onkologischen Systemtherapie ist aber meist unumgänglich. In jüngerer Zeit konnte auch für zahlreiche zielgerichtete Wirkstoffe ein relevantes ILD-Risiko dokumentiert werden. Hierzu gehören vor allem mTOR-, PI3K- und PI3CA-Inhibitoren sowie die CDK4/6-Hemmstoffe Palbociclib und Ribociclib, Cetuximab und (seltener) Trastuzumab. Vergleichsweise häufig findet sich eine ILD auch bei den neuen ADCs (fam)-Trastuzumab-Deruxtecan und Datopotamab-Deruxtecan. Das führende Frühsymptom einer ILD, für das insbesondere Patientinnen unter einer oralen Therapie sensibilisiert werden müssen, ist ein sogenanntes asthmatoides „Belastungshüsteln", welches zunächst nur bei körperlicher Anstrengung auftritt. Wird dieses Symptom berichtet, hat sich in der klinischen Praxis folgendes Vorgehen bewährt:
- (vorübergehendes) Absetzen des entsprechenden Onkologikums;
- Veranlassen einer Bildgebung durch Thorax-CT (eine einfache Röntgenaufnahme der Lunge in zwei Ebenen ist gerade in Frühstadien zu ungenau und daher obsolet);
- eine Lungenfunktionsprüfung ist initial nicht immer erforderlich und daher fakultativ.
- Bei leichten Symptomen und diskreten radiologische Befunden kann ein Therapieversuch mit einem inhalativen Kortikoid (z. B. Budesonid, Beclomethason, Mometasonfuroat) in Standarddosis unternommen werden.

- Bei stärkeren Beschwerden, Versagen einer inhalativen Kortikoidbehandlung oder ausgeprägteren radiologischen Befunden zügiges Einleiten einer mittelhoch dosierten (oralen) Kortikoid-Stoßtherapie, z. B. Prednison 40 mg tgl. oder Methylprednisolon 0,5 mg/kg tgl.
- Fortführen der systemischen Kortikoidgabe bis zum Sistieren oder zumindest einer deutlichen Verbesserung der pulmonalen Symptome;
- danach schrittweise Halbierung der Kortikoiddosis in Wochenabständen bis zu 12,5 % der Anfangsdosis (also z. B. 5 mg Prednison tgl.);
- Kontrolle des Therapieerfolgs durch erneutes Thorax-CT und evtl. Lungenfunktionsprüfung (nur wenn initial durchgeführt);
- erst danach Versuch einer Re-Exposition des entsprechenden Onkologikums, eventuell in reduzierter Dosis.

9.1.6.10 Behandlung von spezifischen Nebenwirkungen durch immunologische Checkpoint-Inhibitoren

Wie weiter oben ausgeführt, sind IC-Inhibitoren deutlich seltener mit schweren Nebenwirkungen assoziiert als klassische Zytostatika. Diese unterscheiden sich aber zumeist deutlich von denen der Chemotherapie und sind in der Regel auf eine Überstimulation des Immunsystems zurückzuführen. Diese bereits oben beschriebenen irAEs können praktisch jedes Organsystem betreffen und sind bei fehlender oder spät einsetzender Behandlung unter Umstanden auch letal bzw. von lebenslangen Organschädigungen gefolgt. Typisch für irAEs ist ihr anfänglich stereotyper Verlauf, bei dem die Symptomtrias aus Temperaturerhöhung bis 38,5 °C, Kräfteverfall und Übelkeit/Erbrechen dominiert. Da organtypische Reaktionen meist erst im weiteren Verlauf auftreten, ist eine Differenzierung von einer Allgemeininfektion anfänglich schwierig und kann gerade bei Immunpneumonitiden oder -nephritiden auch später noch nicht nur dem Allgemeinmediziner Probleme bereiten. Immunreaktionen treten vorzugsweise früh im Behandlungsverlauf bis ca. zum sechsten Therapiezyklus auf, ein späteres Auftreten ist zwar selten, kann aber grundsätzlich zu jedem Zeitpunkt selbst noch nach Absetzen der IC-Blockade beobachtet werden. Jüngere Patienten oder solche mit Autoimmundiathesen sind häufiger betroffen, außerdem ist die Kombination mehrerer IC-Inhibitoren mit einem höheren Risiko für das Auftreten von irAEs verbunden als bei Monotherapien. Zum serologischen Monitoring einer Immuntherapie gehört neben dem Routinelabor bestehend aus Differentialblutbild (Diff-BB), Bilirubin, Transaminasen, γ-Glutamyltransferase (γ-GT), Laktatdehydrogenase (LDH), Cholinesterase (ChE), Pankreasenzymen, Serumkreatinin (S-Crea) und Kreatinin-Clearance auch die Bestimmung von C-reaktivem Protein (CRP), basalem Tyreoidea-stimulierendem Hormon (bTSH), freiem Triiodthyronin (fT_3) und freiem Thyroxin (fT_4) und Herzenzymen wie Troponin I, Myoglobin und die herzmuskelspezifische Kreatinkinase (CK-MB).

Bei Verdacht auf ein irAE muss die Immuntherapie pausiert werden und es sollte frühzeitig mit einer Glukokortikoid-Stoßtherapie (z. B. Methylprednisolon oder Prednison 1–2 mg/kg/d oral) begonnen werden, die bei Beschwerdebesserung stufenweise reduziert werden kann. Die Gabe von Antibiotika ist meist eher kontraproduktiv und nur bei gleichzeitigem Bestehen einer Begleitinfektion erforderlich. Kann nach 3–5 Tagen keine Beschwerdebesserung oder eine Verbesserung pathologischer Laborparameter verzeichnet werden, sollte die Kortikoidtherapie intensiviert werden (z. B. Methylprednisolon 1 g intravenös über 3–5 Tage). Im Falle eines Therapieversagens muss danach der Einsatz von Immunsuppressiva erwogen werden (z. B. Infliximab 5 mg/kg intravenös, Tacrolimus, Cyclophosphamid oder Methotrexat). Daneben ist oft eine spezifische Behandlung eingetretener Organfehlfunktionen erforderlich, bei Endokrinopathien muss außerdem in der Regel eine adäquate Hormonsubstitution erfolgen. Letzte muss oft über einen längeren Zeitraum, teilweise auch lebenslang erfolgen.

Frühzeitig erkannt und behandelt kommt es in den meisten Fällen zu einer vollständigen Rückbildung der irAEs, eine Fortführung der Immuntherapie ist in den meisten Fällen möglich. Die Inzidenz des Auftretens erneuter irAEs bei Re-Exposition wird mit ca. 25 % beschrieben, alternative Therapien – soweit vorhanden – sollten daher erwogen werden.

9.1.7 Lokoregionäre Chemotherapie

Die lokoregionäre Chemotherapie bietet im Vergleich zur systemischen Zytostatikaapplikation den theoretischen Vorteil, am Wirkort höhere Medikamentenkonzentrationen bei gleichzeitiger Reduktion der Belastung für den Gesamtorganismus erzielen zu können. Je nach Zielsetzung sind verschiedene Formen der lokalen Zytostatikaapplikation möglich, die intraarterielle Perfusionschemotherapie, die unterschiedlichen Spielarten der intrakavitären Chemotherapie (intraperitoneal, intrapleural, intraperikardial, intrathekal) und die direkte Tumorinfiltration mit Zytostatika. Einen guten Überblick über den derzeitigen Wissenstand geben die entsprechenden Abschnitte der Monografien von Aigner et al. und Perry et al. Da viele gynäkologische Tumoren als Systemerkrankungen aufgefasst werden, ist eine lokoregionäre Therapie nur dann sinnvoll, wenn sich das Tumorgeschehen ausschließlich auf ein Kompartiment beschränkt oder die lokale Symptomkontrolle im Vordergrund steht. Lokoregionäre Chemotherapien werden daher zumeist in der palliativen Situation eingesetzt. Die lokale Zytostatikainfiltration hat bei gynäkologischen Tumoren praktisch keine Bedeutung. Auch das Auftreten einer Meningeosis carcinomatosa mit der Notwendigkeit einer intrathekalen Chemotherapie ist in der gynäkologischen Onkologie ein vergleichsweise seltenes Ereignis und kann noch am häufigsten bei Patientinnen mit metastasiertem Mamma- und Zervixkarzinom beobachtet werden. Nachdem liposomales Cytarabin nicht mehr zur Verfügung steht, kommt hier vor allem

Methotrexat allein oder in Kombination mit freiem Cytarabin zum Einsatz. Die intraarterielle Therapie ist mit einem hohen technischen Aufwand verbunden und wird in der gynäkologischen Onkologie vor allem bei lokal fortgeschrittenen oder rezidivierten nicht operablen Mammakarzinomen und bei isolierter diffuser Lebermetastasierung eingesetzt. Am häufigsten werden hierbei heutzutage die Substanzen Mitomycin C, Doxorubicin, Mitoxantron, Cisplatin und Gemcitabin verwendet. Die intrapleurale Zytostatikainstillation stellt bei symptomatischen Pleuraergüssen infolge einer Pleurakarzinose eine Alternative zur Talkum-Pleurodese dar. Am häufigsten werden hierbei Mitoxantron und Bleomycin eingesetzt.

Eine besondere Bedeutung hat in der gynäkologischen Onkologie die intraperitoneale Chemotherapie. Aszites infolge einer diffusen Peritonealkarzinose ist bei fortgeschrittenen gynäkologischen Tumoren ein häufiges Ereignis und findet sich besonders häufig bei Ovarial-, Tuben- und primären Peritonealkarzinomen, Endometriumkarzinomen und lobulären Mammakarzinomen. Zahlreiche Zytostatika zeichnen sich durch eine vergleichsweise geringe peritoneale Clearance aus, wodurch sich nach lokaler Instillation deutlich höhere intraperitoneale Substanzkonzentrationen erzielen lassen (s. Tab. 9.6). Zur Palliation des malignen Aszites finden vor allem Cisplatin, Mitoxantron und Mitomycin Verwendung. Der trifunktionelle Antikörper Catumaxomab ist demgegenüber nicht mehr verfügbar.

Tab. 9.6: Pharmakologischer Konzentrationsvorteil bei intraperitonealer Zytostatika-Applikation.

Substanz	IP/Serum-Quotient für C_{max}
Cisplatin	20
Carboplatin	18
Melphalan	93
5-Fluorouracil	298
Paclitaxel	1.000
Doxorubicin	474
Mitoxantron	860

Eine Sonderstellung im Bereich der lokoregionären Chemotherapieformen nimmt die postoperative intraperitoneale Chemotherapie beim Ovarial-, Tuben und Peritonealkarzinom nach optimaler chirurgischer Zytoreduktion ein. Im Gegensatz zu den meisten lokalen Zytostatikaanwendungen ist hier die Zielsetzung kurativ. Bislang ist bei diesem Tumortyp die regionale Chemotherapie in drei Phase-III-Studien einer konventionellen intravenösen Therapie gegenübergestellt worden. Obwohl sich in allen drei Studien ein Überlebenszeitvorteil zugunsten der intraperitonealen Chemotherapie ergab, hat sich diese Therapieform, nicht zuletzt aufgrund einer hohen lokalen

Toxizität in der klinischen Routine bislang nicht durchsetzen können, zumal die Relevanz dieser Studien durch jüngste Neuentwicklungen im Bereich der zielgerichteten Therapie zunehmend relativiert wird.

9.1.8 Antiresorptive Therapie bei Knochenmetastasen und tumortherapieassoziiertem Knochenverlust

Das Skelett ist eines der am häufigsten sekundär betroffenen Organsysteme bei Tumorpatienten, wobei neben der Knochenmetastasierung in neuerer Zeit dem tumortherapieassoziiertem Knochenverlust eine zunehmende Beachtung geschenkt wird. Als Cancer Therapy-Induced Bone Loss (CTIBL) hat er Anfang 2011 sogar Anerkennung als eigenständiges Krankheitsbild durch die Weltgesundheitsorganisation (WHO) gefunden. Eine gute Übersicht über die verschiedenen tumorbedingten Knochenerkrankungen geben die Monografien von Gnant und Hadji bzw. Coleman et al.

Das Auftreten von Knochenmetastasen ist ein oft beobachtetes Ereignis im Krankheitsverlauf von Tumorpatienten. Knochenmetasen können osteoblastisch, osteolytisch und gemischt osteolytisch-osteoblastisch sein. Bei gynäkologischen Tumorerkrankungen findet sich zumeist der gemischte Metastasierungstyp. Obwohl Knochenmetasten selten die unmittelbare Todesursache sind, führen sie doch oft zu einer erheblichen Beeinträchtigung der Lebensqualität und nicht selten auch zu Invalidität. Typische Folgen von Knochenmetastasen sind Schmerzen, Bewegungseinschränkungen, pathologische Frakturen, Rückenmarkskompression, Immobilität und das seltene, aber lebensbedrohliche Tumorhyperkalzämie-Syndrom. In der gynäkologischen Onkologie finden sich Knochenmetastasen am häufigsten beim Mammakarzinom, seltener beim Endometrium- und Zervixkarzinom sowie bei gynäkologischen Sarkomen. Ovarialkarzinome sind nur äußerst selten Ursache von Knochenmetastasen. Die Genese von Knochenmetastasen ist ein äußerst komplizierter pathophysiologischer und -biochemischer Prozess, den Forschungen in neuerer Zeit zunehmend erhellen konnten. Das Knochensystem ist prinzipiell aufgrund seiner hohen Vitalität und guten Vaskularisation ein idealer Absiedlungsort von Tumorzellen. Als zentraler Zelltyp bei der Genese und Propagation von Knochenmetastasen wurde bislang zumeist der Osteoklast gesehen. Mittlerweile geraten aber auch die Osteoblasten zunehmend in den Focus des Interesses. Eine zentrale Bedeutung in der Homöostase des Knochenmetabolismus hat hierbei offensichtlich das RANKL-RANK-OPG-System. Im physiologischen Zustand (d. h. bei intakter Autoregulation) produzieren Osteoblasten RANK-Ligand (RANKL), der über den spezifischen Rezeptor RANK (Receptor activator of nuclear factor κB) an Osteoklasten-Vorläuferzellen bindet und dadurch ihre Differenzierung zum reifen Osteoklasten stimuliert. Osteoklasten bewirken nicht nur die Knochenresorption, sondern sezernieren gleichzeitig auch den löslichen Rezeptor Osteoprotegerin (OPG), der wiederum an RANKL bindet und ihn damit neutralisiert, indem die Bindung an RANK verhindert wird. Bei der metastatischen Knochenerkrankung stimulieren Tumorzellen Osteoblasten zunächst zu einer überschießenden Produktion von RANKL, wodurch eine vermehrte Osteoklastenaktivität induziert wird. Durch die zunehmende Knochenresorption werden wiederum vermehrt tumorpropagierende Zytokine freigesetzt. Einige Tumoren können vermutlich auch selbst RANKL produzieren.

CTIBL ist ein Phänomen, welches bislang vor allem im Zusammenhang mit hormonablativen Therapien (Aromatase-Hemmstoffe, GnRH-Analoga, Ovarektomie) beim hormonabhängigen Brustkrebs wahrgenommen wurde. Mittlerweile ist aber unstrittig, dass zahlreiche Zytostatika (vor allem Alkylanzien inklusive Platinanaloga und Taxane) zu einer tiefgreifenden Störung des Knochenmetabolismus führen können. Nach eigenen Erfahrungen kommen auch Antikörpertherapien mit Trastuzumab und Bevacizumab hinzu. Die medikamentöse Osteoprotektion gewinnt daher auch bei Patientinnen mit nicht-metastasierter Tumorerkrankung zunehmend an Bedeutung.

Zentrale Substanzen in der antiosteolytischen und osteoprotektiven Therapie waren bislang die Bisphosphonate. Die Hauptwirkung dieser Substanzklasse ist die Apoptose-Induktion bei Osteoklasten. Bisphosphonate haben höchstwahrscheinlich auch direkt antitumorale und damit tumorprotektive Effekte. In verschiedenen Studien führte eine adjuvante Therapie mit Bisphosphonaten beim primären Mammakarzinom zu einer signifikanten Verbesserung der Überlebenszeiten. Aminierte Bisphosphonate weisen offensichtlich eine besonders hohe antiresorptive Potenz auf, sind aber auch mit signifikanten Nebenwirkungen wie akuten Phase-Reaktionen, Beeinträchtigung der Nierenfunktion und Kiefer-Osteonekrosen assoziiert.

In neusten Studien hat sich der anti-RANKL-Antikörper Denosumab in der Behandlung der metastatischen Knochenerkrankung dem bislang aktivsten Bisphosphonat Zoledronsäure als überlegen erwiesen. Der tumorpräventive Effekt von Denosumab bei nicht-metastasierten Patienten ist nach neueren Erkenntnissen aber vermutlich weniger ausgeprägt als der von Bisphosphonaten, was vor allem für Patientinnen gilt, die zuvor eine Chemotherapie erhalten haben. Tab. 9.7 gibt einen Überblick über die verschiedenen antiresorptiven Wirkstoffe und ihren Indikationsbereich bei tumorassoziierten Knochenproblemen. Seit 2019 ist mit Romosozumab ein gegen Sklerostin gerichteter monoklonoler Antikörper für Frauen mit postmenopausaler Osteoporose und hohem Frakturrisiko zugelassen. Der Wirkstoff ist trotz unbestrittener antiresorptiver Effektivität wegen des Risikos des Auftretens kardiovaskulärer Nebenwirkungen nicht unumstritten. Daten zur Behandlung der CTIBL fehlen derzeit praktisch vollständig.

Tab. 9.7: Effektivität verschiedener antiresorptiver Substanzen bei tumorassoziierten Knochenerkrankungen.

Substanz	Indikation				
	CTIBL Prävention	CTIBL Therapie	Knochenmetastasen (osteolytisch)	Knochenmetastasen (osteoplastisch)	Tumorhyperkalzämie
Clodronat oral	±	+	+	−	−
Clodronat IV	+	+	+	−	+
Pamidronat IV	+	+	+	−	+
Alendronat oral	−	±	−	−	−
Risedronat oral	±	±	−	−	−
Ibandronat oral	+	+	+	−	−
Ibandronat IV	+	+	+	+	+
Zoledronat IV	+	+	+	+	+
Denosumab SC	+	+	+	+	+ ?

9.1.9 Antineoplastische Systemtherapie in Schwangerschaft und Stillzeit

Gegenwärtig werden in westlichen Industrieländern ca. 0,5–1 % aller Schwangerschaften und Stillperioden durch die Erstdiagnose einer bösartigen Krankheit verkompliziert. Veränderungen im sozioökonomischen Verhalten in Westeuropa und Nordamerika (z. B. zunehmender Beginn der generativen Phase erst jenseits des 30. Lebensjahrs) lassen davon ausgehen, dass sich dieser Prozentsatz in näherer Zukunft noch deutlich erhöhen wird. Entsprechend des Alters der betroffenen Bevölkerungsgruppe finden sich am häufigsten Karzinome der Brust, der Cervix uteri und der Schilddrüse, maligne Lymphome, Leukämien und maligne Melanome. Weibliche Genitaltumoren sind – mit Ausnahme des Zervixkarzinoms – in der Schwangerschaft selten, was vor allem daran liegt, dass der Altersgipfel dieser Erkrankungen meist deutlich jenseits der Menopause liegt. Neben dem Zervixkarzinom finden sich noch maligne Keimzelltumoren des Ovars und Tumoren des differenzierten Ovarialstromas. Klassische epitheliale Ovarialkarzinome treten in der fertilen Phase überwiegend bei BRCA-Mutationsträgerinnen auf, sind insgesamt aber sehr selten. Auch die Koinzidenz von intakter Schwangerschaft und gestationsbedingter Trophoblasterkrankung ist als absolute Rarität aufzufassen. Prinzipiell wird bei keiner der genannten Entitäten die Prognose durch eine Schwangerschaft verschlechtert, insofern gibt es für eine „therapeutische Interruptio" in allen diesen Fällen zumindest aus onkologischer Sichtweise keine Rechtfertigung. Selbst der „Wertheim in graviditate" hat heutzutage kaum noch eine Berechtigung, da in den allermeisten Fällen eines neu diagnostizierten Zervixkarzinoms in der Schwangerschaft vor einer definitiven onkologischen Therapie die Lebensfähigkeit des Kindes und damit die Entbindung ohne jegliche Prognoseverschlechterung für die Mutter abgewartet werden kann (s. Kapitel 3).

Grundsätzlich sollten bösartige Tumoren in der Schwangerschaft nach denselben Grundsätzen behandelt werden wie außerhalb einer Gravidität, wobei naturgemäß individuelle Gegebenheiten und Wünsche der Patientin selbst und ihres Partners auch im Hinblick auf das ungeborene Kind noch stärker zu berücksichtigen sind als bei nicht-schwangeren Patientinnen. Dazu gehört in zahlreichen Fällen auch die Durchführung einer antineoplastischen Systemtherapie (v. a. bei Mammakarzinomen, Lymphomen, Leukämien). Bei gynäkologischen Genitaltumoren ist eine medikamentöse Behandlung vor der Entbindung nur selten notwendig und dürfte am ehesten noch beim Zervixkarzinom oder frühen malignen Ovarialtumoren vorkommen. Prinzipiell ist die Schwangerschaft ein Zustand, der dazu ausgelegt ist, schädigende Einflüsse auf das ungeborene Leben soweit wie möglich zu minimieren. Die gestationstypische Erhöhung des Blutvolumens bedingt naturgemäß eine Konzentrationsminderung sämtlicher darin gelöster Substanzen. Darüber hinaus lassen sich in der Schwangerschaft sowohl eine Erhöhung der glomerulären Filtrationsrate als auch eine Induktion zahlreicher hepatischer Enzymsysteme nachweisen. Auch die Plazenta selbst besitzt vermutlich erhebliche detoxifizierende Eigenschaften.

Daten zur Chemotherapie in graviditate können sich naturgemäß nicht auf Ergebnisse prospektiver Studien stützen, sondern kompilieren ausschließlich retrospektive Analysen individueller Behandlungen. Damit erreichen sie formal kein hohes Evidenzniveau, sind möglicherweise aber sogar realitätsnäher als viele randomisierte Studien, bei denen vielfach hochgradig selektierte Patientenkollektive untersucht werden. Im ersten Trimenon ist eine Chemotherapie grundsätzlich mit einem hohen Abortrisiko von ca. 16–23 % verbunden, bei den überlebenden Embryonen ist darüber hinaus eine erhebliche Inzidenz (10–25 %) von Fehlbildungen zu erwarten, insbesondere bei Verwendung von Folsäure-Antagonisten (Methotrexat, Aminopterin) und Procarbazin. Kann auf die Gabe dieser Substanzen verzichtet werden, was in der gynäkologischen Onkologie praktisch immer möglich sein dürfte, reduziert sich das Risiko des Auftretens zytostatikaindizierter Embryopathien auf ca. 6 %. Dies ist zwar immer noch dreimal so hoch wie das Basisrisiko von 2 %, bedeutet aber auch, dass 94 % der überlebenden Embryonen gesund bleiben, wobei hier nach bestehender Datenlage keine Unterschiede zwischen Mono- und Polychemotherapien bestehen. Gerade „moderne" Zytostatika wie Anthrazykline, Platinanaloga und Taxane gelten auch im ersten Schwangerschaftsdrittel als relativ sicher. Ist im ersten Trimenon eine Chemotherapie unvermeidlich, was auch in der gynäkologischen Onkologie vereinzelt vorkommen kann, sollte daher vor dem Hintergrund des aktuellen Schrifttums die früher oftmals ausgesprochene generelle Empfehlung zum Schwangerschaftsabbruch heutzutage durch eine individualisierte Risikoberatung abgelöst werden. Hierbei muss eine objektive Aufklärung über das Risiko von Aborten und Fruchtschäden erfolgen. Bei bestehendem Wunsch zur Fortsetzung der Schwangerschaft sollte auf jeden Fall auf die Verabreichung von Folsäure-Antagonisten und Procarbazin verzichtet werden.

Nach Abschluss der Organogenese in der 14. SSW sind teratogene Effekte einer Chemotherapie kaum noch zu erwarten. Ausnahmen hiervon bilden das ZNS und das Auge, deren Ausdifferenzierung erst mit der 25. SSW abgeschlossen sind. Tatsächlich übersteigt die Inzidenz fetaler Fehlbildungen bei Zytostatika-Exposition im 2–3. Trimenon nicht das natürliche Basis-Risiko. In Einzelfällen sind beobachtete fetale Organschädigungen jedoch so charakteristisch, dass ein kausaler Zusammenhang mit der Chemotherapie zumindest wahrscheinlich ist. Dies betrifft vor allem die wenigen Fälle eines akuten fetalen Herztodes bei präpartaler Anthrazyklin-Exposition der Mutter (insbesondere bei Daunorubicin). Auch in den letzten beiden Schwangerschaftsdritteln bleibt eine Chemotherapie für das ungeborene Kind aber meist nicht ohne Folgen. Typisch sind eine intrauterine Wachstumsretardierung und ein erhöhtes Frühgeburtlichkeitsrisiko. Letzteres ist fast ausnahmslos iatrogen, da die meisten Gynäkologen/Geburtshelfer heute die Schwangerschaft unter Chemotherapie in graviditate zu dem Zeitpunkt geplant beenden (eine abgeschlossene Lungenreife-Prophylaxe vorausgesetzt), bei dem ein kindlicher Wachstumsarrest diagnostiziert wird. Dieser tritt – je nach Beginn der Chemotherapie – zumeist zwischen der 32.–34. SSW ein. Insofern ist es kaum verwunderlich, dass die meisten Kinder von Frauen, die während der Schwangerschaft chemotherapiert wurden, Frühgeborene sind. Die Ursache der intrauterinen Wachstumsrestriktion ist demgegenüber weit weniger klar. Beeinträchtigungen der fetalen Knochenmarksfunktionen, die ohne Zweifel eintreten, wurden lange Zeit als Hauptursache hierfür angesehen. Hierbei wurde aber kaum beachtet, dass Störungen der fetalen Blutbildung (insbesondere Anämien und Thrombozytopenien) zumeist zu einem Hydrops fetalis, unbehandelt auch zum intrauterinen Fruchttod, kaum aber zu einem intrauterinen Wachstumsarrest führen. Da chromosomale Erkrankungen ebenso wie intrauterine Infektionen zumeist ausscheiden, bleibt als einzige plausible Ursache für die intrauterine Wachstumsbeeinträchtigung eine relevante Einschränkung der Plazentafunktion.

Prinzipiell muss der Trophoblast und damit auch die sich daraus ableitende Plazenta als chemosensitives Organsystem eingestuft werden. Dies ergibt sich einerseits aus der Erkenntnis der extremen Zytostatika-Sensitivität schwangerschaftsbedingter Trophoblasterkrankungen (Kapitel 7). Andererseits ist die lokale oder systemische Gabe von Methotrexat seit vielen Jahren Standard in der konservativen Behandlung der Extrauteringravidität. Aufgrund zellkinetischer Überlegungen wurde zunächst vermutet, dass der Zytotrophoblast des ersten Schwangerschaftsdrittels eine höhere Chemosensitivität aufweist als der Synzytiotrophoblast jenseits der 14. Schwangerschaftswoche. Eigene Untersuchungen konnten demgegenüber belegen, dass Trophoblastzellen unabhängig vom Gestationsalter als prinzipiell chemosensitiv eingestuft werden müssen, in etwa vergleichbar mit der Chemosensitivität von Mammakarzinomen. Insofern ist es höchst wahrscheinlich, dass die intrauterine Wachstumsrestriktion des Kindes bei vorgeburtlicher Zytostatika-Exposition in den meisten Fällen auf die Entwicklung einer Chemotherapie-induzierten Plazentainsuffizienz zurückzuführen sein dürfte.

Endokrine Wirkstoffe kommen in der Behandlung gynäkologischer Unterbauchtumoren, wenn überhaupt, nur bei Typ-I-Endometriumkarzinomen, Granulosazelltumoren, ER-positiven uterinen Leiomyosarkomen und LG-ESS sowie LGSOC zum Einsatz. Ein Zusammentreffen mit einer Gravidität ist in diesen Fällen nahezu ausgeschlossen. Antiöstrogene und Aromatase-Hemmstoffe sind grundsätzlich in der Schwangerschaft wegen der Gefahr der Vermännlichung weiblicher Feten kontrainduziert. Die Gabe osteoprotektiver Substanzen in der Schwangerschaft ist umstritten, aber bei zwingender Notwendigkeit (z. B. bei Knochenmetastasen) nicht ausgeschlossen. Aufgrund der potenziellen Gefahr von fetalen Nierenschädigungen jenseits der 20. Schwangerschaftswoche sollte die Gabe von Bisphosphonaten zu diesem Zeitpunkt beendet werden. Außerdem sollte auf eine möglichst geringe Nephrotoxizität der gewählten Substanz geachtet werden. Hier bieten sich daher vorzugsweise Clodronat oder Ibandronat an. Denosumab kann zu tiefgreifenden Störungen der vorgeburtlichen Differenzierung des Immunsystems führen. Die Substanz ist daher in allen Phasen der Schwangerschaft absolut kontraindiziert. Auf eine osteoprotektive Gabe von Bisphosphonaten sollte ebenfalls komplett verzichtet werden.

Ungleich schwieriger ist gegenwärtig die Beurteilung der teratogenen Potenz sogenannter zielgerichteter Substanzen oder „Biologicals" in graviditate, nicht zuletzt aufgrund der zumeist geringen klinischen Erfahrung. Aufgrund der katastrophalen fruchtschädigenden Folgen von Thalidomid, welches in den frühen 1960er Jahren zahlreichen werdenden Müttern zur Behandlung von Schwangerschaftserbrechen und gestationsbedingten Unruhezuständen verordnet wurde, sind sämtliche Substanzen mit anti-angiogenetischer Wirkung (Thalidomid, Lenalidomid, Bevacizumab, Pazopanib, Sorafenib, Sunitinib u. a.) bei Schwangeren kontraindiziert. Die einzige zielgerichtete Substanz, für die heute zumindest eingeschränkte Erfahrungen in der Schwangerschaft bestehen, ist Trastuzumab. Als humanisierter IgG1κ-Antikörper ist die Substanz ab ca. der 20. SSW in der Lage, die Plazenta zu penetrieren. Beim Menschen sind bei einer Gabe von Trastuzumab in den ersten Schwangerschaftsmonaten aufgrund der genannten pharmakologischen Eigenschaften keine wesentlichen fruchtschädigenden Effekte zu erwarten. Jenseits der 20. SSW muss ausgehend von den bisher publizierten Fallberichten demgegenüber mit einer hohen Rate (50–70 %) tubulärer Funktionsstörungen der fetalen Nieren bis hin zum akuten Nierenversagen gerechnet werden, welche nach sofortigem Absetzen der Therapie zumeist rasch reversibel sind. Dauerhafte Nierenfunktionsstörungen können jedoch nicht immer ausgeschlossen werden, selbst ein intrauteriner Fruchttod ist möglich. Eine zentrale Rolle für diese nephrotoxische Wirkung dürfte die hohe HER2-Expression in der fetalen Niere spielen, wobei der exakte molekulare Schädigungsmechanismus bislang noch nicht eindeutig geklärt ist. Trastuzumab und andere gegen HER2 gerichtete Wirkstoffe spielen bei der Behandlung weiblicher Genitaltumoren bislang grundsätzlich keine nennenswerte Rolle. Für alle anderen in der gynäkologischen Onkologie verwendeten zielgerichteten Substanzen, auch für PAPRi und Checkpoint-Inhibitoren, gibt es in der Schwangerschaft bislang keine relevanten klinischen Erfahrungen, ihre Verabreichung in der Schwangerschaft ist daher kontraindiziert.

Da viele antineoplastische Wirkstoffe eine hohe Lipophilie aufweisen, ist damit zu rechnen, dass sie bei einer Chemotherapie während oder unmittelbar nach einer Schwangerschaft auch in signifikanten Konzentrationen in der Muttermilch auftreten. Da nach der Geburt das Neugeborene nicht mehr über die hohen detoxifizierenden Potenzen des mütterlichen Organismus bzw. der Plazenta verfügt, sollte auf das Stillen bei Chemotherapie in oder nach der Schwangerschaft nach Möglichkeit verzichtet werden. Aufgrund der unklaren Daten gilt dasselbe auch für die Exposition gegenüber endokrinen und zielgerichteten Wirkstoffen.

9.1.10 Prädiktive Verfahren bei der Systemtherapie gynäkologischer Tumoren

Prädiktive Testverfahren sind in der klinischen Onkologie in Teilbereichen schon lange Routine und aus dem klinischen Alltag kaum noch wegzudenken. Dies betrifft vor allem zielgerichtete Wirkstoffe, bei denen die Bestimmung der molekularen Zielstruktur in der Tumorzelle hilft, Responder von Non-Respondern zu diskriminieren. Zu den zielgerichteten Wirkstoffen gehören in diesem Sinn auch hormonelle Wirkstoffe (s. o.). Häufig ist die Bestimmung des molekularen Targets aber lediglich in der Lage, Patienten zu identifizieren, die für eine entsprechende Therapie nicht geeignet ist. Dies betrifft vor allem Substanzen aus der EGFR/HER2-Familie. Schon hier ist die richtige Sensititätsvorhersage ungleich schwieriger. Bei klassischen Zytostatika, die zumeist deutlich komplexere intrazelluläre Wirkungen haben und zudem oft in Form von Chemotherapiekombinationen verabreicht werden, ist anhand rein klinischer bzw. histopathologischer Kriterien die Effektivität einer Chemotherapie im individuellen Fall kaum vorherzusagen. Am einfachsten ist dies noch in den Fällen, in denen das Zytostatikum eine definierte molekulare Zielstruktur aufweist, wie z. B. die Topoisomerase IIα als Target für Anthrazykline, Topoisomerase I für Camptothecin-Analoga oder Tubulin-α für Taxane. Auch hier ist aber vor allem die Resistenz (bei Fehlen des Targets) vorhersagbar und zwar auch nur dann einigermaßen sicher, wenn das Zytostatikum als Monotherapie verabreicht wird. Bei Anwendung von Kombinationen aus Substanzen, die einen unterschiedlichen Wirkmechanismus aufweisen, sind derartige monofaktorielle Tests praktisch unbrauchbar. Angesichts der oft gravierenden Nebenwirkungen von Zytostatika wäre aber gerade hier die Verfügbarkeit eines prädiktiven Testsystems besonders wünschenswert. Es verwundert daher nicht, dass seit mehr als 40 Jahren verschiedene sogenannte Chemosensitivitäts-Tests entwickelt wurden. Prototypen waren in den 1970er Jahren der in Deutschland entwickelte und hierzulande favorisierte ^{3}H-Thymidin-Inkorporationstest (VOLM-

Assay) und der *Human Tumor Clonogenic Assay* (HTCA), der in den USA von Anne W. Hamburger und Sydney Salmon inauguriert wurde. Während sich der VOLM-Assay in der Folgezeit oftmals als nicht valide zeigte, erwies sich der HTCA trotz hoher prädiktiver Genauigkeit aufgrund technischer Limitationen oftmals als nicht durchführbar. Ein idealer Chemosensitivitätstest sollte bei hoher methodischer Sicherheit in der Lage sein, komplexe pharmakodynamische Effekte in der Tumorzelle ebenso zu erfassen wie die Art und das Ausmaß von Zytostatikainteraktionen. Dies ist im Grunde mit molekularen Methoden allein nicht zu erreichen, sondern setzt die Untersuchung einer repräsentativen Tumorzellpopulation voraus. Unter Berücksichtigung der methodischen Probleme der genannten und anderer früher Verfahren wurden in den letzten beiden Jahrzehnten des letzten Jahrtausends zahlreichere neuere Chemoresistenz und -sensitivitätstests entwickelt, welche sich im Vergleich zu älteren Methoden sämtlich durch eine einfache, weitgehend standardisierte Testdurchführung, eine hohe Verfahrensstabilität und eine gute prädiktive Genauigkeit auszeichneten. Die für den klinischen Routineeinsatz bedeutsamsten dieser Verfahren, die mittlerweile bereits kommerziell angeboten werden, sind gegenwärtig der *Extreme Drug Resistance-* oder *Kern*-Assay (EDR®), der *Differential Staining Cytotoxicity* (DiSC) *Assay*, Fluoreszenz-Tests wie der *Fluorescent Cytoprint Assay* (FCA) und ATP-basierte Zellvitalitätstests wie der ATP-Tumorchemosensitivitäts-Assay (ATP-TCA). Für alle diese Verfahren liegen mittlerweile klinische Korrelationen in 5-stelliger Höhe vor, die ihre Validität eindrucksvoll unter Beweis stellen, wobei die prädiktive Genauigkeit im Mittel 86 % (positiv-prädiktiver Wert 75 %, negativ-prädiktiver Wert 90 %) beträgt. Der beste derzeit verfügbare Chemosensitivitätstest für gynäkologische Tumoren ist nach eigener langjähriger Erfahrung der ATP-TCA, dessen positiv-prädiktiver Wert für Ovarialkarzinome bei über 90 % liegt. Im Rahmen randomisierter klinischer Studien konnte zwar bislang kein eindeutiger Überlebensvorteil einer testbasierten Chemotherapie gegenüber einer Standardtherapie ermittelt werden. Dennoch können sich derartige Tests in der klinischen Onkologie gerade beim Ovarialkarzinom als hilfreich erweisen, da sich mit ihrer Hilfe (ähnlich wie mit der Testung auf HER2-Positivität oder Bestimmung von Steroidhormonrezeptoren) potenzielle Non-Responder zuverlässig identifizieren lassen und so unwirksame und damit unnötig toxische und teure Therapien zuverlässig vermieden werden können.

Molekulare Testverfahren bieten gegenüber biologischen Methoden den unzweifelhaften Vorteil, auf archiviertes Tumorgewebe zurückgreifen zu können. Mit Verfügbarkeit moderner Array-Technologien wurde in der letzten Dekade ein erheblicher Ehrgeiz bei der Entwicklung eines molekularen Verfahrens zur prädiktiven Zytostatika-Testung entwickelt, der bislang aber noch nicht zu klinisch praktikablen Resultaten geführt hat. Aufgrund des oben Gesagten verwundert es darüber hinaus auch nicht, dass die oft kritisierten biologischen zellulären Testverfahren die Chemosensitivität von Ovarialkarzinomen exakter vorhersagen als molekulare Marker. Jeder noch so valide Chemosensitivitätstest ist in seiner Aussagefähigkeit aber wesentlich durch drei externe Faktoren limitiert: die individuelle Wirksamkeit der verfügbaren

Zytostatika bzw. die unterschiedliche Fähigkeit der Tumorzellen, sich dem zytostatischen Angriff rasch zu entziehen, und nicht zuletzt die Bereitschaft der Therapeuten, das Testergebnis (evtl. auch im Widerspruch zu bestehenden Leitlinien) im Einzelfall auch klinisch umzusetzen.

Trotz ihrer dokumentierten Validität werden zellbasierte Testverfahren in näherer Zukunft ihre Bedeutung verlieren. Dies liegt nicht nur an der relativ zeit- und personalintensiven und damit teuren Testmethodik, die die Verfügbarkeit frischen Tumorgewebes erfordert, sondern vor allem daran, dass klassische Chemotherapien auch in der gynäkologischen Onkologie zunehmend zielgerichteten Therapien Platz machen werden. Für den Erfolg oder Misserfolg zielgerichteter Wirkstoffe reicht aber der Nachweis des entsprechenden molekularen Targets aus. Beim Einsatz endokriner oder gegen HER2 gerichteter Wirkstoffe ist dies bereits seit Jahren gut standardisiert und einfach durch Immunhistochemie (IHC) oder In-situ-Hybridisierung (ISH) möglich. Der immunhistochemische Nachweis von PD-L1 ist mittlerweile auch unabdingbare Voraussetzung für eine Therapie mit IC-Inhibitoren. Für den Einsatz anderer zielgerichteter Substanzen wie z. B. der PARPi, der PI3CA-Hemmstoffe oder der NTRK-Inhibitoren ist demgegenüber der molekularbiologische Nachweis der entsprechenden genetischen Alterationen essenziell. Einzelgenanalysen machen daher gegenwärtig zunehmenden multigenetischen Untersuchungen Platz. So gibt es mittlerweile verschiedene Multigentests zur Bestimmung des HRD-Status von Ovarialkarzinomen. Der MyChoice®-Test der Firma Myriad, der in auch den zulassungsrelevanten Studien für PARPi Verwendung fand, ist mittlerweile kommerziell verfügbar. Kritik an dem Verfahren ist vor allem deshalb aufgekommen, da der Hersteller nicht offenlegt, welche Gene überhaupt untersucht werden und es somit eine „Black Box" darstellt. Ähnliches gilt auch für das OncoMate®-System des Unternehmens Prosigna zur Bestimmung des MSI-Status von Endometriumkarzinomen und anderen Tumoren als Voraussetzung für eine Therapie mit dem IC-Inhibitor Pembrolizumab. Das *Whole Genome Sequencing* (WGS) ist in der klinischen Onkologie derzeitig noch kaum etabliert, da bei vergleichsweise hohen Kosten hierdurch relativ viel redundante Information von fehlender klinischer Bedeutung produziert wird. Das *Next-Generation Sequencing* (NGS) ermöglicht demgegenüber die kurzzeitige Bestimmung von mehr als 300 potenziell therapierelevanten Genmutation pro Tumor und wird mittlerweile auch in Deutschland kommerziell angeboten (FoundationOne®, Molecular Health®). Eigene Erfahrungen mit diesen Tests, die in vielen Fällen auch Einzelgenanalysen obsolet machen, da Untersuchungen auf somatische BRCA- und PIK3CA-Genmutationen sowie HRD, MSI oder MMR mit abgedeckt werden, sind bislang durchaus positiv und waren nicht selten in der Lage, die individuelle Therapie von Tumorpatientinnen in eine unerwartete Richtung zu lenken. Problem dieser Verfahren ist der Umstand, dass sie bislang auf der Untersuchung von frischem oder archiviertem Tumormaterial basieren. Dies ist aber nicht bei jeder Patientin verfügbar, da teilweise überaltert oder – vor allem bei Knochenbiopsaten – von zu schlechter Qualität. Die sogenannte Liquid Biopsy, bei welcher entweder zirkulierende Tumorzellen (Circulating Tumor

Cells, CTCs) oder zirkulierende tumorspezifische DNA (ctDNA) untersucht werden, ist methodisch zwar faszinierend, hat sich bislang aber auch in der gynäkologischen Onkologie noch nicht als Alternative zu gewebebasierenden Verfahren etablieren können.

Eine andere Form prädiktiver Testverfahren betrifft den individuellen Stoffwechsel der betreffenden Patientin durch sogenannte pharmakogenetische Untersuchungen. Hierbei muss prinzipiell zwischen sogenannten „Drugs" und „Pro-Drugs" unterschieden werden. Drugs sind Medikamente, die ohne weitere Verstoffwechslung pharmakologisch bereits aktiv sind und irgendwann wieder abgebaut werden müssen. Pro-Drugs sind demgegenüber Medikamente, die in ihrer pharmakologischen Formulierung zunächst (weitgehend) inaktiv sind und erst durch körpereigene Metabolisierung aktiviert werden müssen. Eine Störung im Metabolismus führt bei Drugs zuerst zu einem verzögerten Abbau und damit oft zu einer verstärkten Toxizität, wogegen Pro-Drugs durch Veränderung aktivierender Enzyme in ihrer Wirkung oft abgeschwächt werden können. Eine entscheidende Rolle im Metabolismus von Onkologika nimmt der Cytochrom-P450-Komplex ein, der sich vor allem in Hepatozyten, daneben aber auch in anderen Zellsystemen inklusive der Tumorzellen selbst findet. Der erste pharmakogenetische Test, der in der gynäkologischen Onkologie etabliert wurde, war die Untersuchung auf eine Defizienz der Dihydropyrimidin-Dehydrogenase (DPD). Bei einer DPD-Defizienz, die sich in der mitteleuropäischen Bevölkerung zu ca. 5–10 % findet, kann 5-Fluoro-Uridin, der effektive Metabolit von 5-Fluoropyrimidinen wie 5-FU oder Capecitabin, nur unzureichend abgebaut werden, was zu einer gesteigerten Toxizität beitragen kann. Die Untersuchung auf eine DPD-Defizienz kann im Routinelabor erfolgen und stellt seit Anfang des Jahres darüber hinaus auch eine Kassenleistung dar, die vor Therapiebeginn mit einem 5-Fluoropyrimidin mittlerweile vorgeschrieben ist. Eine *3-Mutation im CYP2C8-Gen ist neueren Daten entsprechend mit einer erhöhten Neurotoxizität von Taxanen assoziiert, ein routinemäßig anwendbares Verfahren steht aber bislang noch nicht zur Verfügung. Eine andere pharmakogenetische Untersuchung, die seit längerem etabliert ist und seit einigen Jahren durch die Firma STADA auch kommerziell angeboten wird, ist die Analyse von CYP2D6-Mutationen. Insbesondere homozygote Mutationen in den Allelen *4 und *11 können zu einer inadäquaten Metabolisierung von Tamoxifen in das onkologisch aktive Endoxifen beitragen und somit zu einer relativen onkologischen Ineffizienz beitragen. Vermutlich finden sich zudem Tamoxifen-assoziierte Endometriumhyperplasien und Endometriumkarzinome vor allem bei sogenannten Poor Metabolizern, d. h. bei Patientinnen mit einer homozygoten CYP2D6*4- oder *11-Mutation. Pharmakogenetische Analysen werden in Zukunft auch in der klinischen Routine zunehmend etabliert werden und dann auch mithelfen können, mögliche Substanzinteraktionen auf Stoffwechselebene zu erhellen.

„Ich habe keine besondere Begabung, bin aber leidenschaftlich neugierig."
(Albert Einstein, 1879–1955)

9.2 Spezieller Teil

9.2.1 Maligne Ovarial-, Tuben- und primär peritoneale Tumoren

9.2.1.1 Ovarial-, Tuben- und primäres Peritonealkarzinom

Aufgrund der histopathologischen und tumorbiologischen Übereinstimmungen gelten gegenwärtig für Ovarial-, Tuben- und primäre Peritonealkarzinome dieselben therapeutischen Standards. Das bezieht sich auch auf die antineoplastische Chemotherapie, die bei allen drei Entitäten sowohl in der Primär- als auch in der Rezidivbehandlung einen integralen Bestandteil des Therapiekonzepts bildet (s. Kapitel 6). Eine Ausnahme hiervon bilden Patientinnen mit Typ-I-Tumoren im Frühstadium (FIGO IA/B, G1, nicht-klarzellige Histologie), bei denen der Nutzen einer adjuvanten Chemotherapie bislang nicht belegt ist. In der Rezidivbehandlung unterschied man traditionell zwischen sogenannten „platinsensitiven" Spätrezidiven (progressionsfreies Intervall ≥ 12 Monate) und „platinresistenten" bzw. „-refraktären" Frührezidiven (progressionsfreies Intervall ≤ 6 Monate oder Progress unter Primärtherapie; zur Begriffsbestimmung s. auch Kapitel 6.6). Bei einem progressionsfreien Intervall von 7–12 Monaten spricht man von „intermediärer Platinsensitivität". Diese Patientinnen, die streng genommen eine eigene Subentität bilden, werden zumeist analog den echten Spätrezidiven behandelt. Das Ovarialkarzinom und die beiden anderen assoziierten Tumortypen zeigen sich durch eine vergleichsweise hohe intrinsische Chemosensitivität, aber auch die Fähigkeit zu rascher Resistenzentwicklung aus. In der Primärtherapie werden bei Frühstadien in der Regel 3–6 Zyklen verabreicht, bei fortgeschrittenen Stadien und Spätrezidiven ist die Gabe von 6 Zyklen Standard. Bei Frührezidiven richtet sich die Therapiedauer nach individueller Verträglichkeit und Effizienz der jeweiligen Therapie. Kernsubstanzen bei Primärfällen und Spätrezidiven sind Platinanaloga, wobei heutzutage im Allgemeinen dem weniger toxischen Carboplatin gegenüber Cisplatin der Vorzug gegeben wird. Bis heute hat sich bei diesen Tumortypen aber auch eine Vielzahl an anderen Einzelwirkstoffen und Kombinationen als prinzipiell wirksam erwiesen. Aufgrund der Platinsenresistenz werden Frührezidive zumeist mit platinfreien Regimen behandelt. Im Folgenden findet sich eine Übersicht über die etablierten Standard-Regime und einige, gerade in der Rezidivtherapie sinnvolle Alternativ-Schemata.

Adjuvante Chemotherapie

Frühstadien high-risk (FIGO IA/B, G 2–3; FIGO IC–IIA; alle klarzelligen Karzinome)

Carboplatin-Monotherapie (6 Zyklen, Wdh. alle 3 Wochen)

Carboplatin	AUC 5–6	i. v.	Tag 1

TC-Schema (3–6 Zyklen, Wdh. alle 3 Wochen)

Paclitaxel	175 mg/m²	i. v. (3 h)	Tag 1
Carboplatin	AUC 5	i. v.	Tag 1

Primärtherapie (weniger fortgeschrittene Fälle, FIGO IIB–IIIA)

TC-Schema (6 Zyklen, Wdh. alle 3 Wochen): Dosierung s. oben

Fortgeschrittene Fälle (FIGO IIIB–IV, vor allem bei postoperativem Resttumor)

TC-B-Schema (6 Zyklen; Wdh. alle 3 Wochen)

Paclitaxel	175 mg/m²	i. v. (3 h)	Tag 1
Carboplatin	AUC 5	i. v.	Tag 1
Bevacizumab	15 mg/kg	i. v.	Tag 1

Bevacizumab-Erhaltungstherapie (über insgesamt 15 Monate, Wdh. alle 3 Wochen): Dosierung s. oben

Alternativ-Protokolle

Bei höherem Alter oder geringerer Belastbarkeit

Carboplatin-Monotherapie (6 Zyklen, Wdh. alle 3 Wochen), Dosierung s. oben

TC weekly (36 wöchentliche Applikationen, noch keine Zulassung!)

Paclitaxel	60–80 mg/m²	i. v. (1 h)	Tag 1
Carboplatin	AUC 2	i. v.	Tag 1

Bei hohem Neuropathierisiko

DC-Schema (6 Zyklen, Wdh. alle 3 Wochen, keine Zulassung!)

Docetaxel	75 mg/m²	i. v. (1 h)	Tag 1
Carboplatin	AUC 5	i. v.	Tag 1

PLD-Carboplatin (6 Zyklen, Wdh. alle 3–4 Wochen, keine Zulassung!)

Peg. lipos. Doxorubicin	30 mg/m²	i. v.	Tag 1
Carboplatin	AUC 5	i. v.	Tag 1

Bei Unverträglichkeit gegenüber Carboplatin

TP-Schema (6 Zyklen, Wdh. alle 3 Wochen)

Paclitaxel	135 mg/m²	i. v. (3 h)	Tag 1
Cisplatin	75 mg/m²	i. v.	Tag 1

Sonderfall: Intraperitoneale Therapie (fortgeschrittene Fälle, nur bei postoperativem Tumorrest < 0,5 cm!)

IP TP-Schema (6 Zyklen, Wdh. alle 3 Wochen)

Paclitaxel	135 mg/m²	i. v. (3 h)	Tag 1
Cisplatin	75 mg/m²	i. p.	Tag 2

Spätrezidive

Therapiestandard ist hier eine platinbasierte Kombinationstherapie, platinfreie Regime finden vor allem bei einem progressionsfreien Intervall von 7–12 Monaten oder geringer Belastbarkeit Anwendung.

PLD-Carboplatin (6 Zyklen, Wdh. alle 3–4 Wochen): Dosierung s. oben

PLD-Carboplatin + Bev (6 Zyklen, Wdh. alle 3 Wochen)

PLD	30 mg/m²	i. v.	Tag 1
Carboplatin	AUC 5	i. v.	Tag 1
Bevacizumab	15 mg/k	i. v.	Tag 1

Gefolgt von einer Bevacizumab-Erhaltungstherapie über mind. 15 Wochen

GC/GC-B-Schema (6 Zyklen, Wdh. alle 3 Wochen)

Gemcitabin	1.000 mg/m²	i. v. (30 min)	Tag 1 + 8
Carboplatin	AUC 4	i. v.	Tag 1
± Bevacizumab	15 mg/kg	i. v.	Tag 1

± Bevacizumab-Erhaltungstherapie wie oben

TC-Schema + Bevacizumab (6 Zyklen, Wdh. alle 3 Wochen): Dosierung s. oben

DC-Schema (6 Zyklen, Wdh. alle 3 Wochen): Dosierung s. oben

PLD-T-Schema (v. a. bei sog. Intermediären Rezidiven, 6 Zyklen, Wdh. alle 3 Wochen)

Peg. lipos. Doxorubicin	30 mg/m²	i. v.	Tag 1
Trabectedin	1,1 mg/m²	i. v. (3 h)	Tag 1

Carboplatin-Monotherapie (bei höherem Alter oder geringer Belastbarkeit, 6 Zyklen, Wdh. alle 3 Wochen): Dosierung s. oben

Frührezidive

Therapiestandard ist gegenwärtig die Behandlung mit einer platinfreien Monotherapie. Aufgrund seiner Chemomodulationswirkung auf die Resistenz gegenüber Platinanaloga können hier aber auch Gemcitabin-haltige Kombinationen erfolgreich eingesetzt werden.

PLD-Monotherapie (Wdh. alle 4 Wochen)

PLD	40–50 mg/m²	i. v.	Tag 1

Eine äquipotente Alternative, die wegen der besseren mukokutanen Verträglichkeit von einigen Therapeuten (u. a. vom Autor selbst) präferiert wird, ist:

PLD biweekly (Wdh. alle 2 Wochen)

Peg. lipos. Doxorubicin	20 mg/m²	i. v.	Tag 1

Topotecan-Monotherapie (Wdh. alle 3 Wochen)

Topotecan	1,25 mg/m²	i. v.	Tag 1–5

Alternativ:

Topotecan weekly (Wdh. jede Woche)

Topotecan	4 mg/m²	i. v.	Tag 1

Gemcitabin-Monotherapie (Wdh. alle 4 Wochen)
Gemcitabin   1.000 mg/m²   i. v. (30 min)   Tag 1 + 8 + 15

Paclitaxel weekly (Wdh. jede Woche)
Paclitaxel   60–90 mg/m²   i. v. (1 h)   Tag 1

Treosulfan-Monotherapie (Wdh. alle 3–4 Wochen)
Treosulfan   5–7 g/m²   i. v. (1 h)   Tag 1

Alternative:
Treosulfan oral (Cave: langdauernde Knochenmarkstoxizität!)
Treosulfan   4 × 250 mg   p. o.   Tag 1–28

Etoposid-Monotherapie (Wdh. alle 3 Wochen)
Etoposid   100 mg/m²   i. v.   Tag 1–3

Alternative:
Etoposid oral (Wdh. alle 3–4 Wochen)
Etoposid   50–100 mg/m²   p. o.   Tag 1–14
Wiederholung Tag 57

Sonderfall: Gemcitabin-haltige Protokolle

Gemcitabin ist gegenwärtig der beste kommerziell erhältliche Chemomodulator einer Resistenz gegenüber Platinanaloga und Alkylanzien. Trotz seiner ausschließlichen Zulassung für Spätrezidive bieten sich Gemcitabin-haltige Kombinationen mit alkylierenden Substanzen daher gerade für die Behandlung von Frührezidiven besonders an. Trotz hoher antineoplastischer Potenz ist hierbei aber die oft erhebliche Knochenmarkstoxizität dieser Kombinationen zu berücksichtigen. Diese kann aber unter Berücksichtigung der zellulären Pharmakokinetik und -dynamik der Substanz durch die folgenden Dosismodifikationen erfolgreich minimiert werden. Gemcitabin wird, wie weiter oben erläutert, energieabhängig in die Tumorzelle aufgenommen, wobei der spezifische intratumorale Aufnahmemechanismus ab einer Akutdosis von ca. 500 mg/m² abgesättigt ist, der Rest der üblichen in 30 Minuten infundierten Standarddosis von 1.000–1.250 mg/m² die Tumorzelle also nicht mehr erreicht. Eine höhere intrazelluläre Akkumulation kann nur durch eine verlängerte Kontaktzeit bei gleichzeitiger Dosisreduktion erreicht werden. Untersucht wurden hier Dosierungen von 250 mg/m² als sechs- und von 450 mg/m² als dreistündige Infusion, wobei in beiden Fällen eine deutliche Reduzierung der Knochenmarktoxizität beobachtet werden konnte. Aufgrund des resistenzmodulierenden Effekts von Gemcitabin ist es gerade bei Frührezidiven sinnvoll, die Substanz ausschließlich zeitgleich mit dem Platinanalogon oder dem Alkylanz zu verabreichen. Durch Verzicht auf den Applikationstag 8 ist eine weitere Reduktion der hämatologischen Toxizität und darüber hinaus die Realisierung von zweiwöchigen Zyklen möglich. Der Autor setzt selbst seit mehr als 10 Jahren vor allem folgende Regime beim Frührezidiv mit Erfolg ein:

Modifiziertes GC-Schema (Wdh. alle 2 Wochen, in der Regel 10–12 Zyklen)

Gemcitabin	450 mg/m²	i. v. (3 h)	Tag 1
Carboplatin	AUC 2–3	i. v.	Tag 1

GeT-Schema (Wdh. alle 2 Wochen, in der Regel 6–10 Zyklen)

Gemcitabin	450 mg/m²	i. v. (3 h)	Tag 1
Treosulfan	1.000 mg/m²	p. o.	Tag 1, 2, 3, 4

oder (bei reduzierter intestinaler Resorption)

Treosulfan	4.000 mg/m²	i. v.	Tag 1

Sonderfall: Andere Protokolle

Obwohl bislang noch nicht therapeutischer Standard, weisen unter anderem vor allem folgende Schemata bei Frührezidiven eine vielversprechende zytostatische Aktivität auf:

Trabectedin-Monotherapie (Wdh. alle 3 Wochen)

Trabectedin	1,0–1,3 mg/m²	i. v. (3 h)	Tag 1

NT-II Schema (Wdh. alle 2 Wochen, nach jeweils 6 Wochen 1–2 Wochen Pause)

Mitoxantron	6 mg/m²	i. v. (Bolus)	Tag 1
Paclitaxel	80–100 mg/m²	i. v. (1 h)	Tag 1 + 8

Bevacizumab-Monotherapie (Wdh. alle 2 oder 3 Wochen)

Bevacizumab	10 mg/kg oder 15 mg/kg	i. v.	Tag 1

Bevacizumab + Cyclophosphamid metronomisch (Wdh. alle 3 Wochen)

Bevacizumab	15 mg/kg	i. v.	Tag 1
Cyclophosphamid	50 mg tgl.	p. o.	Tag 1–28

Applikations-Schemata für PARP-Inhibitoren

PARPi haben die medikamentöse Therapie des high-grade Ovarial-, Tuben und primären Peritonealkarzinoms revolutioniert. Mit Olaparib und Niraparib sind zwei verschiedene Substanzen für die Erhaltungstherapie beim primären Ovarialkarzinom FIGO III und IV sowie bei platinsensiblen Rezidiven zugelassen. Für Olaparib ist dabei eine BRCA-Mutation in der Primärtherapie – jedoch nicht beim Rezidiv – Voraussetzung, bei Niraparib ist jene in keiner der Situationen eine Bedingung. Zusätzlich ist in der Primärtherapie, nach Carboplatin/Paclitaxel + Bevacizumab, eine Erhaltungstherapie mit Olaparib parallel zu Bevacizumab möglich, sofern eine BRCA-Mutation bzw. eine Defizienz der homologen Rekombination (HRD) besteht. Olaparib besitzt darüber hinaus auch eine Zulassung für die Erhaltungstherapie in Kombination mit Bevacizumab beim Ovarialkarzinom-Spätrezidiv. Rucaparib ist demgegenüber bei platinsensitiven- und resistenten Ovarialkarzinomen, auch bei solchen mit messbarem Tumor, zugelassen (s. Kapitel 6.5.2 und 6.6.2).

Olaparib
2 × 300 mg tgl. p. o. (Filmtabletten)
2 × 400 mg tgl. p. o. (Kapseln)

Niraparib
1 × 300 mg tgl. p. o.
1 × 200 mg tgl. p. o. (bei Patientinnen unter 77 kg oder über 70 Jahren)

Rucaparib
2 × 400–600 mg tgl. p. o.

Sonderfall: MEK-Inhibitoren bei intensiv vorbehandelten LGSOC
Trametinib (cave: Zulassungsstatus)
2 mg tgl. p. o.

Binimetinib (cave: Zulassungsstatus)
2 × 45 mg tgl. p. o.

Aromatasehemmer bei intensiv vorbehandelten LGSO
Anastrozol 1 mg tgl. p. o.
Letrozol 2,5 mg tgl. p. o.

9.2.1.2 Maligne Keimzelltumoren des Ovars

Maligne Keimzelltumoren des Ovars weisen tumorbiologisch große Ähnlichkeiten mit Hodenkarzinomen auf, wobei Dysgerminome weitgehend mit Seminomen vergleichbar sind (s. Kapitel 6). Wie die Hodenkarzinome zeichnen sich auch die bösartigen Keimzelltumoren des Ovars zumeist durch eine hohe Chemosensitivität aus, wobei sich bei den betroffenen Patientinnen selbst im rekurrenten bzw. metastasierten Stadium, ähnlich wie bei den gestationsbedingten Trophoblasttumoren, durch die Chemotherapie in einem hohen Prozentsatz echte Heilungschancen eröffnen. Eine Ausnahme bilden die Dottersacktumoren, die im zumindest Rezidivfall eine deutlich schlechtere Prognose als die anderen histologischen Subtypen aufweisen. Die derzeit etablierten Chemotherapie-Protokolle entsprechen in weiten Zügen denen, die auch beim Hodenkarzinom eingesetzt werden.

Adjuvante Therapie

(FIGO IA: unreife Teratome > G1; FIGO IB–II, kein postoperativer Tumorrest)

PE-Schema (3 Zyklen, Wdh. alle 3 Wochen)

Cisplatin	20 mg/m²	i. v. (30 min.)	Tag 1–5
Etoposid	100 mg/m²	i. v. (60 min.)	Tag 1–5

Primäre Therapie
(FIGO III/IV oder < FIGO III mit postoperativem Tumorrest)

BEP-Schema (3–4 Zyklen, Wdh. alle 3 Wochen)

Bleomycin	15 mg/m²	i. v. Bolus	Tag 1 + 8–15
Etoposid	100 mg/m²	i. v. (1 h)	Tag 1, 2, 3, 4, 5
Cisplatin	20 mg/m²	i. v. (30 min.)	Tag 1, 2, 3, 4, 5

PEI-Schema (3–4 Zyklen, Wdh. alle 3 Wochen)

Cisplatin	20 mg/m²	i. v. (30 min)	Tag 1, 2, 3, 4, 5
Etoposid	75 mg/m²	i. v. (1 h)	Tag 1, 2, 3, 4, 5
Ifosfamid	1.200 mg/m²	i. v. (1 h)	Tag 1, 2, 3, 4, 5
Mesna	3 × 200 mg tgl.	p. o.	Tag 1, 2, 3, 4, 5

G-CSF s. c. Tag 7–11 oder Pegfilgrastim s. c. Tag 6

Rezidivtherapie

VAC-Schema (3–6 Zyklen, Wdh. alle 4 Wochen)

Vincristin	1,5 mg/m²	i. v. Bolus	Tag 1
Actinomycin D	0,35 mg/m²	i. v. Bolus	Tag 1, 2, 3, 4, 5
Cyclophosphamid	150 mg/m²	i. v. Bolus	Tag 1, 2, 3, 4, 5

Pegfilgrastim s. c. Tag 6

TIP-Schema (3–6 Zyklen, Wdh. alle 3 Wochen)

Paclitaxel	175 mg/m²	i. v. (3 h)	Tag 1
Ifosfamid	1.200 mg/m²	i. v. (2 h)	Tag 2, 3, 4, 5, 6
Cisplatin	20 mg/m²	i. v. (1 h)	Tag 2, 3, 4, 5, 6
Mesna	3 × 200 mg tgl.	p. o.	Tag 2, 3, 4, 5, 6

9.2.1.3 Maligne Keimstrangstroma-Tumoren des Ovars

Keimstrangstroma-Tumoren des Ovars sind nur partiell maligne, eine hohe Entartungsfrequenz von ≥ 25 % weisen vor allem Granulosa- und Sertoli-Leydigzelltumoren auf (s. Kapitel 6). Die eingesetzten Chemotherapie-Regimes entsprechen im Wesentlichen denen bei epithelialen Ovarialkarzinomen und ovariellen Keimzelltumoren.

Primäre/adjuvante Chemotherapie
(Sertoli-Leydig-Zell-Tumor > FIGO IA oder G2/3; Granulosazelltumor FIGO II–IV)

BEP-Schema (3–4 Zyklen, Wdh. alle 3 Wochen): Dosierung wie bei malignen Keimzelltumoren

TC-Schema (6 Zyklen, Wdh. alle 3 Wochen): Dosierung wie beim Ovarialkarzinom

Rezidivtherapie

VAC-Schema (3–4 Zyklen, Wdh. alle 4 Wochen): Dosierung wie bei malignen Keimzelltumoren

TC-Schema (6 Zyklen, Wdh. alle 3 Wochen): Dosierung wie beim Ovarialkarzinom

Paclitaxel weekly (2–3 × 6 Wochen über 13–20 Wochen): Dosierung wie beim Ovarialkarzinom

Beim Nachweis von Östrogenrezeptoren kann auch eine Therapie mit Tamoxifen (20 mg/d) oder einem Aromatase-Inhibitor versucht werden.

9.2.2 Endometriumkarzinom

In der Therapie des primären Endometriumkarzinoms ist die Chemotherapie noch vergleichsweise wenig etabliert (s. Kapitel 4). Bei Typ-I-Karzinomen gibt es in frühen Stadien bislang keine evidenzbasierte Rationale für eine adjuvante Chemotherapie. Im fortgeschrittenen Stadium (FIGO III–IV) scheint demgegenüber eine adjuvante Chemotherapie einer Radiatio aufgrund neuerer Studiendaten jedoch überlegen zu sein. Gleiches gilt für Typ-II-Karzinome (seröse und klarzellige Adenokarzinome sowie Karzinosarkome), bei denen trotz Fehlens von Ergebnissen größerer randomisierter Studien aufgrund ihres hohen Rezidivrisikos gegenwärtig auch in früheren Stadien zumeist eine adjuvante Chemotherapie durchgeführt wird. Beim Vorliegen von Fernmetastasen und hormonabhängigem (Typ I) Tumor gilt bei symptomarmen Patientinnen die endokrine Therapie momentan als Goldstandard. Eine Chemotherapie kommt vor allem bei rascher Progredienz, hohem Therapiedruck durch tumorbedingte Symptome oder hormonrefraktären Tumoren (Typ II) in Frage.

Adjuvante bzw. postoperative Chemotherapie

TC-Schema (FIGO III/IV ohne postoperativen Tumorrest, optional: Typ 1, FIGO I/II, G3), 4–6 Zyklen, Wdh. alle 3 Wochen: Dosierung s. o.

Alternativ:

PLD-C-Schema (6 Zyklen, Wdh. alle 4 Wochen)

PLD	40 mg/m²	i. v.	Tag 1
Carboplatin	AUC 5–6	i. v.	Tag 1

TAP-Schema (FIGO III/IV mit postoperativem Tumorrest), 6 Zyklen, Wdh. alle 3 Wochen

Doxorubicin	45 mg/m²	i. v.	Tag 1
Cisplatin	50 mg/m²	i. v.	Tag 1
Paclitaxel	160 mg/m²	i. v. (3 h)	Tag 2

G-CSF 1 × täglich s. c., Tag 4–10 oder Pegfilgrastim s. c. Tag 3 obligat!

Palliative Chemotherapie

Unvorbehandelte Patienten, guter Allgemeinzustand

TAP-Schema: Dosierung s. oben

TC-Schema: Dosierung s. oben

Bei geringerer Belastbarkeit oder nach intensiver Vorbehandlung

Doxorubicin-Monotherapie, Wdh. alle 3 Wochen

Doxorubicin	60 mg/m²	i. v.	Tag 1

oder

Doxorubicin weekly, Wdh. jede Woche

Doxorubicin	20–25 g/m²	i. v.	Tag 1

Paclitaxel weekly, Wdh. jede Woche: Dosierung wie beim Ovarialkarzinom

Docetaxel weekly, Wdh. jede Woche, 1–2 Wochen Pause nach jeweils 6 Applikationen

Docetaxel	35 mg/m²	i. v.	Tag 1

Topotecan-Monotherapie, Wdh. alle 3 Wochen

Topotecan	1,2–1,5 mg/m²	i. v.	Tag 1, 2, 3, 4, 5

Ixabepilon-Monotherapie, Wdh. alle 3 Wochen (in Deutschland nicht verfügbar!)

Ixabepilon	40 mg/m²	i. v. (3 h)	Tag 1

Dostarlimab-Monotherapie

Dostarlimab	500 mg	i. v.	Tag 1

alle 3 Wochen über 6 Therapiewochen, danach Erhaltungstherapie

Dostarlimab	1.000 mg	i. v.	Tag 1

alle 6 Wochen

Pembrolizumab + Lenvatinib (cave: Zulassungsstatus), Wdh. alle 3 Wochen

Pembrolizumab	200 mg	i. v.	Tag 1
Lenvatinib	20 mg	p. o.	kontinuierlich

Erlotinib-Monotherapie (cave: Zulassungsstatus)

Erlotinib	150 mg tägl.	p. o.	kontinuierlich

Palbociclib + Letrozol (cave: Zulassungsstatus), Wdh. alle 4 Wochen

Palbociclib	125 mg tgl.	p. o.	Tag 1–21
Letrozol	2,5 mg tgl.	p. o.	Tag 1–28

Everolimus + Letrozol ± Metformin (cave: Zulassungsstatus), kontinuierlich

Everolimus	10 mg tgl.	p. o.	kontinuierlich
Letrozol	2,5 mg tgl.	p. o.	kontinuierlich
Metformin	2 × 500 mg	p. o.	kontinuierlich

Palliative endokrine Therapie (endometrioide EC, ER+, PR+)

MPA	200–250 mg tgl.	p. o.	kontinuierlich
Megestrolazetat	160–200 mg tgl.	p. o.	kontinuierlich

Sonderfall: Atypische Endometriumhyperplasie und frühes endometrioides EC FIGO IA, G1 bei Wunsch nach Uterus- bzw. Fertilitätserhalt (Kapitel 4.5.1 und 4.5.2)

MPA	200–250 mg tgl.	p. o.	kontinuierlich
Megestrolazetat	160–200 mg tgl.	p. o.	kontinuierlich

Einlage eines intrauterinen, Levonorgestrel-freisetzenden Systems

Sonderfall: Typ-II-Endometriumkarzinome

Typ-II-Karzinome weisen trotz histomorphologischer Übereinstimmungen mit Karzinomen von Ovar, Tube und Peritoneum nach neueren Erkenntnissen ein andersartiges Chemosensitivitätsverhalten auf und verhalten sich häufiger resistent gegenüber Platin-Analoga als Typ-I-Karzinome. Die relative Seltenheit dieser Karzinome lässt nicht erwarten, dass hier in absehbarer Zeit Therapiestandards basierend auf großen randomisierten Studien definiert werden können. Insofern wird man bei Typ-II-Tumoren auch künftig auf die Ergebnisse kleiner Studien und retrospektiver Analysen angewiesen sein. Letztere sprechen aber dafür, dass sich in der Primärtherapie dieser prognostisch ungünstigen Tumoren eine kombinierte Radiochemotherapie einer alleinigen postoperativen Zytostase gegenüber als überlegen erweisen könnte. Vorgeschlagen wird hier u. a. entweder ein Sandwich-Verfahren, bei dem die Radiatio zwischen jeweils drei TC-Zyklen (Dosierung s. oben) interponiert wird, oder 3–4 Zyklen TP oder AP, gefolgt von einer simultanen Chemoradiation mit wöchentlich fraktioniertem Cisplatin über 6 Wochen, analog dem Vorgehen beim Zervixkarzinom (s. u.).

Rekurrente Typ-II-EC weisen oft neben einer ausgeprägten Platin- und Taxanresistenz eine vergleichsweise hohe Sensitivität gegenüber Alkylanzien vom Oxazaphosphorin oder Alkylsulfonat-Typ auf. Nach eigenen Erfahrungen hat sich hier das GeT-Schema analog dem Vorgehen beim rekurrenten Ovarialkarzinom als besonders effektiv erwiesen.

Sonderfall: Karzinosarkome

Adjuvante Chemotherapie (FIGO I–IV, operativer Tumorrest < 1 cm)

PI-Schema (3 Zyklen, Wdh. alle 3 Wochen)

Cisplatin	20 mg/m²	i. v. (1 h)	Tag 1, 2, 3, 4
Ifosfamid	1,5 g/m²	i. v. (1 h)	Tag 1, 2, 3, 4
Mesna	3 × 400 mg	p. o.	Tag 1, 2, 3, 4

TC-Schema (6 Zyklen, Wdh. alle 3 Wochen): Dosierung s. Ovarialkarzinom

Metastasierte bzw. inoperable Stadien

TC-Schema (6 Zyklen, Wdh. alle 3 Wochen): Dosierung s. Ovarialkarzinom

PLD-C-Schema (6 Zyklen, Wdh. alle 4 Wochen): Dosierung s. Endometriumkarzinom

IFO-PAC-Schema (Wdh. alle 3 Wochen)

Ifosfamid	1,6 g/m²	i. v. (8 h)	Tag 1, 2, 3
Paclitaxel	135 mg/m²	i. v. (3 h)	Tag 1
Mesna	3 × 400 mg/d	p. o.	Tag 1, 2, 3

IFO-Mono

Ifosfamid	1,5 g/m²	i. v. (8 h)	Tag 1, 2, 3, 4, 5
Mesna	3 × 400 mg/tgl.	p. o.	Tag 1, 2, 3, 4, 5

9.2.3 Zervixkarzinom

Lange Zeit galt das Zervixkarzinom als relativ chemoresistent. Insofern war die Chemotherapie den metastasierten Stadien vorbehalten. Ergebnisse neuerer Studien führten Ende der 1990er Jahre zu einem Paradigmenwechsel, infolgedessen die kombinierte, simultane Radiochemotherapie mit Cisplatin sowohl als primäre Therapiemaßnahme als auch in der adjuvanten Situation zum neuen Therapiestandard wurde (s. Kapitel 3).

Primärtherapie bzw. adjuvante Therapie

Simultane Radiochemotherapie (6–9 Gaben, Wdh. wöchentlich parallel zur perkutanen Radiatio)

Cisplatin	40 mg/m²	i. v.	Tag 1

Alternativ:

Carboplatin	AUC 2	i. v.	Tag 1

oder

Mitomycin C	10–12 mg/m²	i. v.	Woche 1 + 5

Palliative Chemotherapie

Cisplatin + Topotecan-Schema (Wdh. alle 3 Wochen)

Cisplatin	50 mg/m²	i. v.	Tag 1
Topotecan	0,75 mg/m²	i. v.	Tag 1, 2, 3

TP + Bev-Schema (Wdh. alle 3 Wochen): Dosierung wie beim Ovarialkarzinom

TC-Schema (Wdh. alle 3 Wochen): Dosierung wie beim Ovarialkarzinom

Cisplatin + Gemcitabin-Schema (Wdh. alle 3 Wochen)

Cisplatin	30 mg/m²	i. v.	Tag 1 + 8
Gemcitabin	750 mg/m²	i. v. (30 min.)	Tag 1 + 8

Cisplatin-Monotherapie (Wdh. alle 3 Wochen)

Cisplatin	50–100 mg/m²	i. v.	Tag 1

Carboplatin-Monotherapie (Wdh. alle 3 Wochen): Dosierung wie beim Ovarialkarzinom

Topotecan-Monotherapie (Wdh. alle 3 Wochen): Dosierung wie beim Ovarialkarzinom

Paclitaxel-Monotherapie (Wdh. alle 3 Wochen)

Paclitaxel	175 mg/m²	i. v.	Tag 1

Paclitaxel + Topotecan + Bevacizumab (Wdh. alle 3 Wochen)

Paclitaxel	175 mg/m²	i. v.	Tag 1
Topotecan	0,75 mg/m²	i. v.	Tag 1–3
Bevacizumab	15 mg/kg	i. v.	Tag 1

Pembrolizumab-Monotherapie (Wdh. alle 3 Wochen, cave: Zulassungsstatus!)

Pembrolizumab	200 mg	i. v.	Tag 1

Irinotecan-Monotherapie (Wdh. alle 3 Wochen, nicht zugelassen!)

Irinotecan	80–100 mg/m²	i. v. (30–60 min)	Tag 1 + 8

Sonderfall: Neoadjuvante Chemotherapie

Die neoadjuvante Chemotherapie ist beim lokal fortgeschrittenen Zervixkarzinom hochaktiv, aufgrund des Fehlens eindeutiger Ergebnisse aus randomisierten Studien bislang aber als Standard noch nicht etabliert und sollte daher außerhalb von Studien begründeten Ausnahmefällen vorbehalten bleiben. Metaanalysen konnten zeigen, dass die Zyklusintervalle 2 Wochen nicht über- und die kumulative Cisplatindosis 360 mg/m² (bzw. eine äquivalente Carboplatindosis) nicht unterschreiten sollte, um die Bedingungen für eine eventuell anschließende Strahlentherapie nicht zu verschlechtern. Insofern bieten sich hier neben dem o. g. Cisplatin + Gemcitabin-Protokoll vor allem dosisdichte Schemata an:

ddDC-Schema (Wdh. jede Woche, insgesamt 9 Applikationen)

Docetaxel	35 mg/m²	i. v.	Tag 1
Carboplatin	AUC 2	i. v.	Tag 1

ddTP-Schema (Wdh. jede Woche, insgesamt 9 Applikationen)

Paclitaxel	80 mg/m²	i. v.	Tag 1
Cisplatin	40 mg/m²	i. v.	Tag 1

9.2.4 Vulvakarzinom

Beim Vulvakarzinom ist die alleinige Chemotherapie bislang den metastasierten Stadien vorbehalten. In Ausnahmefällen kommt bei jüngeren Patientinnen mit fortgeschrittenen Primärtumoren eine kombinierte Radiochemotherapie mit dem Ziel des Erreichens der lokalen Operabilität in Frage (Kapitel 1).

Primärtherapie

Kombinierte Radiochemotherapie mit Cisplatin + 5-Fluorouracil (3 Zyklen in den Therapiewochen 1, 4, 7, parallel zur perkutanen Strahlentherapie)

5-Fluorouracil	750 mg/m²	i. v. (24 h)	Tag 1, 2, 3, 4
Cisplatin	40 mg mg/m²	i. v.	Tag 2

Palliative Chemotherapie

Cisplatin-Monotherapie (Wdh. alle 3 Wochen): Dosierung wie beim Zervixkarzinom

Mitomycin-Monotherapie (Wdh. alle 4–6 Wochen)

Mitomycin C	10–12 mg/m²	i. v.	Tag 1

5-Fluorouracil-Monotherapie (Wdh. alle 3 Wochen)

5-Fluorouracil	500 mg/m²	i. v. (Bolus)	Tag 1, 2, 3, 4, 5

oder

5-Fluorouracil weekly (Wdh. jede Woche)

5-Fluorouracil	600–1.000 mg/m²	i. v. (Bolus)	Tag 1

BCM-Schema (Therapieintervall 49 Tage)

Bleomycin	5 mg tgl.	i. m.	Woche 1: Tag 1, 2, 3, 4, 5
			Woche 2–6: Tag 1 + 4
Lomustin	40 mg tgl.	p. o.	Woche 1: Tag 5, 6, 7
Methotrexat	15 mg tgl.	p. o.	Woche 1: Tag 1 + 4
			Woche 2–6: Tag 1

9.2.5 Gestationsbedingte Trophoblasttumoren

Diese Tumoren sind hochgradig chemosensitiv, selbst bei Vorliegen von ZNS-Metastasen ermöglicht die alleinige zytostatische Systemtherapie in den meisten Fällen eine definitive Heilung (s. Kapitel 7). Wirksamste Monotherapeutika sind Actinomycin D und Methotrexat.

Nicht-metastasierte Erkrankung, metastasierte Erkrankung, low-risk (FIGO-Score ≤ 6)

Actinomycin-Monotherapie
(Zyklusintervall 14 Tage, Therapiedauer bis Normalisierung β-HCG + 2 weitere Zyklen)

Actinomycin D	1,25 mg/m²	i. v.	Tag 1

Methotrexat-Folinsäure
(Zyklusintervall 14 Tage, Therapiedauer bis Normalisierung β-HCG + 2 weitere Zyklen)

Methotrexat	50 mg	i. m.	Tag 1, 3, 5, 7
Calciumfolinat	7,5 mg	p. o.	Tag 2, 4, 6, 8

Metastasierte Erkrankung, high-risk (FIGO Score > 6), Primärtherapie

EMA-CO-Schema
(Zyklusintervall 14 Tage, Therapiedauer bis Normalisierung β-HCG + 2 weitere Zyklen)

Etoposid	100 mg/m²	i. v.	Tag 1, 2
Methotrexat	100 mg/m²	i. v. Bolus	Tag 1
Methotrexat	200 mg/m²	i. v. (12 h)	Tag 1
Actinomycin D	0,5 mg	i. v.	Tag 1, 2
Calciumfolinat	4 × 15 mg	p. o.	Tag 2
Vincristin	1 mg/m²	i. v. Bolus	Tag 8
Cyclophosphamid	600 mg/m²	i. v.	Tag 8

Metastasierte Erkrankung, high-risk (FIGO Score > 6), Salvage-Therapie

EMA-EP-Schema

(Zyklusintervall 21 Tage, Therapiedauer bis Normalisierung β-HCG + 2 weitere Zyklen)

Etoposid	100 mg/m²	i. v.	Tag 1, 2
Methotrexat	100 mg/m²	i. v. Bolus	Tag 1
Methotrexat	200 mg/m²	i. v. (12 h)	Tag 1
Actinomycin D	0,5 mg	i. v.	Tag 1, 2
Calciumfolinat	4 × 15 mg	p. o.	Tag 2
Etoposid	100 mg/m²	i. v.	Tag 8
Cisplatin	50 mg/m²	i. v.	Tag 8

Avelumab-Monotherapie (Wdh. alle 2 Wochen, cave: Zulassungsstatus)

Avelumab	10 mg/kg	i. v.	Tag 1

9.2.6 Sarkome und Mischtumoren

Sarkome finden sich im gynäkologischen Bereich vor allem im Uterus. Andere weibliche Genitalorgane sind demgegenüber nur äußerst selten betroffen (s. Kapitel 5). Die uterinen Sarkome entspringen entweder dem Myometrium, zumeist als Leiomyosarkome oder – einzigartig unter den Weichteilsarkomen – dem zytogenen Stroma des Endometriums als sogenannte endometriale Stromasarkome. Daneben gibt es – ebenfalls vor allem im Uterus und sehr selten in Ovar und Tube – epithelial-mesenchymale Mischtumoren, wozu die Karzinosarkome (oder maligne Müller'sche Mischtumoren) zählen, die jedoch den Typ-II-Endometriumkarzinomen (s. dort) oder epithelialen Ovarialkarzinomen zugerechnet werden, sowie die Adenosarkome. Bei den gynäkologischen Sarkomen ist die postoperative Chemotherapie nur unzureichend etabliert.

Therapie beim Leiomyosarkom, high-grade ESS und UUS: postoperativ (FIGO III–IV) und beim Rezidiv

PLD-C-Schema (Wdh. alle 4 Wochen): Dosierung s. Endometriumkarzinom

GEM-DOC (MSCCC) (Wdh. alle 3 Wochen)

Gemcitabin	900 mg/m²	i. v. (90 min)	Tag 1 + 8
Docetaxel	100 mg/m²	i. v. (60 min.)	Tag 1

Alternative:

GEM-DOC (GZB) (Wdh. alle 3 Wochen) GEM-DOC (GZB) (Wdh. alle 3 Wochen)

Gemcitabin	450 mg/m²	i. v. (3 h)	Tag 1 + 8
Docetaxel	37,5 mg/m²	i. v. (60 min.)	Tag 1 + 8

Doxorubicin-Monotherapie (Wdh. alle 3 Wochen)

Doxorubicin	75 mg/m²	i. v.	Tag 1

AI- oder EI-Schema (Wdh. alle 3 Wochen)

Doxorubicin	60 mg/m²	i. v.	Tag 1

oder

Epirubicin	90 mg/m²	i. v.	Tag 1
Ifosfamid	1,6 g/m²	i. v. (24 h)	Tag 1–5
Mesna	2,5 g/m²	i. v. (24 h)	Tag 1–5

Trabectedin-Monotherapie (Wdh. alle 3 Wochen)

Trabectedin	1,5 mg/m²	i. v. (24 h)	Tag 1

Bei Nachweis von Östrogenrezeptoren und geringer Belastbarkeit kann auch Therapieversuch mit einem endokrinen Wirkstoff unternommen werden

Letrozol	2,5 mg	p. o.	kontinuierlich
Anastrozol	1 mg	p. o.	kontinuierlich
Exemestan	25 mg	p. o.	kontinuierlich

Therapie beim rezidivierten und metastasierten low-grade ESS bei nachgewiesener Hormonsensitivität

Letrozol	2,5 mg	p. o.	kontinuierlich
Anastrozol	1 mg	p. o.	kontinuierlich
Exemestan	25 mg	p. o.	kontinuierlich
Megestrolacetat	160 mg	p. o.	kontinuierlich
Medroxyprogesteronazetat	200–250 mg	p. o.	kontinuierlich

Cave: Tamoxifen ist bei uterinen Sarkomen kontraindiziert.

Therapie bei Hormoninsensitivität oder Versagen einer endokrinen Therapie

Doxorubicin-Monotherapie: Dosierung s. oben

Ifosfamid-Monotherapie: Dosierung s. oben

PLD-C-Schema: Dosierung s. oben

9.2.7 Besondere Indikationen

9.2.7.1 Antiresorptive Therapie bei Knochenmetastasen

Die antiresorptive Therapie ist heute ein wichtiger Bestandteil der multimodalen Behandlung von Knochenmetastasen beim Mammakarzinom und anderen soliden Tumoren. Unter den Genitaltumoren sind vor allem Endometriumkarzinome und uterine Sarkome mit dem Auftreten von Knochenmetastasen assoziiert. Bis vor kurzem waren die Bisphosphonate praktisch die einzige in der antiresorptiven Behandlung ossärer Metastasen klinisch etablierte Substanzgruppe, deren Haupteffekt die Hemmung der Aktivität reifer Osteoklasten durch Apoptoseinduktion ist. Seit Mitte 2011 steht mit Denosumab zusätzlich zu den Bisphosphonaten nun ein monoklonaler Antikörper mit völlig neuartigem Wirkmechanismus zur Verfügung. Durch Bindung von RANK-Ligand (RANKL), einem Zytokin, welches u. a. für die Osteoklastendifferenzierung von zentraler Bedeutung ist, hemmt es die Knochenresorption bereits zu einem deutlich früheren Zeitpunkt, als es die Bisphosphonate tun. Neben ihren antiresorptiven Effekten haben beiden Substanzgruppen möglicherweise auch direkte antineoplastische Wirkungen, die gegenwärtig Gegenstand intensiver präklinischer und klinischer Forschung sind.

Hinsichtlich der antiresorptiven Wirkung unterscheiden sich orale und intravenöse Therapien grundsätzlich nicht. Eine Ausnahme bilden die Hyperkalzämie durch eine massive osteolytische Knochenmetastasierung und konventionell nicht kontrollierbare tumorassoziierte Knochenschmerzen. Aufgrund ihres schnelleren Wirkeintritts sind hier intravenöse Bisphosphonat-Gaben deutlich effektiver als orale. Auch Denosumab führt häufig zu Absenkung des Serum-Kalziumspiegels, weshalb die therapiebegleitende Substitution von Kalzium und Vitamin D obligat ist. Die Substanz ist gegenwärtig nicht für die Behandlung der Tumorhyperkalzämie zugelassen.

Monoklonale Antikörper

Denosumab	120 mg	s. c.	alle 4 Wochen

Bisphosphonate

Zoledronsäure	4 mg	i. v. (15–90 min)	alle 4 Wochen
Ibandronat	6 mg	i. v. (15 min.)	alle 4 Wochen
Ibandronat	50 mg	p. o.	wöchentlich
Pamidronat	90 mg	i. v. (90 min.)	alle 4 Wochen
Clodronat	1.600 mg	p. o.	täglich

Sonderfall: Durch konventionelle Therapie nicht kontrollierbare Knochenschmerzen

Ibandronat-loading dose

Ibandronat	6 mg tgl.	i. v. (15 min)	Tag 1–3, Zyklus 1
Ibandronat	6 mg	i. v. (15 min)	Tag 1, ab Zyklus 2, Wdh. alle 4 Wochen

Sonderfall: Metastasenbedingte Tumorhyperkalzämie

Ibandronat-loading dose

Ibandronat	6 mg tgl.	i. v. (15 min)	Tag 1–4, Zyklus 1, evtl. nach 4 Wochen Zyklus 2
Ibandronat	6 mg	i. v. (15 min)	Tag 1, ab Zyklus 2–3, Wdh. alle 4 Wochen

Denosumab (cave: Zulassungsstatus)

Denosumab	120 mg	s. c.	Tag 1, 8, 15, 21, danach alle 4 Wochen

9.2.7.2 Hautmetastasen

Hautmetastasen treten besonders häufig beim Mammakarzinom auf, gefolgt von malignen Tumoren von Ovar, Tube und Peritoneum. Ein besonderes Charakteristikum von Hautmetastasen ist ihre relativ schlechte Beeinflussbarkeit durch systemisch verabfolgte antineoplastische Substanzen. Als wirksamste systemische Chemotherapie bei Hautmetastasen gilt derzeit noch das pegyliert-liposomale Doxorubicin (Dosierung wie beim Mamma- bzw. Ovarialkarzinom). Für die lokale Therapie von nicht zu ausgedehnten, vorzugsweise kleinknotigen Hautmetastasen stehen derzeit zwei lokale Therapieoptionen zu Verfügung:

Miltefosin-Lokaltherapie (derzeit nicht im Handel)

Miltefosin	3 mg/10 m² Hautareal lokal	1–2 × tgl.	Dauertherapie

Elektrochemotherapie mit Bleomycin

Bleomycin	30 mg/m²	i. v. (20 min)	Tag 1, Wdh. alle 3–4 Wochen

Parallel zur lokalen Elektro-Impulstherapie (erfordert Allgemeinanästhesie!)

Im Einzelfall sind Hautmetastasen – auch beim Ovarialkarzinom – noch durch eine entsprechende palliative Radiotherapie zu beeinflussen (s. Kapitel 6.6.3 und 8.1).

9.2.7.3 Maligner Pleura-/Perikarderguss

Maligne Pleura- und Perikardergüsse finden sich in der gynäkologischen Onkologie vor allem im Zusammenhang mit Ovarial- und Mammakarzinomen. Seltener sind auch Typ-II-Endometriumkarzinome und gynäkologische Sarkome für Exsudate der Pleura- und Perikardhöhle verantwortlich. Das Auftreten tumorzellhaltiger Pleura- oder Perikardergüsse ist bei gynäkologischen Malignomen stets mit einer ernsten Prognose verbunden. Die Therapieintention jedweder medikamentösen Therapie ist daher stets die Palliation, d. h. die Symptomkontrolle und die damit verbundene Verbesserung der Lebensqualität. Hierzu gehört auch eine Vermeidung weiterer Punktionen bzw. eine Verlängerung des Punktionsintervalls.

Bei malignen Pleuraergüssen gilt gegenwärtig die Talkum-Pleurodese als Therapie der Wahl. Diese Behandlung ist aber nur stationär (teilweise sogar unter Inanspruchnahme intensivmedizinischer Maßnahmen) möglich, da sie die Anlage einer Pleura-Saugdrainage voraussetzt. Nur so ist nämlich die weitgehende Evakuierung des Pleuraspalts als Voraussetzung dieser Behandlung möglich. Eine Alternative zur Talkum-Pleurodese ist die intrapleurale Zytostatika-Instillation, dies aber nur bei Nachweis eines Tumorzell-haltigen Exsudats. Die Erfolgsrate und -dauer ist zwar etwas geringer als bei der Talkum-Pleurodese, die vollständige Entleerung ist für diese Behandlung aber nicht unbedingte Voraussetzung. Daher ist die Zytostatika-Pleurodese in vielen Fällen auch ambulant durchführbar. Am besten etabliert für eine intrapleurale Zytostatika-Instillation sind gegenwärtig die Substanzen Mitoxantron, Bleomycin und Mitomycin C.

Vor der Instillation erfolgt heute in der Regel eine Ultraschalluntersuchung zur Bestimmung des genauen Punktionsorts und zum Ausschluss intrapleuraler Septierungen. Gekammerte Ergüsse sind für eine intrapleurale Instillationsbehandlung nicht geeignet.

Vorgehensweise:

– Prämedikation mit 15–20 Trpf. Paracodin und ½–1 Amp. Pethidin (optional) 15 Minuten vor Punktion;

– transkostale Ultraschalluntersuchung zur Bestimmung des exakten Punktionsorts und Ausschluss von Septierungen (gekammerte Ergüsse sind für eine intrapleurale Instillationsbehandlung kaum geeignet);

– Lokalanästhesie, z. B. mit 5 mL Lidocain o. ä. am Rippenoberrand (!), anschließend wird die Punktionsnadel so weit vorgeschoben, bis durch Aspiration einiger mL Exsudat die korrekte Lage bestätigt werden kann;

– anschließend Einbringen eines Pleurakatheters oder einer weitlumigen Venenverweilkanüle. Letzteres hat sich in der eigenen Praxis besonders bewährt, da so ein Eindringen von Außenluft über die Punktionsstelle praktisch immer vermieden werden kann;

– zügiges Ablassen des Ergusses (z. B. über ein Unterdruck-Drainagesystem) soweit dies technisch und seitens der Patienten-Compliance möglich ist. Danach über denselben Zugang langsame Instillation (10–15 min) des jeweiligen Zytostatikums:

Mitoxantron intrapleural

Mitoxantron	20–30 mg abs. in 50 mL NaCl 0,9 %

Bleomycin intrapleural

Bleomycin	60 mg in 50 mL NaCl 0,9 %

Mitomycin C intrapleural

Mitomycin C	20 mg in 50 mL NaCl 0,9 %

In der eigenen Praxis haben sich auch folgende Substanzen in der intrapleuralen Therapie bewährt (cave: Zulassungsstatus!):

Doxorubicin	20 mg in 50 mL NaCl 0,9 %
Peg.-lip. Doxorubicin	20 mg in 50 mL in 5 % Glucose-Lsg.
Catumaxomab	50 µg in 50 mL NaCl 0,9 % (derzeit nicht im Handel)

Das Zytostatikum sollte nach Möglichkeit im Pleuraraum verbleiben. Das früher favorisierte Ablassen nach 24 h ist in den meisten Fällen weder sinnvoll noch notwendig und darüber hinaus bei einer ambulant durchgeführten Zytostatika-Instillation technisch auch nur sehr schwer realisierbar. Bei eventuell auftretenden Schmerzen ist daher eine ausreichende analgetische Therapie unter Berücksichtigung des WHO-Stufenschemas, d. h. ggf. auch mit Einsatz von Opiaten, notwendig. Eine antitussive

Medikation (z. B. Codein) kann die Schmerztherapie sinnvoll ergänzen. Die intrapleurale Zytostatika-Instillation kann ggf. nach 4 Wochen wiederholt werden.

Das Auftreten eines malignen Perikardergusses findet sich in der gynäkologischen Onkologie fast ausnahmslos im Zusammenhang mit einem metastasierten Brustkrebs und ist stets mit einer ernsten Prognose verbunden. Die Behandlung eines malignen Perikardergusses erfordert stets intensivmedizinische kardiologische und teilweise auch operative (thorakoskopische) Maßnahmen.

Im Rahmen der lokalen Chemotherapie kann eine perikardiale Zytostatika-Instillation über einen intraperikardialen Katheter versucht werden:

Mitoxantron intraperikardial

Mitoxantron   5–10 mg in 25 mL NaCl 0,9 %

9.2.7.4 Maligner Aszites

Maligner, d. h. tumorzellhaltiger, Aszites findet sich in der gynäkologischen Onkologie vor allem bei Ovarialkarzinomen und den damit assoziierten Tumoren des Zölomepithels (Tubenkarzinome, primäre Peritonealkarzinome). Häufiger betroffen sind auch Patientinnen mit Endometriumkarzinom (Typ I und II inklusive der Karzinosarkome), Mammakarzinomen (insbes. bei invasiv-lobulären oder lobulo-duktalen Karzinomen) und fortgeschrittenen Keimzelltumoren des Ovars. Deutlich seltener findet sich Aszites bei Zervixkarzinomen. Pathogenetisches Agens des malignen Aszites ist stets eine oftmals miliare Peritonealkarzinose. Bei Tumoren des Keimepithels und auch bei Typ-II-Endometriumkarzinomen findet sich maligner Aszites oft bereits zum Zeitpunkt der Primärdiagnose und ist nicht selten sogar für die initiale Symptomatik verantwortlich. Bei den anderen Tumortypen ist das Auftreten von malignem Aszites Ausdruck einer Generalisierung des Grundleidens und insofern zumeist mit einer Prognoseverschlechterung verbunden.

Maligner Aszites führt bei der betroffenen Patientin neben der Beeinträchtigung der Lebensqualität durch Schmerzen, zunehmende Atemnot etc. durch erhebliche Beeinträchtigung des Wasser- und Elektrolyt- und Eiweißhaushalts oft auch zu einer gravierenden Verschlechterung des Allgemeinzustands und der damit verbundenen Therapiefähigkeit der betroffenen Patientin. Die Therapie des Aszites sollte daher in den meisten Fällen ein integraler Bestandteil des gesamttherapeutischen Konzepts sein.

Da die spezifische intraperitoneale Antikörpertherapie mit Catumaxomab nicht mehr verfügbar ist, bleibt derzeit nur die intraperitoneale Zytostatika-Instillation, die wie folgt durchgeführt werden sollte:

– Voraussetzung: sterile Kautelen, ggf. Analgesie mit Metamizol oder Opioiden;
– Punktion der Peritonealhöhle unter Ultraschallsicht; Einbringen einer weitlumigen Venenverweilkanüle oder eines Tenckhoff-Kathetersystems in die Bauchhöhle;
– anschließend möglichst vollständiges Ablassen der Aszitesflüssigkeit. Spülung der Peritonealhöhle mit 2 L auf 30° C angewärmter phys. Kochsalzlösung (nur

bei Zytostatika mit hoher Eiweißbindung wie Platinanaloga, Taxane, Anthrazykline und Anthracendione). Bei Zytostatika mit geringer Eiweißbindung (5-Fluorouracil, Cytarabin, Gemcitabin) kann die Spülung unterbleiben.
– Grundsätzlich sollte das Instillat dauerhaft in der Peritonealhöhle verbleiben. Falls trotz optimaler Schmerztherapie das permanente Verbleiben des Instillats unzumutbar erscheint, gelten für die Verweildauer die in Tab. 9.8 zusammengefassten Angaben.

Tab. 9.8: Minimale Substanzverweildauer bei intraperitonealer Applikation.

Zytostatikum	Dosis (mg/m²)	min. Verweildauer (h)
Mitoxantron	15–25	4–24
Cisplatin	100–120	2–12
Carboplatin	300–600	6–12
Paclitaxel	135–175	24
Cytarabin	500–6.000	2–4
Gemcitabin	1.000–2.000	24
5-Fluorouracil	1.000–2.000	4–6
Bleomycin	30–90	6–24
Etoposid	350–700	4

Intraperitoneale Catumaxomab-Behandlung

Catumaxomab ist gegenwärtig der einzige Wirkstoff, der eine EMA- und FDA-Zulassung zur spezifischen Behandlung des malignen Aszites bei EpCAM-positiven epithelialen Tumoren aufweist. Die eigenen Erfahrungen sind zumeist positiv. Leider ist die Substanz derzeit nicht im Handel und es ist auch nicht bekannt, ob und wann sie wieder kommerziell erhältlich ist. Da der Wirkstoff ein reagibles Immunsystem benötigt, sollte eine Therapie unter sowie unmittelbar nach antineoplastischer Chemotherapie ebenso unterbleiben wie bei austherapierten bzw. moribunden Patientinnen.

9.2.7.5 Metastasen im Zentralnervensystem und den Meningen

Metastasen im ZNS und den Meningen finden sich vor allem beim Mammakarzinom, seltener beim Ovarial- und Zervixkarzinom. Während früher ZNS-Metastasen praktisch ausnahmslos bei präfinalen Patientinnen auftraten, finden sie sich aufgrund der zunehmend effektiveren Systemtherapien heute oft bereits relativ früh im Krankheitsverlauf. Metastasen im Gehirn und Rückenmark sind auch gegenwärtig noch eine Domäne der Strahlentherapie. Die meisten systemisch verabreichten Onkologika sind nicht oder kaum in der Lage, die Blut-Hirn-Schranke zu überwinden. Prinzipiell gibt es aber folgende Therapie-Optionen:

Topotecan-Monotherapie: Dosierung wie beim Ovarialkarzinom

Irinotecan-Monotherapie (cave: Zulassungsstatus!): Dosierung wie beim Zervixkarzinom

Pegyliert-liposomales Doxorubicin: Dosierung wie beim Ovarialkarzinom

Temozolomid-Monotherapie (cave: Zulassungsstatus!)

Temozolomid	150–200 mg/m²	p. o.	Tag 1–5, Wdh. alle 4 Wochen

Alternative:

Temozolomid	100 mg/m²	p. o.	Tag 1, Wdh. jede Woche

Bevacizumab als Monotherapie oder in Kombination mit anderen antineoplastischen Substanzen: Dosierung wie beim Ovarialkarzinom

Tyrosinkinaseinhibitoren als Monotherapie oder in Kombination mit anderen antineoplastischen Substanzen (cave: nur bei HER2/neu-überexprimierenden Karzinomen, nur beim Mammakarzinom zugelassen)

Als Monotherapie oder in Kombination mit antihormonellen Substanzen:

Lapatinib	1.500 mg/d	p. o.	Dauertherapie

In Kombination mit Zytostatika:

Lapatinib	1.250 mg/d	p. o.	Dauertherapie

Alternative

Neratinib	240 mg/d	p. o.	Dauertherapie
Tucatinib	2 × 300 mg/d	p. o.	Dauertherapie

Sonderfall: intrathekale Zytostatika-Instillation bei Menigiosis carcinomatosa

Methotrexat	10–15 mg	i. th.	2 × wöchentlich

Alternative bei hohem Remissionsdruck

Methotrexat	10–15 mg	i. th.	2 × wöchentlich
Cytarabin	25–100 mg	i. th.	2 × wöchentlich

Literatur

Aigner KR, Stephens FO (Eds.). Induction Chemotherapy. Integrated Treatment Programs for Locally Advanced Cancers. Berlin: Springer, 2011.

Alexandrova E, Pecoraro G, Sellitto A, et al. An Overview of Candidate Therapeutic Target Genes in Ovarian Cancer. Cancers (Basel) 2020;12:1470;doi:10.3390/cancers12061470.

Arend RC, Jackson-Fisher A, Jacobs IA, et al. Ovarian Cancer: New Strategies and Emerging Targets for the Treatment of Patients with Advanced Disease. Cancer Biol Ther 2021;22:89–105.

Azim HA (Ed.). Managing Cancer During Pregnancy. Basel: Springer International Publishing, 2016.

Berek JS, Hacker NF (Eds.). Berek & Hacker's Gynecologic Oncology 7th Ed. Philadelphia: Wolters Kluwer, 2021.

Bisceglia I, Cartoni D, Petrolati S. Concepts in Cardiac Oncology. Eur. Heart J. Suppl. 2020;22:L19–L23.

Chabner BA, Longo DL (Eds.): Cancer Chemotherapy and Biotherapy: Principles and Practice 5th Ed. Philadelphia, PA, USA: Lippincott Williams & Wilkins, 2011.

Chi D, Berchuck A, Dizon DS, Yashar CM (Eds.). Principles and Practice of Gynecologic Oncology 7th Ed. Philadelphia, PA: Lippincott Williams & Wilkins, 2017.

Chu E, DeVita VT Jr. (Eds.). Physician's Cancer Chemotherapy Drug Manual 2021. Burlington, MA: Jones & Bartlett Learning, 2021.

Coleman RE, Abrahamsson P-A, Hadji P (Eds.): Handbook of Cancer-Related Bone Disease. Bristol: BioScientifica, 2010.

Cree IA (Ed.). Cancer Cell Culture: Methods and Protocols 2nd Ed. Totowa, NY, USA: Humana Press, 2011.

DeVita VT Jr, Lawrence TS, Rosenberg SA (Eds.). DeVita, Hellman and Rosenberg's Cancer: Principles and Practice of Oncology 11th Ed. Philadelphia, PA: Lippincott Williams & Wilkins, 2018.

DeVita VT Jr, Lawrence TS, Rosenberg SA (Eds.). Cancer: Principle and Practice of Oncology. Primer of the Molecular Biology of Cancer 3 rd Ed. Philadelphia, PA: Wolters Kluwer, 2021.

Engelhardt M, Mertelsmann R, Duyster J (Hsg.). Das Blaue Buch: Chemotherapie-Manual Hämatologie und Onkologie 7. Aufl. Berlin: Springer, 2020.

Foo T, George A, Banerjee S. PARP Inhibitors in Ovarian Cancer: An Overview of the Practice-changing Trials. Genes Chromosomes Cancer, 2021;60:385–397.

Gil-Martin M, Pardo B, Barretina-Ginesta M-P. Rare Ovarian Tumors. Other Treatments for Ovarian Cancer. Eur J. Caner Suppl. 2020;15:96–103.

Goldie JH, Coldman AJ.: A Mathematic Model for Relating the Drug Sensitivity of Tumors to their Spontaneous Mutation Rate. Cancer Treat Rep 1979;63:1727–33.

Goldie JH, Coldman AJ.: Quantitative Model for Multiple Levels of Drug Resistance in Clinical Tumors. Cancer Treat Rep 1983;67:923–31.

Green AK, Feinberg J, Makker V. A Review of Immune Checkpoint Blockade Therapy in Endometrial Cancer. ASCO Educational Book 2020, https://doi.org/10.1200/EDBK_280503.

Guo L, Hua K. Cervical Cancer: Emerging Immune Landscape and Treatment. OncoTargets Ther. 2020;13:8037–8047.

Hartnett EG, Knight J, Radolec M, et al. Immunotherapy Advances for Epithelial Ovarian Cancer. Cancers (Basel) 2020;12:3733;doi:10.3390/cancers/12123733.

Heinzerling L, de Toni E, Schett G, et al. Checkpoint-Inhibitoren: Diagnostik und Therapie von Nebenwirkungen. Dtsch. Ärztebl. 2019;116:119–126.

Khongorzul P, Ling CJ, Khan FU, et al. Antibody-Drug Conjugates: A Comprehensive Review. Mol. Cancer Res. 2020;128:3–19.

Knight LA et al., BMC Cancer 2009;9:38; doi:10.1186/1471-2407-9-38

Koren G, Lishner M (Eds.). Cancer in Pregnancy and Lactation. The Motherisk Guide. Cambridge, UK: Cambridge University Press, 2011.

Lambert JM, Morris CQ. Antibody-Drug Conjugates (ADCs) for Personalized Treatment of Solid Tumors: A Review. Adv. Ther. 2017;34:1015–1035.

Lawrence MS, Stojanov P, Polak P, et al. Mutational Heterogeneity in Cancer and the Search for New Cancer Genes. Nature 2013;499:214–218.

Liu Y-H, Zang X-Y, Wang J-C, et al. Diagnosis and Management of Immune-Related Adverse Events (irAEs) in Cancer Immotherapy. Biomed. Pharmacol. 2019:120;109437.

MacKay HJ, Freixinos VR, Fleming GF. Therapeutic Targets and Opportunities in Endometrial Cancer: Update on Endocrine Therapy and Nonimmunotherapy Targeted Options. ASCO Educational Book 2020; https://doi.org/10.1200/EDBK_280495.

Mahmod RD, Morgan RD, Edmondson RJ, et al. First-Line Management of Advanced High-Grade Serous Ovarian Cancer. Curr. Oncol Rep. 2020;22:64.

Manzano A, Ocaña A. Antibody-Drug Conjugate: A Promising Novel Therapy for the Treatment of Ovarian Cancer. Cancers (Basel) 2020;12:2223.

Morice P, Uzan C, Gouy S, et al. Gynaecological Cancers in Pregnancy. Lancet 2012;379:558–69.

Norton L, Simon R: The Norton-Simon Hypothesis Revisited. Cancer Treat Rep 1986;70:163–9.

Norton L: Conceptual and Practical Implications of Breast Tissue Geometry: Toward a More Effective, Less Toxic Therapy. Oncologist 2005;10:370–81.

Pavlidis N. Cancer and Pregnancy: What should We Know About the Management with Systemic Treatment of Pregnant Women with Cancer? Eur. J. Cancer 2011 Se;47 Suppl 3: S348–52.

Perry MC, Doll DC, Freter CE (Eds.) Perry's The Chemotherapy Source Book 5th Ed. Philadelphia, PA: Lippincott Williams & Wilkins, 2012.

Pezzella F, Tavassoli, Kerr DJ (Eds.). Oxford Textbook of Cancer Biology. Oxford: Oxford University Press, 2019.

Rosenthal RD (Ed.). Chemosensitivity. Volume I: In vitro assays. Totowa, NY, USA: Humana Press, 2005.

Rugo HS, Voigt J. Scalp Hypothermia for Preventing Alopecia During Chemotherapy. A Systematic Review and Meta-Analysis of Randomized Controlled Trials. Clin. Breast Cancer 2018;18:19–28.

Seegenschmiedt MH (Hsg.). Nebenwirkungen in der Onkologie: Internationale Systematik und Dokumentation. Berlin: Springer, 2013.

Skipper HE, Schabel FM Jr, Wilcox WS. Experimental Evaluation of Potenzial Anticancer Agents. XIII. On the Criteria and Kinetics Associated with "Curability" of Experimental Leukemia. Cancer Chemother Rep. 1964;35:1–111.

Tan D, Lynch HT (Eds.). Principles of Molecular Diagnostics and Personalized Cancer Medicine 1st Ed. Philadelphia, PA: Lippincott Williams & Wilkins, 2013.

Van den Hurk CJG. Safety and Effectiveness of Scalp Cooling in Cancer Patients Undergoing Cytotoxic Treatment. Proefschrift. Leiden: Leids Universitair Medisch Centrum, 2013.

Verhoeven Y, Quatannens D, Trinh XB, et al. Targeting the PD-1 Axis with Pembrolizumab for Recurrent or Metastatic Cancer of the Uterine Cervix: A Brief Update. Int. J. Mol. Sci. 2021;22:1807.

Weinberg RA (Ed.) The Biology of Cancer 2nd Ed. New York, NY, USA: Garland Science, 2014.

Yang C, Xia B-R, Zhang Z-C, et al. Immunotherapy for Ovarian Cancer: Adjuvant, Combination, and Neoadjuvant. Front. Immunol. 2020;11:577869;doi:10.3389/fimmu.2020.577869.

Yarbro CH, Wujcik D, Gobel (BH). Cancer Symptom Management 4th Ed. Burlington MA, USA: Jones & Bartlett Learning, 2014.

Zhou X, Yao Z, Yang H, et al. Are Immune-related Adverse Events Associated with Efficacy of Immune Checkpoint Inhibitors in Patients with Cancer? A Systematic Review and Meta-Analysis. BMC Med. 2020;18(1):87. doi:10.1186/s12916-020-01549-2.

Kurzlebensläufe der Autoren

Priv.-Doz. Dr. med. Christine Brambs

2005–2009 Residency am Department of Obstetrics, Gynecology & Reproductive Sciences, Yale University School of Medicine, New Haven, Connecticut, USA

2009–2012 Fellowship in Gynecologic Oncology, Department of Obstetrics, Gynecology & Reproductive Sciences, Yale University School of Medicine, New Haven, Connecticut, USA

2013 deutsche Facharztanerkennung für Gynäkologie und Geburtshilfe

2014 Habilitation an der Technischen Universität München

2012–2017 Fach- und Oberärztin an der Frauenklinik der Technischen Universität München

2017 Board certification in Obstetrics and Gynecology, USA

2017–2020 Leitende Oberärztin und stellvertretende Klinikdirektorin an der Frauenklinik der Technischen Universität München (2018 Kommissarische Klinikdirektorin)

Seit 2020 Chefärztin/Co-Leiterin der Frauenklinik und Leiterin des gynäkologischen Tumorzentrums am Kantonsspital Luzern

Prof. Dr. med. Dr. phil. Dr. h. c. mult. Andreas D. Ebert

1990 Promotion zum Dr. med. an der Akademie der Wissenschaften Berlin

1996 Facharzt für Gynäkologie und Geburtshilfe nach Ausbildung am Universitätsklinikum Charité der Humboldt-Universität Berlin und am Universitätsklinikum Benjamin Franklin der Freien Universität Berlin

1991–1995 Studium der Geschichte an der Technischen Universität Berlin, Promotion zum Dr. phil.

1997–1999 Forschungsstipendiat am National Cancer Institute Bethesda, Maryland, USA

2000 Habilitation an der Freien Universität Berlin

2005 apl. Professor an der Charité-Universitätsmedizin Berlin

2005–2013 Chefarzt der Frauenklinik am Vivantes Humboldt-Klinikum Berlin

Seit 2014 Ärztlicher Leiter der Praxis für Frauengesundheit, Gynäkologie und Geburtshilfe Berlin

2016 Verleihung des Bundesverdienstkreuzes am Bande

https://doi.org/10.1515/9783110613186-205

Dr. med. Peer Hantschmann

2000 Facharzt für Gynäkologie und Geburtshilfe an der I. Universitäts-Frauenklinik der Ludwig-Maximilians-Universität München, Klinikum Innenstadt

2000–2004 Oberarzt an der I. Universitäts-Frauenklinik der Ludwig-Maximilians-Universität München, Klinikum Innenstadt

Seit 2004 Chefarzt der Klinik für Frauenheilkunde und Geburtshilfe und Leiter des Interdisziplinären Tumorboards des Inn Klinikums Altötting und Burghausen

Mitglied der Kommission Vulva/Vagina der Arbeitsgemeinschaft Gynäkologische Onkologie (AGO) und deren Sprecher 2004–2011

Prof. Dr. med. Lars-Christian Horn

1990–1995 Ausbildung zum Facharzt für Pathologie (1995) in Leipzig und Münster (1991)
1992 Klinische Tätigkeit an der Universitäts-Frauenklinik Leipzig (Triersches Institut)

2000 Habilitation an der Universität Leipzig

2002 Fellowship am Department of Pathology, Vancouver General Hospital, University of British Columbia, Vancouver, Canada

Seit 2000 Tutor für Gynäkopathologie an der International Academy of Pathology

Seit 2004 Professor an der Universität Leipzig, Leiter der Abteilung für Mamma-, Gynäko- und Perinatalpathologie am Institut für Pathologie, Universitätsklinikum Leipzig

2017 Visiting Professorship Memorial Sloan Kettering Hospital, New York City, New York, USA

Priv.-Doz. Dr. med. Christian Kurbacher

1994 Facharzt für Gynäkologie und Geburtshilfe nach Ausbildung an den Universitäts-Frauenkliniken Erlangen und Bonn
1994–1996 Oberarzt an der Universitäts-Frauenklinik Bonn

1997–2003 Oberarzt und Geschäftsführender Oberarzt an der Universitäts-Frauenklinik Köln

2000 Habilitation an der Universität zu Köln

2004–2006 Niederlassung in eigener Praxis in Bonn, Schwerpunktpraxis für gynäkologische Onkologie

2006–2013 Mitgründer und Mitglied der ärztlichen Leitung des Medizinischen Zentrums Bonn-Friedensplatz

Seit 2013 Mitgründer und Mitglied der ärztlichen Leitung des Gynäkologischen Zentrums Bonn-Friedensplatz, Leiter des Bereichs Gynäkologische Onkologie und des Studienzentrums

Prof. Dr. med. Simone Marnitz

2003 Fachärztin für Strahlentherapie nach Ausbildung an den Universitätsklinika Berlin-Mitte und Essen

2003–2006 Oberärztin an der Klinik für Strahlentherapie des Campus Benjamin Franklin der Charité Berlin

2007 Habilitation an der Charité-Universitätsmedizin Berlin

Seit 2006 Ltd. Oberärztin und stellvertretende Klinikdirektorin an der Klinik für Strahlentherapie Campus Mitte und Rudolf-Virchow-Klinikum der Charité Berlin

2011 W2-Professur für Strahlentherapie an der Charité-Universitätsmedizin Berlin

Seit 2015 Direktorin der Klinik und Poliklinik für Radioonkologie, Cyberknife- und Strahlentherapie der Uniklinik Köln

Prof. Dr. med. Uwe Andreas Ulrich

1994 Facharzt für Gynäkologie und Geburtshilfe an der Universitäts-Frauenklinik Ulm

1994–1996 Fellowship am Department of Obstetrics and Gynecology, University of Washington School of Medicine, Seattle, Washington, USA

1997–2002 Oberarzt und Ltd. Oberarzt an der Universitäts-Frauenklinik Bonn (2001 Kommissarischer Klinikdirektor)

1998 Habilitation an der Rheinischen Friedrich-Wilhelms-Universität Bonn

2002–2005 Geschäftsführender Oberarzt an der Universitäts-Frauenklinik Köln

2004 apl. Professor an der Rheinischen Friedrich-Wilhelms-Universität Bonn

Seit 2006 Chefarzt der Frauenklinik und Leiter des Gynäkologischen Krebszentrums am Martin Luther Krankenhaus, Johannesstift Diakonie, Berlin

2021 Präsident der Arbeitsgemeinschaft Gynäkologische Endoskopie (AGE) der Deutschen Gesellschaft für Gynäkologie und Geburtshilfe

Register

www.ingramcontent.com/pod-product-compliance
Lightning Source LLC
Chambersburg PA
CBHW081500190326
41458CB00015B/5292